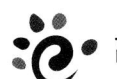"十四五"职业教育国家规划教材

医药卫生大类专业
基础课系列教材

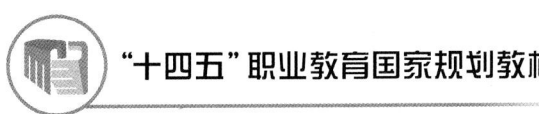高等职业教育新形态一体化教材

病理学与病理生理学（第2版）

高凤兰 鲜于丽 主编

中国教育出版传媒集团
高等教育出版社·北京

内容提要

本书是"十四五"职业教育国家规划教材，也是高等职业教育新形态一体化教材。

全书分2篇共25章。第一篇病理解剖学，包括疾病概论，组织和细胞的适应、损伤与修复，局部血液循环障碍，炎症，肿瘤，心血管系统疾病，呼吸系统疾病，消化系统疾病，泌尿系统疾病，淋巴和造血系统疾病，生殖系统和乳腺疾病，内分泌系统疾病，传染病、寄生虫病14章内容；第二篇病理生理学，包括水和电解质代谢紊乱、酸碱代谢紊乱、缺氧、应激与疾病、发热、休克、弥散性血管内凝血、心力衰竭、呼吸衰竭、肝性脑病、肾功能衰竭11章内容。

本书配套有丰富的数字资源，实现了以学生为中心的教学模式的转变。教师如需获取本书配套教学课件，请登录"高等教育出版社产品信息检索系统"（https://xuanshu.hep.com.cn/）免费下载。具体使用方法请见文末"郑重声明"页。

本书可供高等职业教育专科、本科临床、护理、助产及其他相关医学专业教学使用。

图书在版编目（CIP）数据

病理学与病理生理学 / 高凤兰，鲜于丽主编. —2版. -- 北京：高等教育出版社，2025.5. -- ISBN 978-7-04-063483-9

Ⅰ．R36

中国国家版本馆CIP数据核字第2024HA2436号

BINGLIXUE YU BINGLISHENGLIXUE

病理学与病理生理学（第2版）

策划编辑	陈鹏凯	责任编辑	陈鹏凯	封面设计	姜 磊	版式设计	童 丹
责任绘图	马天驰	责任校对	张 薇	责任印制	刘思涵		

出版发行	高等教育出版社	网　　址	http://www.hep.edu.cn
社　　址	北京市西城区德外大街4号		http://www.hep.com.cn
邮政编码	100120	网上订购	http://www.hepmall.com.cn
印　　刷	三河市骏杰印刷有限公司		http://www.hepmall.com
开　　本	787 mm×1092 mm　1/16		http://www.hepmall.cn
印　　张	26.5	版　　次	2019年12月第1版
字　　数	510千字		2025年5月第2版
购书热线	010-58581118	印　　次	2025年5月第1次印刷
咨询电话	400-810-0598	定　　价	95.00元

本书如有缺页、倒页、脱页等质量问题，请到所购图书销售部门联系调换
版权所有　侵权必究
物　料　号　63483-00

《病理学与病理生理学》(第2版)编写人员

主　编：高凤兰　鲜于丽
副主编：王汝峰　亢春彦　王晓燕　汪晓庆
编　委：（按姓氏拼音为序）

傅春玲	重庆大学附属肿瘤医院
高凤兰	河南医学高等专科学校
侯志平	承德医学院
江　鹏	贵州工商职业学院
亢春彦	河南医学高等专科学校
李维山	济源职业技术学院
刘彩虹	承德护理职业学院
刘　伟	商丘医学高等专科学校
刘玉婷	首都医科大学
汪晓庆	安徽医学高等专科学校
王　宁	漯河医学高等专科学校
王汝峰	沧州医学高等专科学校
王晓燕	北京卫生职业学院
吴红芳	南阳医学高等专科学校
鲜于丽	湖北中医药高等专科学校
赵文慧	江苏护理职业学院
周路坦	郑州铁路职业技术学院
朱长龙	贵阳康养职业大学

第 2 版前言

随着时代的快速发展与医学教育改革的不断深入,特别是在党的二十大胜利召开后,我国职业教育迎来了前所未有的发展机遇与挑战。作为医学专业重要的基础课程,病理学与病理生理学不仅承载着揭示疾病本质、探索疾病发生发展规律的使命,在培养学生临床思维与科研能力方面也具有重要作用。自 2019 年 11 月《病理学与病理生理学》出版以来,凭借其丰富的数字资源,以及贴近临床的教学内容,赢得了广泛好评,并于 2023 年荣幸入选首批"十四五"职业教育国家规划教材。然而,面对医学知识的快速更新、教育技术的日新月异,以及国家对职业教育提出的新要求,第 1 版教材在内容时效性、课程思政融入、数字资源建设等方面仍有进一步提升的空间。在此背景下,我们启动了教材的修订工作。本次修订,旨在紧跟时代步伐,深入贯彻党的二十大和二十届二中、三中全会精神,进一步融入课程思政案例,优化教材内容和数字资源,以期提升教学质量,为培养更多德才兼备的医学人才贡献力量。

本次教材修订遵循以下原则:

1. **科学性原则** 确保所有知识点的准确性、权威性和时效性,严格依据国内外最新的科研成果和临床指南进行修订。

2. **思想性原则** 坚持立德树人,将思政教育贯穿于教材始终,培养学生的社会责任感,引导学生树立正确的世界观、人生观、价值观,成为有温度的医者。

3. **创新性原则** 充分利用现代信息技术,创新教材形态,丰富教学资源,提高教学效率和学生学习兴趣。

4. **实用性原则** 注重理论与实践相结合,强化产教融合、案例分析,提升学生的临床实践能力和解决问题能力。

5. **开放性原则** 鼓励学校师生、临床病理医师共同参与教材建设,收集反馈意见,加强产教融合,形成开放包容的教材修订机制。

本次修订教材在继承第 1 版优点的基础上,主要体现出以下特色:

1. 深入贯彻党的二十大精神，强化思政教育　本次修订特别注重将党的二十大精神融入教材，通过引入素养目标等形式，使学生在学习专业知识的同时，接受深刻的思想政治教育，实现知识传授与价值引领的有机统一。

2. 体现科学性、先进性、适用性　教材修订编写工作是根据教育部专业教学标准、国家卫生健康委员会卫生行业标准、社会用人需求，在充分调研的基础上，根据职业教育人才培养模式和教材建设知识、能力、素养需求，梳理课程体系。

3. 深度融合现代信息技术，创新教材形态　增加更多高质量的数字资源，使抽象的病理知识变得直观、生动，提升学生的学习体验和教学效果。

4. 优化内容结构，紧跟学科发展　据最新的医学研究成果和临床实践，对教材内容进行了全面梳理和更新，确保了教材的先进性和科学性。

5. 强化临床思维训练，提升实践能力　精选了典型的临床案例，结合病理变化进行详细剖析，帮助学生理解疾病的发生发展过程，掌握疾病的诊断与鉴别诊断的思维方法，提升其临床实践能力和综合分析能力。

总之，《病理学与病理生理学》（第2版）的修订工作，是在新时代背景下的一次重要探索与实践。我们将继续秉持科学严谨的态度，不断创新教材编写理念与方法，为培养更多优秀的医学人才贡献我们的力量。

教材编写过程中得到了各编者所在单位给予的大力支持和鼓励，同时上海众茂医疗科技有限公司提供了大量高清图和3D标本，在此一并表示感谢！

由于编写时间紧，工作任务重，书中不足之处和疏漏在所难免，殷切希望广大读者批评指正，以便日臻完善。

编　者
2024年8月

第1版前言

党的二十大报告提出，推进健康中国建设，把保障人民健康放在优先发展的战略位置。病理学与病理生理学是联系基础医学与临床医学的桥梁学科，在医学生的培养中具有重要地位。本教材在内容的编撰上体现了"三基"（基本理论、基本知识、基本技能）、"三严"（严格的要求、严谨的态度、严密的方法）、"五性"（思想性、科学性、先进性、启发性、适用性）和"三贴近"（贴近岗位、贴近学生、贴近职业资格考试大纲）的原则。

为了适应现代医学信息化教学的要求，加强培养学生的综合素质，全书配备了大量数字资源，形成融3D标本观察、教学视频、数字切片浏览、随片练习于一体的新形态一体化教材，方便学生实时学、处处学。本教材所有3D标本素材高清图片由上海众茂医疗科技有限公司提供。

本教材编写以党的二十大精神为指引，贯彻党的教育方针，培养造就德才兼备的高素质医学专业人才，落实立德树人的根本任务，具有如下特点。

1. 编写过程中着力进行课程体系的优化和教材体系的创新，同时坚持"三基、三严、五性、三贴近"原则，以确保教材编写质量。

2. 全部选用彩色图片，力求典型和清晰，与"ARbookzm"APP配套使用，学生对照观察更直观。

3. 配套《医学形态学实验指导》，解决了医学形态学实践考核难的问题，将过程考核落到实处，提高了教学质量。

由于编者学术水平有限，加上时间紧迫，书中尚存在不足和疏漏之处，还望大家不吝赐教，以便日臻完善。

编　者

2023年6月

目 录

绪论 ··· 1

第一篇 病理解剖学

第一章 疾病概论 ··· 6

- 第一节 健康、亚健康状态和疾病 ··· 7
- 第二节 病因学 ·· 8
- 第三节 发病学 ·· 9
- 第四节 疾病的经过和结局 ·· 11
- 第五节 衰老及其与疾病的关系 ·· 12

第二章 组织和细胞的适应、损伤与修复 ······················ 16

- 第一节 组织和细胞损伤的原因 ·· 17
- 第二节 组织和细胞的适应性反应 ·· 17
- 第三节 组织和细胞的损伤 ·· 20
- 第四节 损伤的修复 ··· 26

第三章　局部血液循环障碍 35

- 第一节　充血 36
- 第二节　血栓形成 40
- 第三节　栓塞 43
- 第四节　梗死 46

第四章　炎症 54

- 第一节　炎症的原因 55
- 第二节　炎症局部基本病理变化 56
- 第三节　炎症的局部表现和全身反应 62
- 第四节　炎症的类型 63
- 第五节　炎症的结局 69

第五章　肿瘤 73

- 第一节　肿瘤的概念 74
- 第二节　肿瘤的特性 74
- 第三节　肿瘤对机体的影响 80
- 第四节　良性肿瘤与恶性肿瘤的区别 81
- 第五节　肿瘤的命名与分类 82
- 第六节　常见肿瘤 84
- 第七节　癌前病变、原位癌和早期浸润癌 89
- 第八节　肿瘤的病因及发病机制 91
- 第九节　肿瘤的病理学检查 94

第六章　心血管系统疾病 99

- 第一节　动脉粥样硬化 100

第二节	冠状动脉粥样硬化及冠心病	104
第三节	原发性高血压	107
第四节	风湿病	110
第五节	感染性心内膜炎	114
第六节	心瓣膜病	115

第七章 呼吸系统疾病 120

第一节	慢性阻塞性肺疾病	121
第二节	慢性肺源性心脏病	125
第三节	肺炎	126
第四节	呼吸系统肿瘤	132

第八章 消化系统疾病 139

第一节	胃炎	140
第二节	溃疡病	143
第三节	病毒性肝炎	147
第四节	肝硬化	151
第五节	消化系统肿瘤	156

第九章 泌尿系统疾病 168

第一节	肾小球肾炎	169
第二节	肾盂肾炎	176
第三节	肾和膀胱常见肿瘤	179

第十章 淋巴和造血系统疾病 184

| 第一节 | 淋巴结反应性增生 | 185 |

| 第二节 | 淋巴瘤 | 186 |
| 第三节 | 髓样肿瘤 | 192 |

第十一章　生殖系统和乳腺疾病　197

第一节	慢性子宫颈炎	198
第二节	子宫内膜增生症	199
第三节	子宫内膜异位症	200
第四节	女性生殖系统常见肿瘤	201
第五节	滋养层细胞疾病	205
第六节	男性生殖系统疾病	209
第七节	乳腺疾病	211

第十二章　内分泌系统疾病　220

第一节	甲状腺疾病	221
第二节	肾上腺疾病	224
第三节	糖尿病	225

第十三章　传染病　229

第一节	结核病	230
第二节	伤寒	241
第三节	细菌性痢疾	245
第四节	流行性脑脊髓膜炎	246
第五节	流行性乙型脑炎	249
第六节	性传播性疾病	251

第十四章　寄生虫病　261

| 第一节 | 阿米巴病 | 262 |

| 第二节 | 血吸虫病 | 265 |

第二篇 病理生理学

第一章 水和电解质代谢紊乱 270

第一节	人体的体液及代谢	271
第二节	水、钠代谢紊乱	275
第三节	水肿	280
第四节	钾代谢紊乱	284

第二章 酸碱代谢紊乱 291

第一节	酸碱平衡的调节	292
第二节	单纯的酸碱平衡失调	296
第三节	混合型酸碱平衡失调	304

第三章 缺氧 307

第一节	常用血氧指标及其意义	308
第二节	缺氧的类型、原因和发生机制	309
第三节	缺氧时机体的功能和代谢变化	313
第四节	影响机体缺氧耐受性的因素	316
第五节	氧疗与氧中毒	317

第四章 应激与疾病 320

第一节	概述	321
第二节	应激反应的基本表现	322
第三节	应激与疾病	326

| 第四节 | 应激防治的病理生理基础 | 329 |

第五章 发热 —— **331**

第一节	发热的原因和机制	332
第二节	发热的分期及其热代谢变化	334
第三节	发热时机体的代谢和功能变化	335
第四节	发热的生物学意义及其处理原则	337

第六章 休克 —— **340**

第一节	休克的病因与分类	341
第二节	休克的发展过程及其发生机制	342
第三节	休克时体液因子的作用	348
第四节	休克时机体的代谢和功能变化	349
第五节	休克的防治原则	352

第七章 弥散性血管内凝血 —— **356**

第一节	DIC 的病因和发生机制	357
第二节	影响 DIC 发生发展的因素	358
第三节	DIC 的分期和分型	360
第四节	DIC 的主要临床表现	361
第五节	DIC 防治的病理生理基础	362

第八章 心力衰竭 —— **364**

第一节	心力衰竭的病因、诱因与分类	365
第二节	心力衰竭的发生机制	367
第三节	心力衰竭发生过程中机体的代偿反应	370

| 第四节 | 心力衰竭的临床表现及其机制 | 372 |
| 第五节 | 心力衰竭的防治原则 | 374 |

第九章　呼吸衰竭　377

第一节	病因和发病机制	378
第二节	机体的功能代谢变化	382
第三节	防治原则	385

第十章　肝性脑病　387

第一节	肝性脑病的发生机制	388
第二节	肝性脑病的诱因	392
第三节	肝性脑病的防治原则	393

第十一章　肾衰竭　395

第一节	急性肾衰竭	396
第二节	慢性肾衰竭	399
第三节	尿毒症	403

参考文献　407

绪　　论

病理学(pathology)是研究疾病的病因、发病机制、病理变化、结局和转归,揭示疾病的发生、发展规律,从而阐明疾病本质的学科。病理学既是医学基础学科,同时又是一门具有临床性质的学科。学习病理学的目的是认识和掌握疾病本质和发生、发展的规律,为疾病的诊治和预防提供理论基础。

一、病理学的内容和任务

病理学主要从器官、组织、细胞、亚细胞以及分子水平,研究疾病的形态、功能和代谢变化。为了方便学习,本书分为两篇。第一篇为病理解剖学内容,主要从形态学角度阐述疾病发生、发展、变化的规律。第一篇共14章,第1~5章为总论,讲述疾病的一般规律,第6~14章为各论,分系统讲述常见疾病的病理变化。总论所阐述的细胞和组织的适应和损伤、损伤的修复、局部血液循环障碍、炎症和肿瘤等基本病理变化,为各种不同疾病发生、发展的共同规律。各论则是在总论的基础上,阐述各种不同疾病的特殊规律。第二篇为病理生理学内容,主要从功能和代谢角度阐述疾病发生和发展的规律。第二篇共11章,第1~7章讲述几种常见基本病理过程。所谓基本病理过程,是指多种疾病过程中可能出现的共同的、成套理论的功能、代谢和形态结构的异常变化。第8~11章阐述常见的重要器官系统的病理生理学。

病理学的主要任务是阐明疾病发生的原因,包括内因、外因及其相互关系(病因学);在病因作用下导致疾病发生、发展的各环节、机制和过程(发病学);在疾病发生、发展过程中,机体的机能、代谢和形态结构异常变化(病理变化)以及这些变化与临床表现之间的关系(病理临床联系);疾病的转归和结局等。

二、病理学在医学中的地位

病理学在医学中占有极其重要的地位。在医学教育中,病理学属于主干课程,是基础医学和临床医学之间的桥梁学科,起着承上启下的作用。

在医疗工作中,病理学可通过尸体解剖检查(autopsy)、活体组织检查(biopsy)和细胞学检查(cytology)对疾病做出最后诊断,也可通过制作疾病的动物模型或培养的细胞进行医学研究。虽然实验室检测、内镜检查、影像学诊断等技术突飞猛进,在疾病的发现和定位上起重要的作用,但很多疾病的最后结论,还依赖于病理诊断。在临床工作中,有大量的治疗措施都以病理生理学作为基础,如纠正水、电解质紊乱,处理酸碱平衡失调,治疗缺氧、休克、器官功能衰竭等。

在科学研究中,病理学占有重要的地位。随着分子生物学技术的发展,使病理学的观察从器官、细胞水平,深入到蛋白及基因水平。这不仅使病理学的研究更深入一步,同时也使病理学的研究方法渗透到基础医学、临床医学、预防医学和药学等方面。临床医学中一些症状、体征的解释,新病种的发现和预防,敏感药物的筛选、新药物的研制等,都离不开病理学方面的鉴定和解释。

三、病理学的研究方法

(一) 人体病理学的诊断和研究方法

1. **尸体解剖检查** 简称尸检,即对死者的遗体进行病理解剖和后续的显微镜观察,是病理学的基本研究方法之一。尸检的作用在于:① 确定诊断,查明死因,协助临床总结在诊断和治疗过程中的经验和教训,以提高诊治水平;② 及时发现和确诊某些传染病、地方病、流行病和新发生的疾病,为卫生防疫部门采取防治措施提供依据;③ 积累各种疾病的人体病理材料,作为深入研究和防治这些疾病的基础,为病理学教学收集各种疾病的病理标本。

2. **活体组织检查** 简称活检,即用局部切取、钳取、穿刺、搔刮和摘取等手术方法,从活体内获取病变组织进行病理诊断。其作用在于:① 及时、准确地对疾病做出病理诊断,可作为指导治疗和判断预后的依据。② 在手术进行中做冷冻切片快速诊断,协助临床医师选择最佳手术治疗方案。③ 定期活检可动态了解病变的发展和判断疗效。④ 新方法对疾病进行更深入的研究。因此,活检是目前诊断疾病广为采用的方法,特别是对肿瘤良、恶性的鉴别具有十分重要的意义。

3. **细胞学检查** 通过采集病变处的细胞,经涂片、染色后进行诊断。细胞的来源可以是运用各种采集器在病变部位直接采集脱落的细胞,也可以是自然分泌物、体液及排泄物中的细胞,以及通过内镜或用细针直接穿刺病变部位采集的细胞(细针穿刺细胞)。细胞学检查除用于患者外,还可用于健康普查。此法设备简单,操作简便,患者痛苦少而易于接受,但最后确定是否为恶性病变尚需进一步做活检证实。此外,细胞学检查还可用于对激素水平的测定(如阴道脱落细胞涂片)及为细胞培养和DNA

提取等提供标本。

4. 临床观察　在不损害人体健康的前提下,通过周密细致的临床观察以及实验检查,研究疾病的功能和代谢变化,能够为揭示疾病发生、发展规律提供直接的证据。

(二) 实验病理学的研究方法

1. 动物实验　运用动物实验的方法,在动物体内复制出某些人类疾病的模型。通过疾病复制过程可以研究疾病的病因学、发病学、病理学改变及疾病的转归。其优点在于可根据需要,进行任何方式的观察研究,可进行一些不能用于人体的研究,如致癌剂的致癌作用和癌变过程的研究及某些生物因子的致病作用等,这种方法可弥补人体病理学研究的不足。但是,动物和人体之间存在物种上的差异,不能把动物实验结果直接套用于人体,仅可作为研究人体疾病的参考。

2. 组织和细胞培养　将某种组织或单细胞在体外培养,可研究在各种因子作用下细胞、组织病变的发生和发展。例如,在致癌因素的作用下,细胞如何发生恶性转化;发生哪些分子生物学和细胞遗传学改变;在不同因素作用下能否阻断恶性转化的发生或使其逆转;免疫因子、射线和抗癌药物等对细胞生长的影响等,这些都是对肿瘤研究十分重要的课题。这种研究方法的优点是周期短、见效快、节省开支、体外因素单纯,而且容易控制,可以避免体内复杂因素的干扰。缺点是孤立的体外环境与复杂的体内环境有很大的差别,故不能将体外研究结果与体内过程简单地等同看待。

(三) 其他方法

组织化学及免疫组织化学技术、电子显微镜技术、核酸杂交技术、PCR 技术、显微切割技术、激光共聚焦显微技术、流式细胞技术、FISH 技术及生物芯片和组织芯片技术、图像分析技术等均可应用于病理学研究。

四、病理学的历史

病理学是一门古老的学科,早在古希腊时期,现代医学之父希波克拉底(Hippocrates)就创立了液体病理学,历经 2000 多年。直到 1761 年,意大利医学家摩尔伽尼(Morgagni)通过尸体解剖,详细记录了病变器官的肉眼变化之后,认为不同的疾病是由相应器官的形态改变引起的,建立了器官病理学。19 世纪中叶,由于显微镜的发明,人们能够观察细胞的结构。在 1854 年,德国病理学家魏尔啸(Virchow)创立了细胞病理学,细胞病理学的理论和技术对医学科学的发展产生了巨大影响,做出了划时代的贡献。同时,法国生理学家克劳·伯纳德(Claude Bernard)通过动物模型,研究疾病发生的原因和条件以及疾病过程中功能和代谢的动态变化,开始了病理生理学的研究。20世纪60年代，由于电子显微镜技术的建立，观察细胞的超微结构变化成为现实，从而建立了超微结构病理学。近30年来，随着科学技术的进步，免疫学、细胞生物学、分子生物学、细胞遗传学的发展突飞猛进，免疫组织化学、流式细胞术、图像分析技术和分子生物学等理论和技术的应用，又极大地推动了传统病理学的发展。学科之间的互相渗透和交叉使病理学出现了许多新的分支，如免疫病理学、分子病理学、遗传病理学和定量病理学等，使得对疾病的研究从器官、组织、细胞和亚细胞水平深入到分子水平，并使形态学观察结果从定位、定性走向定量，更具客观性、可重复性和可比性。不仅如此，对疾病的观察和研究也从个体向群体和社会发展，并且和环境结合，出现了地理病理学、社会病理学等新的分支。随着人类基因组计划的完成，从分子和基因水平认识疾病已成为可能，这些发展大大地加深了对疾病本质的认识，同时也为许多疾病的防治开辟了光明的前景。

我国在秦汉时期的《黄帝内经》，隋唐时期的《诸病源候论》等，对疾病进行了描述和比较深入的探讨，南宋时期的《洗冤集录》详细记述了尸体解剖检验、伤痕病变和中毒鉴定，提出了一整套中医学理论，充分反映了中医学在病理学发展中的贡献。我国的现代病理学始建于20世纪初，一大批病理学的先驱者和老一辈病理学家呕心沥血、艰苦创业，为我国病理学的建立和发展做出了巨大贡献。他们创造性地编写出含有我国资料的病理学教科书和参考书，并注意吸收国外的先进技术及理论，结合他们在教学、科研、尸检和活检诊断工作中积累的宝贵经验，培养出一批又一批病理学专业队伍和医学专业人才。今天，我们新一代的医学生们，要以老一辈病理工作者为榜样，奋发学习，努力创新，与时俱进，为医学事业的发展和人类的健康做出应有的贡献。

（高凤兰）

第一篇　病理解剖学

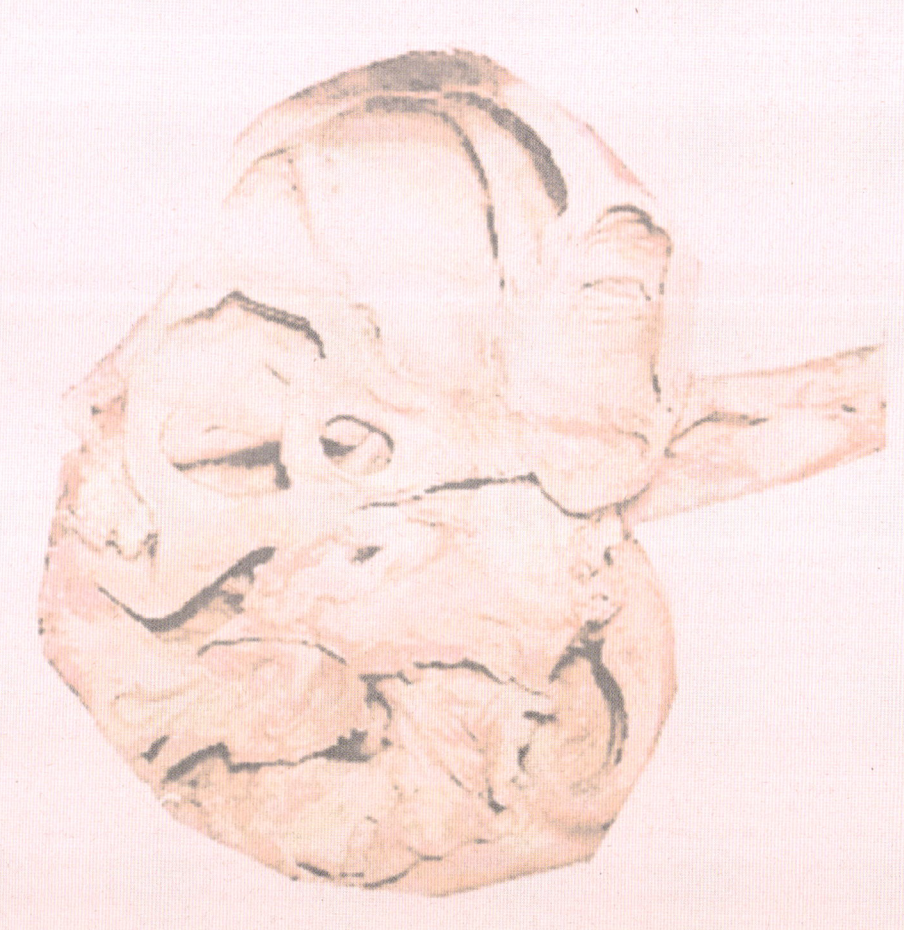

第一章 疾病概论

第一节 健康、亚健康状态和疾病
第二节 病因学
第三节 发病学
第四节 疾病的经过和结局
第五节 衰老及其与疾病的关系

思维导图

学习目标

知识目标
1. 掌握健康和疾病、死亡和脑死亡的概念,脑死亡的诊断标准。
2. 熟悉亚健康的概念,疾病的病因学、发病学和疾病转归的基本知识。

能力目标
能够认识疾病,并具有初步判断临床死亡的能力。

素养目标
能够对亚健康人群进行健康教育。

疾病(disease)是相对于人类的健康(health)而言,是正常生命现象的对立与统一。本章主要介绍目前人们对于健康和疾病以及相关问题的概念、内涵等。

第一节　健康、亚健康状态和疾病

一、健康

世界卫生组织(World Health Organization,WHO)指出,健康(health)不仅仅是没有躯体疾病,还要有完整的生理、心理状态和良好的社会适应能力,是一种完好的圆满状态。长期以来,人们认为"不生病、无病痛"就是健康,这种观点显然是不全面的。

二、亚健康状态

亚健康(sub-health)状态是介于健康和疾病之间的生理功能低下的一种状态。亚健康也是近年来医学界提出的新概念,它既可发展成为各种疾病,也可以恢复到健康状态,这主要取决于机体与环境之间的相互作用。

导致亚健康状态的主要因素如下。① 生物性因素:致病微生物、昆虫或动物咬伤等。② 理化因素:高温、寒冷、辐射、环境污染等。③ 营养因素:暴饮暴食、营养缺乏或营养过剩等。④ 内分泌因素:处于内分泌功能波动时期,如青春期、月经期、更年期等。⑤ 行为因素:吸烟、酗酒、生活无规律等。⑥ 精神和社会因素:精神紧张或压抑、人际关系紧张、失业等。

亚健康状态的表现可以是单一的,也可以是混合的,表现为情绪低落、心情烦躁、食欲缺乏、失眠等。出现心身轻度失调状态,头痛、头晕、胸闷、心悸、乏力等躯体症状,免疫功能低下,易患感冒、皮肤感染等。亚健康状态的群体很大,尤其在中年人中比例很高。如果从心理、行为、生活方式等各个环节及早采取预防措施,有可能阻断亚健康状态向临床病态的发展,从而预防疾病的发生,维护和促进健康。

三、疾病

疾病(disease)是指在一定的病因作用下,因机体自稳调节紊乱而发生的异常生命活动过程。疾病的发生常可引起体内一系列功能、代谢和形态的改变,临床表现为异常的症状和体征。

症状是指病人主观上的异常感觉,如疼痛、胸闷等。体征是指通过对病人进行体格检查所获得的客观征象,如心脏杂音、肝脾大等。

第二节 病因学

病因学(etiology)是研究疾病发生的原因和条件的科学。原因是指作用于机体引起疾病并决定该疾病特征的因素。条件是指病因作用于机体的前提下,决定或影响疾病发生、发展的因素。

一、疾病发生的原因

疾病发生的原因称为致病因素,简称病因。它是指作用于机体引起疾病并决定该疾病特征的因素。引起疾病的原因很多,一般可分为以下几类。

1. 生物性因素　是最常见的致病因素,主要包括病原微生物(如细菌、病毒、真菌、支原体、立克次体、螺旋体)和寄生虫。病原体侵入机体后是否致病,主要取决于其数量、侵袭力、毒力以及机体的免疫状态。这类致病因素作用于机体具有一定的特点:病原体有一定的入侵途径,作用于一定部位,引起疾病有一定的病程经过、病理变化和临床特点。

2. 物理因素　主要有机械性损伤、高温、低温、电流、电离辐射、气压等。它们致病的严重程度主要取决于作用强度、作用部位、持续时间等。

3. 化学因素　主要包括无机毒物(如强酸、强碱、有机磷农药、一氧化碳等)、有机毒物(如甲醇、四氯化碳等)、生物性毒物(如蛇毒、蜂毒等)。这类因素对机体的组织、器官有一定的选择性毒性作用,如四氯化碳主要损害肝,强酸、强碱引起接触部位组织变性、坏死和炎症等。

4. 营养因素　营养缺乏和营养过剩都可以引起疾病。如蛋白质缺乏可引起营养不良,碘缺乏可引起甲状腺肿,钙缺乏可引起佝偻病等;长期过量摄入高热量、高脂肪等类食物可引起肥胖症、高脂血症和动脉粥样硬化等。

5. 遗传性因素　遗传因素引起疾病主要表现有两个方面:① 遗传性疾病:即通过基因的突变或染色体畸变直接引起子代发生的疾病,如血友病、先天愚型、白化病等。② 遗传易感性:即某些家庭成员由于遗传上的缺陷,具有易患某种疾病的倾向,如原发性高血压、糖尿病、精神分裂症等。

6. 先天因素　是指能够影响胎儿发育的有害因素。由先天性因素引起的疾病称为先天性疾病。如女性在妊娠早期感染风疹，风疹病毒可损害胎儿而引起先天性心脏病。某些药物和 X 线亦可引起胎儿的先天性损害等。

7. **免疫因素** 机体的免疫系统对一些抗原刺激发生异常强烈的反应，导致组织、细胞的损伤和功能障碍。这些异常的免疫反应称为变态反应。可见于：① 变态反应性疾病，如支气管哮喘、荨麻疹以及使用青霉素引起的过敏性休克等。② 自身免疫性疾病，如系统性红斑狼疮、类风湿关节炎等。③ 免疫功能低下或免疫缺陷病，如肿瘤、感染及艾滋病等。

8. **心理和社会因素** 心理因素与某些疾病的发生、发展和转归有密切的关系，长期不良心理状态（紧张、焦虑、悲伤等）可引起人体多种功能失调，导致心身疾病（偏头痛、高血压、神经官能症等）。社会因素包括社会环境和生活、劳动、卫生条件等，对人类健康和疾病的发生有着不可忽视的影响。例如，应激性疾病、变态人格、心身疾病的发生就与心理、社会因素密切相关。近年来，由心理和社会因素引起的疾病越来越受到重视。

综上所述，疾病发生的原因是多种多样的，可以由一种病因引起，也可以由多种病因同时作用或先后起作用。没有病因，不可能发生相关的疾病。然而，目前还有不少疾病的病因不甚明了，随着医学科学的发展，这些疾病的病因终将得到阐明。

二、疾病发生的条件

疾病发生的条件是指病因作用于机体的前提下，决定或影响疾病发生、发展的因素。例如，结核杆菌是结核病的病因，但是仅有结核杆菌侵入，不一定都引起结核病，只有在营养不良，抵抗力下降等条件存在的情况下，才会促进结核病的发生、发展。需要强调的是，同一因素对某一疾病的发生、发展来说是条件，而对另一种疾病却是原因，例如寒冷是冻伤的原因，但也是肺炎等感染性疾病发生的条件。因此，原因和条件是相对于某一特定疾病而言，临床工作中，应当根据疾病的具体情况加以分析和区别对待。

诱因（precipitating factor）是指能够加强疾病原因作用或促进疾病发生的因素。如昏迷病人容易吸入带菌分泌物而诱发肺炎；肝硬化食管静脉曲张破裂，使血氨突然升高而诱发肝性脑病等。

第三节 发病学

发病学（pathogenesis）是研究疾病发生、发展过程中的一般规律和共同机制。不同的疾病,在其发展过程中既有其本身的规律,又有共同的一般规律。主要体现在以下三个方面。

一、损伤与抗损伤

致病因素作用于机体可引起细胞、组织损伤,同时机体通过各种防御、代偿机制对抗致病因素所引起的损伤。损伤与抗损伤自始至终贯穿于疾病过程中,两者的强弱决定着疾病的发展。当损伤占优势时,则病情恶化,甚至死亡;而抗损伤占优势,则病情好转,直至痊愈。应注意的是,损伤与抗损伤也可以互相转化。例如,休克早期小动脉、微动脉收缩有助于动脉血压的维持,保证心、脑重要生命器官的血液供应等,具有抗损伤意义;但血管收缩时间过长,则引起组织缺血、缺氧等损伤性变化。因此,在临床工作中,应正确区别疾病过程中的损伤与抗损伤变化,尽力排除或减轻损伤性变化,保护和增强抗损伤反应,促使病情好转。

二、因果转化

因果转化是指疾病过程中,原始致病因素(因)作用于机体后产生一定的损伤性变化(果),在一定条件影响下,这些损伤性变化又可作为发病原因再引起一些新的变化。如此病因与结果间互相转化,相互交替,推动疾病的发展。如不及时、有效地加以阻断,病情就会进一步恶化,形成恶性循环。例如,外伤引起组织受损,血管破裂而导致大出血时,虽然作为原始病因的外伤作用已消除,但大出血作为新的发病原因,可引起血容量减少、血压下降、组织缺血缺氧,回心血量和心输出量进一步减少等可互为因果,如此交替将加重病情的发展。在临床实践中,必须仔细观察病情变化,采取有效措施阻断疾病发展中的因果交替和恶性循环,同时建立良性循环,使疾病向有利于机体康复的方向发展。

三、局部与整体

任何疾病都可以表现出局部病变和全身反应,局部的病变可通过神经和体液途径影响全身,而机体全身功能状态也可影响局部病变的发展。例如,疖是局部的炎症反应,可出现局部的充血、水肿等,但严重时可引起发热、白细胞增多等全身反应。反之,如果全身抵抗力下降,则局部组织更易受到病菌的侵犯。因此,正确认识疾病时局部和整体的关系,对临床治疗具有重要的指导意义。

第四节 疾病的经过和结局

一、疾病的经过

疾病都有一个发展的过程,疾病的经过一般可分为潜伏期、前驱期、症状明显期和转归期。

1. 潜伏期 是指从致病因素作用于机体到最初症状出现前的一段时期。不同疾病潜伏期长短不一,可数天、数月,甚至更长。通常传染病的潜伏期比较明显,但有些疾病如创伤等则无潜伏期。正确认识疾病的潜伏期对传染病的预防具有重要的意义。

2. 前驱期 是指自最初症状出现到典型症状出现之前的一段时期。此期主要出现一些非特异性症状,如全身不适、食欲缺乏、乏力、低热等临床表现。前驱期及时就诊,有利于疾病的早期诊断和早期治疗,使致病因素受到控制,疾病不再发展,否则疾病则进一步发展进入下一期。

3. 症状明显期 是指疾病典型症状出现的时期。临床上可根据这个时期的特殊症状和体征做出疾病的诊断,及时进行治疗和护理。

4. 转归期 是指疾病过程的发展趋向和结局,也是疾病的最后阶段。不同或相同疾病都可有相同或不同的转归。主要取决于致病因素作用于机体后发生的损伤与抗损伤反应以及是否正确、及时、有效地治疗。

二、疾病的结局

(一) 康复

抗损伤反应占优势,病因被清除,机体转向康复。康复可分为完全康复和不完全康复。

1. 完全康复 指病因去除,机体形态、功能和代谢完全恢复正常,症状和体征完全消退。临床上大多数疾病都可完全康复。

2. 不完全康复 疾病时的损伤性变化得到控制,但基本病理变化尚未完全消失,经过机体代偿后,功能、代谢可恢复,主要症状和体征消失,有时可留有后遗症。如心内膜炎治愈后留下的瓣膜粘连,烧伤愈合留下的瘢痕等。

(二) 死亡

死亡 (death) 是指生命活动的终止。医学上将死亡分为生理性死亡和病理性死亡两种。前者是由于机体各器官的自然老化所致，又称为老死，极为罕见。绝大多数死亡属于病理性死亡。

1. 死亡分期　长期以来，人们一直把心跳、呼吸的永久性停止作为死亡的标志。死亡是一个连续进展的过程，是一个从量变到质变的发展过程，包括濒死期、临床死亡期和生物学死亡期。濒死期又称为临终状态，本期的重要特点是脑干以上的神经中枢功能处于深度抑制，而脑干以下的功能犹存，但由于失去上位中枢的控制而处于紊乱状态。临床死亡期的主要特点是延脑处于深度抑制和功能丧失状态，表现为各种反射消失，呼吸和心跳停止，但是组织器官仍在进行着微弱的代谢活动。生物学死亡期是死亡过程的最后阶段。机体各重要器官的新陈代谢相继停止，并发生了不可逆转的功能和形态改变，继心跳、呼吸停止后，瞳孔散大，心电和脑电消失，机体变为尸体。

2. 脑死亡　近年来，随着复苏技术的普及，器官移植的开展，对死亡有了新的认识，提出了脑死亡 (brain death) 的概念，即全脑功能不可逆的永久性丧失以及机体作为一个整体功能的永久停止。其判断标准为：① 呼吸停止，人工呼吸 15 分钟仍无自主呼吸；② 不可逆性昏迷和大脑无反应；③ 颅神经反射 (瞳孔对光反射、角膜反射、咳嗽反射、吞咽反射等) 消失；④ 瞳孔散大及固定；⑤ 脑电波消失；⑥ 脑血液循环完全停止。

脑死亡概念的提出在理论和临床上都有重要的意义，有助于判断死亡时间和确定终止复苏抢救的界线。因脑死亡后患者借助于人工呼吸等措施，在一定时间内仍可维持血液循环，是器官移植的良好供体。因此，脑死亡作为死亡的标准是社会和医学发展的需要，也是对死者的尊重，但宣告脑死亡一定要十分慎重。

第五节　衰老及其与疾病的关系

衰老是人的机体随着年龄的增长而自然发生的过程，是人类生命过程的必然规律。机体、组织出现老化改变，表现出功能、适应性和抵抗力的减退，这种与年龄相符合的老化征象称为衰老。同时，衰老又与疾病有密切的联系。

一、衰老的原因和发生机制

1. 衰老的原因　衰老过程受多种因素的影响，促进机体衰老的因素主要有：

① 社会因素;② 疾病,特别是一些慢性疾病对人体组织器官的损害可造成人体的老化;③ 营养不足和营养不当;④ 缺乏体力劳动;⑤ 其他因素:如环境温度、太阳辐射、海拔高度、各种污染等。

2. 衰老的发生机制　关于衰老发生的机制目前尚不完全清楚,主要有自由基学说和生物钟学说。① 自由基学说:衰老源于自由基对机体的损害。自由基是携带不成对电子的原子或分子,它的性质十分活跃,在细胞代谢中可连续产生并发挥强氧化剂作用,可破坏细胞膜、蛋白质或 DNA,并可使大分子形成交联,导致功能障碍,最终细胞死亡。机体对自由基的防御功能有抗氧化剂(如维生素 E、维生素 C 等)及抗氧化酶(超氧化物歧化酶、过氧化氢酶等)。随着年龄的增长,超氧化物歧化酶的生成和活性降低,导致自由基的清除障碍,从而引起组织细胞的损伤,各种生理功能逐渐减退,并使老年人易患各种疾病,加速老化。② 生物钟学说:认为出现在机体上的老化现象,是每个细胞核中 DNA 控制中心发出指令引起的,这是一种在生物学上按一定规律进行的衰退现象。

二、衰老时机体的变化

1. 外貌和体形的改变　皮肤皱纹增加,出现老年斑,毛发变白,眼睑下垂,视力和听力下降,牙齿松动脱落,牙龈萎缩,身高下降,腰弯背驼,行动缓慢等。

2. 神经系统的变化　随着年龄的增大,大脑萎缩,神经细胞数量减少;神经细胞质内有脂褐素沉积;神经末梢递质分泌减少,反射活动减弱。临床表现为老年人易疲劳,思维迟缓,记忆力减退等。

3. 内分泌系统变化　衰老时内分泌的变化尤为重要。内分泌腺多数退化,体内激素水平降低,靶器官对激素的反应减弱,功能下降,尤以性腺功能减退最为明显。

4. 免疫系统的变化　表现为免疫功能下降。因此,老年人易患感染、自身免疫性疾病和恶性肿瘤等。

5. 心血管系统的变化　血管壁胶原纤维增多,动脉血管粥样硬化,管壁中层钙化,使血管壁增厚变硬,弹性下降,加上心肌细胞数量减少使心功能下降,因而老年人的心脏代偿功能差,容易发生心力衰竭。

6. 呼吸系统的变化　肺组织的弹性减弱,肺活量减小,呼吸道黏膜退化,防御功能减退,容易患慢性支气管炎和肺部感染;老年人呼吸中枢兴奋性降低,呼吸频率加快,呼吸节律不齐,甚至出现短暂性呼吸停止。

三、衰老与疾病

衰老过程中,机体各器官出现退行性变化,使器官对环境适应能力减弱,难以维持体内的稳态,容易发生各种疾病,如心血管疾病、脑血管疾病、恶性肿瘤、糖尿病、呼吸系统感染等。老年人患病有如下特点:① 起病隐匿,临床症状和体征多不典型。如肺炎时,体温升高不明显;心肌梗死时心绞痛不明显等。② 病理变化进展快,由于老年人各器官功能减退,适应能力低,一旦发病,病情迅速恶化,如老年人溃疡病,平时无明显胃肠道症状,发生消化道大出血时,很容易引起休克。③ 多种疾病常同时存在,如高血压与冠心病、心血管病与脑血管病等,使临床表现非常复杂。④ 老年人患病时,易出现嗜睡、昏迷、躁动或精神错乱等意识障碍和精神症状。⑤ 容易发生并发症,主要有肺炎、水和电解质紊乱、血栓形成和栓塞、压疮、多器官衰竭等。

本章小结

疾病是指在一定的病因作用下,因机体自稳调节紊乱而发生的异常生命活动过程。临床表现为异常的症状和体征。疾病发生的病因是多种多样的,主要有生物性因素、理化因素、营养因素、遗传性因素、先天性因素、免疫因素、心理和社会因素。不同的疾病,在其发展过程中既有其本身的规律,又有共同的一般规律,即损伤与抗损伤作用、因果转化、局部和整体关系。疾病的经过一般可分为潜伏期、前驱期、症状明显期和转归期。死亡是指生命活动的终止。死亡可分为濒死期、临床死亡期、生物学死亡期。脑死亡是指全脑功能的不可逆的永久性丧失以及机体作为一个整体功能的永久停止。

练习题

一、选择题

1. 疾病的本质是(　　)
   A. 产生一定的症状和体征　　　　　　B. 机体机能代谢和形态的异常
   C. 劳动力明显下降　　　　　　　　　D. 机体对环境的适应力降低
   E. 机体因自稳状态紊乱而发生的异常生命活动

2. 下列符合健康定义的一项是(　　)
   A. 躯体无病痛　　B. 心理健全　　C. 良好的社会适应性
   D. A+B+C　　　　E. 以上均不是

3. 从疾病的一般症状开始到特异症状的出现这段时间称为(　　)
   A. 潜伏期　　B. 前驱期　　C. 症状明显期
   D. 转归期　　E. 以上均不是

4. 下述属于患者症状的一项是(　　)
   A. 血压升高　　B. 头痛　　C. 白细胞升高

D. 皮肤黄染　　　　　E. 肝大

5. 下列不属于脑死亡诊断标准的一项是(　　)

A. 心搏停止　　　　　　　　B. 自主呼吸停止

C. 脑电波消失　　　　　　　D. 脑血液循环完全停止

E. 瞳孔散大或固定

6. 某患者心跳和呼吸完全停止,反射消失,延髓处于深度抑制状态,但各种组织中仍然进行着微弱的代谢过程,被称为(　　)

A. 呼吸衰竭　　B. 循环衰竭　　C. 濒死期

D. 临床死亡期　　E. 生物学死亡期

二、思考题

1. 脑死亡概念的提出在医学上有什么意义?

2. 患者处于临床死亡期时,为什么不要放弃抢救?

(周路坦)

第二章 组织和细胞的适应、损伤与修复

第一节 组织和细胞损伤的原因
第二节 组织和细胞的适应性反应
第三节 组织和细胞的损伤
第四节 损伤的修复

思维导图

学习目标

知识目标

1. 掌握萎缩、肥大、增生、化生的概念和类型；变性的概念、类型及病理变化，坏死的概念类型及结局，再生的概念及各种细胞的再生能力；肉芽组织的形态结构、功能及结局。
2. 熟悉萎缩、肥大、增生、化生的病理变化，瘢痕组织对人体的利和弊；一期愈合与二期愈合的区别。
3. 了解细胞水肿、脂肪变性的原因，各种细胞的再生过程和皮肤创伤愈合、骨折愈合的过程。

能力目标

能够识别干酪样坏死、坏疽、皮肤溃疡、失活组织、体表肉芽组织与瘢痕组织。

素养目标

能对心肌肥大、肠上皮化生、脂肪肝、皮肤溃疡等患者进行健康教育。

正常细胞的功能和结构受到基因的严密调控,保持相对稳定。外界和体内环境的许多因素会造成细胞和组织的损伤。损伤因素轻微、作用缓慢,细胞和组织会发生适应性变化;损伤因素强烈,轻者出现可逆性损伤,重者发生不可逆性细胞损伤,引起细胞死亡。在长期进化过程中,生物体获得了不同程度的细胞再生能力,当部分细胞损伤后,细胞可通过再生实现修复。

第一节 组织和细胞损伤的原因

引起细胞和组织损伤的原因多种多样,其损伤的程度与致损伤因子的强弱、持续的时间以及组织和细胞对损伤的耐受性有关。损伤的原因可归纳为以下几类。

1. **缺氧** 是引起细胞损伤的常见和重要原因。缺氧可影响线粒体内的氧化磷酸化过程,使 ATP 生成减少甚至停止,引起一系列细胞结构和功能的损害。缺氧可为全身性和局部性,前者见于呼吸系统疾病,红细胞携氧能力降低或丧失;后者见于局部动脉血供减少。

2. **物理因素** 包括高温、低温、电流、放射线和机械性损伤等因素。高温使细胞内蛋白质变性或炭化;低温使血管收缩、血流停滞,导致细胞缺氧甚至死亡;强电流可直接烧伤组织,引起局部神经组织的功能紊乱;电离辐射直接或间接引起生物大分子 DNA 损伤;机械性损伤使细胞和组织的完整性遭到破坏。

3. **化学因素** 化学毒物如四氯化碳、砷化物、氰化物、有机磷农药、某些重金属等能通过不同途径引起细胞损伤。毒物的损伤作用最常见的是抑制酶的活性。化学物质摄入过多(如乙醇)或严重缺乏(如某些蛋白质、微量元素)可引起细胞损伤。某些药物在发挥治疗作用的同时,其毒副作用可造成组织损伤。

4. **生物因素** 是引起细胞损伤最常见的因素,包括细菌、病毒、真菌、原虫、寄生虫等。它们可通过产生的各种毒素、代谢产物或机械作用损伤组织,也可引起变态反应导致组织损伤。

5. **免疫因素** 免疫反应具有抵御病原微生物的功能,从而使机体免患疾病。但在一定条件下发生免疫反应过高(变态反应)、紊乱(造成自身免疫)、过低(免疫缺陷)均可产生损伤。

6. **遗传因素** 遗传缺陷能造成细胞结构、功能和代谢等异常,或某种物质缺乏,使组织对造成损伤原因的易感性升高,引起相应疾病。

第二节 组织和细胞的适应性反应

适应(adaptation)是指细胞、组织和器官能耐受机体内、外环境中各种有害因素长期刺激作用而得以存活的过程。适应除改变其自身的代谢、功能达到新的平衡外,在形态上表现为萎缩、肥大、增生、化生等。

一、萎缩

发育正常的细胞、组织或器官的体积缩小,称为萎缩(atrophy)。萎缩的组织或器官可伴有实质细胞数量的减少,并伴有间质的增生。

(一) 类型

萎缩可分为生理性和病理性两类。生理性萎缩与年龄和生理变化有关,如青春期后胸腺萎缩,女性绝经后卵巢、子宫萎缩等。病理性萎缩按其发生的原因分为以下几种类型。

1. **营养不良性萎缩** 如长期营养不良、慢性消耗性疾病、恶性肿瘤患者出现的恶病质等可引起全身性萎缩。患者首先出现脂肪、肌肉萎缩,最后发生肝、肾、心、脑等重要器官萎缩。局部性萎缩常由于局部缺血所致,如脑动脉粥样硬化引起的脑萎缩等。

2. **压迫性萎缩** 由组织、器官长期受外力压迫所引起。如尿路梗阻时,因肾盂积水使肾实质受压萎缩(图1-2-1),脑积水使脑实质受压萎缩等。

3. **失用性萎缩** 长期工作负荷减少所引起的细胞、组织和器官的萎缩,常发生于骨骼肌。如肢体骨折时因石膏长期固定使之活动受限所致的肌肉萎缩等。

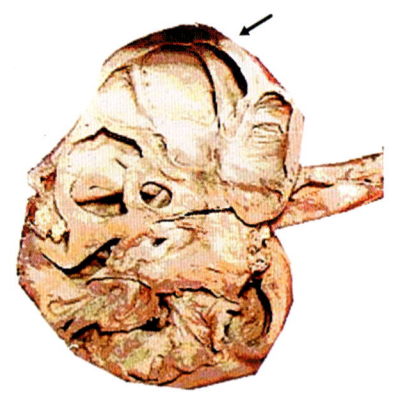

图1-2-1 肾实质压迫性萎缩
肾盂扩张,肾实质受压萎缩(↑)

4. **去神经性萎缩** 由神经、脑或脊髓损伤所引起,如脊髓灰质炎患者因脊髓前角运动神经元受损,所支配的肌肉萎缩。

5. **内分泌性萎缩** 内分泌器官功能低下可引起相应靶器官的萎缩。如腺垂体缺血性坏死或切除,导致甲状腺、肾上腺等器官萎缩。

(二) 病理变化

1. **肉眼观察** 萎缩的组织、器官体积缩小,重量减轻,颜色变深。脑萎缩时,脑回变窄,脑沟变宽,皮质变薄,体积缩小,重量减轻等;心肌萎缩时,心脏的体积缩小,重量减轻,冠状动脉迂曲呈蛇形状。

微课:萎缩

拓展阅读:
张海迪身残志坚、自强不息乐助人

2. 镜下观察 实质细胞体积缩小或伴有数量减少,细胞核较正常,细胞器减少,细胞质内可见脂褐素沉着。

(三)影响和结局

萎缩的细胞、组织或器官的代谢降低,功能减弱。如脑萎缩而记忆力减退,肌肉萎缩而收缩力减弱等。轻度的萎缩多为可逆性,去除原因后可恢复正常。严重的萎缩可引起细胞死亡,导致细胞数量减少,成为不可逆性改变。

二、肥大

细胞、组织或器官体积增大,称为肥大(hypertrophy)。肥大可分为生理性肥大和病理性肥大,前者常见于运动员的肌肉、妊娠期子宫和哺乳期乳腺的肥大等;后者常见于长期持续的高血压引起的左心室肥大,一侧肾切除后对侧肾肥大等。

细胞的肥大导致组织、器官的体积增大,重量增加,功能增强,具有代偿意义,当代偿肥大的器官超过其代偿限度时则发生失代偿,如心肌肥大的失代偿引起的心力衰竭等。

微课:肥大和增生

三、增生

细胞(主要为实质细胞)数目增多称为增生(hyperplasia)。增生可引起组织、器官的体积增大,是受机体调控的,可随其引发因素的去除而停止。

增生的类型:① 内分泌性增生:在生理和病理情况下都可发生,生理性增生常见于女性青春期乳腺增生和育龄妇女增殖期子宫内膜的增生等。病理性增生常见于老年人的前列腺增生症、甲状腺功能亢进病人的甲状腺滤泡上皮细胞增生。② 代偿性增生:常与肥大同时发生,是负荷加重的适应性变化,如肾代偿性肥大时,肾小管上皮细胞增生等。③ 再生性增生:组织、细胞损伤后的增生,如肝炎时,肝细胞坏死后局部肝细胞增生;皮肤手术创口处的肉芽组织和上皮增生。

微课:化生

四、化生

一种分化成熟的组织或细胞受刺激作用转化为另一种分化成熟的组织或细胞的过程称为化生(metaplasia)。化生见于再生能力强的上皮细胞和间叶细胞。化生是由于组织内具有分裂能力的未分化细胞向另一种细胞分化形成,属细胞的转型性分化,一般只在同源性细胞间发生。常见的化生如气管、支气管黏膜的纤毛柱状上皮和子宫颈管柱状上皮化生为鳞状上皮,称为鳞状上皮化生。慢性萎缩性胃炎时,胃黏膜腺上皮细胞化生为类似肠黏膜的上皮细胞,称为胃黏膜腺上皮的肠上皮化生。另外,纤维组织可化生为骨组织或软骨组织,如骨化性肌炎。

化生可增强局部组织对某些刺激的抵抗力,如慢性支气管炎时,支气管黏膜上皮的鳞状上皮化生,在一定程度上,加强局部防御能力,具有适应意义,但同时却失去了原有的功能,如失去纤毛柱状上皮的纤毛作用,减弱局部黏膜的自净机制等。有的化生持续存在可成为发生恶变的基础,如肠上皮化生可成为发生胃癌的基础,支气管黏膜鳞状上皮化生后可成为发生鳞状细胞癌的基础。

第三节　组织和细胞的损伤

细胞、组织损伤是由于细胞、组织的物质代谢障碍所致的形态、功能和代谢的病理改变,包括变性和细胞死亡。

一、变性

变性(degeneration)是因代谢障碍引起的细胞或细胞间质出现异常物质或正常物质的数量明显增多的一类形态变化。变性的种类很多,现介绍以下几种常见类型。

微课:肝细胞水肿

(一)细胞水肿

细胞水肿(cellular swelling)是指细胞内钠、水增多,又称为水变性。常见于肝、肾、心等实质细胞。

1. 病因和发病机制　缺氧、感染、中毒等因素使细胞线粒体受损,三磷酸腺苷(ATP)生成不足,细胞膜钠钾泵功能障碍,导致细胞内水、钠增多。

2. 病理变化　肉眼观察:病变组织、器官颜色变淡、混浊、无光泽,体积增大,重量增加,被膜紧张。镜下观察:细胞肿大,细胞质内有红染的颗粒状物(电镜下为肿胀的线粒体、内质网等细胞器),使胞质疏松、淡染(图1-2-2)。严重时,胞质透亮,细胞膨胀如气球状,称为气球样变。

3. 影响和结局　细胞水肿的组织、器官功能降低,病因去除后可恢复,病因持续作用,可发展为细胞死亡。

(二)脂肪变性

除脂肪细胞以外的实质细胞内出现脂滴沉积或脂滴明显增多,称为脂肪变性

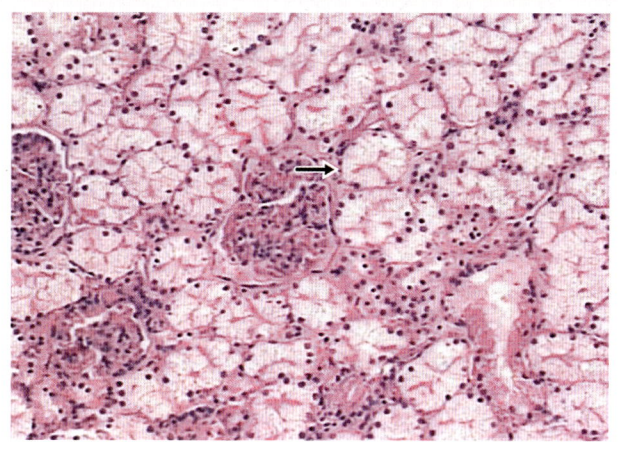

图 1-2-2 细胞水肿（HE×200）

肾小管上皮细胞水肿，胞质疏松、淡染（↑）

(fatty change)。常见于肝、肾、心等实质细胞，以肝细胞最常见。

1. 病因及发病机制　由感染、中毒、缺氧、营养障碍等原因引起。引起肝细胞脂肪变性的机制如下。① 磷脂、胆碱等合成脂蛋白的原料缺乏，感染、中毒损害内质网或抑制某些酶活性时，均可造成脂蛋白合成障碍，影响脂肪转运。② 脂肪摄入过多、长期饥饿或糖尿病患者引起的脂肪组织动员，血脂升高，超过肝细胞利用和合成脂蛋白的能力时，导致脂肪沉积在细胞内。③ 缺氧、营养不良使细胞的脂肪酸氧化障碍。

2. 病理变化　肉眼观察：肝细胞脂肪变性时，颜色淡黄，体积增大，被膜紧张，质地变软，边缘变钝，有油腻感。心肌脂肪变性时，心内膜下和乳头肌有平行的黄色条纹和红色心肌相间，形似虎皮斑纹，称为虎斑心。镜下观察：HE 染色中，细胞质内可见大小不等的脂质空泡（由脂滴被有机溶剂溶解所致），严重者细胞核被挤向细胞的一侧（图 1-2-3）；苏丹Ⅲ染色脂滴染成橘红色。

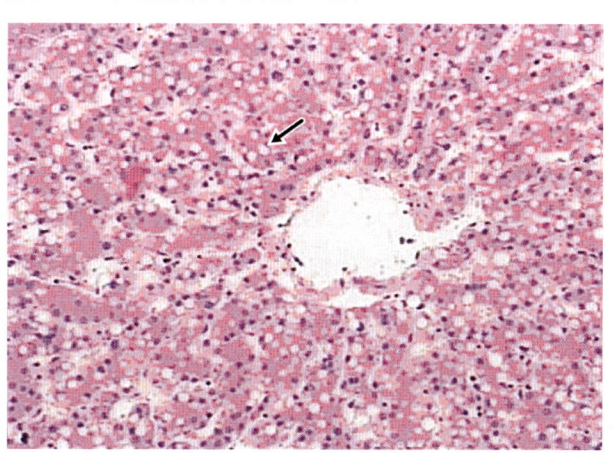

图 1-2-3　肝细胞脂肪变性（HE×400）

细胞质内可见脂质空泡（↑）

3. 影响和结局　脂肪变性的细胞、组织、器官功能降低,病因去除后可恢复,病因持续作用,可进一步引起坏死,继发纤维化,导致硬化。

(三) 玻璃样变性

玻璃样变性(hyaline degeneration)是指在细胞内或间质中出现均匀一致、粉红染色、半透明的玻璃样物质,又称为透明变性。可见于机体不同部位,成分及发生机制各异。

1. 结缔组织玻璃样变性　是胶原纤维老化的表现,常见于瘢痕、动脉粥样硬化斑块、纤维化的肾小球、坏死组织的机化等。可能是胶原蛋白变性、融合的结果,也可能是交联增多、多糖蛋白蓄积所致。肉眼观察:病变处呈灰白色,均匀半透明似毛玻璃状,质较硬韧。镜下观察:增生的胶原纤维变粗融合,形成均匀红染的条片状结构,其间纤维细胞和血管很少。

2. 血管壁玻璃样变性　是由于细动脉持续痉挛,内膜通透性增高,血浆蛋白渗入细动脉壁所致。细动脉壁增厚,管腔狭窄,甚至闭塞,管壁的弹性减弱,脆性增加。常见于高血压病和糖尿病患者的肾、脾、脑及视网膜的细动脉(图1-2-4)。

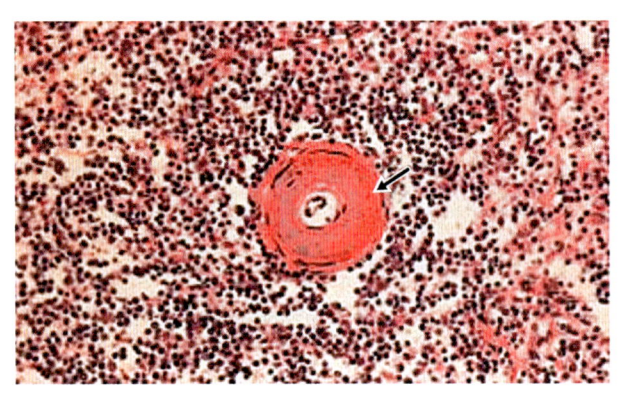

图1-2-4　脾中央动脉玻璃样变性(HE×200)

细动脉壁增厚,管壁均质红染(↑)

3. 细胞内玻璃样变性　因细胞内异常蛋白质贮积,在胞质中形成大小不等、均质红染的近似圆形的玻璃样小体。如肾炎时,肾近曲小管上皮细胞重吸收原尿中的蛋白质,在胞质内形成玻璃样小滴;病毒性肝炎和酒精性肝病时,肝细胞内出现马洛里(Mallory)小体;慢性炎症时,浆细胞胞质内免疫球蛋白凝聚形成拉赛尔(Russell)小体。

(四) 黏液样变性

黏液样变性(mucoid degeneration)是指细胞间质中有类黏液蓄积。常见于间叶组织肿瘤、动脉粥样硬化、风湿病、甲状腺功能减退等。肉眼观察:组织肿胀,切面灰白、透明,似胶冻状。镜下观察:细胞间质疏松,有星芒状的纤维细胞散在分布于淡蓝色黏液样基质中。

二、细胞死亡

细胞严重受损而累及细胞核时,出现代谢停止、结构破坏及功能丧失等不可逆性变化,称为细胞死亡(cell death)。细胞死亡包括坏死和凋亡。

(一) 坏死

坏死(necrosis)是指活体内局部组织、细胞的死亡。凡是能够引起组织损伤的原因,只要达到一定强度和(或)持续一定时间都可以引起坏死。坏死可迅速发生,也可由变性逐渐发展而来。

1. 基本病理变化

(1) 肉眼观察:坏死早期或坏死组织范围较小时肉眼常不能辨认,坏死组织范围较大时表现为:① 外观混浊,无光泽;② 失去正常弹性;③ 坏死组织区无血管搏动,局部温度降低;④ 失去正常感觉和运动功能。临床上将此失去生活能力的组织称为失活组织,须及时加以清除。

(2) 镜下观察:细胞坏死的主要标志是细胞核的改变,表现为:① 核固缩:核缩小,核染色质凝聚深染。② 核碎裂:核膜破裂,染色质崩解呈碎片,分散在胞质中。③ 核溶解:染色质中的DNA和核蛋白被DNA酶和蛋白酶分解,核淡染,最后核消失(图1-2-5)。细胞质红染,结构崩解呈颗粒状或均质状,最后胞膜破裂,细胞解体、消失。间质的变化出现较晚,表现为基质解聚,胶原纤维肿胀、崩解、液化。最后,坏死组织形成一片模糊无结构的颗粒状红染物质。

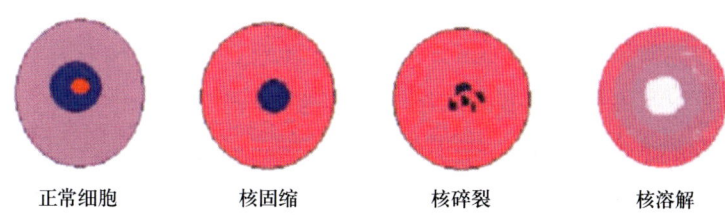

图1-2-5 细胞坏死核改变模式

2. 类型及其病理变化

(1) 凝固性坏死(coagulative necrosis):常见于心、肾、脾等器官。肉眼观察:坏死组织因水分脱失,蛋白质凝固变为灰白色或灰黄色,干燥、坚实的凝固体。镜下观察:坏死组织细胞结构消失,但可见其组织结构轮廓。

(2) 液化性坏死(liquefactive necrosis)：坏死组织因多种酶的分解而呈液体状。常见于脑、胰腺等脂质成分多或产生蛋白水解酶多的组织。如在脑组织坏死过程中可形成软化灶，称为脑软化。另外，化脓性炎症所形成的脓液、脂肪坏死、阿米巴脓肿等均为液化性坏死。

(3) 特殊类型的坏死：

1) 干酪样坏死：是凝固性坏死的特殊类型，主要见于结核病灶。病灶呈淡黄色，质地松软，状似奶酪。镜下不见原有组织结构而呈红染的颗粒状无结构物。

2) 脂肪坏死：脂肪坏死后，释放出的脂肪酸能够与钙离子结合形成钙皂，肉眼可见灰白色颗粒。

3) 纤维蛋白样坏死(fibrinoid necrosis)：是指结缔组织及小血管壁内出现颗粒状、小片状或细丝状无结构、强嗜酸性染色，似纤维蛋白的物质，是由于胶原纤维崩解、免疫球蛋白、黏多糖及纤维蛋白增多引起。常见于风湿病、结节性多动脉炎、系统性红斑狼疮等变态反应性疾病。

微课：干酪样坏死

4) 坏疽(gangren)：是指大块组织坏死伴腐败菌感染。因细菌分解坏死组织，释放硫化氢，硫化氢和红细胞被破坏后释放的铁离子相结合形成硫化铁，使坏死组织呈黑色。坏疽分为干性、湿性、气性坏疽三种类型。① 干性坏疽：常见于四肢末端，如闭塞性脉管炎等。此时动脉血流受阻而静脉回流通畅，坏死组织水分少，加之体表水分易蒸发，病变处干涸皱缩，边界清楚，呈黑褐色（图1-2-6），全身中毒症状轻。② 湿性坏疽：多见于与外界相通的内脏（肺、肠等），也可见于淤血、水肿的四肢。因局部水分多，感染严重，病变处明显肿胀，边界不清，呈暗绿色或污黑色，全身中毒症状重。③ 气性坏疽：主要见于深达肌肉的开放性创伤伴厌氧菌感染（如产气荚膜杆菌）。细菌分解坏死组织产生大量气体，使坏死区含大量气泡，按之有捻发感。病变发展迅速，中毒症状严重。

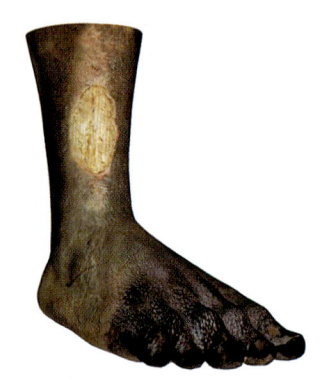

图1-2-6　足干性坏疽

坏死组织干涸皱缩黑褐色，边界清楚

3. 影响和结局

(1) 坏死对机体的影响：主要取决于坏死的范围、部位等。坏死范围小且发生于不重要器官，对机体影响小，如脾、肾或四肢的小范围坏死，仅出现疼痛和功能障碍。范围较大的坏死或发生于重要器官，则可导致严重的功能障碍，甚至危及生命，如心肌梗死或重型病毒性肝炎时的肝坏死等。

(2) 坏死的结局：

1) 溶解吸收：小范围的坏死组织分解液化，经血管、淋巴管吸收或被巨噬细胞吞噬清除,以后由肉芽组织增生修复。

2）分离、排出:较大坏死灶的周围发生炎症反应,白细胞释放蛋白水解酶,使坏死组织边缘溶解,与健康组织分离。发生于皮肤、黏膜的坏死组织脱落后形成浅表的缺损,称为糜烂(erosion)。如形成较深的缺损称为溃疡(ulcer);内脏器官(肺、肾)坏死组织经自然管道(支气管、输尿管)排出体外后,留下的空腔称为空洞(cavity)。

3）机化:当坏死组织不能完全吸收或分离排出时,则由新生的肉芽组织长入并取代,最后变成瘢痕组织,此过程称为机化(organization)。

4）包裹:当坏死组织范围大,不能完全被机化,则由纤维组织将其包绕,称为包裹(encapsulation)。

5）钙化:坏死组织伴有钙盐沉积,称为钙化。

（二）凋亡

凋亡(apoptosis)是指活体内单个细胞或小团细胞的死亡,死亡细胞的质膜(细胞膜、细胞器膜)不破裂,不引起细胞自溶及周围组织炎性反应。凋亡的发生与基因控制有关,又称为程序性细胞死亡(programmed cell death,PCD)。凋亡既可见于生理状态,也可见于病理状态。生理性凋亡与保持成年个体器官的大小和功能、参与器官的发育和改建、参与生理性萎缩和消散等有关。

病理性凋亡可见于肿瘤中的细胞死亡、某些病毒感染(如病毒性肝炎中的嗜酸性小体)、导管阻塞后器官实质细胞的萎缩(如肾盂积水)等。

凋亡的镜下特征主要为:① 单个凋亡的细胞与周围细胞分离,突起减少,染色质边集;形成泡状胞质隆起;内质网扩大断裂;细胞皱缩形成膜包裹的圆形或卵圆形凋亡小体。② 不引起炎症反应,发生凋亡的细胞很快被其周围的同种细胞和巨噬细胞等识别,在凋亡小体崩解引起炎症反应前将其吞噬、消化。

凋亡的形成是由各种细胞外信号启动,通过 bax/bcl-2 等基因调控,由胱天蛋白酶(caspase)激活核酸内切酶将 DNA 水解成 180~200 bp 的片段。因此,凋亡与坏死有明显的区别(表 1-2-1)。

表 1-2-1　凋亡与坏死的主要区别

区别点	坏死	凋亡
原因	病理性	生理性、病理性
机制	被动性进行(他杀性)	基因调控性、程序性死亡,主动性进行(自杀性)
细胞核	染色质浓缩、碎裂、溶解,核膜破裂	染色质致密,核裂解
DNA 变化	随机降解	规律降解

续表

区别点	坏死	凋亡
大分子合成	无	有
细胞膜	细胞膜破裂,细胞崩解、自溶	细胞膜完整,形成凋亡小体
炎症反应	有	无

第四节 损伤的修复

修复(repair)是指机体的细胞、组织或器官受损伤后,由周围健康组织细胞分裂增生对缺损进行修补恢复的过程。修复是通过细胞的再生来完成的,参与修复的细胞可以是实质细胞,也可以是结缔组织细胞。修复后可完全恢复或部分恢复原有的结构和功能。

一、再生

再生(regeneration)是指组织缺损由周围同种细胞分裂增生来完成修复的过程。

(一)再生的类型

1. 生理性再生　指在生理状态下,有些细胞和组织不断老化、消耗,又由同种细胞不断分裂增生予以补充,维持着原有的结构和功能。如子宫内膜周期性的脱落,由基底细胞增生修复;血细胞衰老消失后,不断地从淋巴、造血器官输出新生的细胞予以补充;皮肤表皮角化细胞经常脱落,由基底细胞不断增生、分化来补充等。

2. 病理性再生　指病理状态下,细胞、组织缺损后所发生的再生。病理性再生又可分为完全再生和不完全再生。

(1) 完全再生:指再生的组织完全恢复原有组织的结构和功能。常发生于损伤范围小、再生能力强的组织。

(2) 不完全再生:指缺损的组织不能完全由原组织的再生恢复其结构和功能,而由纤维结缔组织来修复,最后形成瘢痕。常发生于损伤严重、再生能力弱或缺乏再生能力的组织。

(二)细胞的再生能力

人体各种细胞的再生能力不同,这是由于其细胞周期的时程长短不同,在单位时间内可进入细胞周期进行增殖的细胞数也不同,故具有不同的再生能力。按再生能力的强弱,可将人体细胞分为三类。

1. 不稳定细胞(labile cells)　这类细胞不断地分裂增殖,以替代衰亡或损伤的细胞,其再生能力很强。如表皮细胞、黏膜被覆上皮细胞、淋巴及造血细胞、生殖器官管腔被覆细胞等。干细胞(stem cells)是指细胞分化过程中出现的具有分裂增殖能力,并能够分化产生一种以上特殊细胞的原始细胞。干细胞的存在是组织不断更新的必要条件,干细胞在每次分裂后,子代之一保持干细胞特性,另一个分化成为相应的成熟细胞。

2. 稳定细胞(stable cells)　这类细胞具有较强潜在再生能力,在生理状态处于静止期,受到组织损伤的刺激,从静止期进入增殖期,表现出较强的再生能力。如肝、胰腺、内分泌腺的实质细胞,肾小管上皮细胞,原始的间叶细胞等。

3. 永久性细胞(permanent cells)　这类细胞几乎没有再生能力,一旦遭受损伤就永久性缺失,只能由结缔组织增生来修补。如神经细胞、心肌细胞和骨骼肌细胞。但在神经细胞存活的前提下,受损的神经纤维可通过再生得以修复。

(三) 各种组织的再生过程

1. 上皮组织的再生

(1) 被覆上皮再生:鳞状上皮缺损后,由创缘或底部基底层细胞分裂增生,先形成单层上皮,向缺损中心延伸覆盖,以后再增生分化为鳞状上皮。黏膜被覆的柱状上皮缺损后由邻近的基底部细胞分裂增生形成扁平上皮,以后变为立方及柱状上皮覆盖。

(2) 腺上皮再生:腺上皮的再生能力一般较被覆上皮弱,其再生依损伤轻重而不同。如腺上皮细胞缺损而腺体的基底膜尚完好,可由残存的腺上皮细胞完全再生修复;如腺体结构完全破坏则难以实现再生性修复,往往发生瘢痕性修复。

2. 血管的再生

(1) 毛细血管再生:主要是以出芽的方式来完成。先由内皮细胞分裂增生形成实心的幼芽,随后形成细胞条索,在血流的冲击下逐渐出现管腔,形成新生的毛细血管,以后彼此吻合构成毛细血管网。根据功能的需要,有些新生的毛细血管可以逐渐变为小动脉、小静脉,有的关闭,内皮细胞萎缩而消失。

(2) 大血管再生:大血管离断后,须经手术吻合,吻合处两端的内皮细胞分裂增生,互相连接,重新恢复为光滑的内膜。血管离断的肌层则由结缔组织增生连接,形成瘢痕修复,恢复管壁的完整性。

3. 纤维组织的再生　在损伤的刺激下,静止状态的纤维细胞转变为成纤维细胞或由原始间叶细胞分化为成纤维细胞,成纤维细胞进行分裂、增生,并形成胶原纤维,以后细胞逐渐成熟转变为纤维细胞。在组织的修复中,纤维组织的再生最常见,且占有重要的地位。

二、纤维性修复

(一) 肉芽组织

肉芽组织(granulation tissue)是由新生的毛细血管和增生的成纤维细胞组成,伴有炎细胞浸润。

1. 形态　肉眼观察:颗粒状,质地柔软,湿润,呈鲜红色,似鲜嫩的肉芽,触之易出血而无痛觉。镜下观察:新生的毛细血管与创面垂直生长,以小动脉为轴心,在周围形成袢状弯曲的毛细血管网(图1-2-7)。在新生的毛细血管间有许多增生的成纤维细胞及数量不等的巨噬细胞、中性粒细胞和淋巴细胞。

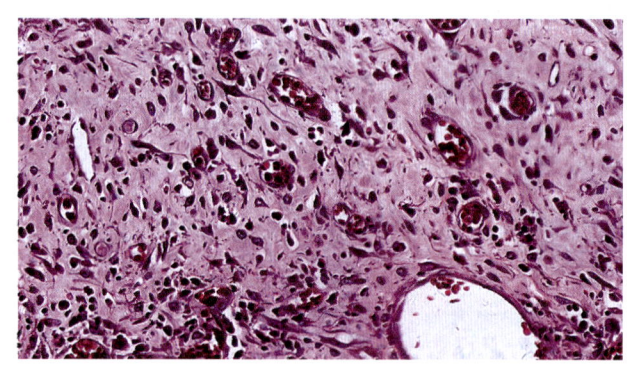

图1-2-7　肉芽组织(HE×400)

2. 功能　① 抗感染、保护创面,其中的炎细胞具有抗感染作用,肉芽组织对创伤起着保护作用。② 机化坏死组织、血凝块及其他异物。③ 填补创口及其他组织缺损。

不健康的肉芽组织颜色苍白,水肿,松弛无弹性,表面颗粒不均匀,有较多的坏死组织和分泌物,触之出血少,抗感染能力低,生长迟缓,常造成伤口愈合慢,瘢痕形成多。

3. 结局　肉芽组织形成后逐渐成熟为纤维结缔组织,表现为胶原纤维增多,成纤维细胞变为纤维细胞,毛细血管逐渐闭合、退化或演化为小血管,炎细胞逐渐减少并消失,最后转变为瘢痕组织。

(二) 瘢痕组织

瘢痕组织(scar tissue)是指肉芽组织改建成熟后的纤维结缔组织。

1. 形态　肉眼观察:灰白色,半透明,质硬韧并缺乏弹性。镜下观察:由大量平行或交错分布的胶原纤维束组成,呈均质性红染即玻璃样变性,纤维细胞和小血管稀少。

2. 影响及结局　具有永久性地填补创口或缺损的作用,保持组织、器官完整性。因含大量胶原纤维,虽能保持组织器官的坚固性,但也有对机体不利的方面,如瘢痕收缩使有腔器官狭窄,组织粘连,导致器官硬化,过度增生引起瘢痕疙瘩等。

三、创伤愈合

创伤愈合(wound healing)是指机体在外力的作用下,皮肤等组织离断或缺损后,由周围的细胞再生或纤维组织增生进行修复的过程。

(一)皮肤创伤愈合

1. 创伤愈合的基本过程　皮肤表皮的轻度创伤可通过上皮再生愈合。一般创伤愈合多指皮肤、软组织伤口的愈合,主要由肉芽组织和上皮组织再生来完成。以手术切口的创伤愈合为例,其愈合过程是在损伤数小时内,局部有血浆和白细胞渗出及纤维蛋白等渗出,并凝固成血凝块;2~3天后伤口边缘新生的肌纤维母细胞牵拉使伤口边缘的整层皮肤及皮下组织向中心移动使创面缩小;第3天从伤口底部及边缘长出肉芽组织,逐渐填平伤口;第5~6天起,成纤维细胞产生胶原纤维,以后转化为瘢痕组织。上皮缺损后由伤口边缘的基底细胞增生向创面移动并分裂增生,分化为鳞状上皮覆盖创面。

2. 创伤愈合的类型

(1)一期愈合:见于组织缺损少、创缘整齐、无感染或异物,经黏合或缝合后伤口对接严密的伤口,如无菌性手术切口。伤口仅有少量血凝块,炎症反应轻微。在24~48小时内表皮再生覆盖伤口。第3天肉芽组织就可从伤口边缘长出并很快将其填满,第5~7天胶原纤维连接即达临床愈合标准,形成的瘢痕呈线状(图1-2-8)。

(2)二期愈合:见于组织缺损大、创缘不整齐、不能严密对接,或伴有感染的伤口。需清创后,组织再生才能开始,愈合时间长,形成的瘢痕大而不规则(图1-2-8)。

(3)痂下愈合:一般见于浅表的皮肤创伤,伤口表面的血液、渗出液及坏死组织干燥后形成硬痂,愈合过程在痂下进行。当上皮再生完成后,痂皮即脱落,一般无明显瘢痕。

(二)骨折愈合

骨折可分为外伤性骨折和病理性骨折两大类。骨折愈合的好坏,所需的时间与

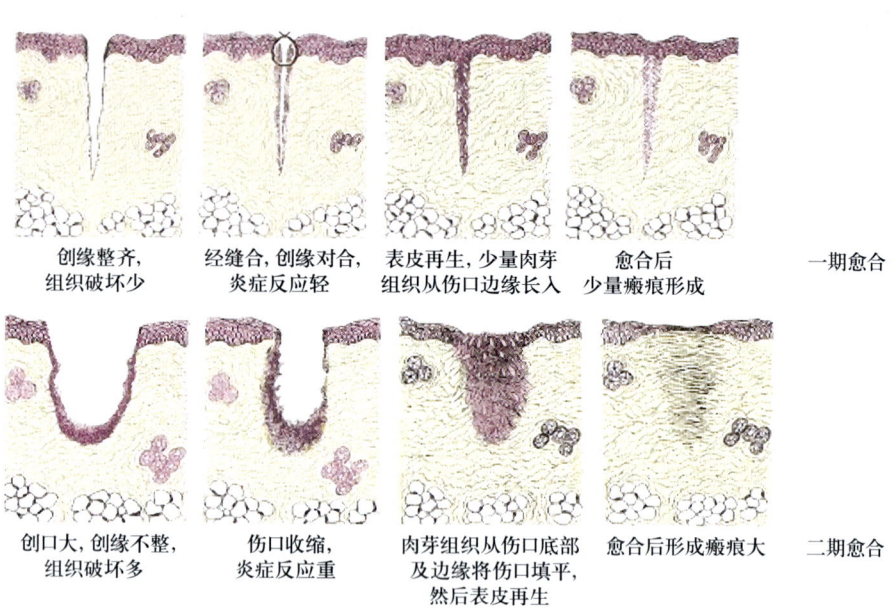

图 1-2-8 一期和二期愈合模式

骨折的部位、性质、错位的程度、年龄以及引起骨折的原因等因素有关。一般而言,经过良好复位后的单纯性外伤性骨折,几个月内便可完全愈合,恢复正常结构和功能。骨折愈合过程如图1-2-9。

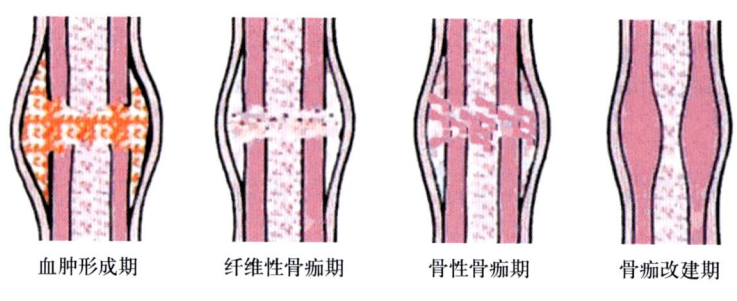

血肿形成期　　纤维性骨痂期　　骨性骨痂期　　骨痂改建期

图 1-2-9 骨折愈合模式

1. **血肿形成期**　在骨折的两端及其周围伴有大量出血,形成血肿,数小时后血肿发生凝固,同时出现轻度的炎症反应。由于骨折伴有血管断裂,在骨折早期,可见骨髓组织的坏死,骨皮质亦可发生坏死,坏死灶较小,可被破骨细胞吸收。如坏死灶较大,可形成游离的死骨片。

2. **纤维性骨痂期**　在骨折后的2~3天,血肿由肉芽组织取代而机化,继而纤维化形成纤维性骨痂,或称为临时性骨痂,肉眼及X线检查见骨折局部呈梭形肿胀。经过1周左右的时间,肉芽组织及纤维组织进一步分化,形成透明软骨。

3. **骨性骨痂期**　纤维性骨痂内逐渐分化出骨母细胞,形成类骨组织,以后出现钙盐沉积,类骨组织转变为编织骨。纤维性骨痂中的软骨组织也经软骨化骨过程演变为骨组织,至此形成骨性骨痂。

4. 骨痂改建或再塑期　为了适应活动时所受的应力,编织骨经过进一步改建成为成熟的板层骨,皮质骨和髓腔的正常关系以及骨小梁正常的排列结构也重新恢复。改建是在破骨细胞的骨质吸收及骨母细胞的新骨质形成的协调作用下完成的。

(三) 影响再生修复的因素

1. 全身因素

(1) 年龄:青少年代谢旺盛,组织再生能力强,伤口愈合快。老年人可由于血管硬化,血供减少,代谢减弱,使组织再生能力减弱,伤口愈合慢。

(2) 营养:严重的蛋白质缺乏,尤其是含硫氨基酸缺乏时,肉芽组织形成减少及胶原纤维形成不良,使组织再生缓慢。维生素C缺乏时前胶原分子难以形成,从而影响胶原纤维的形成,伤口愈合延缓。

(3) 激素:肾上腺皮质激素可抑制炎症、肉芽组织生长和胶原形成,并加速胶原纤维的分解,从而影响伤口愈合,故应避免使用。

2. 局部因素

(1) 感染与异物:许多化脓菌感染可产生毒素和酶类引起组织坏死,使基质和胶原纤维溶解,加重局部组织损伤;同时,感染使渗出物增多可增加局部伤口张力;异物的存留既妨碍愈合,又容易感染,使伤口愈合延缓。只有在异物被清除,感染被控制后,修复才能顺利进行。

(2) 局部血液循环:良好的局部血液循环有利于坏死物质的吸收和抗感染,并提供了组织再生修复的物质基础,促进伤口愈合。反之,则使伤口愈合延缓。

(3) 神经支配:神经损伤可造成所支配的局部组织发生神经性营养不良,再生能力下降或丧失。自主神经损伤可使局部血液供应障碍,影响再生修复。

(4) 电离辐射:可破坏细胞、损伤小血管和抑制组织的再生使愈合延迟。

本章小结

1. 适应在形态上表现为萎缩、肥大、增生、化生等。萎缩的组织或器官可伴有实质细胞数量的减少,并伴有其间质的增生。病理性萎缩分为营养不良性、压迫性、失用性、去神经性和内分泌性萎缩。细胞、组织或器官体积增大,称为肥大。细胞数目增多称为增生。一种分化成熟的组织或细胞受刺激作用转化为另一种分化成熟的组织或细胞的过程称为化生,通常只在同源性细胞间发生。

2. 细胞、组织损伤包括变性和细胞死亡。变性是因代谢障碍引起的细胞或细胞间出现异常物质或正常物质数量明显增多的一类形态变化。常见变性:① 细胞水肿,又称为水变性。常见于肝、肾、心等实质细胞。缺氧、感染、中毒等因素使细胞线粒体受损,钠钾泵功能障碍,导致细胞内水、钠增多。② 脂肪变性,常见于肝、肾、心等实质细胞,以肝细胞最常见。由感染、中毒、缺氧、营养障碍等原因引起。肝脂肪变性时,颜色淡黄,体积增大,有油腻感。心肌脂肪变性时,称为虎斑心。③ 玻璃样变性,又称为透明变性,是指在细胞内或间质中出现均匀一致、粉红染色、半透明的玻璃样物质。可分为结缔组织玻璃样变性、血管壁玻璃样变性、细胞内玻璃样变性。④ 黏液样变性是指细胞间质中有类黏液蓄积。

3. 细胞死亡包括坏死和凋亡。坏死是指活体内局部组织、细胞的死亡。细胞坏死的主要标志是细胞核的改变,表现为核固缩、核碎裂、核溶解。坏死可分为凝固性坏死、液化性坏死及纤维蛋白样坏死、脂肪坏死、坏疽(干性、湿性、气性坏疽)、干酪样坏死等特殊类型的坏死。坏死的结局:① 溶解吸收;② 分离、排出(可形成糜烂、溃疡、空洞);③ 机化(新生的肉芽组织长入并取代);④ 包裹(由纤维组织将其包绕);⑤ 钙化(有钙盐沉积)。凋亡是指活体内单个细胞或小团细胞的死亡,死亡细胞的质膜不破裂,不引起细胞自溶及周围组织炎性反应。

4. 修复是指机体的细胞、组织或器官受损伤后,由周围健康组织细胞分裂增生对缺损进行修补恢复的过程。再生是指组织缺损由周围同种细胞分裂增生来完成修复的过程。按再生能力的强弱,分为不稳定细胞、稳定细胞、永久性细胞。

5. 肉芽组织是由新生的毛细血管和增生的成纤维细胞组成,伴有炎细胞浸润。颗粒状,质地柔软,湿润,呈鲜红色,似鲜嫩的肉芽,触之易出血而无痛觉。功能:① 抗感染保护创面。② 机化坏死组织、血凝块及其他异物。③ 填补创口及其他组织缺损。瘢痕组织是指肉芽组织改建成熟后的纤维结缔组织。

6. 创伤愈合的类型　① 一期愈合:见于组织缺损少、创缘整齐、无感染或异物,经黏合或缝合后伤口对接严密,如无菌性手术切口。② 二期愈合:见于组织缺损大、创缘不整齐、不能严密对接,或伴有感染的伤口。愈合时间长,形成的瘢痕大而不规则。③ 痂下愈合。

7. 骨折愈合过程可分为血肿形成期、纤维性骨痂期、骨性骨痂期和骨痂改建或再塑期。

8. 影响再生修复的因素包括全身因素(年龄、营养、激素)和局部因素(感染与异物、局部血液循环、神经支配、电离辐射)。

练习题

一、选择题

1. 全身营养不良时首先发生萎缩的组织是(　　)
A. 骨骼肌　　　　B. 心肌　　　　C. 脂肪组织
D. 脑组织　　　　E. 肝细胞

2. 老年男性的前列腺增生是( )

   A. 生理性增生　　B. 内分泌性增生　　C. 代偿性增生

   D. 肿瘤性增生　　E. 炎性增生

3. 慢性萎缩性胃炎时，胃黏膜上皮可化生为( )

   A. 鳞状上皮　　B. 移行上皮　　C. 骨

   D. 软骨　　E. 肠上皮

4. 下列哪项属于组织的损伤性变化( )

   A. 萎缩　　B. 肥大　　C. 增生

   D. 变性　　E. 化生

5. 脂肪变性最常发生在( )

   A. 心肌细胞　　B. 肝细胞　　C. 肾小管上皮细胞

   D. 血管壁　　E. 脾

6. 脑软化是指局部脑组织( )

   A. 萎缩　　B. 变性　　C. 坏死

   D. 水肿　　E. 化脓

7. 腹股沟疝嵌顿后，疝囊内的肠壁可发生( )

   A. 干酪样坏死　　B. 液化性坏死　　C. 干性坏疽

   D. 湿性坏疽　　E. 气性坏疽

8. 皮肤、黏膜坏死组织脱落后留下局部的浅表组织缺损称为( )

   A. 机化　　B. 溃疡　　C. 糜烂

   D. 空洞　　E. 窦道

9. 下列不属于凋亡特征的一项是( )

   A. 基因调控的程序性细胞死亡　　B. 形成凋亡小体

   C. 核固缩、核碎裂、核溶解　　D. 不引发局部炎症反应

   E. 散在单个细胞死亡

10. 下列再生能力最强的细胞是( )

    A. 肝细胞　　B. 淋巴造血细胞　　C. 心肌细胞

    D. 神经细胞　　E. 骨骼肌细胞

二、思考题及名词解释

1. 比较3种类型创伤愈合的区别。

2. 举例说明化生的病理学意义。

3. 简述细胞再生能力分类并举例。

4. 名词解释：适应，肥大，增生，萎缩，化生，变性，坏死，坏疽，凋亡，机化，再生，肉芽组织，糜烂，溃疡，空洞。

三、临床病例讨论

李×,女,32岁,因"车祸右小腿疼痛、活动受限3小时"入院。患者3小时前在公路上被汽车撞倒在地,当时右小腿疼痛,不能活动。入院检查:体温37℃,脉搏98次/分,血压90/60 mmHg,右小腿肿胀,短缩,局部有压痛,可触及骨擦感,不能活动。X线检查:右胫骨中下段1/3斜形完全性骨折,右腓骨上1/3骨折。进行牵引复位,术后X线报告对位、对线良好。

讨论:

(1) 该骨折愈合属于哪种类型的修复?

(2) 骨折愈合的基本过程如何?

(3) 如何促进愈合、预防并发症?

(周路坦)

第三章 局部血液循环障碍

第一节 充血
第二节 血栓形成
第三节 栓塞
第四节 梗死

思维导图

学习目标

知识目标

1. 掌握充血、淤血、出血、血栓、血栓形成、栓塞、栓子、梗死的概念;淤血的病理变化和对机体的影响,慢性肺淤血和慢性肝淤血的病理变化;血栓形成的条件,血栓形成的结局及对机体的影响;栓子的类型及运行途径;栓塞的类型及对机体的影响;梗死的原因、类型及病理变化。
2. 熟悉充血、淤血的原因和类型,血栓形成的机制、过程和各类血栓的形态;熟悉梗死的条件及对机体的影响。
3. 了解淤血的类型,出血的类型、原因及后果,梗死的结局。

能力目标

1. 能够识别充血、出血的病理变化;分析充血、出血的原因及后果;分析血栓形成的条件和机制;对患者进行健康指导,预防血栓形成。
2. 能够分析栓子的运行途径和栓塞的部位、后果;能分析梗死的原因及条件;能辨识梗死的类型、结局及影响。

素养目标

培养学生具有辨识各种局部血液循环障碍病理过程的医学素养,具有坚毅沉稳、精益求精的急救意识和爱护病人、医者仁心的行医品质,具有未病先防,对群众、患者及家属进行健康宣教的职业素养。

血液循环的主要功能是输送氧和营养物质到各组织、器官,同时又不断地将组织中的二氧化碳和代谢产物排出体外,以保持机体内环境稳定和各组织、器官的生理功能。一旦发生血液循环障碍,就会影响相应组织、器官的功能、代谢和形态结构,严重者甚至导致机体死亡。血液循环障碍分为全身性(心力衰竭等)和局部性(充血、血栓形成、栓塞、梗死、出血、水肿),两者既有区别又有联系。本章主要叙述局部血液循环障碍。

第一节　充血

充血(hyperemia)是指器官或组织的血管内血液含量增多,可分为动脉性充血和静脉性充血两类(图1-3-1)。

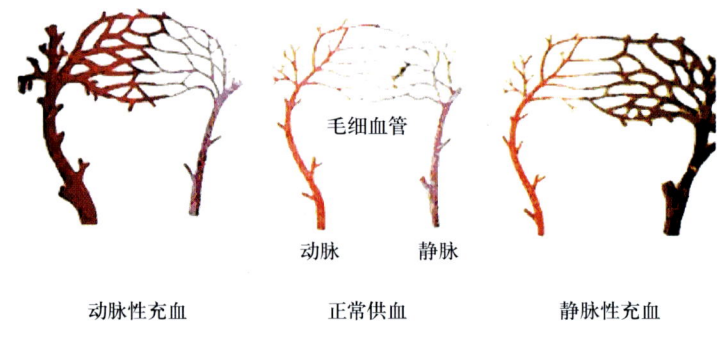

图1-3-1　充血模式

一、动脉性充血

动脉性充血(arterial hyperemia)是指器官或组织因动脉输入血量的增多而发生的充血,简称充血。充血可以是生理性的,也可以是病理性的,是主动的,发生快,消退也快。

(一)原因及类型

凡能引起细小动脉扩张的原因,都可引起局部组织或器官充血。细小动脉扩张是由于神经、体液因素的作用,导致血管舒张神经兴奋性增高、血管收缩神经兴奋性降低或舒血管活性物质释放增加的结果。常见的类型如下。

1. 生理性充血　为了适应组织、器官生理上的需要和机体代谢增强而发生的充血,称为生理性充血。如妊娠时的子宫充血,进食后的胃肠道充血以及运动时的骨骼肌充血等。

2. 病理性充血　引起病理性充血的原因如下。

（1）炎性充血：多因炎症介质和致炎因子引起的神经突触反射作用于血管壁的结果。

（2）侧支性充血：是由于局部组织缺血、缺氧，代谢产物堆积，刺激血管运动神经，导致缺血组织周围的动脉吻合支扩张充血。

（3）减压后充血：当器官或局部组织长期受压，使局部动脉血管收缩，神经兴奋性降低，一旦压力突然解除，受压组织、器官内的细动脉就会发生反射性地扩张，引起充血，称为减压后性充血（贫血后充血）。如快速抽出大量胸腔积液、腹腔积液或摘除腹腔内的巨大肿瘤后，胸、腹腔内压力突然降低，细动脉扩张充血，严重时可以引起有效循环血量骤减，导致血压下降、脑供血不足等严重后果。

（二）病理变化

1. 肉眼观察　局部组织、器官轻度肿胀，颜色呈鲜红色（氧合血红蛋白增多），温度升高。

2. 镜下观察　小动脉和毛细血管扩张，充满血液。

（三）结局及影响

在多数情况下，充血对机体是有利的。因为充血时局部血液循环加快，动脉血流入增多，带来了大量的氧和营养物质，促进物质代谢，增强组织、器官的抗病能力。因此，临床上采取热敷、透热疗法、按摩等护理措施，促进局部动脉扩张，改善血液循环达到预防和治疗作用。但是，在某些情况下，充血也可以引起不利的影响，如在高血压、动脉硬化、脑血管畸形等疾病的基础上，发生脑动脉充血，则可以导致脑血管破裂、出血，引起严重后果。

二、静脉性充血

静脉性充血（venous hyperemia）是指器官或组织由于静脉回流受阻，血液淤积于毛细血管和小静脉内而发生的充血，简称淤血（congestion）。淤血一般是病理性的，是被动的过程，发生缓慢，持续时间较长。淤血可以发生在局部，也可以发生在全身。

（一）原因

1. 静脉管腔阻塞　如静脉内血栓形成、栓塞以及静脉炎引起的管壁增厚所致管腔狭窄等。

2. 静脉受压　由于静脉血管壁较薄以及静脉压力较低,轻微的压迫就足以阻碍静脉血液回流,引起淤血。如妊娠子宫压迫髂静脉引起下肢淤血,肿瘤、炎症包块或绷带包扎过紧压迫静脉引起相应的器官或组织的淤血等。

3. 心力衰竭　二尖瓣狭窄、高血压病等引起的左侧心力衰竭可导致肺淤血;肺源性心脏病等引起的右侧心力衰竭可导致体循环淤血。

(二) 病理变化

1. 肉眼观察　淤血的组织、器官体积增大,重量增加,被膜紧张,边缘变钝,呈暗紫红色,全身淤血时皮肤、黏膜则呈紫蓝色,称为发绀。发绀是机体缺氧的重要体征。发生于体表部位的淤血,因血流缓慢,代谢降低,该处的体表温度下降。

2. 镜下观察　小静脉、细静脉及毛细血管扩张,管腔内充满血液,可伴有组织水肿和出血以及纤维组织增生。

(三) 后果

淤血的后果取决于淤血发生的速度、程度、部位、持续时间等,淤血可以引起以下病变。

1. 组织水肿或浆膜腔积液　淤血导致静脉压升高,组织间液回流减少;淤血导致缺氧,血管壁损伤,通透性增加,使血管内的液体漏出。液体潴留于组织间隙形成淤血性水肿或潴留于浆膜腔形成积液。这种液体为漏出液,含蛋白质及细胞数量少。

2. 出血　淤血导致组织严重缺氧,使血管壁的通透性明显增加,红细胞经血管壁漏出,引起淤血性出血。

3. 实质细胞萎缩、变性及坏死　由于长期淤血、缺氧,可使实质细胞发生萎缩、变性,甚至坏死。

4. 间质纤维组织增生　长期淤血,实质细胞萎缩消失,间质纤维组织增生,网状纤维胶原化,使淤血的组织、器官质地变硬,称为淤血性硬化。

(四) 重要器官淤血

1. 肺淤血　常见于左心衰竭。肉眼观察:肺体积增大,重量增加,呈暗红色,质地变实,切面可见暗红色血性或淡红色泡沫状液体流出。镜下观察:可见细小静脉及肺泡壁毛细血管高度扩张充血,肺泡腔内有水肿液,严重时可见红细胞及含有含铁血黄素的巨噬细胞,这种细胞被称为心力衰竭细胞(图1-3-2)。由于长期肺淤血缺氧,引起肺泡壁的纤维组织增生及网状纤维胶原化,使肺质地变硬,伴有含铁血黄素的沉积,致颜色呈深棕褐色,故称为肺褐色硬化。

女,30岁,农民。主诉:间歇性心悸,气短1年,伴胸痛、下肢浮肿、少尿3周。现

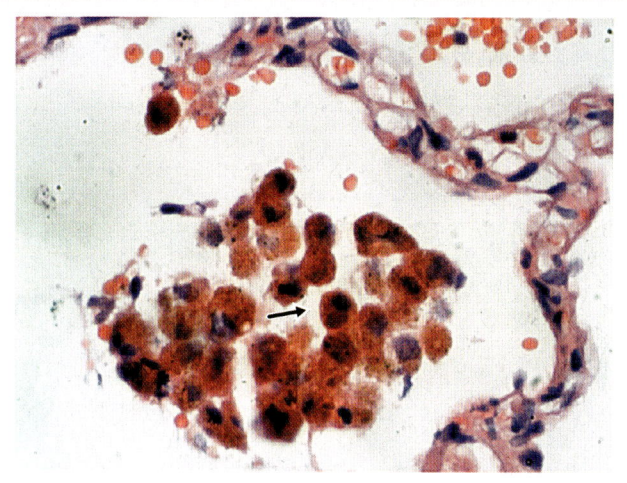

图 1-3-2 肺淤血和水肿（HE×400）

肺泡腔内有水肿液,可见含有含铁血黄素的巨噬细胞(↑)

病史:于1年前开始出现劳动后心悸、气短,休息后好转,3周前因着凉而发热、咽痛、心悸、气短加重,同时出现胸痛,双下肢浮肿,少尿,右上腹部胀痛,食欲减退,不能平卧。既往史:8年前常有咽痛、关节游走性疼痛病史。

体格检查:半坐卧位,慢性病容,四肢末梢及口唇发绀。颈静脉怒张,两肺背部有中、小水泡音。心尖部有舒张期震颤。心界向左右两侧扩大。心率110次/分,血压110/70 mmHg,心律不齐。心尖部有雷鸣样舒张期杂音,Ⅲ级吹风样收缩期杂音。肝在肋下3 cm,剑突下5 cm,质韧,轻度压痛,肝颈静脉回流征阳性。双下肢凹陷性水肿。

实验室检查:尿常规:尿蛋白(+)、红细胞1~2个/高倍视野,透明管型1~2/高倍视野。X线检查:心脏向左右扩大,双肺纹理增强。

该患者诊断全心衰竭的依据是什么？该患者可能还有哪些疾病？

(1) 左侧心力衰竭引起淤血的器官是(   )

A. 肺　　　　　B. 肝　　　　　C. 脾

D. 下肢　　　　E. 脑

(2) 下列哪项不属于肺淤血的病理变化(   )

A. 肺毛细血管扩张淤血　　　　B. 肺泡腔含有粉红色水肿液

C. 肺泡内可见尘细胞　　　　　D. 肺泡腔内可见心力衰竭细胞

E. 肺泡壁纤维组织增生,可形成肺褐色硬化

2. 肝淤血　常见于右侧心力衰竭。肉眼观察:肝体积增大,重量增加,被膜紧张。切面肝小叶中央部位因肝窦及中央静脉淤血而呈暗红色,肝小叶周边区域因肝细胞脂肪变性而呈淡黄色,出现红黄相间的花纹状结构,状似槟榔的切面,故称为槟榔肝

(图1-3-3)。镜下观察:可见肝小叶中央静脉及其附近的肝窦高度扩张充血,肝小叶中央静脉周围的肝细胞萎缩,甚至消失,肝小叶周边的肝细胞脂肪变性。由于长期慢性肝淤血,肝组织缺氧,引起肝内纤维组织增生及网状纤维胶原化,使肝质地变硬,称为淤血性肝硬化。

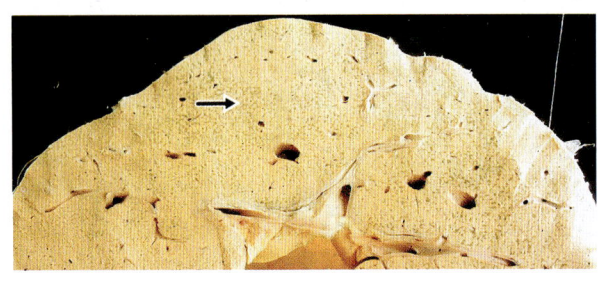

图1-3-3　慢性肝淤血(槟榔肝)

肝体积增大,呈红黄相间的花纹状(↑)

第二节　血栓形成

微课:血栓形成

在活体的心、血管内,血液发生凝固或血液中的有形成分凝集形成固体质块的过程,称为血栓形成(thrombosis)。所形成的固体质块称为血栓(thrombus)。正常情况下,血液不发生凝固、凝集或出血,是因为血液的凝血功能和抗凝血功能处于动态平衡的结果。如果在某些促凝血因素的作用下,打破了这种动态平衡,使血液的凝固性增强,则可引起血栓形成。

一、血栓形成的条件和机制

1. 心、血管内膜损伤　常见于风湿性心内膜炎、细菌性心内膜炎、动脉或静脉内膜炎、动脉粥样硬化和心肌梗死等。由于心、血管内膜损伤,暴露出内皮下胶原纤维。一方面,由于损伤的内皮改变了细胞表面的膜电荷,易于吸引血小板,使血小板黏附。同时,受损的内皮细胞释出ADP与血小板膜上的ADP受体结合,促进血小板黏附。黏附的血小板可释放出内源性ADP,促使更多的血小板黏附及凝集,并释放出多种促凝物质,促进凝血过程。另一方面,内皮下胶原纤维暴露,激活Ⅷ因子,启动内源性凝血系统,损伤的内皮释放组织因子,启动外源性凝血系统,从而在损伤的局部引发血栓形成。

2. 血流状态改变　在正常情况下,血液中的红细胞、白细胞位于血流的中轴,称为轴流。轴流外层是血小板,最外层是血浆,称为边流。边流将血液的有形成分与血管壁分开,阻止血小板和内膜的接触。当血流缓慢或不规则时,轴流增宽,甚至被破坏,血小板进入边流,增加了与血管内膜接触的机会,血小板容易黏附于内膜,有利于血栓形成。常见于长期卧床、动脉瘤、二尖瓣狭窄病人。

3. **血液凝固性增强** 常见于严重创伤、大手术等严重失血,大量血浆丧失,导致幼稚的血小板、凝血因子增多;大面积烧伤时,血液的黏稠度增加;另外,患有某些肿瘤(如肺、肾及前列腺癌等)和胎盘早期剥离的患者,可造成大量组织因子入血,激活机体的凝血过程,导致血栓形成。

应该指出,在血栓形成过程中,往往是多种因素综合作用的结果。上述三个条件可以同时存在,相互影响,也可以其中某一条件起主要作用。如手术后髂静脉内血栓形成,除因手术创伤出血使血液凝固性增强外,手术后卧床、血流缓慢也是促成血栓形成十分重要的因素。

二、血栓形成过程及血栓的形态

无论是心脏、动脉或静脉内的血栓,其形成过程都从血小板黏附于内膜开始,此后血栓的发生、发展以及血栓的形态、组成和大小都取决于血栓发生的部位和局部血流速度等因素。血栓的类型可分为以下几种。

1. **白色血栓** 主要见于心瓣膜、动脉性或静脉性血栓的起始部。呈灰白色,表面粗糙、质实,与瓣膜或血管壁紧密连接。镜下主要由血小板和少量纤维蛋白构成。

2. **混合血栓** 血栓头部形成后,其下游形成涡流,血小板不断聚集,并向血管中央和下游延伸,呈分支状,称为血小板梁,酷似珊瑚,其间充满纤维蛋白网,网眼中有大量的红细胞,进而形成血凝块。这种由血小板梁(白色)及血小板梁间的红细胞和血凝块(红色)层层交错构成的血栓称为混合血栓或层状血栓,成为静脉延续性血栓的体部。混合血栓呈灰白色和红褐色相间的层状结构,干燥,表面粗糙,与血管壁粘连比较紧密。镜下可见:由粉红色分支状(珊瑚状)的血小板梁及血小板梁之间充满红细胞的纤维蛋白网所构成,血小板梁边缘有白细胞附着。

3. **红色血栓** 混合血栓逐渐增大阻塞血管腔,造成血流极度缓慢,甚至停滞,血液则发生凝固,形成暗红色凝血块,称为红色血栓(图1-3-4)。构成静脉内延续性血栓的尾部,呈暗红色,新鲜而湿润,有一定的弹性;陈旧者由于水分被吸收,变得干燥、易碎,失去弹性,易于脱落成为血栓栓子,造成栓塞。

4. **透明血栓** 是一种发生于微血管内的血栓,由于体积小,只能通过显微镜才能够观察到,故又称为微血栓。因外观透明,灰白色,故也称为透明血栓。见于弥散性血管内凝血(disseminated intravascular coagulation,DIC)。

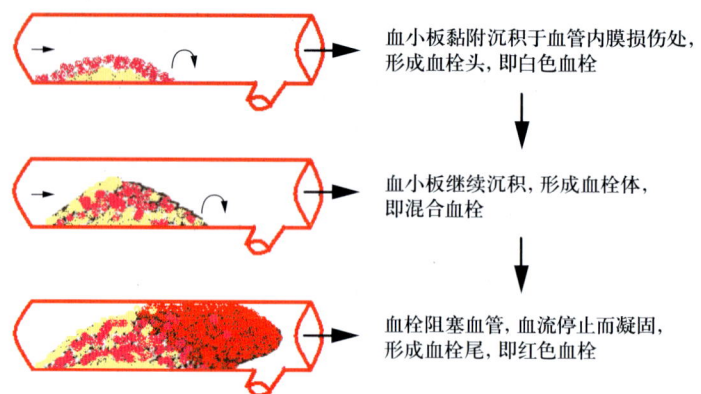

图 1-3-4　血栓形成模式

三、血栓的转归

1. 溶解、吸收　血栓形成后,由于纤维蛋白溶酶系统以及血栓内白细胞崩解释放出溶蛋白酶的作用,血栓发生溶解,变成细小颗粒,它可被血流冲走或被吞噬细胞吞噬,小的血栓可完全溶解吸收而不留痕迹。

2. 软化、脱落　较大的血栓只能被部分溶解,在血流冲击下,整个血栓或血栓的一部分脱落进入血流,形成血栓栓子,随血流运行至他处,引起该部位血管的阻塞,即血栓栓塞。

3. 机化与再通　血栓形成后,在血栓附着处,由肉芽组织形成并逐渐替代血栓,此过程称为血栓机化。机化的血栓和血管壁紧密相连,不易脱落。经过一段时间后,机化的血栓发生收缩,使血栓内或血栓与血管壁之间出现裂隙,此后,血管内皮细胞长入并衬覆于裂隙表面而形成新的管腔,这些管腔相互吻合沟通,形成狭窄迂曲的血管腔,血流能够重新通过,这一过程称为再通。

4. 钙化　钙盐在血栓内沉积,使血栓部分或全部钙化成坚硬的质块。如发生在静脉内称为静脉石,在动脉内称为动脉石。

四、血栓对机体的影响

1. 有利的方面　在一定条件下,血栓形成对机体具有积极的一面。

(1) 止血作用:当血管受到损伤而破裂时,在血管损伤处血栓形成,有利于止血。

(2) 预防出血:在某些病变情况下(如胃溃疡或肺结核空洞),其病变周围血管内的血栓形成,可以避免病灶内的血管破裂出血。

(3) 防止炎症扩散:炎症病灶周围的小血管内血栓形成,可以防止病原体蔓延扩散。

2. 不利的方面　血栓形成对机体的主要危害是引起局部甚至全身性血液循环障碍。危害的严重程度视其阻塞管腔的程度、阻塞血管的大小、阻塞部位、阻塞发生的速度以及侧支循环建立等情况的不同而异。

（1）阻塞血管腔：发生在动脉的血栓，当管腔未被完全阻塞时，血流减少，局部器官和组织缺血，引起组织细胞变性和萎缩；当血管完全被阻塞，且未建立有效的侧支循环时，则可引起组织、器官缺血性坏死（梗死），如脑动脉血栓形成引起的脑梗死。静脉血栓形成后，若不能建立有效的侧支循环，则引起局部淤血。

（2）栓塞：血栓整体或部分脱落，形成栓子，随血液流动引起栓塞。如果栓子内含有细菌，细菌可随栓子运行而蔓延扩散，引起败血性梗死或栓塞性脓肿。

（3）心瓣膜病：发生在心瓣膜上的血栓，机化后可以引起瓣膜增厚、皱缩、粘连、变硬，形成慢性心瓣膜病。

（4）出血：DIC时微循环内广泛性微血栓形成，可引起全身广泛性出血和休克。

第三节　栓塞

不溶于血液的异常物质随血流运行，阻塞血管腔的现象，称为栓塞（embolism）。阻塞管腔的异常物质，称为栓子（embolus）。栓子可以是固体、液体或气体。最常见的是血栓栓子，其他栓子有脂肪栓子、空气栓子、瘤细胞栓子、细菌栓子和羊水栓子等。

微课：栓塞

一、栓子运行途径

栓子运行的途径一般与血流方向一致（图1-3-5），但也有例外情况，分述如下。

1. 来自肺静脉、左心和体循环动脉系统的栓子　栓子沿体循环血流方向运行，最终栓塞于口径与其相当的动脉分支。常见于脑、脾、肾、下肢等处。

2. 来自体循环静脉系统和右心的栓子　栓子沿血流方向，常栓塞在肺动脉主干及其分支，但某些体积小，具有一定弹性的栓子（如空气栓子、脂肪栓子）可以通过肺泡壁毛细血管进入左心及体循环动脉系统，引起细小动脉分支的栓塞。

3. 来自门静脉系统的栓子　经门静脉进入肝，引起肝内门静脉分支的栓塞。

4. 交叉性栓塞　在有房（室）间隔缺损或动、静脉瘘者，栓子可通过缺损处，由压力高的一侧进入压力低的一侧，形成动、静脉系统交叉性栓塞。

5. 逆行性栓塞　是一种十分罕见的栓塞，来自下腔静脉内的栓子，在胸、腹腔压力急剧升高（如剧烈咳嗽、呕吐等）时，可逆血流方向运行，在肝静脉、肾静脉以及髂静

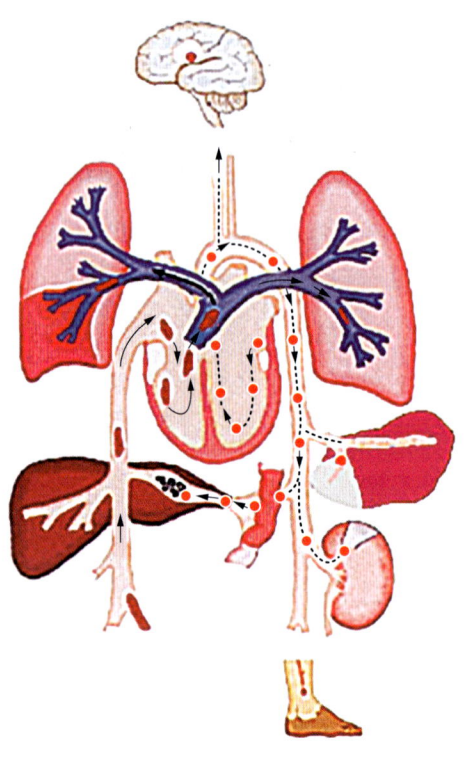

图 1-3-5　栓子运行途径

脉等分支处引起逆行性栓塞。

二、栓塞的类型及其对机体的影响

(一) 血栓栓塞

血栓栓塞(thrombo embolism)指血栓部分或全部脱落,随血流运行阻塞血管腔的现象,是最常见的一种栓塞。

1. 肺动脉血栓栓塞　引起肺动脉栓塞的血栓栓子95%来自下肢静脉,其次来自盆腔静脉、卵巢、前列腺周围静脉和子宫静脉等。如果栓子较小,且栓塞肺动脉少数的小分支,因为肺具有双重血液循环,相应的肺组织可以通过支气管动脉得到血液供应,一般不产生严重后果。但是,如果栓塞前已有严重肺淤血,肺循环内的压力增高,使支气管动脉供血受阻,则可引起肺梗死。栓子体积较大时,常栓塞于肺动脉主干或大的分支(图1-3-6),或者虽然栓子体积较小,但数量较多,栓塞多数肺动脉分支时,患者可突然出现呼吸困难、发绀、休克,甚至猝死,称为肺动脉栓塞症。

一般认为肺动脉栓塞引起猝死的机制为:① 较大栓子栓塞肺动脉主干时,造成肺循环机械性阻塞,肺动脉压急剧升高,引起急性右侧心力衰竭。② 血栓栓子中的血小板释放出大量5-羟色胺,使肺动脉、支气管动脉及冠状动脉发生广泛性痉挛。

③ 肺栓塞刺激迷走神经,使其兴奋性增强而致冠状动脉、肺动脉、支气管动脉和支气管痉挛,从而加重心肌缺血、缺氧,进一步加重右侧心力衰竭,导致猝死。

2. 体循环动脉系统的栓塞　栓子多来自左心及体循环动脉系统的血栓。如心内膜炎造成的心瓣膜上的血栓、二尖瓣狭窄时左心房附壁血栓以及动脉粥样硬化溃疡面的血栓等。动脉系统栓塞以脾、肾、脑、心和四肢的栓塞较常见。动脉栓塞的后果视栓子的大小、栓塞的部位以及局部侧支循环建立的情况而异。如栓塞较小的动脉,栓子数量少,又有充分、有效的侧支循环建立,不引起严重后果。若栓塞较大的动脉,且不能建立有效的侧支循环,局部可发生缺血性坏死。若发生在冠状动脉或脑动脉,常引起严重后果,甚至危及生命。

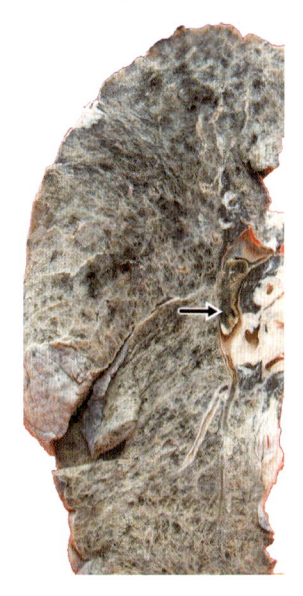

图 1-3-6　肺动脉血栓栓塞
肺动脉主干内暗红色血栓栓子(↑)

(二) 脂肪栓塞

脂肪栓塞(fat embolism)是指血流中出现脂肪滴阻塞血管的现象。在长骨粉碎性骨折或严重脂肪组织挫伤时,骨髓或脂肪组织的脂肪细胞破裂,脂肪游离成无数脂滴,并通过破裂的静脉血管进入血流,引起肺动脉脂肪栓塞。有时脂肪滴通过肺泡壁毛细血管或肺内动、静脉短路进入动脉系统,引起体循环动脉系统栓塞,如脑、肾、皮肤和眼结膜等处的栓塞。

脂肪栓塞的后果,常因脂滴的多少而异。少量脂滴,可由巨噬细胞吞噬或被血液中的脂酶分解清除,无不良后果。但大量的脂滴进入肺循环,致肺部血管广泛受阻并引起反射性痉挛,可因窒息和急性右侧心力衰竭而死亡。

(三) 气体栓塞

气体栓塞(gas embolism)是指大量气体进入血流,或原已溶解于血液中的气体迅速游离出来,形成气泡并阻塞心、血管腔的现象。

1. 空气栓塞　多因静脉破裂,空气通过破裂口进入血流所致。常见于手术或创伤致锁骨下静脉、颈静脉或胸腔内大静脉的损伤,吸气时,胸腔负压增高,大静脉呈负压状态,空气通过破裂处进入静脉,随血流到达右心。此外,在分娩、人工流产及胎盘早期剥离时,子宫强烈收缩,导致子宫腔内压力升高可将少量空气压入开放的子宫静脉内并随血流到达右心。

少量空气进入血液,可溶解于血液,不引起严重后果。大量空气(超过 100 ml)快速进入血液,随血流进入右心室,因为心室搏动,气体与血液经搅拌形成可压缩的泡沫血,当心室舒张时气泡膨胀充填于右心室,影响静脉血液回流和右心室充盈,心室收缩时阻塞肺动脉出口,造成严重的循环障碍。此时,患者出现呼吸困难,重度发绀,甚至猝死。部分气泡可进入肺动脉,引起肺动脉分支栓塞。体积较小的气泡还可以通过肺泡壁毛细血管进入左心和体循环的动脉系统,引起其他器官的栓塞。

2. 氮气栓塞(减压病)　当人从高气压环境急速进入常气压或低气压环境时,溶解于血液中的气体(主要是氮气)迅速游离出来并形成气泡,所引起的气体栓塞,称为氮气栓塞,又称为减压病。主要见于潜水员从深海迅速浮出水面或飞行员在机舱未密封的情况下从地面快速升空时。由于在体外压力骤然降低的情况下,原来已经溶解于血液、组织液中的气体很快被释放出来,其中氧气和二氧化碳很快被溶解吸收,而氮气溶解较慢,可在血液或组织中形成小气泡,并相互融合成较大的气泡,造成氮气栓塞,引起局部缺血和梗死,甚至危及生命。

(四) 羊水栓塞

羊水栓塞是分娩过程中一种罕见而严重的并发症。在胎盘早期剥离时,同时有羊膜破裂,尤其是有胎头阻塞产道口时,子宫强烈收缩,宫腔内压增高,羊水被挤入子宫壁裂开的静脉窦,进入母体体循环的静脉系统,在肺动脉分支及肺泡壁毛细血管内引起栓塞。少量羊水成分可以通过肺泡壁毛细血管到达左心,并通过体循环动脉系统到达相应器官,引起心、肾、脑、肝、脾等器官的栓塞。在镜下可见肺动脉小分支及肺泡壁毛细血管中有角化的鳞状上皮、胎毛、胎脂及胎粪等羊水成分。少量羊水也可引起严重后果,因为羊水中的某些成分可使母体发生过敏性休克、DIC 等,导致产妇突然出现呼吸困难、发绀、休克,甚至猝死。

(五) 其他栓塞

其他类型的栓塞包括含有大量细菌的血栓,侵入血管或淋巴管内引起的栓塞,不仅引起管腔阻塞,而且能引起炎症的扩散;寄生虫及其虫卵常栓塞肝内门静脉分支;恶性肿瘤细胞侵入血管、淋巴管,可形成肿瘤细胞栓子,随血液、淋巴液流动引起瘤细胞栓塞,造成恶性肿瘤转移。

第四节　梗死

梗死(infarction)是指机体局部组织或器官动脉血流中断所导致的坏死。

一、梗死形成的原因和条件

凡能造成动脉血流供应阻断（原因）且不能建立有效侧支循环者均可以引起梗死。

（一）原因

1. 血栓形成　是引起梗死最常见的原因，如冠状动脉和脑动脉粥样硬化继发血栓形成引起心肌梗死和脑梗死等。DIC 时的微血栓引起多个器官的多发性微小梗死。

2. 动脉栓塞　是梗死的常见原因之一，常见于血栓栓塞、空气栓塞、脂肪栓塞等，引起肾、脾、脑和肺梗死。

3. 动脉受压　当动脉受到肿块或其他机械性压迫时，导致动脉管腔闭塞，局部组织缺血、缺氧，最后引起坏死。如肠扭转、肠套叠时肠系膜动脉、静脉均受压迫而引起肠梗死，又如卵巢囊肿蒂扭转压迫血管，引起囊肿坏死等。

4. 动脉痉挛　单纯动脉痉挛引起的梗死十分罕见。但在血管有病变的基础上（如冠状动脉、脑动脉粥样硬化等），在情绪激动、过度劳累、强烈刺激等诱因的影响下，可引起病变血管持续性痉挛，致血流中断而发生该器官和组织的梗死。

（二）条件

1. 侧支循环建立情况　大多数器官的动脉都有或多或少的吻合支，当某一支血管阻塞后，可以尽快建立有效的侧支循环，不至于引起梗死。肺、肝具有双重血液供应，吻合支丰富，一般情况下，不易发生梗死。有些器官动脉吻合支较少，如脾、肾及脑等，动脉一旦发生阻塞，不易建立有效的侧支循环，容易导致梗死。

2. 血液和心血管的功能状态　血液携氧量、心输出量减少，组织或器官有效循环血量不足等，都可促使梗死。常见于严重贫血、心力衰竭等。

3. 组织器官对缺血缺氧的耐受性　神经细胞对缺血缺氧的耐受性较差，一般为 3～4 分钟，心肌细胞对缺血缺氧的耐受性为 20～30 分钟，一旦血流阻断容易发生梗死。纤维结缔组织和骨骼肌对缺血缺氧的耐受性较强，一般不易发生梗死。

二、梗死的类型及病变

根据梗死灶内含血量多少，可将梗死分为贫血性梗死和出血性梗死两类。

（一）贫血性梗死

贫血性梗死（anemic infarct）多发生于组织致密、侧支循环不丰富的实质器官（心、肾、脾等），梗死区血管压力降低，出血量较少，使梗死区呈贫血状态。因梗死区颜色呈灰白色，又称白色梗死。

当这些器官动脉分支的血流阻断后，局部组织缺血缺氧，引起组织细胞变性、坏死；梗死灶周边的血管扩张充血，血管壁通透性增高，血液漏出，形成围绕梗死灶的暗红色的充血、出血带，梗死灶呈灰白色或灰黄色，与正常组织分界清楚。不同器官血管分布不同，梗死灶形状各异。① 由于脾、肾等器官的动脉分支特点，其梗死灶呈圆锥形，切面呈楔形，尖端朝向该器官的门部，底部朝向该器官的被膜（图1-3-7）。② 冠状动脉的分布不规则，心肌梗死灶的形状呈地图形或不规则形。

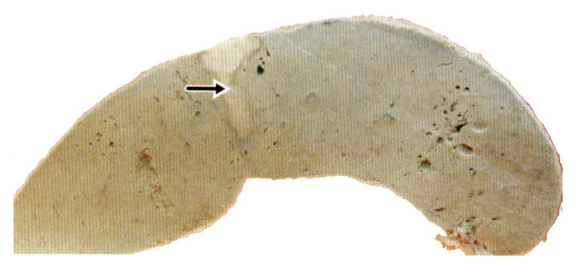

图1-3-7 脾贫血性梗死
梗死灶致密，切面呈楔形（↑）

贫血性梗死为凝固性坏死，镜下可见早期梗死区的组织轮廓尚存，梗死灶周围有明显的炎症反应，可见炎细胞浸润及充血、出血带。陈旧的梗死灶，梗死区组织轮廓消失，呈红染的均质性结构，边缘有肉芽组织和瘢痕形成。

另外，脑梗死虽然是液化性坏死，但也属于贫血性梗死。由于脑组织含水分及脂类较多，蛋白质少，故坏死的脑组织不易凝固，液化形成囊腔。晚期，梗死灶周围有较多的星形细胞与胶质纤维增生，小的梗死灶可逐渐机化形成瘢痕，而较大的梗死灶则由增生的星形细胞与胶质纤维构成囊壁，囊腔可长期存留。

（二）出血性梗死

出血性梗死（hemorrhagic infarct）是指在梗死区内有明显的出血现象。见于侧支循环丰富及组织疏松的器官（肺、肠），且伴有严重淤血时。

肺具有肺动脉和支气管动脉双重血液供应，一般不引起梗死。但在肺严重淤血的情况下，静脉和毛细血管内压增高，不能建立有效的侧支循环，可引起局部组织坏死。同时，由于严重淤血、组织结构疏松以及梗死后血管壁通透性增加，导致梗死区弥散性出血。肺梗死的梗死灶为锥体形,切面为楔形,其尖端朝向肺门,底部靠近胸膜面。梗死灶因弥散性出血呈暗红色。镜下可见梗死区肺泡壁结构不清,肺泡腔充满红细胞。

女性,45岁,因胆囊结石住院手术,手术后7天,患者活动后出现右侧胸痛,伴有咳嗽、气喘。次日查房时,胸痛更甚。体格检查:右侧胸膜可闻及摩擦音,左小腿肿胀,凹陷性水肿,腓肠肌压痛。X线检查:右肺下叶有范围不大的三角形阴影。

该患者右肺可能是什么病变?肺内病变的病变特点及发生机制是什么?

1. 股静脉血栓脱落常栓塞(　　)
   A. 下腔静脉　　　B. 右下肢大静脉　　C. 门静脉
   D. 右心室　　　　E. 肺动脉
2. 出血性梗死常发生于(　　)
   A. 脑、肺　　　　B. 肠、脾　　　　C. 肾、心
   D. 肠、肺　　　　E. 脑、肾

肠出血性梗死发生于肠扭转、肠套叠、绞窄性肠疝等,肠系膜静脉首先受压而发生高度淤血,继而,肠系膜动脉也受压导致局部缺血而发生出血性梗死。肠梗死多发生于小肠,通常只累及某一段肠管。梗死的肠壁因弥散性出血呈紫红色(图1-3-8),因淤血、水肿及出血,肠壁增厚,质脆易破裂;肠腔内充满混浊的暗红色液体,浆膜面可见灰白色渗出物,肠壁组织坏死及弥散性出血。肠梗死容易发生肠穿孔,引起弥散性腹膜炎,甚至危及生命。

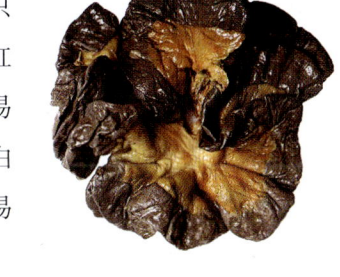

图1-3-8　肠出血性梗死

此外,带菌栓子可引起败血性梗死,炎症反应较其他类型梗死更明显。如为化脓菌,常有多发性脓肿形成。

三、梗死的影响和结局

梗死对机体的影响决定于梗死发生的器官和梗死灶的大小。肾梗死出现肾区疼痛、血尿等。心肌梗死可影响心功能,严重者可导致心功能不全。脑梗死出现其相应部位的功能障碍,梗死灶大者可致死。肺梗死可引起胸痛、咯血、呼吸困难,甚至死亡。肠梗死引起腹痛、腹胀,甚至肠穿孔、弥散性腹膜炎。脾梗死可出现左季肋区疼痛等。

较小的梗死灶可以机化,最后形成瘢痕;较大的梗死灶不能完全机化时,形成纤维包裹并钙化;脑梗死灶则液化成囊腔,周围由增生的胶质瘢痕包裹。

本章小结

1. 充血是指器官或组织的血管内血液含量增多,可分为动脉性充血和静脉性充血(淤血)。动脉性充血可以是生理性的,也可以是病理性的。静脉性充血往往是病理性的,可引起组织水肿或浆膜腔积液、出血、实质细胞萎缩变性及坏死、间质纤维组织增生(淤血性硬化)。肺淤血常见于左侧心力衰竭引起的慢性肺淤血,可见心力衰竭细胞;肝淤血常见于右侧心力衰竭,切片如同槟榔,故称槟榔肝。

2. 在活体的心、血管内,血液发生凝固或血液中的有形成分凝集形成固体质块的过程,称为血栓形成。血栓形成的条件:心血管内膜损伤、血流状态改变、血液凝固性增强。血栓的转归:溶解、吸收、软化、脱落、机化与再通、钙化。血栓对机体的影响:有利的方面——止血作用,预防出血,防止炎症扩散,不利的方面——阻塞血管腔,栓塞,心瓣膜病,出血。

3. 不溶于血液的异常物质随血流运行,阻塞血管腔的现象,称为栓塞。栓子可以是固体、液体或气体。最常见的是血栓栓子。栓子运行的途径一般与血流方向一致。

4. 梗死是指机体局部组织或器官动脉血流中断所导致的坏死。贫血性梗死多发生于组织致密,侧支循环不丰富的实质器官,如心、脾、肾等;出血性梗死见于侧支循环丰富及组织疏松的器官,且伴有严重淤血时,如肺和肠。

练习题

一、选择题

1. 淤血的原因不包括(　　)

A. 静脉阻塞　　B. 静脉受压　　C. 心力衰竭

D. 动脉阻塞　　E. 侧支循环不能建立

2. 血栓形成是指(　　)

A. 在活体心血管中,血小板聚集成固体质块的过程

B. 血栓脱落后引起栓塞的现象

C. 在活体心血管内,有固体质块物

D. 在活体心血管内,血液成分形成固体质块的过程

E. 死后血液凝固

3. 构成白色血栓的主要成分是(　　)

A. 白细胞　　B. 纤维蛋白　　C. 血小板

D. 红细胞　　E. 中性粒细胞

4. 血栓形成的第一步是(　　)

A. 组织因子激活　　　　　　　　B. TXA_2 释放

C. X 因子激活　　　　　　　　　D. 血小板黏附、聚集

E. 凝血酶原的激活

5. 慢性肝淤血的典型病变是（　　）

A. 肝小叶结构破坏　　　　　　　B. 肝细胞气球样变

C. 肝细胞变性坏死　　　　　　　D. 肝血窦扩张淤血,肝细胞脂肪变性

E. 肝细胞萎缩

6. 心力衰竭细胞是（　　）

A. 慢性肺淤血时肺泡内含铁血黄素的嗜酸性粒细胞

B. 慢性肺淤血时肺泡内含铁血黄素的巨噬细胞

C. 慢性肺淤血时肺泡内含铁血黄素的淋巴细胞

D. 慢性肺淤血时肺泡内含铁血黄素的嗜碱性粒细胞

E. 慢性肺淤血时肺泡内含铁血黄素的中性粒细胞

7. 下述哪种因素与血栓形成无关（　　）

A. 血管内膜损伤　　　　　　　　B. 血流缓慢

C. 血小板数量增多　　　　　　　D. 肺癌细胞崩解产物

E. 纤维蛋白溶解酶增加

8. 梗死对机体的影响取决于（　　）

A. 引起梗死的原因　　　　　　　B. 梗死灶有无出血

C. 梗死灶的形状　　　　　　　　D. 梗死的类型

E. 受累的器官和梗死灶的大小

9. 贫血性梗死常发生于哪几种器官（　　）

A. 脾、肾、肺　　B. 肺、肾、肝　　C. 肾、心、脾

D. 肾、肝、肺　　E. 肠、脑、心

10. 病理诊断羊水栓塞的最可靠依据是（　　）

A. 肺泡内透明膜形成　　　　　　B. 肺脏广泛出血

C. 肺泡内有鳞状上皮　　　　　　D. 肺毛细血管内有鳞状上皮

E. 肺泡壁毛细血管内透明血栓形成

11. 出血性梗死发生的条件不包括（　　）

A. 组织结构疏松　　　　　　　　B. 侧支循环丰富

C. 动脉栓塞　　　　　　　　　　D. 器官或组织有严重淤血

E. 在细菌感染的基础上发生动脉阻塞

12. 引起脑、心肌梗死最常见的原因是（　　）

A. 血栓形成　　　　B. 动脉痉挛　　　　C. 动脉栓塞

D. 动脉受压　　　　　　E. 空气栓塞

13. 来自门脉系统的栓子常栓塞在（　　）

A. 肝动脉分支　　　　　　B. 肝内门静脉分支

C. 肝静脉　　　　　　　　D. 肠系膜静脉

E. 中央静脉

14. DIC 时,形成（　　）

A. 红色血栓　　B. 透明血栓　　C. 混合血栓

D. 静脉血栓　　E. 白色血栓

15. 混合性血栓可见于（　　）

A. 左心房球形血栓

B. 静脉血栓头部

C. 风湿性心内膜炎时的二尖瓣上形成的疣状赘生物

D. 毛细血管内的血栓

E. 动脉血栓头部

16. 脂肪栓塞多发生于（　　）

A. 静脉注射时　　B. 分娩时　　C. 外伤骨折时

D. 输血时　　　　E. 深海潜水作业时

17. 下肢深静脉血栓脱落主要栓塞于（　　）

A. 脑动脉　　B. 肠系膜动脉　　C. 门静脉分支

D. 肺动脉　　E. 肾动脉

18. 脑动脉的栓塞,其栓子最可能来自（　　）

A. 下肢股静脉血栓　　　　B. 门静脉血栓

C. 左心室附壁血栓　　　　D. 右心附壁血栓

E. 肠系膜静脉血栓

19. 女,32 岁。在分娩时突然出现发绀、呼吸困难、休克,应考虑为（　　）

A. 过敏性休克　　B. 羊水栓塞　　C. 心力衰竭

D. 呼吸衰竭　　　E. 血栓栓塞

20. 男,65 岁,1 周前,因亚急性感染性心内膜炎入院治疗。住院后因下床活动后出现意识逐渐模糊至昏迷,并有右侧瘫痪,其昏迷的可能原因为（　　）

A. 脑动脉栓塞　　　　　　B. 肺动脉栓塞

C. 心冠状动脉栓塞　　　　D. 右上、下肢动脉栓塞

E. 右上、下肢静脉栓塞

21. 女,53 岁,右乳腺癌术后 2 周,卧床休息为主,解大便时突然大叫,胸闷、意识丧失。初步诊断为肺动脉栓塞,则栓子最可能来源于（　　）

A. 冠状脉   B. 门静脉   C. 足背动脉

D. 下肢动脉   E. 下肢深静脉

二、思考题

1. 请根据所学知识,说明采用热敷治疗某些疾病的原理。

2. 长期卧床的慢性病人易发生压疮,是什么原因,应该怎样预防?

3. 下肢静脉血栓形成后,可能会发生哪些后果?

三、临床病例讨论

患者,女,37岁。患者两天前以 1/1 000 依沙吖啶及液状石蜡引产,12 小时后出现呼吸困难,意识模糊,血压下降,阴道小量渗血。急诊就医。入院体检:体温 37.8℃,呼吸、脉搏测不到,呈潮式呼吸。意识模糊。两眼结膜见出血点。心脏叩诊心界稍向左扩大,双肺听诊满布大中小水泡音,以两肺底部为甚。肝肋下 2 cm。实验室检查:白细胞计数 $13×10^9/L$。入院虽积极抢救治疗,但无明显好转,50 分钟后呼吸心跳停止而死亡。

尸体解剖:心肌间质灶性出血;两肺肿胀,切面上有大量血性液体流出;大脑切面出血点散在分布,蛛网膜下腔灶性出血及脑实质内血停滞和小出血灶。子宫有妊娠胎儿居羊膜腔中,切开羊膜腔内有大量羊水流出不带有油滴。胎盘完好无损,胎盘附着处之深层有局部剥离的伤口,并有血凝块附着。

讨论:

(1) 根据所学知识判断本例主要病变和致死原因是什么?应该吸取哪些教训?

(2) 试用本例的病理改变解释其临床表现。

(鲜于丽)

第四章 炎 症

第一节 炎症的原因
第二节 炎症局部基本病理变化
第三节 炎症的局部表现和全身反应
第四节 炎症的类型
第五节 炎症的结局

思维导图

学习目标

知识目标

1. 掌握炎症、变质、渗出、增生、假膜性炎、蜂窝织炎、脓肿、炎性息肉、炎性假瘤、肉芽肿性炎的概念;炎症的基本病理变化,炎症局部临床表现,渗出性炎的类型。
2. 熟悉炎症局部表现和全身反应,炎症的意义,炎症的结局。
3. 了解炎症的原因,炎症介质的作用。

能力目标

1. 能够应用炎症病理知识分析解释常见炎症的临床病理联系。
2. 能够分析相关实验室检查结果。

素养目标
对炎症疾病的病理过程具有逻辑分析能力。

具有血管系统的活体组织对损伤因子所发生的防御反应为炎症（inflammation）。各种损伤因子可引起机体组织和细胞的各种损伤性变化，同时机体的局部和全身也发生一系列复杂的抗损伤反应，这些反应包括局限和消灭损伤因子、清除和吸收坏死组织、修复损伤，这种机体的损伤和对损伤的复杂反应构成炎症现象。

炎症过程中一方面损伤因子可直接或间接损伤机体的细胞和组织，另一方面通过充血和渗出，可稀释、杀伤和包围损伤因子，同时机体通过炎症和间质细胞的再生使受损伤的组织得到修复和愈合。所以炎症是损伤、抗损伤和修复同时存在的综合过程。

炎症是人类疾病中最常见的病理过程，是生物进化过程中获得且不断完善的抗病能力。没有炎症，感染将无法控制，创伤也无法愈合。人类炎症既保留了某些生物的吞噬自卫现象，又表现出血管、神经、体液及白细胞共同参与的各种复杂局部反应，当损伤严重时，常出现程度不等的全身反应。其中血管反应、液体和白细胞渗出是炎症过程的中心环节。

然而炎症反应也存在潜在危害性，过分剧烈的变态反应炎症可危及生命，如严重青霉素过敏反应、结核病的大范围干酪样坏死等；发生在心、肝、肾、脑等重要器官的炎症有时可以出现严重的后果。

第一节 炎症的原因

能够引起组织损伤而导致炎症反应的因素统称为致炎因子，其种类繁多，可归纳为以下几类。

1. **生物性因子** 由生物因子引起的炎症称为感染（infection），是最常见且最重要的一类炎症。细菌、病毒、支原体、真菌、立克次体、螺旋体和寄生虫等是较常见的致炎因子，尤以细菌、病毒最为常见。细菌可通过释放内毒素和外毒素而激发炎症。病毒可通过在细胞内复制引起感染细胞坏死。许多病原体通过其抗原性诱发变态反应性炎症的发生，如结核病和寄生虫感染等。

2. **免疫反应** 免疫反应所造成的组织损伤可引起各种变态反应炎症，如免疫复合物性肾小球肾炎，自身免疫引起的系统性红斑狼疮等。

3. **物理性因子** 高温、低温、放射性物质、紫外线、电击、切割、挤压等。

4. **化学性因子** 外源性化学物质如强酸、强碱等腐蚀性物质及松节油、芥子气等。内源性化学毒性物质包括坏死组织的分解产物、体内的代谢产物如尿素等。

第二节 炎症局部基本病理变化

各种炎症性疾病虽然在临床和病理学上有各种各样的表现，但任何原因引起的、发生在任何组织的炎症，都包括不同程度的组织变质、血管反应和局部组织的增生性反应，即变质、渗出和增生。变质为损伤性过程，而渗出和增生为抗损伤和修复过程。一般急性炎症或炎症早期以变质和渗出为主，慢性炎症及炎症后期则以增生为主。变质、渗出和增生是相互联系的。

一、变质

变质（alteration）是炎症灶内局部组织和细胞发生的变性和坏死。变质主要由致炎因子直接损伤所致，也可以是炎症灶内血液循环障碍和炎症介质作用的结果。

（一）形态变化

变质既可发生于实质细胞，又可发生于间质细胞。实质细胞常出现的变质性变化包括细胞水肿、脂肪变性、细胞凝固性坏死和液化性坏死等。间质细胞常出现的变质性变化包括黏液变性、纤维蛋白样坏死等。

（二）代谢变化

炎症局部组织的代谢改变以分解代谢增强为特点，可表现为以下两个方面。

1. 局部酸中毒　炎症局部早期血流速度加快，耗氧量增加，继而由于组织损伤，细胞内酶系统受损和局部血液循环障碍，使局部氧化过程迅速减弱，各种氧化不全的中间代谢产物如乳酸、脂肪酸、酮体等堆积，导致局部组织酸中毒。

2. 组织内渗透压增高　炎区内分解代谢亢进和坏死组织的崩解，蛋白质等大分子分解为小分子，使分子浓度增高。同时，由于氢离子浓度升高，导致盐类解离过程增多，钾离子、磷酸根及其他离子浓度增高。因此，炎区的胶体和晶体渗透压增高。

（三）对机体的影响

变质是机体的损伤性表现，病变组织的功能下降，但也有一定的积极意义。部分病变细胞可通过变质而被清除；坏死细胞的崩解产物可作为趋化因子来吸引炎细胞到局部发挥作用；局部酸中毒不利于一些病原微生物的生长繁殖；炎区酸中毒和渗透压升高，可引起血管扩张及血管壁通透性增高；组织细胞受损崩解可释放多种炎症介质。

（四）炎症介质

炎症介质（inflammatory mediator）是指在致炎因子作用下，由局部组织释放或由体液产生的、参与并诱导炎症发生发展的化学活性物质，亦称为化学介质。炎症介质一般分为外源性（细菌及其代谢产物）和内源性（来源于细胞和血浆）两大类，但主要是后者。内源性炎症介质以其前身或非活性状态存在于体内，在致炎因子的作用下，大量释放并变为具有生物活性的物质，它们在炎症过程中对某些病理变化的发生发展发挥着重要的介导作用。由细胞释放的炎症介质包括血管活性胺、花生四烯酸代谢产物、细胞因子、白细胞产物等。由血浆产生的炎症介质涉及激肽系统、补体系统、凝血系统及纤溶系统的某些物质。这些物质在炎症过程中的主要作用是扩张血管，使血管壁通透性增高及对炎细胞的趋化作用，导致炎性充血和渗出等变化。有的炎症介质还可引起发热、疼痛和组织损伤等（表1-4-1）。

表 1-4-1 主要炎症介质及其作用

种类	来源	血管活性	趋化作用	其他作用
组胺	肥大细胞	+		
缓激肽	血浆蛋白	+		疼痛
补体（C3a）	补体激活	+		
补体（C5a）	补体激活	+	+	
前列腺素	细胞合成	+		疼痛、发热
溶酶体酶	中性粒细胞等			组织损伤
细胞因子	巨噬细胞等	+	+	发热

二、渗出

渗出（exudation）是指炎症局部组织血管内的液体和细胞成分通过血管壁到达血管外（组织间隙、浆膜腔、黏膜表面及体表）的过程。渗出的液体和细胞成分称为渗出物。渗出是炎症的重要标志，并具有重要的防御作用，是消除病原因子和有害物质的积极因素。渗出过程包括血流动力学改变，血管壁通透性增高及液体渗出、白细胞的渗出及吞噬等。

（一）血流动力学改变——炎性充血

在急性炎症，当致炎因素作用于局部组织后，局部微循环很快发生血流动力学改变,这种改变一般按下列顺序发生。① 迅速出现短暂的细动脉痉挛,持续仅几秒。② 细动脉和毛细血管扩张,局部血流量增多,发生动脉性充血,即炎症性充血,此过程持续时间不等,长的可达几小时。③ 在毛细血管大量开放和扩张之后,血流变慢,血管壁通透性增高,血液的液体成分渗出,致使局部血液浓缩,黏滞度增加。④ 随着血流变慢,轴流加宽,最后血流停滞,此时白细胞边集和附壁,接着以阿米巴样运动游出血管进入炎区。

炎性充血的发生机制与神经体液因素有关。① 神经因素:在炎症充血初期发挥作用,当局部组织受到致炎因素刺激时,通过轴突反射和血管运动神经的兴奋性,使血管扩张,这种作用时间较短。② 体液因素:炎症介质如组胺、缓激肽及补体等均具有较强的扩张血管作用,体液因素的作用时间较长。

(二) 液体渗出

血管内液体成分通过细静脉和毛细血管壁到达血管外的过程,称为液体渗出。渗出的液体称为渗出液(exudate)。渗出液积存于组织间隙,称为炎性水肿。若液体积存于浆膜腔(胸腔、腹腔、心包腔)或关节腔,则称为炎性积液。

1. 液体渗出的机制

(1) 血管壁通透性升高:微循环血管通透性主要依赖内皮细胞的完整性维持。在炎症过程中血管壁通透性增高的机制与下列因素有关。① 内皮细胞收缩。炎症介质与内皮细胞受体结合,使内皮细胞连接间隙增宽,导致血管壁通透性增高。② 内皮细胞损伤。严重烧伤或细菌感染及白细胞释放有活性的代谢产物和蛋白水解酶,均能引起内皮细胞损伤或脱落,使血管壁通透性升高。③ 内皮细胞吞饮能力增强。炎症时内皮细胞吞饮能力增强,吞饮小泡增多,血浆中分子较小的物质可通过内皮细胞渗出到血管外。

(2) 微循环内流体静压升高:炎症灶内细动脉和毛细血管扩张,细静脉淤血、血流缓慢使毛细血管内流体静压升高,因此血管内液体和小分子蛋白易于通过血管壁而进入组织间隙。

(3) 组织渗透压升高:局部炎症灶内细胞坏死崩解,许多大分子物质分解成小分子物质,分子浓度升高,使组织内渗透压升高,促进液体从血管内渗出。

2. 渗出液与漏出液的区别　炎症时的渗出液与非炎症性漏出液在发生机制上和成分上有所不同(表1-4-2)。漏出液是因毛细血管内压增高(如心力衰竭导致的静脉淤血)或某些疾病(如肝硬化、肾炎、营养不良等)引起的血浆胶体渗透压降低,使组织间液回流障碍所致。炎性渗出液与非炎性漏出液积留于体腔者,均称为体腔积液。所以,临床上遇到体腔积液的患者,首先应当鉴别是炎症引起的渗出液还是其他疾病引起的漏出液,以便明确诊断,进行正确的治疗。

表 1-4-2 渗出液与漏出液的主要区别

类型	蛋白质含量	细胞数	相对密度	凝固性	透明度
渗出液	>30 g/L	>0.5×10^9/L	>1.018	能自凝	浑浊
漏出液	<25 g/L	<0.5×10^9/L	<1.018	不能自凝	澄清

3. 渗出液的意义　渗出液具有重要的防御作用：① 稀释毒素和有害物质，减轻组织损伤。② 渗出液中含有抗体、补体及溶菌物质，有利于杀灭病原体。③ 渗出液中的纤维蛋白原可转变为纤维蛋白（纤维素），纤维素交织成网，可限制病原体的扩散，使病灶局限化，也有利于吞噬细胞发挥吞噬作用。④ 纤维蛋白网是炎症后期的修复支架，有利于成纤维细胞产生胶原纤维。⑤ 渗出液中的病原微生物和毒素随淋巴液被携带到局部淋巴结，可刺激机体产生细胞免疫和体液免疫。

如果渗出液过多，可压迫周围组织，加剧局部血液循环障碍。体腔积液过多时，可影响器官的功能，如心包腔大量积液可压迫、限制心脏的搏动而引起血液循环障碍。渗出液中如含纤维蛋白过多而不能完全吸收时，可发生机化、粘连，给机体带来不利的影响。

（三）细胞渗出

白细胞通过血管壁游出到血管外的过程即为白细胞渗出。炎症时渗出的白细胞称为炎细胞（inflammatory cells）。炎细胞进入组织间隙称为炎细胞浸润（inflammatory cell infiltration）。炎细胞浸润是炎症反应的重要形态学特征。

炎细胞中的中性粒细胞和单核细胞可吞噬和降解细菌、免疫复合物和坏死组织碎片，构成炎症反应的主要防御环节。

1. 白细胞渗出过程　白细胞渗出是个主动、复杂的连续过程，经过边集、黏附、游出等阶段，并在趋化因子的作用下运动到炎症灶，在局部发挥重要的防御作用（图 1-4-1）。

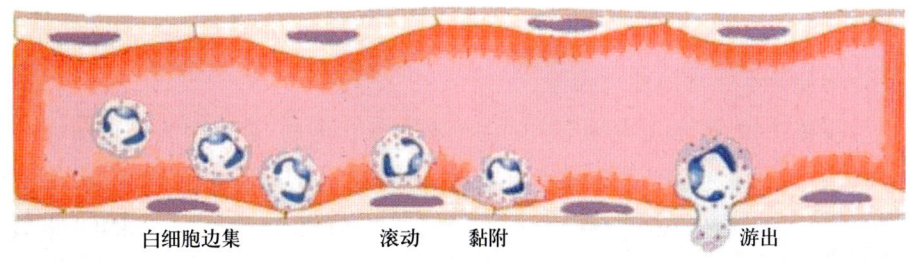

图 1-4-1　白细胞渗出过程示意

（1）白细胞边集：当血流缓慢或停滞时，轴流变宽，甚至消失。此时白细胞由轴流进入边流，并相互靠近沿血管壁缓慢滚动，称为白细胞边集。

（2）白细胞黏附：是由内皮细胞和白细胞表面的黏附分子介导的，使靠边的白细胞与血管壁黏附十分牢固，紧贴在内皮细胞表面，这种现象称为白细胞黏附。黏附的白细胞可在内皮细胞表面成行排列，甚至堆积。

（3）游出：白细胞穿过血管壁进入周围组织内的过程，称为白细胞游出（transmigration）。附壁的白细胞在内皮细胞的连接处伸出伪足，以阿米巴样运动的形式穿过内皮细胞间隙，到达内皮细胞和基底膜之间，白细胞在此停留片刻，最后穿过基底膜到达血管外。一个白细胞通过血管壁的过程常需 2~12 分钟。白细胞游出是主动移动过程，白细胞游出后，血管内皮细胞的连接结构恢复正常。各种炎细胞都以同样的方式游出，但以中性粒细胞的运动能力最强，游出最快，淋巴细胞运动能力最弱。致炎因子不同及炎症的阶段不同，游出的白细胞种类也不同。

当血管壁受损严重时也有红细胞漏出，但这是被动的，是血管内流体静压的作用把红细胞沿白细胞游出的途径和内皮细胞坏死崩解的裂隙中挤出血管外，红细胞本身并无运动能力。

（4）趋化作用：白细胞游出血管后，沿着组织间隙以阿米巴样运动方式向炎症灶集中，这种定向游走的现象是受某些化学物质的影响，称为趋化性（chemotaxis）或趋化作用。能引起白细胞定向游走的物质，称为趋化因子（chemotactic agents），它们多为炎症介质。研究发现，趋化因子的作用是有特异性的，即不同的趋化因子只对某一种或几种炎细胞有趋化作用。不同细胞对趋化因子的反应性也不同。

2. 炎细胞在局部的作用　许多化学趋化因子及抗原抗体复合物等物质可激活局部组织渗出的白细胞和组织内的组织细胞，这些细胞即为炎细胞。炎细胞在局部发挥着吞噬作用（phagocytosis）、免疫作用和进一步引起组织损伤作用。

（1）吞噬作用：是指白细胞到炎症灶内对病原体和组织崩解碎片及异物进行吞噬与消化的过程，是炎症过程中重要的防御反应。具有吞噬能力的细胞称为吞噬细胞（phagocytes）。吞噬过程大致分为三个阶段：① 识别和黏着；② 包围吞入；③ 杀灭与降解。通过吞噬细胞的一系列作用，大多数病原生物被杀灭、降解，但有些细菌（如结核杆菌）可在白细胞内处于静止状态，一旦机体抵抗力降低，这些细菌又能繁殖，并可随吞噬细胞的游走在机体内播散。

（2）免疫作用：发挥免疫作用的细胞主要为单核细胞、淋巴细胞和浆细胞。抗原进入机体后，巨噬细胞将其吞噬处理，再把抗原呈递给 T 细胞和 B 细胞，免疫活化的淋巴细胞分别产生淋巴因子或抗体，发挥着杀伤病原微生物的作用。

（3）组织损伤作用：中性粒细胞在吞噬过程中可向细胞外基质中释放包括溶酶体酶、活性氧自由基、前列腺素和白三烯等产物，这些产物可引起内皮细胞和组织损伤，加重原始致炎因子的损伤作用。单核巨噬细胞也产生组织损伤因子。

3. 炎细胞的种类及特点

（1）中性粒细胞：又称为小吞噬细胞，具有活跃的运动能力与较强的吞噬能力，胞质中含丰富的溶酶体，可吞噬多种球菌、坏死组织碎片及抗原抗体复合物，常出现于急性炎症早期及化脓性炎症。中性粒细胞完成吞噬作用后很快死亡，死亡后释放出各种蛋白水解酶，溶解坏死组织及纤维蛋白等。中性粒细胞是机体防御大多数细菌感染的主要细胞，若中性粒细胞严重减少或功能障碍，病人容易发生感染，有时甚至致命。

（2）巨噬细胞：又称为大吞噬细胞。巨噬细胞有两种来源，一种是来自血中的单核细胞，另一种是来自局部组织中的组织细胞，胞质溶酶体丰富，吞噬作用和游走能力均较强。出现在急性炎症后期、慢性炎症、非化脓性炎症（如结核病、伤寒）、病毒性感染和原虫感染等。它能吞噬中性粒细胞不能吞噬的病原体、异物和较大的组织碎片及红细胞、白细胞等。巨噬细胞在不同情况下，可出现各种不同的形态特征。如吞噬消化含蜡质膜的细菌（如结核杆菌）时，其胞质增多，染色变淡，整个细胞与上皮细胞相似，称为类上皮细胞。有时吞噬脂质较多，胞质内出现许多脂滴小泡，呈泡沫状，称为泡沫细胞。如果被吞噬的物质量较多或体积较大时，它可用细胞融合方式或胞核分裂胞质不分裂方式，形成多核巨细胞，对异物包围和吞噬，如结核结节中的朗汉斯巨细胞和异物肉芽肿中的异物巨细胞。巨噬细胞还能将抗原信息传递给免疫活性细胞，发挥免疫效应。

（3）嗜酸性粒细胞：运动能力较弱，有一定的吞噬能力，能吞噬抗原抗体复合物，杀伤寄生虫。它主要见于寄生虫感染（如蛔虫、血吸虫病等）和某些变态反应性疾病（如哮喘、过敏性鼻炎等）。

（4）淋巴细胞和浆细胞：淋巴细胞运动能力弱，无吞噬能力，常见于一般慢性炎症和急性病毒感染，可分为B淋巴细胞和T淋巴细胞两类。T淋巴细胞受抗原刺激产生淋巴因子发挥细胞免疫作用；B淋巴细胞受抗原刺激转化为浆细胞，可以产生、释放各种免疫球蛋白，发挥体液免疫作用。浆细胞不出现在正常血液中，浆细胞浸润常见于慢性炎症。

（5）嗜碱性粒细胞和肥大细胞：这两种细胞在形态和功能上有许多相似之处，胞质中均含有嗜碱、异染性颗粒，当受到炎症刺激时，细胞脱颗粒，释放组胺、肝素和5-羟色胺，引起炎症反应，多见于变态反应性炎症。不同的是嗜碱性粒细胞来自血液，肥大细胞主要分布在全身结缔组织内与血管周围。

三、增生

增生（proliferation）是指在致炎因子或组织崩解产物作用下，炎区局部组织实质细胞和间质细胞增殖，细胞数目增多。实质细胞增生如慢性鼻炎的鼻黏膜上皮细胞和腺体的增生、慢性病毒性肝炎中肝细胞的增生等；间质成分的增生包括巨噬细胞、血管内皮细胞和成纤维细胞等。一般在炎症后期或慢性炎症的增生较显著，而少数炎症在早期即有明显的增生现象，如伤寒时大量巨噬细胞增生，急性肾小球肾炎时肾小球的血管内皮细胞和间质细胞明显增生等。

增生是一种防御反应。如增生的巨噬细胞具有吞噬病原体和清除组织崩解产物的作用；增生的成纤维细胞和血管内皮细胞形成肉芽组织，有助于使炎症局限化和形成瘢痕修复组织。

综上所述，任何炎症的局部都有变质、渗出和增生三种改变，这三者既有区别又互相联系，互相影响，组成一个复杂的炎症过程。损伤与抗损伤反应对立统一，贯穿炎症过程的始终，而且以抗损伤反应为主，故炎症本质是以防御为主的病理过程。临床较重的炎症疾病会给机体带来一定的损伤和危害，所以抗炎的原则是限制炎症的发展。

第三节 炎症的局部表现和全身反应

一、炎症的局部表现

炎症的局部临床特征是红、肿、热、痛和功能障碍，其发生机制如下。

1. 红 是由炎症灶内充血所致。最初由于动脉性充血，局部氧合血红蛋白增多，故呈鲜红色。以后随着炎症的发展，血流缓慢，甚至停滞，氧合血红蛋白减少，脱氧血红蛋白增多，局部组织变为暗红色。

2. 肿 急性炎症局部肿胀是由局部充血、炎性渗出物聚积，尤其是炎性水肿所致。慢性炎症局部肿胀主要是局部组织增生所致。

3. 热 局部炎症体表温度较周围组织温度高，是由于动脉充血及代谢增强致产热增多。

4. 痛 局部疼痛与多种因素有关，如钾离子、氢离子聚积，炎症渗出物及炎症介质等物可刺激神经末梢引起疼痛。

5. 功能障碍 实质细胞变质、代谢异常、渗出物压迫或机械性阻塞等都可引起发炎器官的功能障碍。疼痛也可影响肢体的活动功能。

二、炎症的全身反应

炎症病变发生在局部，但病变不是孤立的，它既受整体的影响，同时又影响整体。

炎症急性期出现的全身反应主要有发热、厌食、肌肉蛋白降解加速及末梢血白细胞数目的变化等。

1. 发热　多见于病原微生物引起的急性炎症。一定程度的体温升高，使机体代谢增强，促进抗体形成，增强吞噬功能和肝脏的解毒功能，从而提高机体的防御能力。但高热和长期发热可影响机体的代谢过程，引起各系统，尤其是中枢神经系统的损害和功能紊乱，给机体带来危害。如炎症病变严重，体温反而不升高，说明机体反应性差，抵抗力低下，是预后不良的征兆。

2. 白细胞变化　是机体防御功能的一种表现。炎症时，由于内毒素、补体片段、白细胞崩解产物等可促进骨髓干细胞增殖，生成并释放白细胞进入血流，使外周血液中的白细胞计数明显增多。增多的白细胞类型因病原的不同而异。在急性炎症的早期和化脓性炎症时，以中性粒细胞为主；在慢性炎症或病毒感染时，常以淋巴细胞增多为主；在过敏性炎症和寄生虫感染时，则以嗜酸粒细胞增多为主。在伤寒杆菌、流感病毒感染时，血中中性粒细胞数常减少。

外周血中白细胞数量和质量常反映机体抵抗力和感染的程度。急性炎症，特别是细菌感染时，末梢血中的白细胞数可达 $15\times10^9/L$ 以上。在严重感染时外周血中常出现幼稚的中性粒细胞，在分类中若杆状核幼稚中性粒细胞超过 5%，称为"核左移"现象，并且胞质内可出现中毒颗粒。机体抵抗力低下且感染严重时，白细胞数目可无明显增多，甚至减少，其预后较差。

3. 单核吞噬细胞系统增生　也是机体防御反应的表现，主要表现为局部淋巴结增大，肝、脾大。骨髓、肝、脾、淋巴结中的巨噬细胞增生，吞噬消化能力增强。淋巴组织中的 T 和 B 淋巴细胞也增生。

4. 实质器官的病变及损害　严重的全身感染，特别是败血症，可引起全身血管扩张、血浆外渗、有效循环血量减少而出现休克，如凝血系统被激活可发生弥散性血管内凝血，心、肝、肾等实质细胞可相继严重受损。

第四节　炎症的类型

一、炎症的临床分类

按病程的长短，大致可将炎症分为以下三类。

1. 急性炎症　病程从几天至 1 个月，起病急，症状明显，炎症灶内常有大量中性粒细胞浸润。病变以变质、渗出为主。

2. 慢性炎症　病程长达 6 个月至数年,局部病变以细胞增生为主,浸润的细胞主要为淋巴细胞、单核细胞和浆细胞。

3. 亚急性炎症　病程为 1~6 个月,常由急性炎症迁延所致。

二、炎症的病理分类

一般情况下,每种炎症可依据其原因、部位及机体的免疫状态不同而以变质、渗出和增生中的一种改变为主,因此可以把炎症概括分为变质性炎、渗出性炎和增生性炎三大类。但应明确这种分类是相对的。

(一) 变质性炎

变质性炎(alterative inflammation)是指炎症局部以组织的变性、坏死为主,而渗出与增生性变化比较轻微。

变质性炎常见于心、肝、肾、脑等实质器官的某些重症感染、中毒等。主要形态改变为组织、器官的实质细胞的各种变性和坏死。例如急性重型病毒性肝炎时,主要病变为肝细胞广泛坏死;白喉杆菌外毒素引起的中毒性心肌炎,主要病变是心肌纤维的变性、坏死;流行性乙型脑炎时,主要病变是神经细胞的变性、坏死。

变质性炎多呈急性经过,少数也可迁延不愈。由于实质器官的损伤,可致功能障碍。

(二) 渗出性炎

渗出性炎(exudative inflammation)以炎症灶内形成大量渗出物为特征,同时伴有一定程度的变质,而增生性改变比较轻微。

根据渗出物的主要成分和病变特点,一般将渗出性炎分为浆液性炎、纤维蛋白性炎、化脓性炎和出血性炎四种。

1. 浆液性炎　浆液性炎(serous inflammation)以血浆渗出为主,其中含少量白细胞及纤维蛋白。浆液性炎常发生于疏松结缔组织、黏膜、浆膜等处。局部组织明显充血、水肿。发生于皮肤时可形成水疱,如皮肤Ⅱ度烧伤时渗出液蓄积于表皮内和表皮下(图 1-4-2);发生于浆膜时形成积液,如结核性胸膜炎的胸腔积液;发生在黏膜时渗出液可排出体外,如感冒初期的流鼻涕等。

浆液性炎病变一般较轻,易于消退,但胸腔和心包内如有大量积液,可影响呼吸及心功能,咽喉部浆液性炎造成的喉头水肿可引起窒息。

2. 纤维蛋白性炎　纤维蛋白性炎(fibrinous inflammation)以渗出物中含有大量纤维蛋白为特征。渗出的纤维蛋白原在凝血酶的作用下,转化为不溶状态的纤维蛋白,

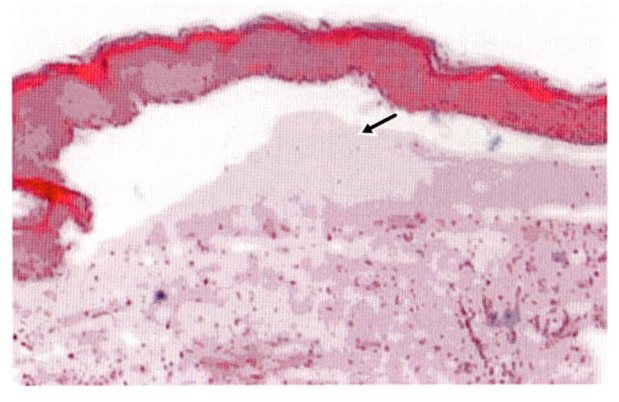

图 1-4-2　Ⅱ度烧伤皮肤水疱(HE×100)

表皮下水疱,内充浆液(↑)

又称为纤维素,并交织成网状,间隙中有中性粒细胞及坏死组织碎屑。

引起纤维蛋白性炎的因素有某些细菌及毒素(如白喉杆菌、痢疾杆菌、肺炎球菌)或一些内源、外源性化学毒素(如尿毒症时体内毒素和汞中毒)。纤维蛋白性炎可发生于黏膜、浆膜及肺,因致炎因素和发生部位不同,病变可各有一定的特征。① 发生于黏膜者,渗出的纤维蛋白、白细胞、脱落的上皮细胞和坏死组织等混合在一起,形成一层灰白色膜状物,覆盖在黏膜表面,称为假膜(图1-4-3)。因此,黏膜的纤维蛋白性炎又称为假膜性炎。由于局部组织结构的特点不同,有的假膜牢固地附着于黏膜面不易脱落,如咽白喉;有的假膜却与黏膜连接松散,容易脱落,如气管白喉假膜脱落而堵塞支气管引起窒息。② 浆膜的纤维蛋白性炎可见于胸膜腔和心包腔。发生于心包的纤维蛋白性炎,可由风湿病引起,由于心脏不停地搏动,使心包脏、壁两层表面

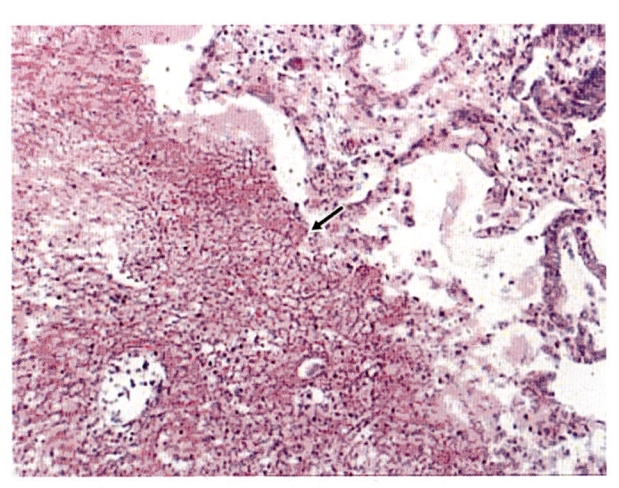

图 1-4-3　细菌性痢疾(HE×200)

肠黏膜表面纤维蛋白性炎形成假膜(↑)

的纤维蛋白形成无数绒毛状物,覆盖于心脏的表面,因而有绒毛心(hairy heart)之称。③肺的纤维蛋白性炎可见于肺炎球菌引起的大叶性肺炎。纤维蛋白渗出物充满肺泡腔,并交织成网,网中有数量不等的中性粒细胞、红细胞等。

纤维蛋白性炎多呈急性经过,一定量的纤维蛋白渗出可被渗出物内的中性粒细胞释放的溶蛋白酶溶解吸收。如渗出量较多时则不能被完全溶解吸收而发生机化,导致浆膜增厚、粘连,甚至浆膜腔或体腔闭锁,肺发生肉质变、纤维化等,严重影响器官功能。

3. 化脓性炎 化脓性炎(purulent inflammation)以中性粒细胞大量渗出,常伴有不同程度的组织坏死和脓液形成为特征。炎区中的坏死组织被中性粒细胞和坏死崩解物释放的蛋白酶溶解、液化的过程,称为化脓(suppuration)。化脓时形成的液状物,称为脓液(pus)。脓液是一种乳状、混浊、黏稠或稀薄的液体,主要成分为大量的中性粒细胞,溶解的坏死组织及少量渗出的液体,常含有致病菌。渗出的中性粒细胞多数已发生变性,甚至坏死,通常称为脓细胞(pus cell)。

化脓性炎常因葡萄球菌、链球菌、大肠埃希菌、脑膜炎双球菌、铜绿假单胞菌等引起。亦可由某些化学物质(如松节油)和机体的坏死组织所致,后者为非细菌所致的无菌性化脓。临床常见的化脓性炎症有皮肤疖、痈、化脓性阑尾炎、化脓性脑膜炎、肾盂肾炎等。由于致病菌和部位不同,可将其分为下列三个亚型。

(1) 表面化脓和积脓:表面化脓是指发生在浆膜、黏膜、脑膜的化脓性炎。黏膜发生化脓性炎时,中性粒细胞主要向黏膜表面渗出,深部组织没有明显的炎细胞浸润,如化脓性尿道炎或化脓性支气管炎,渗出的脓液可通过尿道或气管排出体外。当这种病变发生在浆膜、胆囊和输卵管的黏膜时,脓液则在浆膜腔、胆囊和输卵管腔内蓄积,称为积脓(empyema)。

(2) 蜂窝织炎:在疏松结缔组织中发生的弥漫性化脓性炎症称为蜂窝织炎(phlegmonous inflammation),常见于皮下组织、黏膜下、肌肉间和阑尾。蜂窝织炎主要由溶血性链球菌引起,该菌能分泌透明质酸酶,分解结缔组织基质中的透明质酸。所分泌的链激酶,能溶解纤维蛋白。因此,细菌容易扩散。炎区组织间隙有明显水肿和大量中性粒细胞弥漫浸润(图1-4-4)。原有的组织不发生显著的坏死和溶解,炎症灶与周围正常组织分界不清。单纯的蜂窝织炎愈合后一般不留痕迹。如化脓严重全身中毒症状明显,常需多处切开引流。

微课:蜂窝织炎

(3) 脓肿:脓肿(abscess)是器官或组织内局限性化脓性炎,其主要特征是局部组织发生坏死溶解,形成充满脓液的腔。可发生在皮下或内脏,常由金黄色葡萄球菌引起。细菌含有血浆凝固酶使病变局限,细菌产生毒素使局部组织坏死,继而大量中性粒细胞浸润释放蛋白酶将坏死组织液化,形成含有脓液的脓腔,因吸收困难,常需要切开排脓或穿刺抽脓,而后由肉芽组织修复,形成瘢痕。慢性脓肿可形成比较厚的

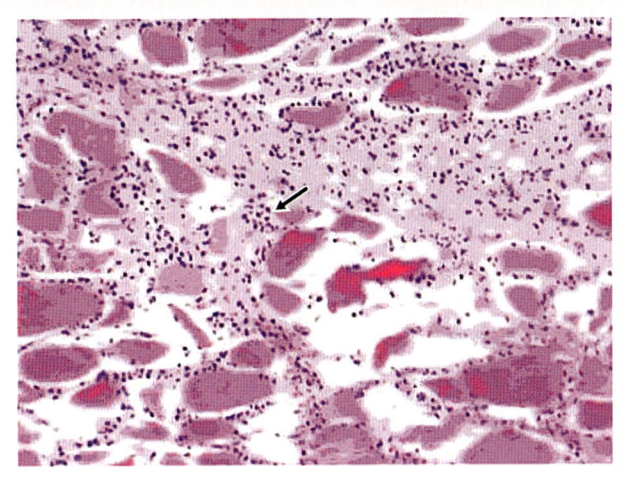

图 1-4-4　横纹肌蜂窝织炎（HE×200）
横纹肌组织间水肿和大量中性粒细胞弥漫浸润（↑）

壁，从内到外可分坏死层（脓液）、炎性肉芽组织层和瘢痕层（图 1-4-5）。

疖是单个毛囊及其所属皮脂腺所发生的脓肿。痈是多个疖的融合，在皮下脂肪、筋膜组织中形成许多互相沟通的脓腔，必须及时切开引流排脓后，局部才能修复愈合。在皮肤或黏膜的化脓性炎时，表面坏死组织脱落，可形成局部缺损，即溃疡（ulcer）。深部脓肿如向体表或自然管道穿破，可形成窦道（sinus）或瘘管（fistula）。窦道是指只有一个开口的病理性盲管；瘘管是指连接于体表和空腔器官之间或两个空腔器官之间的有两个以上开口的病理管道，如肛门周围组织的脓肿，可向皮肤穿破，形成窦道；也可一端开口于皮肤，另一端开口于直肠肠腔，形成肛瘘。窦道和瘘管可不断排出脓性渗出物，长期不愈。

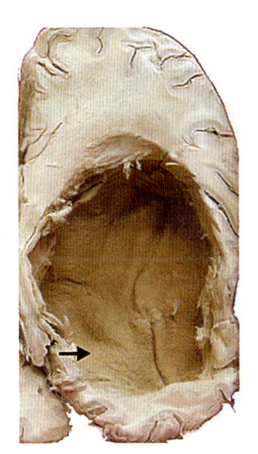

图 1-4-5　脑脓肿

4. 出血性炎　出血性炎（hemorrhagic inflammation）是指当炎症组织内的血管壁损伤较重时，渗出物中含有大量红细胞时的炎症。常发生于毒性较强易于损伤血管的病原微生物感染，如流行性出血热、钩端螺旋体病、鼠疫、炭疽等。出血性炎常不是一种独立的炎症类型，多与其他类型的炎症混合存在，如浆液性出血性炎、纤维蛋白性出血性炎、化脓性出血性炎等。

5. 卡他性炎　卡他性炎（catarrh inflammation）是指发生在黏膜的渗出性炎，由于黏液腺分泌亢进，渗出物较多，沿黏膜表面向外排出（"卡他 catarrh"一词来自希腊语，向下滴流之意）。依渗出物性质不同，又有浆液性卡他、黏液性卡他及脓性卡他之分。

上述各种类型的炎症可单独发生,在有些炎症过程中两种不同类型也可并存,如细菌性痢疾可为纤维蛋白化脓性炎症。此外,在炎症发展中,一种类型炎症可转变为另一种类型,如感冒初期以浆液性炎开始,可进一步发展为化脓性炎。

(三) 增生性炎

增生性炎(proliferative inflammation)以组织细胞增生为主,而变质、渗出较轻。多数增生性炎为慢性,少数呈急性经过,如急性链球菌感染后的肾小球肾炎和伤寒等。由于病因和病变特点不同,增生性炎可有以下几种。

1. 一般增生性炎 增生的细胞以成纤维细胞、血管内皮细胞、组织细胞为主,亦可伴有实质细胞的增生,但不具有特殊的形态表现,如慢性扁桃体炎、黏膜的一些慢性炎症等。

2. 肉芽肿性炎 炎症局部以巨噬细胞及其衍生细胞增生为主,形成境界明显的结节状病灶,称为肉芽肿性炎(granulomatous inflammation)。不同原因引起的肉芽肿形态各不相同,因此可根据典型肉芽肿形态特点做出病因诊断,如结核肉芽肿能诊断结核病。根据致病因素不同,肉芽肿分为两类。

(1) 感染性肉芽肿:由病原微生物引起,是最重要的一类肉芽肿,多具有独特的形态特征,可见于结核病、伤寒、麻风病、梅毒、猫抓病、新型隐球菌病和血吸虫病等。典型的结核肉芽肿是由类上皮细胞、朗格汉斯巨细胞、成纤维细胞和淋巴细胞构成,中央可见干酪样坏死。

(2) 异物性肉芽肿:是由异物引起的一种以巨噬细胞增生为主的局灶性组织反应。常见的异物有手术缝线、滑石粉、矽尘、寄生虫及其虫卵、人工充填物等。镜下可见异物周围有多少不等的巨噬细胞、异物性多核巨细胞和成纤维细胞等包绕(图1-4-6)。

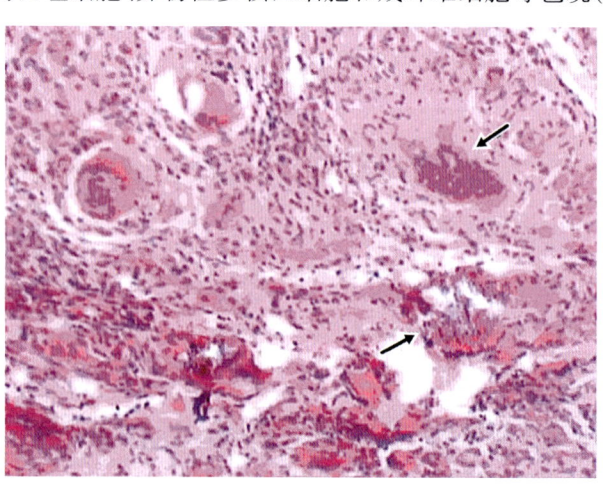

图1-4-6 异物肉芽肿(HE×400)
可见异物性多核巨细胞和异物(↑)

3. 炎性息肉　由于致炎因素的长期刺激,局部黏膜上皮和腺体局限性过度增生而形成向表面突出、根部带蒂的肿物称为炎性息肉,好发于鼻黏膜、子宫颈黏膜等处。

4. 炎性假瘤　是局部组织的炎性增生所形成境界清楚的瘤样肿块。肉眼形态和X线表现均与肿瘤十分相似。主要由增生的各类炎细胞、成纤维细胞和上皮细胞混杂形成,常见于眼眶及肺组织。

第五节　炎症的结局

一、炎症消退

当机体抵抗力较强,且炎症病灶较小时,病原被及时消灭、清除,炎性渗出物和坏死组织及时溶解液化和吸收,通过周围正常细胞完全再生修复,使病变组织完全恢复正常结构和功能。如果机体抵抗力较弱,炎症灶渗出、坏死的范围较大,则形成肉芽组织,再逐渐变成纤维组织而修复,局部有较多的瘢痕组织形成。

二、炎症迁延

当致炎因素在体内持续存在,炎症反复发作的情况下,炎症过程可由急性转变为慢性,炎症长期不愈,病情时轻时重。如急性病毒性肝炎转为慢性活动性肝炎。

三、炎症扩散

病原体在体内大量繁殖,炎症灶向周围扩大,病原体可以侵入淋巴管、血管扩散到全身,引起不良后果。

1. 局部蔓延　病原体经组织间隙或器官的自然管道向周围组织器官扩散。如肾结核可沿泌尿道向下扩散,引起输尿管结核和膀胱结核。肺结核沿支气管播散,引起肺的其他部位的结核病灶。

2. 淋巴道播散　由于病原微生物侵入淋巴管内,随淋巴液到达局部淋巴结或远处,引起继发性淋巴管炎和淋巴结炎。如肺结核原发灶的结核杆菌经淋巴管引起肺门的淋巴结结核。

3. 血道播散　病原微生物或某些毒性产物从炎症灶侵入血液循环或其毒素被吸收入血,引起菌血症、毒血症、败血症和脓毒血症,严重者可危及生命。

微课:血道播散

（1）菌血症（bacteremia）：细菌由局部入血，血中可查到细菌，但临床上没有中毒症状。可在某些炎症的早期存在，细菌可很快被吞噬细胞消灭，如肠伤寒和大叶性肺炎等。

（2）毒血症（toxemia）：细菌产生的毒素或毒性代谢产物被吸收入血，临床出现全身中毒症状，如高热、寒战，甚至中毒性休克。常伴有心、肝、肾等器官的实质细胞的变性或坏死。血培养找不到细菌。

（3）败血症（septicemia）：毒性强的细菌入血，在血中大量繁殖并产生毒素，临床上出现严重全身中毒症状，如高热、寒战、皮肤黏膜出血点、脾及全身淋巴结明显肿大等。常见的有葡萄球菌败血症，脑膜炎双球菌性败血症等。血液可培养出病原菌。

（4）脓毒血症（pyemia）：除有败血症的表现外，化脓菌可随血流到全身各处，常在肺、肝、肾、皮肤等处形成多发性小脓肿，脓肿中央微小血管内常见细菌团。这些小脓肿是由于化脓菌团块栓塞许多组织、器官内的毛细血管引起，故又称为栓塞性脓肿。

本章小结

1. 具有血管系统的活体组织对损伤因子所发生的防御反应为炎症，由生物因素引起的炎症称为感染。

2. 炎症局部的基本病变包括变质、渗出和增生。渗出是指炎症局部组织血管内的液体和细胞成分通过血管壁到达血管外的过程；渗出是炎症反应中最重要的抗损伤措施，也是炎症最重要的标志；渗出过程包括血流动力学改变，血管壁通透性增高及液体渗出、白细胞的渗出及吞噬等。

3. 渗出液与漏出液的主要区别是蛋白和细胞的含量不同；白细胞渗出过程包括边集、黏附、游出等阶段，并在趋化因子的作用下运动到炎症灶，在局部发挥重要的吞噬及免疫等防御作用，炎细胞浸润是炎症反应的重要形态学特征；中性粒细胞和巨噬细胞均有较强的吞噬作用，淋巴细胞和浆细胞不具有吞噬能力。

4. 渗出性炎分为浆液性、纤维蛋白性、化脓性和出血性炎症四种类型。浆液性炎以血浆渗出为主，常发生于疏松结缔组织、黏膜、浆膜等处，一般为较轻的炎症。如皮肤Ⅱ度烧伤形成的水疱、结核性胸膜炎的胸腔积液和感冒初期的流鼻涕等。纤维蛋白性炎发生于黏膜者可形成假膜，如白喉、急性菌痢，发生于心包的纤维蛋白性炎，可形成"绒毛心"，还可见于肺炎球菌引起的大叶性肺炎。化脓性炎以中性粒细胞大量渗出，常伴有不同程度的组织坏死和脓液形成为特征。脓肿是发生于组织内的局限性化脓性炎，可发生在皮下或内脏，常由金黄色葡萄球菌引起。在疏松结缔组织中发生的弥漫性化脓性炎称为蜂窝织炎，主要由溶血性链球菌引起。变质性炎以变性坏死为主要特征，如病毒性肝炎。

5. 炎症局部以巨噬细胞及其衍生细胞增生而形成境界明显的结节状病灶称为肉芽肿性炎,分为感染性和异物性两类,肉芽肿性病变对疾病诊断有重要价值。

6. 炎症可经组织间隙或器官的自然管道向周围组织、器官扩散引起局部蔓延;也可通过淋巴道播散引起淋巴管炎和淋巴结炎;炎症的血道播散是指病原微生物或毒性产物侵入血液引起菌血症、毒血症、败血症和脓毒血症。

练习题

一、思考题及名词解释

1. 叙述炎症渗出的基本过程及特点。
2. 试述急性渗出性炎症的类型和特点。
3. 炎症时机体的防御反应表现在哪些方面?
4. 比较脓肿与蜂窝织炎。
5. 名词解释:炎症,变质,渗出,炎症介质,肉芽肿性炎,趋化作用,窦道,瘘管。

二、临床病例讨论

1. 患者男性,40岁,右侧颈部长"疖"3枚,局部红、肿、热、痛,1周内局部症状逐渐加重,红肿面积发展至手掌大,体温38.5℃,自行划开引流。当晚发生恶寒、高热、头痛,3天后体检发现患者轻度黄疸,肝脾大,体温39.5℃,白细胞计数$20.5×10^9$/L。

分析讨论题:用所学的炎症知识,做出该病例病理诊断并解释其临床表现。

2. 病史摘要:患者男性,35岁,入院前5天右上臂烫伤后感染化脓,入院前2天感畏寒发热,局部疼痛加剧,入院当天意识不清,急诊入院。

体格检查:体温39.5℃,脉搏130次/分,呼吸40次/分,血压80/50 mmHg。急性病容,意识不清,心律齐,双肺散在湿性啰音,腹软,肝脾未扪及。右上臂红肿有压痛。

血常规:红细胞计数$3.5×10^{12}$/L,白细胞计数$25.0×10^9$/L,中性粒细胞0.75,单核细胞0.02,淋巴细胞0.23。

入院后创面行局部切开引流并使用大量激素及抗生素。于入院后12小时病人血压下降,尿量减少,病情不断恶化,经抢救无效,于入院后第3天死亡。

尸检摘要:发育营养正常,躯干上半部皮肤有多数散在瘀斑,烧伤处周围皮肤呈弥漫性红肿。双肺上叶及胸壁有灶性纤维性粘连。双肺重量增加,广泛充血、变实,表面有多数大小不等的出血区及黄色粟粒大的脓肿;肺切面普遍充血,有多数出血性梗死灶伴小脓肿形成。双肺上叶有硬结性病灶,右上叶硬结内有一直径0.8 cm的空洞,镜下见空洞壁由类上皮细胞、朗汉斯巨细胞、淋巴细胞及成纤维细胞构成,近腔面有干酪样坏死物。全身内脏器官明显充血,心、肝、肾、脑实质细胞变性,心外膜、肾上腺、脾有散在出血点。

生前血培养结果:链球菌及葡萄球菌阳性。

分析：

（1）死者生前患有哪些疾病？

（2）这些疾病是如何发生、发展的？

（3）讨论病例并结合炎症理论，请归纳出炎症的结局。

（刘彩虹）

第五章 肿 瘤

第一节 肿瘤的概念
第二节 肿瘤的特性
第三节 肿瘤对机体的影响
第四节 良性肿瘤与恶性肿瘤的区别
第五节 肿瘤的命名与分类
第六节 常见肿瘤
第七节 癌前病变、原位癌和早期浸润癌
第八节 肿瘤的病因及发病机制
第九节 肿瘤的病理学检查

思维导图

学习目标

知识目标

1. 掌握肿瘤的概念、组织结构、异型性；肿瘤的生长方式和扩散途径；肿瘤对机体的影响；良、恶性肿瘤的区别，癌与肉瘤的区别；肿瘤的命名原则；癌前病变、非典型增生、原位癌及早期癌的概念。
2. 熟悉肿瘤的大体形态特点；肿瘤的代谢特点；恶性肿瘤分级与分期；常见肿瘤的形态学特点和生物学行为。
3. 了解肿瘤的病因和发病机制；肿瘤的病理学检查。

能力目标

1. 能够结合肿瘤的基本特征初步判定出临床一些常见部位肿块是否为肿瘤。
2. 能够运用所学知识综合分析肿瘤良、恶性质，及其对机体的影响。
3. 能够运用肿瘤的病因和发病机制知识，指导如何有效预防肿瘤的发生、如何早发现、早诊断。

素养目标

1. 培养学生的职业素养；健康宣教意识。
2. 培养学生热爱生命，敬畏生命，关注健康，健康生活的人文素养和医学素养。

肿瘤是严重危害人类健康和生命的常见病、多发病。其中恶性肿瘤是目前危害人类健康最严重的一类疾病。目前，随着地球环境的日益恶化，人口老龄化以及一些不良生活习惯的持续存在，肿瘤的发生有逐年增加趋势。在我国，常见肿瘤有肺癌、胃癌、肝癌、食管癌、结肠癌、鼻咽癌、乳腺癌、子宫颈癌、淋巴瘤、白血病。目前对肿瘤防治仍以早发现、早诊断、早治疗最为重要。

第一节　肿瘤的概念

肿瘤（tumor，neoplasm）是机体在各种致瘤因素作用下，局部组织细胞在基因水平上失去对其生长的正常调控，导致异常增生而形成的新生物，常表现为局部肿块。

肿瘤性增生不同于一般增生，表现为克隆性增殖；细胞生长旺盛，失去控制，具有相对的自主性；形态、代谢和功能上出现异常，并不同程度地丧失了分化成熟的能力，有些甚至接近幼稚的胚胎细胞，这在恶性肿瘤表现尤为明显；即使引起肿瘤的因素被消除，肿瘤细胞仍持续生长；肿瘤性增生与机体不协调，恶性肿瘤还具有明显的侵袭破坏能力及转移特性，占据和破坏原有组织器官甚至远隔组织器官的结构和功能。非肿瘤性的一般增生通常是符合机体需要的生物学过程；是有限度的增生，受机体的调控制约；分化成熟；当引起增生的原因消除以后，停止生长，一般对机体是有益的。

微课：防治肿瘤，关爱生命

第二节　肿瘤的特性

一、肿瘤的一般形态与结构

（一）肿瘤的大体形态

肿瘤的形态多种多样，与肿瘤的性质、发生部位、生长时间、组织起源、生长方式及良恶性等因素有关，是临床上初步判断肿瘤性质和来源的重要依据。

1. 形状　肿瘤的形状多种多样。如皮肤黏膜发生的良性肿瘤，常呈乳头状、息肉状、蕈伞状、菜花状；恶性肿瘤，则在上述形状基础上表面常有溃疡形成或向深层浸润。深部组织发生的良性肿瘤，多呈结节状、分叶状、囊状，有包膜，周界清；恶性肿瘤，则呈不规则结节状或蟹足状，无包膜，周界不清（图1-5-1）。

2. 大小　肿瘤大小相差悬殊，小者肉眼看不见，如原位癌。大者，可达数十千克。这与肿瘤的发生部位及生长时间有关。生长时间短的肿瘤体积极小，仅在显微镜下

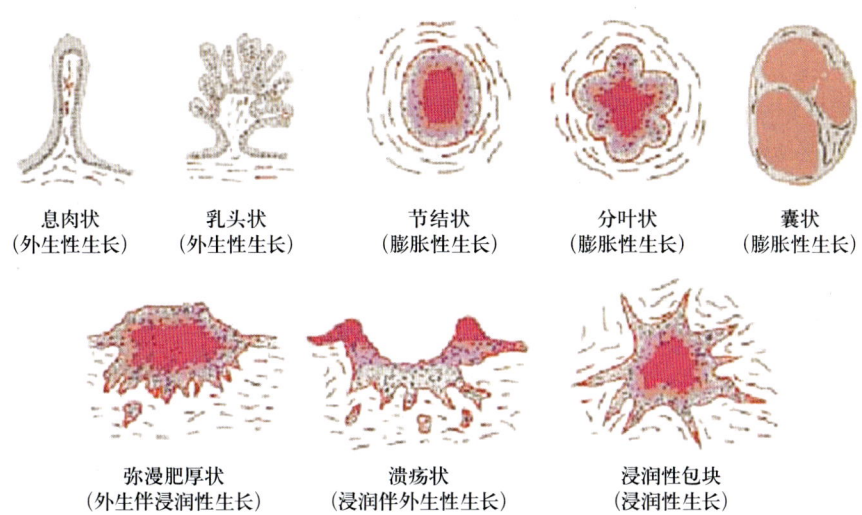

图 1-5-1　肿瘤的外形和生长方式

发现,如微小癌。生长在要害部位的肿瘤,体积常较小。恶性肿瘤生长较快,短期内可产生不良后果,一般不会长得很大。反之,生长在体表或体腔(如腹腔)的肿瘤,体积常较大。

3. 颜色　一般说来,肿瘤一般与起源组织的颜色相同,多呈灰白色或灰红色。脂肪瘤呈浅黄色;黑色素瘤呈黑褐色。当肿瘤组织继发变性、坏死、出血或感染时,呈暗红色或多种颜色混杂。

4. 质地　肿瘤的质地取决于瘤细胞的组织来源、数量及其与间质的比例。如骨瘤质地坚硬;脂肪瘤质地较软。瘤细胞丰富而间质纤维成分少的肿瘤质地较软,反之则质地较硬。发生坏死、液化及囊性变者质地变软。

5. 肿瘤的数目　肿瘤一般为单发性,少数呈多发性,如多发性子宫平滑肌瘤。恶性肿瘤多发者少见。

(二)肿瘤的组织结构

1. 实质(parenchyma)　肿瘤的实质即肿瘤细胞,是肿瘤的主要成分和特异性成分。实质反映了肿瘤的组织来源、性质和分化程度,并决定肿瘤的生物学特征及其对机体的影响。实质是进行肿瘤分类、命名和组织学诊断的主要依据。

2. 间质(stroma)　肿瘤的间质主要是由脉管和结缔组织构成。对实质起支持营养作用。各种肿瘤的间质都是相同的。间质中还常见淋巴细胞、浆细胞和巨噬细胞浸润,是机体抗肿瘤免疫反应的表现。肿瘤周围的胶原纤维包膜有限制肿瘤细胞浸润、扩散的作用,肿瘤间质中血管的形成对肿瘤的生长和扩散也具有重要影响。

二、肿瘤的异型性

肿瘤组织无论在细胞形态和组织结构上,都与其发源的正常组织有不同程度的差异,这种差异就称为异型性(atypia)。肿瘤组织的异型性反映了肿瘤组织的成熟程度(即分化程度),异型性小者,说明它与正常组织相似,肿瘤组织成熟程度高(分化程度高)为良性肿瘤;异型性越明显,表示瘤组织分化越不好,为恶性肿瘤。区别这种异型性是诊断肿瘤,区别其良、恶性的主要组织学依据。

(一)肿瘤组织结构的异型性

肿瘤组织结构的异型性表现为组织排列紊乱,细胞极性消失,层数增多,层序变乱,密度增加。良性肿瘤有轻度组织结构异型性,而恶性肿瘤的组织结构与其起源组织差异较大,光镜下较难甚至无法判断其组织来源。

(二)肿瘤细胞的异型性

良性肿瘤分化成熟,细胞异型性不明显;恶性肿瘤分化不成熟,细胞异型性明显。表现在以下几个方面。

1. **细胞的多形性** 恶性肿瘤细胞一般比起源的正常细胞大,且呈明显的大小不一,形态各异,常可见瘤巨细胞,显示明显的多形性(图1-5-2)。

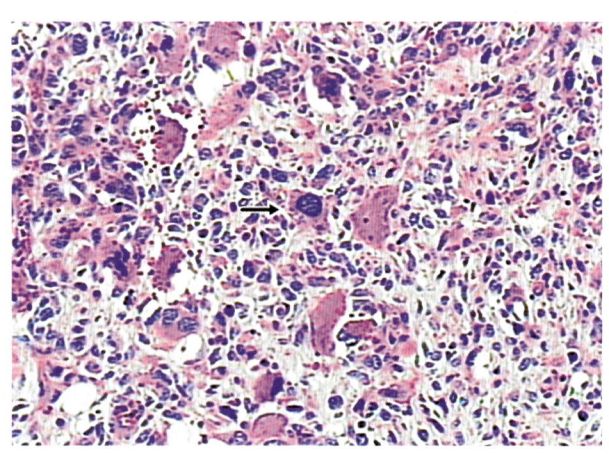

图1-5-2 骨肉瘤(HE×400)
肿瘤细胞多形性,可见瘤巨细胞(↑)

2. **核的多形性** 瘤细胞核大小、形状不一,核体积增大,核浆比例增加,可出现巨核、双核、奇异核。细胞核染色不一,染色质增粗。核膜增厚,核仁肥大,数目增多。核分裂象多见,并可出现病理性核分裂象(图1-5-3)。核的多形性对恶性肿瘤的诊断与鉴别诊断具有重要意义。

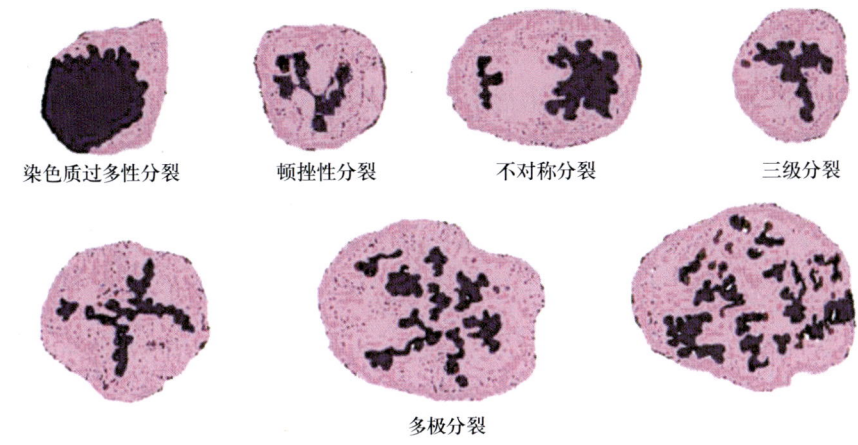

图1-5-3 病理性核分裂模式

3. 细胞质的改变　由于细胞质内核蛋白体增多,使细胞质嗜碱性增强。有些肿瘤细胞可产生异常分泌物或代谢产物而具有不同特点,如激素、黏液、糖原和色素等,有助于对其鉴别。

三、肿瘤细胞的代谢特点

肿瘤细胞在生化组成、物质代谢、能量利用和酶含量及其活性等方面都与正常细胞有明显差异。如核酸和蛋白质合成代谢增强,糖无氧酵解亢进,氧化酶减少,蛋白分解酶增加,与细胞特殊功能有关的酶活性降低。有些肿瘤,还有些特有的酶的改变,如前列腺癌的酸性磷酸酶活性增高,骨肉瘤的碱性磷酸酶活性增高,临床上对这些酶的检测具有一定的辅助诊断意义。

四、肿瘤的生长与扩散

（一）肿瘤的生长

肿瘤的生长以肿瘤细胞不断分裂为基础。良、恶性肿瘤在生长速度和生长方式上有很大差异,这对判断肿瘤的良、恶性有一定意义。

1. 生长速度　良性肿瘤分化较好,肿瘤有效倍增时间长,故生长速度较慢。恶性肿瘤分化较差,大部分瘤细胞处于活跃增殖状态,有效倍增时间短,故生长速度较快,短期内瘤体可明显增大。目前认为,肿瘤的生长速度快慢,主要与肿瘤细胞群体动力学、肿瘤细胞的凋亡率、肿瘤的演进与异质性、肿瘤血管生成等因素有关。

2. 生长方式

（1）膨胀性生长：良性肿瘤常呈膨胀性生长。由于肿瘤分化较好，生长缓慢，瘤体在组织内逐渐增大，挤压周围正常组织。肿瘤多呈结节状、分叶状，与周围组织分界清楚，常有完整包膜。临床表现为局部压迫、阻塞症状，触诊包块易活动，手术易摘除，术后不易复发。

（2）浸润性生长：为大多数恶性肿瘤的生长方式。肿瘤细胞侵入、破坏周围组织，呈蟹足状，无包膜或假包膜，周界不清。触诊包块固定不动，手术不易清除，术后易复发。

（3）外生性生长：发生在体表和体腔表面或自然管道内表面的肿瘤常向外突出性生长，呈乳头状、息肉状、菜花状、蕈状等。既可见于良性也可见于恶性。良性肿瘤多为单纯外生性生长，基底狭小。恶性肿瘤向外生长的同时向深层浸润因而基底部较宽广。

（二）肿瘤的扩散

肿瘤的扩散是恶性肿瘤的生物学特性之一。目前认为，肿瘤的扩散与肿瘤细胞同质型黏附力降低、瘤细胞异质型黏附力增加、细胞外基质（ECM）的降解、瘤细胞的运动能力、肿瘤转移相关基因与抑制基因、局部组织器官的特异性、机体免疫功能降低或受到抑制、局部机械性刺激等因素有关。扩散方式包括直接蔓延和转移两种。

1. 直接蔓延　恶性肿瘤细胞沿组织间隙、脉管壁或神经束衣等不间断地侵袭和破坏邻近组织或器官，并继续生长，称为直接蔓延。如晚期子宫颈癌可向两侧直接蔓延到子宫旁组织或骨盆壁。直接蔓延可导致癌灶扩大，造成癌性粘连，增加手术切除的难度，并为转移创造条件。

2. 转移（metastasis）　恶性肿瘤细胞从原发部位侵入脉管或体腔，被带到他处继续生长，形成与原发瘤同种类型肿瘤的过程称为转移，所形成的肿瘤称为转移瘤或继发瘤。良性肿瘤不转移，只有恶性肿瘤才可能发生转移。转移的基本步骤包括：瘤细胞脱离原发瘤、侵袭细胞外基质、侵入脉管内运行、停留于靶器官的脉管内、穿出脉管、进入组织间增殖，最终形成转移瘤。常见转移途径有以下三种。

（1）淋巴道转移：是癌最常见的转移途径。癌细胞首先侵入毛细淋巴管，大多按淋巴液引流方向到达局部淋巴结皮质窦，逐渐累及整个淋巴结。如肺癌首先转移到肺门淋巴结。受累淋巴结常呈无痛性肿大、变硬，切面多呈灰白色。镜下，淋巴结正常结构部分或全部被癌组织破坏并取而代之。淋巴道转移一般首先累及局部淋巴结，再依次累及远处各组淋巴结，但有时因受累淋巴窦或淋巴管阻塞，也可发生跳跃式或逆行性转移，最终可经胸导管进入血流，进而发生血道转移（图1-5-4）。

（2）血道转移：是肉瘤最常见的转移途径。此外，晚期癌、绒毛膜上皮癌等也易

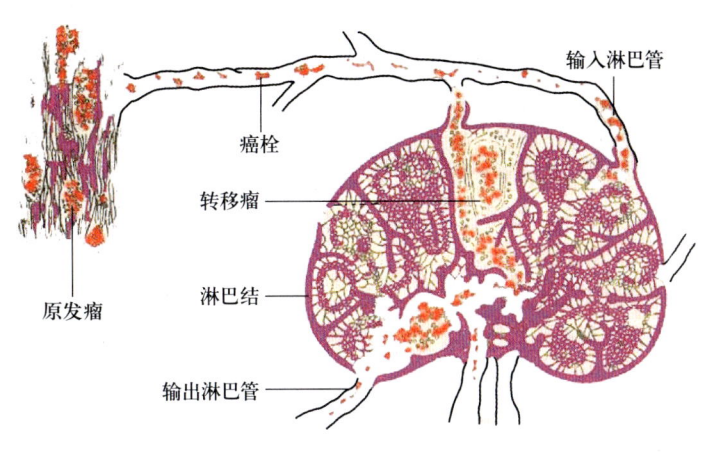

图 1-5-4　淋巴道转移模式

经血道转移。瘤细胞经毛细血管或小静脉侵入血液,与血小板、纤维蛋白共同黏聚成瘤栓。当其栓塞于靶器官内的小血管后,即黏附于内皮细胞,并导致内皮细胞受损,瘤细胞从内皮细胞之间的间隙或受损处穿出血管,侵入组织中,形成转移瘤。进入血液或组织中的瘤细胞,仅少数逃脱机体免疫反应攻击而存活下来,在肿瘤血管生成因子刺激下有血管形成,才能不断增生形成转移瘤,这是癌症难以根治和导致患者死亡的主要原因。转移瘤的发生部位通常与血流方向有关,常表现出一定的器官亲和性。转移瘤常形成多发性、边界较清楚、散在分布的圆球形结节。肺和肝是最常累及的器官(图 1-5-5)。

（3）种植性转移:当体腔内器官的恶性肿瘤侵袭器官浆膜时,瘤细胞可脱落并像播种一样散落于体腔的浆膜或其他器官表面,继续生长并形成多个转移瘤,称为种植性转移,多见于腹腔、胸腔、颅内。此外,偶见因手术操作不慎,导致肿瘤医源性种植性转移,应引起重视。

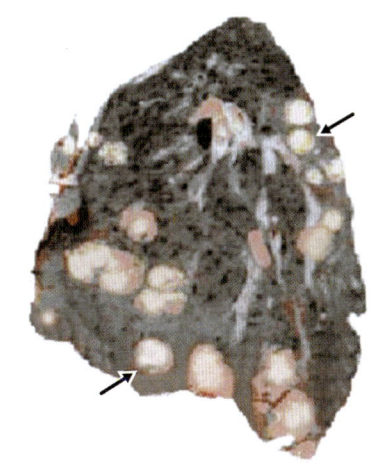

图 1-5-5　恶性肿瘤血道转移至肺
多发性散在分布的圆球形结节(↑)

五、恶性肿瘤的分级与分期

肿瘤的分级与分期一般用于恶性肿瘤,主要用来表示其恶性程度和进展情况,对临床上确定治疗方案和评估患者的预后有重要的参考价值。

1. 分级(grade)　主要根据肿瘤细胞的分化程度的高低和异型性的大小,一般分为三级。Ⅰ级分化较好(高分化),属低度恶性;Ⅱ级分化中等(中分化),属中度恶性；Ⅲ级分化差（低分化），属高度恶性。

2. 分期（stage） 主要根据肿瘤的大小、侵袭深度、扩散范围及转移情况等确定。通常采用 TNM 分期法。T，指原发瘤的大小，用 $T_1 \sim T_4$ 表示；N，指局部淋巴结转移情况，N_0 表示无淋巴结内癌转移，$N_1 \sim N_3$ 表示淋巴结内癌转移的程度和范围；M 指血道转移，用 M_1、M_2 表示，M_0 表示无血道转移。

第三节 肿瘤对机体的影响

恶性肿瘤因其侵袭与转移的生物学特征，对机体影响严重，可危及患者生命。一般说来，良性肿瘤对机体影响较小，但发生在要害部位或体积过大也可产生严重后果。

一、局部影响

1. 压迫和阻塞 无论良性或恶性肿瘤，长到一定体积，均可压迫周围组织或器官，也可阻塞某些器官的腔道，引起相应的功能障碍。如较大的肿瘤可压迫血管或神经；颅内肿瘤压迫脑；食管癌可致吞咽困难等。

2. 侵袭和破坏 恶性肿瘤的侵袭可破坏正常的组织结构和功能，出现并发症。如肝癌可广泛破坏肝细胞导致肝功能障碍；骨肉瘤可破坏正常骨质导致病理性骨折。

3. 出血和感染 恶性肿瘤常因瘤细胞的侵袭破坏作用或缺血性坏死而发生出血。如肺癌出现痰中带血、大肠癌出现血便等。肿瘤组织坏死、出血可继发感染。出血和感染也可见于某些良性肿瘤，如鼻腔乳头状瘤和结肠腺瘤等。

4. 疼痛 癌症晚期癌细胞侵袭或压迫神经，引起顽固性疼痛。如肝癌、骨肉瘤等。此外，患者的不良心理状态、精神因素和社会、经济因素可使疼痛加剧。

微课：焦裕禄精神

二、全身性影响

1. 恶病质 晚期恶性肿瘤病人常出现极度消瘦、乏力、贫血等进行性全身衰竭的状态，称为恶病质（cachexia）。其发生可能与以下因素有关：① 营养缺乏；② 肿瘤分解产物的毒性作用；③ 患者的不良心理和精神负担以及疼痛等，影响进食和睡眠，与恶病质的发生也有一定的关系。

2. 内分泌激素的影响 一些内分泌细胞起源的肿瘤可产生相应的激素，出现相应的临床表现。如胰岛素瘤可引起低血糖综合征等。

3. 副瘤综合征　少数癌患者,如肺癌、肝癌、肾癌等,可因肿瘤细胞产生"异位激素"和其他生物活性物质或受不明原因的毒性及免疫性因素作用,使机体出现内分泌症状和神经、肌肉、骨关节、皮肤及肾等损害,伴有血液、代谢和免疫功能异常等一系列复杂的临床表现,称为副瘤综合征。

肿瘤在整个生长过程中,虽具有自主性失控性增生和不协调生长的特征,但机体也通过不同途径影响肿瘤的生长。如免疫调节系统、激素调节系统以及机体产生的肿瘤血管形成抑制因子等,都在一定程度上影响肿瘤的生长与发展。

第四节　良性肿瘤与恶性肿瘤的区别

正确区分良、恶性肿瘤,必须根据肿瘤的病理形态改变并结合其临床表现,进行综合分析,才能做出客观、正确的诊断。现将良、恶性肿瘤的区别简要归纳为表1-5-1。

表1-5-1　良性肿瘤与恶性肿瘤的主要区别

区别要点	良性肿瘤	恶性肿瘤
分化程度	分化程度高,异型性小,与起源组织的形态相似。核分裂象无或稀少	分化程度低,异型性大,与起源组织的形态差别大。核分裂象多,可见病理性核分裂象
生长速度	通常生长缓慢	生长较快
生长方式	多呈膨胀性生长,常有包膜或蒂,边界清楚,有一定的活动度	侵袭性或外生性生长,无包膜,边界不清,常粘连固定,不活动
继发改变	很少发生坏死、出血、感染	常发生坏死、出血、溃疡形成及感染等
复发	很少复发	易复发
转移	不转移	常有转移
对机体的影响	较小,主要为压迫、阻塞或分泌激素造成的影响。除发生在要害部位者外,一般危害性不大	较大,除压迫、阻塞外,可因侵袭、扩散破坏生命重要器官,出现恶病质或严重并发症,危害性大

肿瘤虽有良、恶性之分,但两者的区别是相对的。如血管瘤虽为良性,但无包膜,常呈侵袭性生长;生长在要害部位(如颅内)的良性肿瘤也可危及患者生命。转移率低的恶性肿瘤,其生物学特性接近良性,如皮肤基底细胞癌。复发率高的良性肿瘤,其生物学特征接近恶性,如涎腺多形性腺瘤。各种恶性肿瘤的恶性程度也有差异,有的易早期侵袭转移,如鼻咽癌。有的则转移较晚,如子宫体腺癌。有些良性肿瘤,未得到及时治疗或经多次复发后,可转变为恶性肿瘤,称为恶性变,如结肠息肉状腺瘤

等。相反，偶见恶性肿瘤未经有效治疗，却部分或全部自发性消退，如黑色素瘤、神经母细胞瘤等，一般认为与机体免疫功能增强有关。有些肿瘤介于良、恶性之间，称为交界性肿瘤（borderline tumor），如卵巢交界性浆液性乳头状囊腺瘤、涎腺多形性腺瘤等。因交界性肿瘤有不同程度的潜在恶性表现，所以在临床上应针对其生物学特征，采取相应的治疗措施，以免复发或恶变。

第五节 肿瘤的命名与分类

一、肿瘤的命名

肿瘤命名的基本原则是应能科学地反映出肿瘤的组织来源，良、恶性及发生部位。

（一）良性肿瘤的命名

起源于任何组织的良性肿瘤都称为"瘤"。命名方法：部位+组织来源+瘤，其中来源于腺上皮者，称为腺瘤，如甲状腺腺瘤等。

（二）恶性肿瘤的命名

1. 癌（carcinoma） 来源于上皮组织的恶性肿瘤称为癌，命名方法：部位+组织来源+癌。根据起源组织的上皮类型又可分为鳞状细胞癌、腺癌和移行细胞癌等。

2. 肉瘤（sarcoma） 来源于间叶组织（包括纤维结缔组织、脂肪、肌肉、脉管、骨、软骨组织等）的恶性肿瘤称为肉瘤。命名方法：部位+组织来源+肉瘤，如左背部纤维肉瘤等。

在同一瘤体内既有癌又有肉瘤两种成分的恶性肿瘤，称为癌肉瘤（carcinosarcoma）。平常所谓"癌症"（cancer），泛指所有恶性肿瘤，包括癌和肉瘤。

（三）其他命名方式

有些肿瘤不按上述方法命名，而采用以下特殊命名法。

1. 母细胞瘤（blastoma） 多数为恶性，如肝母细胞瘤、肾母细胞瘤（Wilms瘤）、视网膜母细胞瘤等。少数为良性肿瘤，如骨母细胞瘤、软骨母细胞瘤等。

2. 在肿瘤名称前冠以"恶性"二字 如恶性畸胎瘤、恶性神经鞘瘤、恶性纤维组织细胞瘤等。

3. 以"瘤"字结尾的恶性肿瘤 如精原细胞瘤、黑色素瘤、淋巴瘤、骨髓瘤等。

4. 以"人名"或"病"命名的恶性肿瘤 为沿袭已久的习惯性名称,如白血病、霍奇金(Hodgkin)淋巴瘤、蕈样霉菌病等。

二、肿瘤的分类

目前肿瘤的分类仍以形态学为基础,根据组织来源将肿瘤分为五类(表1-5-2),每类又根据其分化程度和生物学特征,分为良性肿瘤与恶性肿瘤两大类。

表1-5-2 肿瘤分类举例

组织来源	良性肿瘤	恶性肿瘤
1. 上皮组织		
鳞状上皮	鳞状细胞乳头状瘤	鳞状细胞癌
基底细胞		基底细胞癌
腺上皮	腺瘤	腺癌(各种类型)
尿路上皮(移行细胞)	尿路上皮乳头状瘤	尿路上皮癌
2. 间叶组织		
纤维组织	纤维瘤	纤维肉瘤
纤维组织细胞	纤维组织细胞瘤	恶性纤维组织细胞瘤
脂肪组织	脂肪瘤	脂肪肉瘤
平滑肌组织	平滑肌瘤	平滑肌肉瘤
横纹肌组织	横纹肌瘤	横纹肌肉瘤
血管和淋巴管	血管瘤、淋巴管瘤	血管肉瘤、淋巴管肉瘤
骨组织	骨瘤	骨肉瘤
软骨组织	软骨瘤	软骨肉瘤
滑膜组织	滑膜瘤	滑膜肉瘤
间皮	间皮瘤	恶性间皮瘤
3. 淋巴造血组织		
淋巴组织		淋巴瘤
造血组织		白血病
4. 神经组织		
神经鞘膜组织	神经纤维瘤	神经纤维肉瘤
神经鞘细胞	神经鞘瘤	恶性神经鞘瘤

续表

组织来源	良性肿瘤	恶性肿瘤
胶质细胞	胶质细胞瘤	恶性胶质细胞瘤
原始神经细胞		髓母细胞瘤
脑膜组织	脑膜瘤	恶性脑膜瘤
交感神经节	节细胞神经瘤	神经母细胞瘤
5. 其他肿瘤		
黑色素细胞	色素痣	黑色素瘤
胎盘滋养叶细胞	葡萄胎	绒癌、侵蚀性葡萄胎
生殖细胞		精原细胞瘤、无性细胞瘤、胚胎性癌
性腺或胚胎剩件中全能细胞	畸胎瘤	恶性畸胎瘤

第六节 常见肿瘤

一、上皮组织肿瘤

（一）良性肿瘤

1. 乳头状瘤 来源于被覆上皮细胞,见于鳞状上皮、尿路上皮等被覆部位,称为鳞状细胞乳头状瘤、尿路上皮乳头状瘤。呈外生性生长,形成多个乳头状或手指状突起,根部细而为蒂。镜下乳头轴心为血管和结缔组织构成的间质,表面覆盖增生的肿瘤细胞,分化良好。但发生于外耳道、阴茎及膀胱的乳头状瘤切除后易复发或恶变。

2. 腺瘤 来源于腺上皮,多见于甲状腺、乳腺、胃肠道、涎腺、卵巢等处;发生于腺器官的腺瘤多呈结节状,常有包膜;发生于黏膜面的腺瘤多呈息肉状;分化较好的腺瘤常具有相应的分泌功能。根据形态特点可分为以下几种。① 息肉状腺瘤:多发生于胃肠道黏膜,呈息肉状,借细蒂与黏膜相连,其中大肠绒毛状腺瘤和家族性多发性结肠息肉病易癌变。② 纤维腺瘤:常见于女性乳腺,多为单个,呈结节状或分叶状,境界清楚。镜下见乳腺导管上皮细胞和周围结缔组织增生。③ 多形性腺瘤:为交界性肿瘤,常见于腮腺、颌下腺和舌下腺等处,起源于涎腺闰管上皮和肌上皮细胞,呈结节状,可有包膜。镜下见肿瘤由腺管、鳞状上皮、黏液样和软骨样组织等多种成分构成。④ 囊腺瘤:常见于卵巢,肿瘤细胞分泌大量黏液或浆液,使腺腔扩大并融合成囊腔。肿瘤细胞可向囊腔内呈乳头状增生,形成乳头状囊腺瘤,此型肿瘤易发生癌变。

(二) 恶性肿瘤

1. 鳞状细胞癌　多发生在有鳞状上皮被覆的皮肤、食管、阴茎、阴道、子宫颈等处,非鳞状上皮被覆的部位,如支气管、胆囊,则可通过鳞状上皮化生后发生鳞状细胞癌。肉眼肿瘤多呈菜花状或溃疡;镜下癌组织为不规则的条索或片块状癌巢,分化程度高的鳞癌,癌巢中可见细胞间桥和角化珠(图1-5-6)。

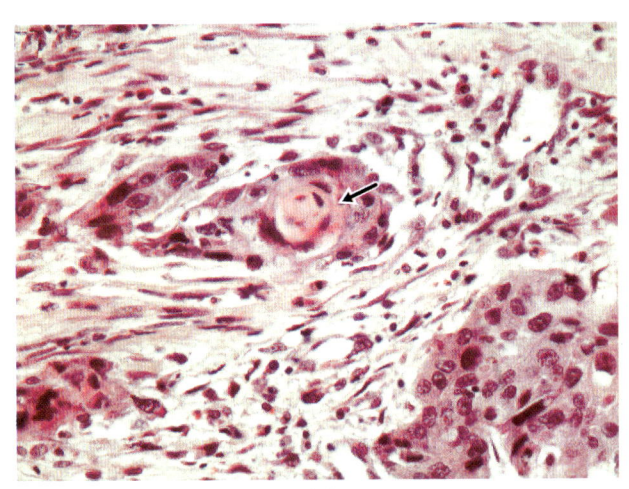

图1-5-6　高分化鳞状细胞癌(HE×400)

癌巢中可见角化珠(↑)

2. 基底细胞癌　来源于皮肤的基底细胞,多见于中老年人面部的眼睑、颊和鼻翼等处,形成边缘隆起、形状不规的溃疡。镜下,癌细胞呈多角形或梭形,形成大小不等的癌巢,边缘的癌细胞呈栅栏状排列。肿瘤生长较慢,很少发生转移,对放疗敏感,预后较好。

3. 尿路上皮癌　亦称移行细胞癌多源于膀胱、肾盂等处的泌尿道上皮细胞,常呈多发性乳头状外观,乳头纤细而质脆。易广泛侵袭和早期转移。

4. 腺癌　来源于腺上皮,常见于乳腺、胃肠道、肝、胆囊、甲状腺等处。肿瘤多呈结节状、菜花状、溃疡或弥漫浸润型。镜下,肿瘤分化较好的可形成大小不等、形态不规则的腺管样结构(图1-5-7);分化较差时,形成实性癌巢,称为实体癌;若癌巢小而少,间质纤维结缔组织多,质地硬,称为硬癌;若癌巢多,间质少,质地软,称为髓样癌或软癌。胃肠道的腺癌分泌大量黏液,堆积在腺腔内,肉眼呈半透明胶冻状,称为黏液腺癌或胶样癌;如癌细胞产生的黏液贮积于细胞内,使细胞呈球形,胞核受压偏于细胞一侧,此时癌细胞形如戒指,称为印戒细胞癌。

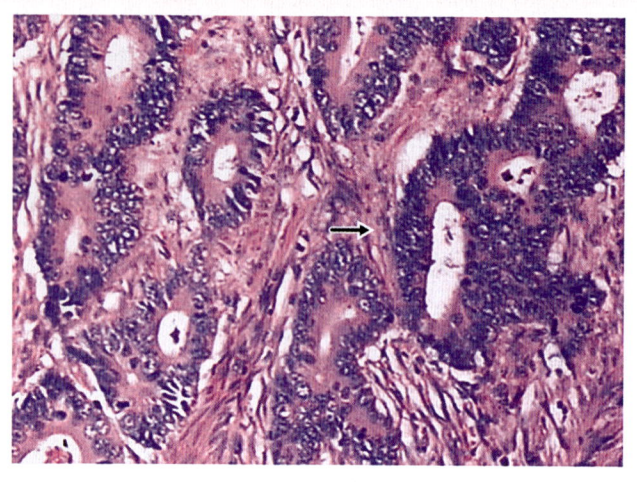

图 1-5-7　高分化腺癌(HE×200)

癌组织形成大小不一的腺管样结构(↑)

二、间叶组织肿瘤

(一) 良性肿瘤

1. 纤维瘤　多见于躯干及四肢皮下。肿瘤起源于纤维组织,多呈结节状,有包膜,切面灰白色,可见编织状纤维束,质地韧硬。镜下,见肿瘤由分化较好的成纤维细胞、纤维细胞和胶原纤维组成。肿瘤生长缓慢,切除后一般不复发。

2. 脂肪瘤　常发生于四肢和躯干的皮下组织。多呈分叶状或结节状,有完整的薄层包膜,切面淡黄色、油腻(图 1-5-8)。镜下,见肿瘤由分化成熟的脂肪细胞构成,间质为多量纤维组织和血管。与正常脂肪组织的区别就在于肿瘤有包膜。

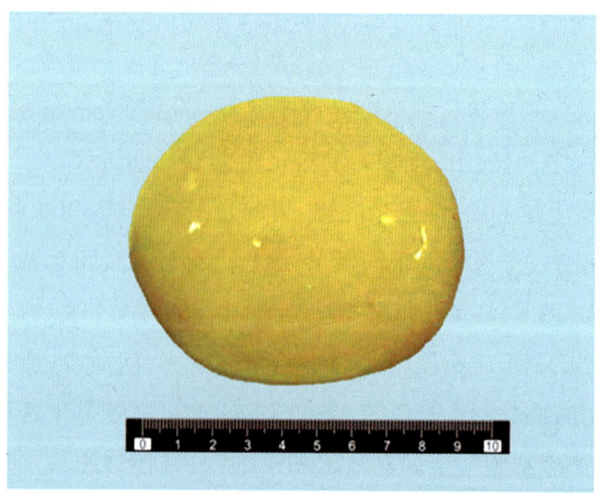

图 1-5-8　脂肪瘤

3. 脉管瘤　多为先天错构,儿童多见,体表多发。包括血管瘤和淋巴管瘤,前者多见。血管瘤又可分为以下几种类型。① 毛细血管瘤:由异常增生的毛细血管构成,皮肤多见。② 海绵状血管瘤:由较大、形状不规则和管壁厚薄不均的窦样血管构成。③ 混合型:上述两种改变并存。淋巴管瘤呈灰白色,半透明,无包膜,周界不清。发生在颈部的又称为囊状水瘤。

4. 平滑肌瘤　多见于子宫、胃肠道,也可发生于软组织。肿瘤大小不等,呈球形结节,境界清楚,包膜可有可无,切面灰白色编织状,由形态较一致的平滑肌瘤细胞组成。

5. 骨瘤　肿瘤主要由成熟的板层骨和部分编织骨构成,但骨小梁排列紊乱,缺乏正常的 Haver 管系统。本瘤好发于颅面部,生长缓慢,境界清楚。

6. 软骨瘤　肿瘤的主要成分是透明软骨,切面呈灰白或淡蓝色,可有钙化和骨化。镜下,见肿瘤由分化成熟的软骨细胞和软骨基质组成,呈不规则分叶状结构。

(二) 恶性肿瘤

起源于间叶组织的恶性肿瘤由于组织来源、病理与临床特点不同,需要与癌进行鉴别(表 1-5-3)。正确掌握癌与肉瘤的区别,有助于临床诊断和治疗。

表 1-5-3　癌与肉瘤的区别

区别点	癌	肉瘤
组织来源	上皮组织	间叶组织
发病率、年龄	常见,多发于 40 岁以上中、老年人	较少见,多发生于青少年
大体特点	质较脆,灰白色,干燥,切面多呈粗颗粒状,常伴有坏死	质较软,灰红色,湿润,切面细腻呈鱼肉状,常伴有出血
组织学特点	癌细胞呈巢状分布,实质与间质分界清楚	肉瘤细胞弥漫分布,实质与间质分界不清
网状纤维染色	癌巢周围有网状纤维包绕	肉瘤细胞间有网状纤维
免疫组化特点	上皮细胞性标志物,如角蛋白(keratin)、上皮细胞膜抗原(EMA)等阳性	上皮细胞性标志物阴性,但间充质性标志物,如波形蛋白、结蛋白等阳性
转移	多经淋巴道转移	多经血道转移

1. 纤维肉瘤　本瘤好发于四肢躯干深部软组织,发病年龄轻,恶性程度高,易复发和转移。肿瘤多呈结节状或不规则形,可有假包膜。镜下瘤细胞呈成纤维细胞样,异型性明显。

2. 脂肪肉瘤　本瘤好发于中老年人的大腿或其他深部组织。肿瘤多呈结节状或分叶状,可有薄层包膜。镜下见肿瘤由不同程度异型性的脂肪细胞和脂肪母细胞构成。

3. 横纹肌肉瘤　主要由不同分化阶段的横纹肌母细胞组成。根据形态特点可分为三型:胚胎性横纹肌肉瘤,腺泡状横纹肌肉瘤,多形性横纹肌肉瘤。横纹肌肉瘤早期经血道转移,预后差。

4. 平滑肌肉瘤　常见于中老年人。肿瘤呈不规则结节状,可有假包膜。镜下,见肿瘤分化较好者瘤细胞呈梭形,异型性不明显,呈相互交织状排列。分化差者瘤细胞显著多形性,排列紊乱,核分裂象易见。常以肿瘤大小和瘤细胞核分裂象多少作为诊断标准。

5. 血管肉瘤　好发于男性中老年人,见于各器官和软组织,肿瘤大小不等,边界不清,呈紫红色结节状,常伴坏死、出血或溃疡。镜下,肿瘤主要由肿瘤性内皮细胞和其围成的血管组成。复发率和转移率都较高,预后很差。

6. 骨肉瘤　肿瘤由骨膜中多潜能骨母细胞发生。镜下,肿瘤细胞呈圆形、梭形或多角形,异型性明显,并见肿瘤性骨样组织和骨质。多发生于股骨下端,胫骨和肱骨上端。骨肉瘤为高度恶性肿瘤,常经血道转移到肺,预后差。

三、其他

1. 神经外胚叶源性肿瘤　由神经外胚叶起源的肿瘤种类很多,包括中枢神经系统、周围神经系统肿瘤、能分泌多肽激素及胺的 APUD 系统来源的肿瘤、视网膜母细胞瘤、色素痣和黑色素瘤等。

(1) 视网膜母细胞瘤:是来源于视网膜胚基的恶性肿瘤。此瘤是一种常染色体显性遗传疾病,并有家族史。大多数发生在一侧眼内,但亦可在双眼发生。肉眼观肿瘤为灰白色或黄色的结节状肿物,切面有明显的出血及坏死,并可见钙化点。镜下见肿瘤由小圆细胞构成,核圆形、深染,核分裂象多见。有的瘤细胞围绕一空腔呈放射状排列,形成菊形团。该肿瘤大多数发生在 3 岁以内的婴幼儿,预后不好。

(2) 黑色素瘤:又称为恶性黑色素瘤,是一种高度恶性肿瘤。大多数见于 30 岁以上成人,可一开始即为恶性,但通常由交界痣恶变而来。黑痣色素加深、体积增大、生长加快或溃破、发炎和出血等是恶变的象征。黑色素瘤的组织结构呈多样性,瘤细胞核大,常有粗大的嗜酸性核仁,胞质内可有黑色素颗粒,也可没有黑色素颗粒,称为无黑色素性黑色素瘤,但多巴反应可为阳性。预后大多很差,晚期可有淋巴道及血道转移。

2. 多种组织构成的肿瘤　由两种以上不同类型组织构成的肿瘤,称为混合瘤。

(1) 畸胎瘤:畸胎瘤(teratoma)是来源于性腺或胚胎剩件中全能细胞的肿瘤,含有两个以上胚层的多种多样组织成分(图 1-5-9)。根据其外观又可分为囊性及实性两种;根据其组织分化成熟程度不同,又可分为良性畸胎瘤和恶性畸胎瘤二类。本瘤最常发生于卵巢和睾丸,偶可见于纵隔、骶尾部、腹膜后、松果体等中线部位。

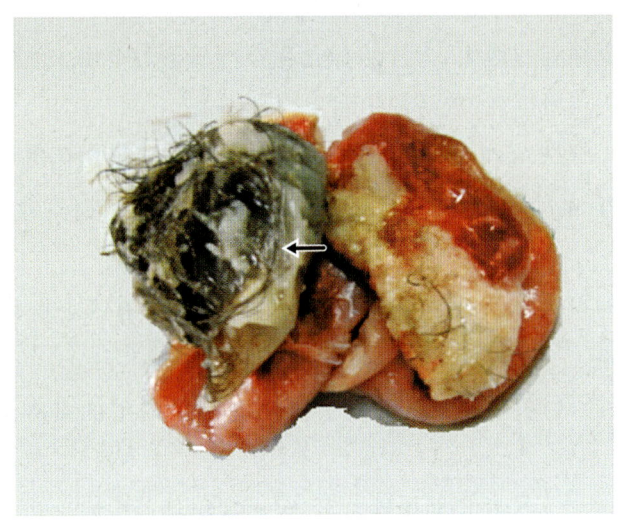

图 1-5-9　畸胎瘤

肿瘤含有多种成分,可见毛发(↑)

(2) 肾胚胎瘤:又称为肾母细胞瘤或 Wilms 瘤。由肾内残留的胚基组织发展而来,多见于 5 岁以下儿童。肿瘤成分多样,除见胚基细胞呈巢团状排列,及形成幼稚的肾小球或肾小管样结构外,间质中可见疏松的黏液样组织,有时还可见到横纹肌、软骨、骨或脂肪组织。

(3) 癌肉瘤:既有癌又有肉瘤成分者称为癌肉瘤(carcinosarcoma)。癌的成分可为鳞状细胞癌、移行细胞癌、腺癌等;肉瘤成分可为纤维肉瘤、平滑肌肉瘤、横纹肌肉瘤、软骨肉瘤等。

第七节　癌前病变、原位癌和早期浸润癌

一、癌前病变

癌前病变是指某些具有癌变潜在可能的良性病变,如长期存在即有可能转变为癌。早期发现与及时治疗,对肿瘤预防具有重要意义。

1. 结肠、直肠的息肉状腺瘤　可以单发或多发。多发者常有家族史,属遗传性癌前病变,据统计 100% 的病人在 50 岁前发生癌变。

2. **慢性子宫颈炎**　子宫颈慢性炎症致子宫颈阴道部的鳞状上皮坏死、脱落,继而由子宫颈管内膜的单层柱状上皮所取代。该处呈粉红色或鲜红色,称为子宫颈糜烂(假性糜烂)。少数患者可通过不典型增生进展为子宫颈鳞状细胞癌。

3. **乳腺纤维囊性病**　常见于40岁左右妇女,由内分泌失调所致。表现为乳腺小叶导管和腺泡上皮细胞的增生,大汗腺样化生及导管囊性扩张,间质纤维组织增生。其中伴导管内乳头状增生者,较易发生癌变。

4. **黏膜白斑**　常发生在口腔、食管、外阴和阴茎等处,呈白色斑块状,表现为黏膜鳞状上皮过度增生和过度角化,并出现一定的异型性,如长期不愈可转变为鳞状细胞癌。

5. **慢性萎缩性胃炎**　慢性萎缩性胃炎胃黏膜腺体可有肠上皮化生,可通过不典型增生进展为胃癌。

6. **慢性溃疡性结肠炎**　在反复发生溃疡和黏膜增生的基础上可进展为结肠腺癌。

7. **皮肤慢性溃疡**　皮肤长期慢性刺激,可出现鳞状上皮增生和非典型增生,有的可发生癌变。常见于小腿慢性溃疡。

8. **肝硬化**　慢性活动型乙型肝炎所致肝硬化病人,相当一部分可进展为肝癌。

二、非典型增生与原位癌

非典型增生是指细胞过度增生,呈现一定程度的异型性,但还不足以诊断为恶性。主要指上皮,这种增生可发生于皮肤或黏膜表面的被覆上皮,也可发生于腺上皮,可分为轻、中、重三级。轻度和中度的非典型增生(累及上皮层下部的1/3~2/3处),在病因消除后可恢复正常;累及上皮2/3以上的重度非典型增生很难逆转,当累及全层时则相当于原位癌。近年来提出的上皮内瘤变的概念,轻度非典型增生相当于上皮内瘤变Ⅰ级,中度非典型增生相当于上皮内瘤变Ⅱ级,而重度非典型增生和原位癌合并归属于上皮内瘤变Ⅲ级。

原位癌是指癌细胞仅在上皮层内,尚未突破基底膜的恶性肿瘤。较常见的有子宫颈、食管、皮肤等处鳞状细胞原位癌(图1-5-10),乳腺导管内癌和小叶原位癌等。早期发现,可以完全治愈;反之,则可能发展为浸润性癌。

三、早期浸润癌

早期浸润癌是指癌细胞已突破基底膜,但浸润深度不超过基底膜下 5 mm 者。原位癌和早期浸润癌均属于早期癌,一般肉眼不能判断,只有在显微镜下才能确诊。

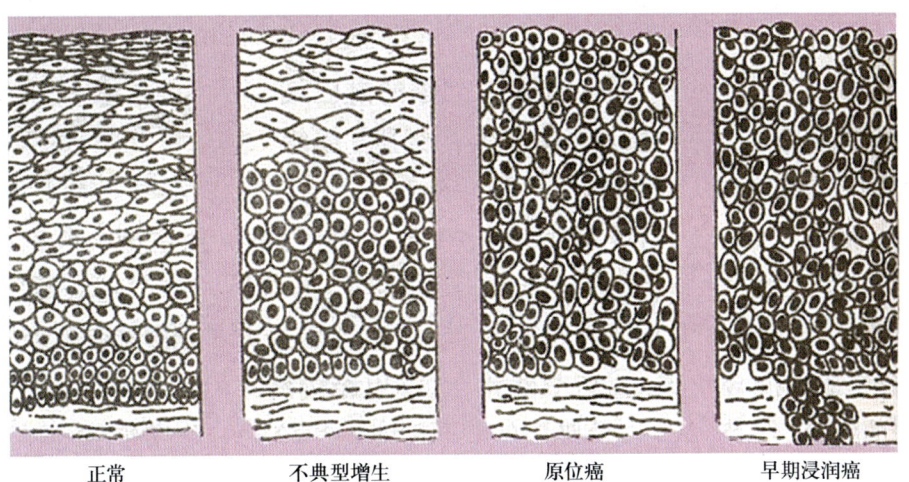

正常　　　不典型增生　　　原位癌　　　早期浸润癌

图 1-5-10　正常鳞状上皮与原位癌及早期浸润癌

第八节　肿瘤的病因及发病机制

治愈和预防肿瘤的关键是查明肿瘤的病因及其发病机制。肿瘤的病因学十分复杂，大量实验证明肿瘤的发生是多种外界和内在因素共同作用的结果。其特点是多因素交互作用，有的起致癌作用，即诱导细胞转化，有的起促癌作用。一种因素通过不同途径可以引起不同的肿瘤，而同一种肿瘤可以由不同的因素作用所致。目前，随着分子生物学的迅速发展，尤其是对肿瘤原癌基因及抑癌基因的研究，已初步揭示了某些肿瘤的病因和发病机制，但还未完全阐明。

一、外界致癌因素

（一）化学致癌因素

目前已确认的化学致癌物质有很多种，其中绝大多数为间接致癌物，需要在体内（主要是肝脏）进行代谢、活化后才能致癌；少数则不需要在体内进行转化即可致癌，称为直接致癌物。

化学致癌物大多与环境污染和职业因素有关，常见的化学致癌物有以下几类：① 多环芳烃：常见的有 3,4-苯并芘、1,2,5,6-双苯并蒽等，可能引起肺癌、胃癌等肿瘤。② 芳香胺与氨基偶氮染料：芳香胺中的乙萘胺和联苯胺可引起膀胱癌；奶油黄、猩红等氨基偶氮染料则可引起肝细胞癌。③ 亚硝胺类物质：亚硝酸盐在胃内酸性环境中与来自食物的各种二级胺合成亚硝胺，其致癌谱广，致癌作用强，可引起食管癌、胃癌、肝癌、肺癌、鼻咽癌等肿瘤。④黄曲霉毒素：广泛存在于霉变的粮食作物中，主要诱发肝癌。⑤其他：烷化剂与酰化剂（如抗癌药环磷酰胺、氮芥等），这类药物的使用可诱发第2种恶性肿瘤；金属元素镍、铬可引起鼻咽癌、肺癌，砷可引起皮肤癌，镉则与前列腺癌、肾癌的发生有关。

（二）物理性致癌因素

物理性致癌因素主要有电离辐射（X线、γ线、亚原子微粒等）以及紫外线照射。电离辐射能使染色体断裂、易位和发生点突变，激活癌基因或灭活抑癌基因，从而导致肿瘤的发生。长期接触X线及放射性核素可引起皮肤癌、白血病、肺癌等。紫外线长期过度照射可引起外露皮肤的鳞状细胞癌、基底细胞癌和黑色素瘤。

（三）生物性致癌因素

能引起人类或动物肿瘤，或在体外能使细胞发生恶性转化的病毒称为肿瘤病毒。已知有上百种肿瘤病毒，其中2/3为RNA病毒，1/3为DNA病毒。

病毒感染宿主细胞后，其遗传物质可以整合到宿主细胞DNA中，并使宿主细胞发生转化。已经发现人类乳头状瘤病毒与子宫颈鳞状细胞癌，EB病毒与Burkitt淋巴瘤、鼻咽癌和某些霍奇金淋巴瘤有关，乙型肝炎病毒与肝细胞性肝癌的发生有密切关系。

此外，研究发现，幽门螺杆菌引起的感染与胃的黏膜相关淋巴组织（mucosa-associated lymphoid tissue, MALT）发生的MALT淋巴瘤有关。

二、肿瘤发生的内在因素

（一）遗传因素

大量的流行病学及临床资料显示，视网膜母细胞瘤、Wilms瘤，甚至大肠癌、乳腺癌、肝细胞癌等的发生都具有遗传倾向和家族聚集的特征。人类与遗传有关的癌症可分为以下3种。

1. **常染色体显性遗传的肿瘤** 如视网膜母细胞瘤、家族性结肠多发性腺瘤性息肉病等，有明显家族史，以常染色体显性遗传的规律遗传。特点是早年发病，呈多发性，常累及双侧器官。其发生的分子基础是抑癌基因（如Rb、p53、APC等）的突变或缺失所致。

2. **常染色体隐性遗传的肿瘤** 如着色性干皮病患者经紫外线照射后易患皮肤癌，毛细血管扩张性共济失调症患者多发生急性白血病和淋巴瘤。其发生的分子基础是DNA修复基因突变，导致DNA修复缺陷。

3. **遗传因素与环境致癌因素起协同作用** 如乳腺癌、胃肠癌、鼻咽癌、白血病等有明显家族史。决定这类肿瘤的遗传因素是多基因的,而环境因素更为重要。

应该指出,真正直接遗传的肿瘤只是极少数,大多数肿瘤遗传的只是对致癌因子的易感性。

(二)免疫因素

恶性转化是遗传基因改变引起的。机体的免疫监视功能正常时,可以发现并消灭这些"非己"的转化细胞。机体的抗肿瘤免疫以细胞免疫为主,而细胞毒性T细胞(CTL)扮演着重要角色,其他相关细胞有杀伤性T细胞、K细胞、自然杀伤细胞和巨噬细胞。

临床资料显示,免疫功能低下或缺陷者如AIDS病患者、肾移植患者等某些肿瘤的发病率明显升高。通过免疫治疗可使肿瘤消退。

(三)种族因素

某些肿瘤的发生有明显的种族倾向。这可能与不同的地理环境、生活习惯、遗传等多种因素的影响有关。

(四)年龄、性别和激素因素

年龄对肿瘤的发生也有一定的影响,如神经母细胞瘤、肾母细胞瘤等好发于儿童;骨肉瘤、横纹肌肉瘤好发于青年人,大部分癌则以老年人多见。男性肺癌、食管癌、胃癌、大肠癌、肝癌等的发生明显多于女性,女性生殖器官肿瘤、甲状腺肿瘤、乳腺肿瘤及胆囊癌的发生则明显多于男性。肿瘤发生的性别差异,可能与体内激素水平不同及接触致癌物质的机会不同有关。内分泌功能紊乱与某些肿瘤的发生、发展有一定的关系,如乳腺癌、子宫内膜腺癌与雌激素过多有关,垂体前叶激素可促进肿瘤的发生和转移,肾上腺皮质激素则可抑制某些造血系统恶性肿瘤的生长与扩散。

三、肿瘤的发病机制

肿瘤的发病机制是一个极其复杂的问题,下面是目前比较公认的几种观点。

(一)癌基因的激活

Varmus和Bishop首先发现了原癌基因并提出原癌基因具有活化成致癌基因的能力。原癌基因是指存在于正常细胞内,编码促进细胞生长物质的基因序列。癌基因则是由原癌基因衍生而来的具有转化细胞能力的基因。

原癌基因编码的蛋白质大多对正常细胞的生长起十分重要的作用,如细胞生长因子和生长因子受体(如血小板衍化生长因子)、重要的信号转导蛋白(GTP 结合蛋白)、核调节蛋白(如转录激活蛋白)和细胞周期调节蛋白(如周期素),它们对正常细胞的生长与分化起正性调控作用。

在各种致瘤因素作用下,正常细胞内处于正常或有限表达的原癌基因可被激活为具有促进细胞转化能力的癌基因。原癌基因激活的常见方式有两种:① DNA 结构改变,包括点突变、染色体重排和基因扩增及转位等,从而产生具有异常功能的癌蛋白。② 基因表达调控异常,即原癌基因结构未发生改变,而是由于调节水平的改变,造成基因过度表达,产生过多的正常生长促进蛋白。

(二)抑癌基因失活

抑癌基因是正常细胞内存在的一类抑制细胞生长、促进细胞分化的基因群(如 Rb、p53 等)。抑癌基因表达的蛋白质对细胞的生长起负性调控作用,当其功能受到抑制或丧失时,可使遗传信息受损的细胞无障碍地进入增殖期,从而促进细胞的转化,导致细胞分化不成熟和过度增生。

(三)凋亡调节基因和 DNA 修复基因

近年发现调节细胞进入凋亡的基因和 DNA 修复基因在某些肿瘤的发生上也起着重要的作用。在某些情况下,由于凋亡调节基因异常,如凋亡抑制蛋白过表达就会促进肿瘤发生或演进;当 DNA 修复基因缺陷,DNA 发生损伤的细胞不能被有效地清除或修复,这种有 DNA 缺陷的细胞就会不断地增殖。

(四)肿瘤的形成

恶性肿瘤的发生是一个长期的多因素作用下多步骤的过程。一般认为至少可以分为 3 个阶段。① 激发阶段:这时环境和遗传的致癌因素,以协同或序贯的方式引起靶细胞 DNA 突变。② 促发阶段:由于癌基因的活化、抑癌基因的失活和调节基因的改变,突变细胞出现生长调节蛋白的表达异常,促使细胞转化。③ 演进阶段:个别转化细胞逃脱宿主免疫监视,出现克隆性扩增,并随着附加突变的积累,形成异质化的实体瘤,最终获得浸润、转移的能力。

第九节 肿瘤的病理学检查

病理学检查是肿瘤和其他疾病的常用诊断方法,尤其是在鉴别真性肿瘤与瘤样病变,确定肿瘤的良恶性、组织学类型以及肿瘤的侵袭、转移等情况时起决定性作用。

一、细胞学检查

细胞学检查主要用于诊断恶性肿瘤和发现癌前病变,分为脱落细胞检查和针吸细胞检查。前者是采集含有脱落细胞的体液或分泌物,直接涂片或取其沉淀物涂片;后者是通过细针抽吸方法获取某些部位的细胞,然后制成涂片;经染色后在光学显微镜下观察细胞形态,已成为肿瘤普查和早期诊断的重要手段之一。细胞学检查因只能观察单细胞的形态,有一定的局限性。必要时可做活组织检查,以便确诊。

二、活体组织检查

活体组织检查简称"活检",从病人身体(活体)采取病变组织,制成病理组织切片,在显微镜下观察细胞形态和组织结构的变化,并结合有关临床资料做出病理诊断。这是最常用的、有高度准确性的病理诊断方法。

1. 标本取材　肿瘤标本的取材与送检关系到病理诊断结果的准确性,送检标本必须采集到具有代表性病变的组织,这是病理学检查的关键。

(1) 钳取:适用于皮肤和腔道黏膜的浅表性病变。对溃疡性病变要钳取溃疡边缘的病变组织及其周围组织,对外生性肿瘤要钳取根部较深的组织。

(2) 切取:适用于较大的深部肿瘤取材和胸、腹腔肿瘤的探查取材。切取的肿瘤组织要带有少量周围正常组织,要根据肿瘤数目、大小及深度,选取有代表性的部位,要避开坏死区或继发感染的区域;体积较小、位置较浅的肿瘤完整切除后送检;对外生性带蒂肿瘤要连同其蒂深部的组织一并切除送检;对淋巴结要完整切除送检。

(3) 吸取:即以粗针穿刺,吸取小块组织做切片检查,适用于乳腺、甲状腺、淋巴结、肝、肾等部位病变的检查。本法损伤小、病人痛苦少,缺点是所取组织较少。

2. 标本固定　将采取的活体组织置于固定液中,使其不发生自溶与腐败,保持采取时的形态。广泛使用的固定液以4%的中性甲醛溶液效果最好。标本固定要注意:① 标本采取后应立即固定;② 固定液的量应为标本的5~10倍;③ 固定标本的容器口径要大于标本的最大直径,以方便取出。

3. 标本送检　标本容器上应粘贴有病人姓名、性别、年龄以及病区、病床号的标签,如一个病人有多处取材或为癌症根治术标本,应逐一分装编号送检,以免混淆出错;标本送检要及时,并办理交接登记手续。

4. 填写病理检验申请单　病理检验申请单所列各项应逐一准确填写,主要包括病人姓名、性别、年龄、职业、婚姻状况、月经周期时间、孕产史、既往史、家族史、肿瘤生长情况、体格检查所见，完整病历摘要和手术所见，送检物名称和取材部位，各项辅助检查结果以及曾使用过的治疗手段和剂量等，这些对病理医生及时做出准确的病理诊断是必不可少的临床资料。

三、特殊检查

组织化学及免疫组织化学技术、电镜、图像分析、核酸杂交、PCR、流式细胞、组织芯片等技术均可应用于肿瘤病理学检查和研究。

本章小结

1. 肿瘤是机体在各种致瘤因素作用下，局部组织细胞在基因水平上失去对其生长的正常调控，导致异常增生而形成的新生物，这种新生物常表现为局部肿块。肿瘤的增生与生理性再生、组织修复再生、炎性增生有着本质区别。

2. 肿瘤的形态多种多样，大小与肿瘤性质、生长时间、生长速度、发生部位等有关，颜色多呈灰白色或灰红色，与起源组织有关，质地取决于瘤细胞的组织来源、数量及其与间质的比例，一般为单发性，少数呈多发性。

3. 肿瘤的实质即肿瘤细胞，是特异性成分，是分类、命名和组织学诊断的主要依据；间质主要是由脉管和结缔组织构成，对实质起着支持营养作用。

4. 肿瘤组织无论在细胞形态和组织结构上，都与其发源的正常组织有不同程度的差异，这种差异就称为异型性。异型性是区分肿瘤良、恶性的重要组织学依据。结构的异型性主要是指肿瘤细胞丧失了正常的排列方式或极性以及与间质的关系紊乱等。细胞异型性主要表现在细胞的多形性、核的多形性。

5. 肿瘤的生长速度与细胞群体动力学、肿瘤细胞的凋亡率、肿瘤的演进与异质性、肿瘤血管生成等因素有关。

6. 肿瘤的生长方式主要有膨胀性、浸润性、外生性生长。

7. 扩散方式包括直接蔓延和转移。瘤细胞沿组织间隙、脉管壁或神经束衣等不间断地侵袭和破坏邻近组织或器官，并继续生长，称为直接蔓延。恶性肿瘤细胞从原发部位侵入脉管或体腔，被带到他处继续生长，形成与原发瘤同种类型肿瘤的过程称为转移。常见转移途径有三种：淋巴道是癌最常见的转移途径，血道是肉瘤最常见的转移途径，当体腔内器官的恶性肿瘤侵袭器官浆膜时，瘤细胞可脱落并像播种一样散落于体腔的浆膜或其他器官表面，继续生长并形成多个转移瘤，称为种植性转移。

8. 肿瘤对机体的影响主要取决于其良恶性，也受生长方式、生长时间、继发改变等因素影响，局部有压迫和阻塞、侵袭和破坏、出血和感染、疼痛；全身性影响有恶病质、内分泌激素的影响和副肿瘤综合征。

9. 区别良恶性肿瘤可从7个方面进行,主要为分化程度。

10. 良性肿瘤的命名是组织来源再加"瘤"字。起源于上皮组织的恶性肿瘤统称为癌,起源于间叶组织的恶性肿瘤统称为肉瘤。癌与肉瘤可从7方面区别,主要为组织来源。

11. 癌前病变是指某些具有癌变潜在可能性的良性病变,如果长期不治愈有可能转变为癌。原位癌是指癌变仅见于黏膜上皮层内或皮肤表皮层内,波及上皮或表皮全层,但尚未突破基底膜的早期癌。非典型增生是指上皮细胞过度增生,形态呈现一定程度的异型性,但还不足以诊断为癌。临床上常用上皮内瘤变这一概念来描述上皮从非典型增生到原位癌的连续过程。早期浸润癌是指癌细胞突破基底膜向间质内浸润性生长,但浸润深度不超过基底膜下 5 mm 者。

练习题

一、思考题及名词解释

1. 通过这一章节的学习你对肿瘤的概念和恶性特征有哪些认识?
2. 肿瘤对机体造成的影响主要有哪些?
3. 一位吸烟多年的男性患者,近月来咳嗽、咳痰,有时痰带血丝,X 线检查显示右肺门处有一边界清楚的阴影,为了进一步明确诊断,你认为还要做哪些检查?
4. 名词解释:异型性,癌,肉瘤,转移,交界性肿瘤,癌前病变,原位癌。

二、临床病例讨论

病史摘要:鲁××,男性,28 岁,2006 年 4 月 7 日因咳血性痰 4 个月,阵发性咳嗽及胸疼两个月入院。病人于 2005 年 11 月在学习时经常感疲倦无力,夜间睡眠不佳,时有盗汗,食欲减退。咳嗽时而痰中带血,持续半年,至 2006 年 3 月,咳嗽较前剧烈,伴有呼吸困难,并有胸痛,曾入某疗养所休养,经 X 线检查诊断为浸润性肺结核,服异烟肼治疗。约 1 个月后左锁骨下发现 1 个包块,经某医院诊断为"纤维瘤"而切除。但治疗后症状并未减轻。既往史:患者于 2004 年 10 月因左膝关节疼痛,并渐加重,于 2005 年 2 月在医院检查,见左股骨下端有一肿物,15 cm×12 cm×8 cm,卵圆形,表面光滑,质地硬,患肢活动受限制。心肺透视正常。乃于 2005 年 2 月 25 日行左股骨高位截肢术及左腹股沟淋巴结摘除术,同年 4 月又行左髋关节离断术,将股骨头及股骨完全切除,于 2005 年 5 月出院。

体格检查:体温 36.8℃,有呼吸困难,但无发绀,左腋淋巴结肿大如小枣,右腹股沟淋巴结如花生米粒大,可活动。胸部叩诊右胸第 2、第 3 肋间呈浊音,听诊呼吸音减弱,左下肢已截除。

化验:血红蛋白 92 g/L,红细胞 $5.35×10^{12}$/L,白细胞 $6.9×10^9$/L,中性粒细胞 0.71,淋巴细胞 0.27,嗜酸性粒细胞 0.02。红细胞沉降率 22 mm/h。痰中带血、黏稠,白细胞(+++),红细胞(++),但未查见瘤细胞。浓缩查结核杆菌(-),结核菌培养(-)。

于 2006 年 4 月 7 日入某疗养院,6 月 5 日死于该院。

尸检:右胸膜腔内含血性液体约 900 ml,左侧约 100 ml,右侧胸膜表面有散在的大小不等的圆形、质硬、灰红色结节 9 个,直径 0.5~3.0 cm。右肺底部与膈肌粘连,左胸膜表面有类似结节 2 个,左肺底部有结节一个,纵隔多数淋巴结肿大。左肺重 1 100 g,肺表面散在有大小不等、灰红色、圆形或不规则结节。直径 0.5~7.0 cm,切面肺组织多处为上述结节代替,结节切面灰红及灰白,有的部分呈灰蓝色、微透明,并有放射状细小条纹,扪之质硬、沙砾感,并有出血及坏死区。右肺重 1 260 g,病变大致与左肺相同,支气管壁已被上述肿物破坏,并突入支气管腔内,但未完全阻塞。显微镜检查:均为典型的骨肉瘤形态学改变。

病理诊断:① 左股骨下端骨肉瘤,在两肺、胸膜、膈肌、支气管、左腋下淋巴结及小肠壁呈转移病灶;② 支气管旁淋巴结结核。

讨论:

(1) 患者死亡的原因是什么?

(2) 试以病理改变解释咯血、胸痛、呼吸困难等症状。

(亢春彦)

第六章 心血管系统疾病

第一节 动脉粥样硬化
第二节 冠状动脉粥样硬化及冠心病
第三节 原发性高血压
第四节 风湿病
第五节 感染性心内膜炎
第六节 心瓣膜病

思维导图

学习目标

知识目标

1. 掌握冠心病、心肌梗死、高血压病、风湿小体的概念。
2. 掌握动脉粥样硬化的基本病理变化;冠心病的主要原因、心肌梗死的原因、好发部位及并发症;高血压病的病理变化及临床病理联系;风湿病的基本病理变化及风湿性心内膜炎的病理变化。
3. 熟悉动脉粥样硬化、高血压病、风湿病、心瓣膜病的病因及发病机制;主要动脉粥样硬化、感染性心内膜炎的病变特点和对机体影响。
4. 了解心绞痛、慢性缺血心脏病的病因及临床表现;恶性高血压病、风湿病心脏以外病变和心瓣膜病病变特点。

能力目标

1. 能够针对动脉粥样硬化、高血压病的危险因素进行临床宣教,指导预防。
2. 能够识别常见心血管系统疾病的大体标本的主要病变并能进行描述;辨认冠状动脉粥样硬化的病理组织切片并绘出简图加以描述。

素养目标

1. 树立健康意识,养成良好的劳动、生活习惯。
2. 增强学生的职业认同感,端正学习、工作态度。
3. 培养医学责任感和使命感,逐步形成临床逻辑思维。

在世界各地疾病发病率和死亡率的统计中,心血管和脑血管疾病合在一起占第一位。大多数心血管疾病是后天的,如动脉粥样硬化症、高血压病、感染性心内膜炎、风湿病、心肌炎、心肌病等;少数心血管疾病是由于胚胎发育异常引起的。但不管哪一种心血管疾病,最终都因心输出量减少不能满足机体组织代谢需要,导致一系列功能和代谢的变化而发展为心力衰竭。本章主要介绍一些较常见的心脏和血管疾病。

第一节 动脉粥样硬化

动脉粥样硬化(atherosclerosis,AS)是严重危害人类健康的常见病,近年在我国的发病率有上升趋势。本病多见于40岁以上的中年人,病变主要累及大、中动脉,可引起冠心病、脑卒中、肾硬化、肢体坏疽及主动脉瘤等严重后果。

动脉硬化(arteriosclerosis)泛指动脉壁发生了非炎症性、退行性和增生性改变而致硬化的一类疾病,包括动脉粥样硬化、动脉中膜钙化和细动脉硬化,其中动脉粥样硬化最常见。

一、病因和发病机制

微课:动脉粥样硬化的危险因素及发病机制

(一)病因

动脉粥样硬化的确切病因仍不清楚,下列因素被视为危险因素。

1. **血脂异常** 病变中的脂质源于血浆脂蛋白的浸润,主要为胆固醇(TC),包括游离胆固醇及胆固醇酯,其次为三酰甘油(TG)、载脂蛋白B(Apo B)等。通常所指的高脂血症实际是指血浆总胆固醇和(或)三酰甘油的异常增高。

流行病学调查研究证明,大多数 AS 患者血中胆固醇水平高于正常人,而病变严重程度随血浆胆固醇水平的升高而加重,尤其是血浆低密度脂蛋白(LDL)、极低密度脂蛋白(VLDL)水平的持续升高和高密度脂蛋白(HDL)的降低与 AS 的发病成正相关。近年研究还发现,LDL被动脉壁细胞氧化修饰成为氧化型 LDL 后,易被巨噬细胞摄取吞噬,促进巨噬细胞形成泡沫细胞,具有促进粥样斑块形成的作用。相反,HDL可通过胆固醇逆向转运机制清除动脉壁的胆固醇,防止 AS 的发生。另外,HDL还有防止 LDL 氧化作用,以减少内皮细胞对其摄取量。

LDL、VLDL 和 TG 异常升高与 HDL 的降低同时存在,是一组高危险的血浆脂蛋白综合征,对 AS 的发生、发展具有极为重要的意义。

2. **高血压** 高血压与动脉粥样硬化虽各为独立的疾病,但前者能促使后者提早发生并加重其病变程度,是动脉粥样硬化最重要的危险因素之一。高血压时由于血流对血管壁的机械性压力和冲击作用较大,动脉内膜容易受损,这不仅使血中脂蛋白易于浸入内膜,同时内膜下胶原纤维暴露,又可引起血小板聚集,血小板释放生长因子,刺激中膜平滑肌细胞增生并移入内膜,吞噬和分解脂蛋白,并产生胶原纤维和弹性纤维,最终形成本病特有的斑块。

3. 吸烟　流行病学资料表明,吸烟是心肌梗死主要的、独立的危险因子。大量吸烟可使血液中 LDL 易于氧化,并导致一氧化碳浓度升高而损害血管内皮细胞和刺激内膜胶原纤维增生,促进动脉粥样硬化的发生。另外,烟草含有一种糖蛋白,可激活凝血因子Ⅷ及某种致突变物质,后者可致血管壁平滑肌细胞增生,并促使附壁血栓形成,继而形成机化斑块。

4. 引起继发性高脂血症的疾病　① 糖尿病患者血中三酰甘油和 VLDL 水平明显升高,HDL 水平较低,而且高血糖可致 LDL 氧化,促进血液单核细胞迁入内膜及转变为泡沫细胞。② 高胰岛素血症可促进动脉壁平滑肌细胞增生,而且胰岛素水平与血 HDL 含量呈负相关。③ 甲状腺功能减退症、肾病综合征等均可引起高胆固醇血症。

5. 其他　① 年龄:大量资料表明,动脉粥样硬化的检出率和病变程度均随年龄的增加而增高。② 遗传:冠心病的家族聚集现象提示遗传因素是动脉粥样硬化的危险因素。家族性高胆固醇血症患者是由于 LDL 受体的基因突变致功能缺陷,导致血浆 LDL 水平极度增高,年龄很小就可发病。③ 性别:女性在绝经期前其发病率低于同年龄组男性,但在绝经期以后,这种差别即消失,这是由于雌激素具有改善血管内皮细胞的功能,降低血胆固醇水平的作用。④ 肥胖:肥胖易患高脂血症、高血压和糖尿病,间接促进动脉粥样硬化的发生。

(二) 发病机制

AS 发病机制未完全阐明,脂质渗入、内皮细胞损伤、慢性炎症、巨噬细胞作用、平滑肌细胞突变等学说相结合可解释粥样斑块的形成环节。

1. 脂质渗入学说　AS 是血浆中脂质通过动脉内膜逐渐浸润聚集内膜下,再继发其他改变而形成粥糜样斑块。分子小而致密的 LDL 易穿透动脉内膜,后被巨噬细胞吞噬形成泡沫细胞,形成 AS 的早期病变。

2. 内皮细胞损伤及慢性炎症学说　各种原因(LDL、吸烟、高胆固醇血症、毒素等)可引起内皮细胞损伤,损伤内皮细胞可分泌多种生长因子,它们可吸引单核细胞聚集及刺激中膜平滑肌细胞增生,在受体介导下,源源不断地摄取氧化的脂质,形成单核细胞源性及平滑肌细胞源性两种泡沫细胞。慢性炎症反应也参与 AS 病变形成,近年 C 反应蛋白已被美国心脏协会推荐为预测冠心病危险的临床检测指标。

3. 平滑肌突变及巨噬细胞作用学说　平滑肌细胞的增殖和迁移是 AS 的形成环节，平滑肌成分越多的血管对粥样硬化损伤的反应越活跃，冠状动脉就属此类。AS 病变形成中，单核巨噬细胞发挥吞噬脂质、促进平滑肌细胞增殖及参与炎症和免疫过程等重要作用。

二、病理变化

（一）基本病变

动脉粥样硬化主要发生在大、中动脉，根据病变发展过程可将其分为以下四个时期。

1. 脂斑脂纹（fatty streak）　是早期病变。肉眼观察：动脉内膜表面呈斑点状或条纹状黄色病灶，平坦或微隆起。镜下观察：病灶处内皮细胞下有大量泡沫细胞聚集。泡沫细胞圆形，体积较大，胞质内有大量小空泡，苏丹Ⅲ染色为橘红色，证明是脂质成分。现认为泡沫细胞主要来自血管平滑肌，少数来自局部组织细胞或由血液进入内皮下的巨噬细胞。此外，病灶内可见较多的基质、少量炎细胞等。脂纹最早可出现于儿童期，是一种可逆性变化，并非所有脂纹都发展为纤维斑块。

2. 纤维斑块（fibrous plaque）　以上病变继续发展，病灶周围和表面的纤维结缔组织因脂质刺激而增生并发生玻璃样变性，演变为纤维斑块。肉眼观察：内膜散在不规则隆起的斑块，初为较薄淡黄或灰黄色，后因胶原增多及玻璃样变而呈较厚略带光泽的蜡滴状。镜下观察：表层有大量胶原纤维、平滑肌细胞、少数弹性纤维形成纤维帽，其下可见不等量的泡沫细胞、平滑肌细胞、巨噬细胞、细胞外基质及炎细胞。病变晚期可见肉芽组织形成。

3. 粥样斑块（atheromatous plaque）　又称为粥瘤（atheroma）。纤维斑块深层组织因营养不良发生变性、坏死而崩解，这些崩解物与脂质混合成为黄色粥糜样物质。肉眼观察：内膜面灰黄色斑块，切面见纤维帽下方有较多黄色粥糜样物（图 1-6-1）。镜下观察：在纤维帽深部含有大量粉红色无定形物质，实为细胞外脂质及坏死物，其中可见胆固醇结晶及钙化。斑块底部及周围可见肉芽组织、少量泡沫细

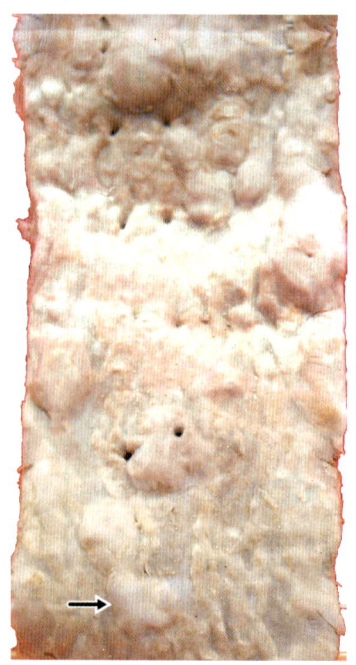

图 1-6-1　主动脉粥样硬化

动脉内膜隆起的斑块（↑）

胞和淋巴细胞浸润。病变严重者中膜可呈不同程度的压迫性萎缩。

4. 复合性病变　在纤维斑块和粥样斑块基础上可继发以下病变。① 斑块内出血：可以是斑块边缘或基底部的毛细血管破裂，也可以是动脉腔内血液直接经破裂口进入斑块内形成。出血可形成斑块内血肿，使斑块突然增大。② 粥样溃疡：因斑块表面的纤维帽坏死破溃而形成，且粥样物及碎屑进入血流可形成胆固醇栓子，引起栓塞。③ 血栓形成：多发生在粥样溃疡或粗糙不平的斑块处，可使粥样斑块加大，造成管腔阻塞而致器官或组织梗死；血栓脱落或碎裂可形成栓子造成栓塞。④ 钙化：钙盐沉积于坏死灶周围、纤维帽内，并可继发骨化。严重钙化可使动脉中膜萎缩，动脉壁变硬、变脆，易于破裂。⑤ 动脉瘤形成：由于中膜平滑肌萎缩及动脉壁弹性下降，在血管内压力作用下，动脉壁向外膨出形成永久性局限性扩张，这种病变称为动脉瘤，破裂后可引起大出血。

微课：动脉粥样硬化的继发性病变

（二）主要动脉的病变及后果

1. 主动脉粥样硬化　动脉粥样硬化时，主动脉最易受累，比其他动脉的病变发生早且广泛。病变多见于主动脉后壁和分支开口处，以腹主动脉最重，但一般不阻碍血流。病变严重时有以下特点：① 由于动脉弹性减弱、管腔扩张及斑块内有钙盐沉积，X 线胸片可见主动脉弓粗大，并见有钙化，临床以此作为判断动脉粥样硬化的依据。② 腹主动脉管壁薄弱，中、外膜受压可形成动脉瘤，或内膜中膜破裂血流进入将动脉壁分开而形成夹层动脉瘤，此时于腹部触及搏动性肿块并听到杂音，动脉瘤和夹层动脉瘤破裂可造成致命性大出血。③ 有时升主动脉病变可累及主动脉瓣，使瓣膜增厚变硬或钙化而引起瓣膜病。

2. 冠状动脉粥样硬化（见本章第二节）。

3. 颈动脉及脑动脉粥样硬化　病变较常见于颈内动脉起始部、基底动脉、大脑中动脉和 Willis 环，病变后果直接影响脑组织供血，临床可出现：① 动脉管腔狭窄，脑组织长期供血不足可发生脑萎缩，患者智力及记忆力减退，甚至痴呆。② 严重病变或急性血供中断可致脑梗死（脑软化）。③ 动脉瘤破裂可引起脑出血。

4. 肾动脉粥样硬化　最常累及肾动脉开口处及主干近侧端，亦可累及叶间和弓形动脉。常因斑块所致管腔狭窄而引起顽固性肾血管性高血压，亦可致肾梗死，可有肾区疼痛、尿少及发热等症状。梗死灶机化后遗留较大瘢痕，多个瘢痕可使肾脏缩小，称为动脉粥样硬化性固缩肾。

5. 四肢动脉粥样硬化　病变以下肢动脉为重。当较大动脉管腔明显狭窄时，可因供血不足而耗氧量增加时引起疼痛，休息后好转，即所谓间歇性跛行。当动脉管腔完全阻塞而侧支循环不能代偿时，可引起缺血部位的坏疽。

微课：常见器官的动脉粥样硬化

第二节　冠状动脉粥样硬化及冠心病

一、冠状动脉粥样硬化

冠状动脉粥样硬化是冠状动脉疾病中最常见的疾病(占 95%~99%),其余可为炎症疾病或畸形等,冠状动脉粥样硬化症是动脉粥样硬化中对人类威胁最大的疾病,一般较主动脉粥样硬化症晚 10 年。冠状动脉狭窄在 35~55 岁时期发展最快,动脉粥样硬化病变均可发生在冠状动脉。由于其解剖学和相应的力学特点,斑块多发生于冠状血管的心壁侧,呈新月形,使管腔呈偏心性狭窄(图 1-6-2),左冠状动脉前降支发生率最高,其余依次为右主干、左主干或左旋支。重者可有两支以上动脉受累,但各支的病变程度可以不同,常为节段性受累。

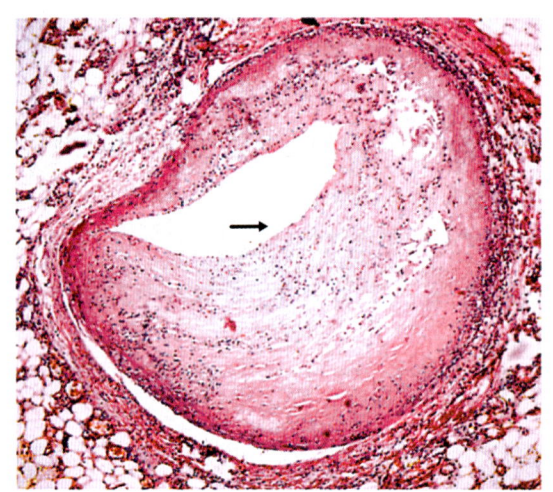

图 1-6-2　冠状动脉粥样硬化(HE×200)
冠状动脉管壁呈新月形增厚,使管腔偏心性狭窄(↑)

冠状动脉粥样硬化常伴发冠状动脉痉挛,后者可使原有的管腔狭窄程度加剧,甚至导致供血中断,引起心肌缺血及相应的心脏病变,如心绞痛及心肌梗死等,并可成为心源性猝死的原因。

二、冠状动脉性心脏病

冠状动脉性心脏病(coronary heart disease,CHD)简称冠心病,是由冠状动脉狭窄所致心肌缺血的心脏病,也称为缺血性心脏病。虽然冠心病是所有冠状动脉病变的结果,但因冠状动脉粥样硬化症占绝大多数,习惯上把冠心病视为冠状动脉粥样硬化性心脏病的同义词。

根据心肌缺血的轻重、急缓、有无侧支循环的建立及所引起心肌损伤的程度等不同,冠心病可表现为心绞痛、心肌梗死、心肌纤维化及冠状动脉性猝死等类型。

(一) 心绞痛

心绞痛(angina pectoris)是由于心肌急剧的、暂时性缺血缺氧引起的一种常见的临床综合征。心绞痛临床表现为阵发性心前区疼痛或压迫感,每次发作持续数分钟,常放射至左肩及左臂,用硝酸酯制剂或休息后症状缓解。发作后心肌的代谢和功能仍可恢复正常。若反复发作,心肌也会发生小灶性坏死,坏死的心肌即被溶解吸收,最后形成多个小瘢痕。

心绞痛的发生是由于缺血缺氧造成心肌内代谢不全的酸性产物或多肽类物质堆积,刺激心内交感神经末梢,信号经1~5胸交感神经节和相应脊髓段传至大脑,产生痛觉。因此,心绞痛是心肌缺血所引起的反射性症状。

(二) 心肌梗死

心肌梗死(myocardial infarction,MI)是由于冠状动脉供血中断,引起供血区持续缺血所导致的较大范围的心肌坏死。

1. 原因　主要是冠状动脉的粥样硬化。在冠状动脉粥样硬化的基础上又并发:① 血栓形成;② 斑块内出血;③ 冠状动脉持续痉挛;④ 因休克、心动过速所致冠状动脉血液循环量急剧减少;⑤ 由于某些因素,如强体力劳动或运动量过大使心肌供血不足。心肌梗死是否发生还与侧支循环的代偿情况密切相关,若病变发展迅速且严重,不能及时建立侧支循环,则发生心肌梗死;相反,若病变发展缓慢,侧支循环代偿良好,即使动脉闭塞,也可不发生心肌梗死。

2. 病理变化

(1) 形态特点:心肌梗死多属于贫血性梗死。梗死在6小时内无明显变化,以后逐渐出现贫血性梗死的病变特点。早期梗死灶呈灰白色或灰黄色,外形不规则。4天后梗死灶周围出现充血、出血带。光镜下心肌细胞变性坏死,一定量中性粒细胞、单核细胞浸润。1周后逐渐由肉芽组织取代,最后形成灰白色瘢痕组织。

(2) 病理类型:① 心内膜下梗死:主要累及心室壁内层约1/3的心肌,并波及肉柱和乳头肌。常表现为多发性、小灶性坏死,病变分布常不限于某支冠状动脉的供血范围,而是不规则地分布于左心室四周,严重时病灶扩大融合累及整个心内膜下心肌,称为环状梗死。② 透壁性梗死:是典型心肌梗死的类型,约占95%。病变累及心室壁的全层,多发生在冠状动脉左前降支供血区,引起左心室前壁、心尖部及室间隔的前 2/3 坏死;约 1/3 发生在右冠状动脉供血区的左室后壁、室间隔的后 1/3;左旋支病变引起的左室侧壁坏死较少见。

3. 临床表现　患者有心前区疼痛,比心绞痛更严重,持续时间长,休息和药物均不能缓解。脉搏快而弱,呼吸急促伴大汗。少数患者(糖尿病、高血压及老年人)可无明显症状,发病后,血中白细胞增高,血和尿中肌红蛋白增高,谷氨酸草酰乙酸转氨酶(GOT)、肌酸磷酸激酶(CPK)及乳酸脱氢酶(LDH)的血浓度升高,尤其是 CPK 升高对心肌梗死的早期诊断颇有帮助。心电图可见心肌缺血和梗死波形。

4. 并发症　急性心肌梗死,尤其是透壁性心肌梗死可发生下列并发症。① 心力衰竭:梗死的心肌收缩力显著减弱以致丧失,可引起不同程度的心力衰竭。② 心源性休克:当心肌梗死范围大于 40% 时,心室收缩力极度减弱,心排出量减少,血压下降引起休克。③ 心律失常:较多见,心肌梗死累及传导系统可发生期前收缩、窦性心动过缓、传导阻滞以及心室纤颤等多种心律失常,严重者可致猝死。④ 室壁瘤:常见于心肌梗死愈合期,也可见于急性期,多发生在左室前壁近心尖处。由于梗死区坏死组织或瘢痕组织难以承受心室内血流压力,心室壁向外膨出而形成。⑤ 心脏破裂:是心肌梗死最严重的合并症,但较少见,见于梗死初期 1~3 天或 2 周内。发生部位一是左室前壁的下 1/3 处,心脏破裂后血流进入心包腔,造成急性心脏压塞而致病人死亡。二是室间隔破裂,左心室血液流入右心室,导致急性右侧心力衰竭。⑥ 附壁血栓形成:多发生在左心室。当心肌梗死波及心内膜使之粗糙以及心室纤颤出现涡流时,局部易形成附壁血栓,血栓易发生机化或脱落引起远处的栓塞。⑦ 急性心包炎:15%~30% 患者在 2~4 天内发生,由于坏死累及心外膜可引起纤维蛋白性心包炎。

(三) 心肌纤维化

心肌纤维化(myocardia fibrosis)是由于中度至重度冠状动脉粥样硬化性狭窄引起的心肌纤维持续性和(或)反复加重的缺血缺氧所致的结果,是逐渐发展为心力衰竭的慢性缺血性心脏病。晚期,心脏体积增大,重量增加,心腔扩张,左心室尤为明显,心室壁厚度无明显变化。光镜下见心内膜下心肌细胞弥漫性空泡变性,更突出的病变为多灶性的陈旧性心肌梗死灶及瘢痕形成。

(四) 冠状动脉性猝死

冠状动脉性猝死(sudden coronary death)是心脏性猝死中最常见的一种。多见于 40~50 岁成年人,男性多于女性。猝死是指突然发生的、出乎意料的死亡。冠状动脉性猝死可发生于饮酒、劳累、运动后,可立即死亡或在 1 至数小时后死亡,有的可在夜间发生。

冠状动脉性猝死多发生在冠状动脉粥样硬化的基础上,由于冠状动脉粥样硬化、斑块内出血或血栓形成,致冠状动脉狭窄,因心肌急性缺血,造成局部电生理紊乱,引起心室颤动等严重心律失常。有些患者尸检发现冠状动脉病变较轻,可能与冠状动脉严重痉挛有关。

第三节 原发性高血压

高血压(hypertension)可分为原发性和继发性两种,后者又称为症状性高血压。原发性高血压是一种原因不明的、以体循环动脉血压升高为主要表现的独立性全身疾病,以全身细小动脉痉挛硬化为基本病变,常引起心、脑、肾及眼底的病变,并出现相应的临床表现,以往也称为高血压病。

继发性高血压(占5%~10%)是指患有其他疾病(如慢性肾小球肾炎、肾上腺肿瘤、垂体肿瘤等)时出现的血压升高。高血压的诊断标准:收缩压≥140 mmHg(18.4 kPa)和(或)舒张压≥90 mmHg(12.0 kPa)。

原发性高血压是我国最常见的心血管疾病,目前发病率呈上升趋势,40岁以上的人发病有随年龄增加而增长的趋势,男女发病率差异不大。多数病程较长,症状显隐不定,晚期可发生左心室肥大,原发性颗粒性固缩肾,脑出血等严重后果。

一、病因和发病机制

原发性高血压的病因复杂,目前认为可能与下列因素有关。

1. **遗传因素**　根据原发性高血压有明显的家族聚集现象(据统计有家族史者高达75%),说明本病的发生与遗传因素有关。据调查,双亲有高血压病史者高血压患病率比对照者高2~3倍,而单亲有高血压史的患病率比对照者高1.5倍。多数原发性高血压的遗传模式是多基因遗传,由多个遗传因子通过不同的机制影响血压,个别可呈单基因显性遗传。

2. **其他因素**

(1)饮食因素:最重要的是钠的摄入量。调查结果显示,摄盐量高的人群,高血压的患病率明显升高,可以说,摄钠量与血压升高成正相关。但并非所有人都对钠敏感。另外,高热量、高脂肪膳食及饮酒也是发病的危险因素。

(2)社会心理因素:长期或反复处于精神紧张状态或从事相应职业的人,可使大脑皮质功能失调,从而失去对皮质下血管舒缩中枢的调控能力,当血管舒缩中枢产生持久的以收缩为主的兴奋时,即引起全身细、小动脉痉挛而增加外周血管阻力,使血压升高。另外,反复精神紧张可引起交感神经兴奋性升高,缩血管物质(去甲肾上腺素等)增多,引起血压升高。

原发性高血压的发病机制尚未完全阐明,许多学说均不能完全解释其机制,现将各机制的发病主要环节概括为两个方面。① 钠潴留:饮食及遗传等因素与之有关,因钠在体内过多,而引起水潴留,使细胞外液增加,心排出量增加,血压升高。② 外周血管功能异常:精神、心理、内分泌等因素,通过产生过多的缩血管物及血管平滑肌收缩、增生、肥大等机制,引起细小血管痉挛、硬化,外周阻力增高,使血压升高。

二、类型和病理变化

原发性高血压可分为缓进型(良性)和急进型(恶性)两种类型。

(一)良性高血压

微课:高血压的类型和病理变化

良性高血压(benign hypertension)占原发性高血压的95%以上。多发生在中年以后,早期可无临床症状,起病隐匿,仅在体检时发现高血压,少数患者首发症状即为并发症,如脑出血。本病一般发展缓慢,病程长达10年以上,甚至20年,预后良好,根据病变发展可分为三期。

1. 功能障碍期(第一期) 为高血压病的早期,主要病变为全身细、小动脉痉挛,血压波动,舒张压一般在90~100 mmHg,可持续多年,患者可出现头昏、心悸等表现,经适当休息或治疗可恢复正常。此期细小动脉及内脏器官无器质性病变。

2. 动脉病变期(第二期) 此期特点是全身细、小动脉硬化。由于细小动脉硬化,血压升高较明显,休息后不缓解。

(1)细动脉:细动脉硬化是高血压的主要病变特征,表现为细动脉壁玻璃样变性,肾的入球动脉和视网膜动脉最易受累。由于血管痉挛逐渐变为持久状态,血管内压持续升高,管壁缺氧,内膜的通透性增高,血浆蛋白渗入内皮下方。同时,血压升高的机械性刺激和血管长期痉挛使内皮细胞和平滑肌细胞合成基膜样物质增多。由渗入的血浆蛋白和增多的基底膜样物质互相融合、凝固而形成均质红染、无结构的玻璃样物质,使管壁增厚变硬,动脉管腔狭窄,形成细动脉玻璃样变性。

(2)小动脉:多见于肾的小叶间动脉、弓形动脉及脑内小动脉等。病变为小动脉内膜胶原纤维和弹性纤维增生,管壁因而增厚、管腔变狭窄及内弹力板分层断裂,管壁弹性减弱。

3. 内脏病变期(第三期) 此期多数内脏器官受累,而重要的是心、脑、肾和视网膜。

(1)心脏病变:由于血压长期升高,左心室负荷加重,久之,左心室发生代偿性肥大。心脏重量增加,多在400 g以上,重者可达900~1 000 g。左心室壁明显增厚,可达1.5~2.0 cm(正常为1.0 cm),乳头肌和肉柱增粗,但心腔扩张不明显,称为向心性肥大。镜下可见心肌纤维增粗,核大而深染。随病变发展左心室工作负荷继续增加,超出其代偿能力,心肌收缩力减弱,心腔逐渐扩张,称为离心性肥大或称为肌源性扩张,严重时可发生心力衰竭。临床出现呼吸困难症状,心脏检查显示心肌劳损和左心室肥大,称为高血压性心脏病。此外,高血压患者易合并动脉粥样硬化和冠心病,又加重心肌供血不足,促进心功能不全的发生,故心力衰竭是本病常见的死因。

(2)肾脏病变:为双侧对称性、弥漫性硬化改变。镜下可见一部分肾小球由于肾细小动脉硬化而致缺血发生纤维化、玻璃样变性,其所属肾小管萎缩,间质纤维组织增生(图1-6-3)。相对正常的肾小球和肾小管发生代偿肥大和扩张。晚期大部分肾小球和肾小管受累,肉眼见双侧肾体积缩小,重量减轻,常小于100 g,表面均匀细颗粒状,切面皮质变薄,皮髓质分界不清,这种病变称为原发性颗粒性固缩肾或细动脉性肾硬化。临床早期可无明显症状,随肾单位数量逐渐减少,患者可出现水肿、蛋白尿及管型尿和肾功能不全,部分患者可因尿毒症死亡。

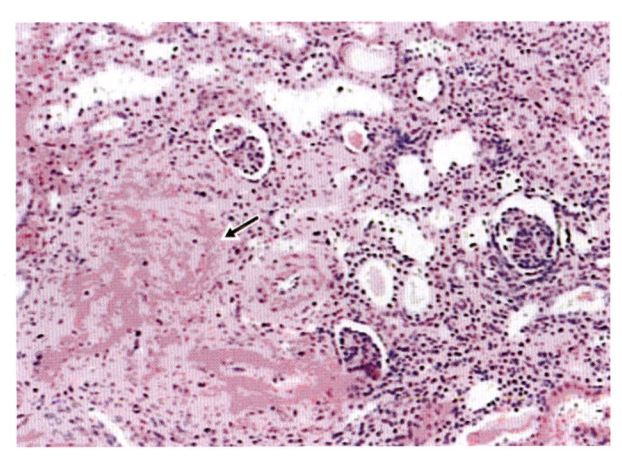

图1-6-3 高血压肾脏病变(HE×200)
部分肾小球纤维化、玻璃样变性(↑)

(3)脑部病变:由于高血压及脑内细小动脉硬化病变可引起下列改变。① 脑出血:是原发性高血压最严重且常导致死亡的并发症。可因脑部血管内压增大引起漏出性出血。另外,脑动脉壁肌层薄弱,因血管硬化、管壁缺氧及周围组织坏死可局部扩张形成"微小动脉瘤",当血压升高时,可破裂引起较大量的出血。据统计,脑出血患者中微小动脉瘤的发生率高达60%~90%。脑出血多见于基底核和内囊区,因为供应该区的豆纹动脉与大脑中动脉成直角分支,受血流冲击力较大,当全身血压突然升高时,易破裂出血(图1-6-4)。出血还可发生在大脑白质、脑桥及小脑。有时出血范围大,可破入侧脑室。临床常出现颅压增高症状,如头痛、呕吐等,还可表现为失语、偏瘫、感觉丧失、昏迷,甚至突然死亡。②脑软化:由于细小动脉硬化造成供血区脑组织缺血而发生梗死,可致多数小软化灶,又称为腔隙性梗死灶。由于病变较小,一般不引起严重后果。少数较大软化灶常合并脑出血而引起严重后果。③脑水肿:由于细小动脉广泛而剧烈地痉挛,使毛细血管通透性升高,引起急性脑水肿而致颅内压升高,表现为血压显著升高,剧烈头痛、呕吐、抽搐,甚至昏迷,临床称为高血压脑病。此急症可发生于高血压的任何时期。

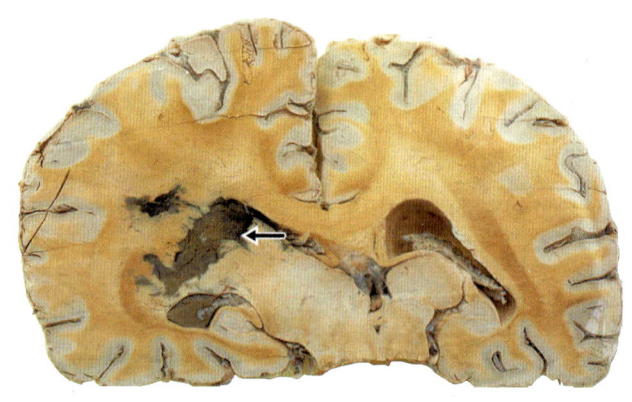

图 1-6-4　高血压脑出血

大脑内囊区出血,形成血肿(↑)

(4) 视网膜病变:视网膜血管的改变与高血压各期细、小动脉的病变相一致,临床上可通过眼底观察视网膜血管的变化来判断高血压的严重程度和预后。检查眼底时可见血管迂曲,反光性强,呈银丝样改变。动静脉交叉处静脉呈受压现象。严重者可见视网膜出血伴渗出及视神经乳头水肿。

(二) 恶性高血压

恶性高血压(malignant hypertension)比较少见,多见于青年人。该病起病急骤,发展迅速,也可在良性高血压基础上发生。其发生机制尚未完全清楚。因病变为细、小动脉纤维蛋白样坏死,目前普遍认为与自身免疫有关。病变主要累及肾脏和脑组织。临床表现为血压显著升高,常超过 230/130 mmHg(30.7/17.3 kPa)。可发生高血压脑病,常有持续性蛋白尿、血尿及管型尿,多数于 6 个月左右死于肾衰竭。

第四节　风湿病

风湿病(rheumatism)是一种与 A 组乙型溶血性链球菌感染有关的变态反应性疾病。病变主要累及全身结缔组织,为结缔组织病的一种,常累及心脏、关节、皮肤和血管等处,其中以心脏受累最为严重。急性期称为风湿热,临床上以儿童患者多见,除有心脏和关节症状外,常伴有发热、毒血症、皮疹、皮下结节、舞蹈症等症状和体征。血液检查:抗链球菌溶血素"O"抗体滴度升高,红细胞沉降率加快,白细胞增多等。本病常反复发作,累及心脏者可导致风湿性心瓣膜病。

一、病因和发病机制

目前普遍认为,风湿病的发生与咽喉部链球菌感染有关,但不是链球菌直接作用所致,其主要根据如下。① 本病多发生于寒冷潮湿地区及冬春季节,与链球菌感染流行一致。② 风湿病常发生在咽喉炎后 10~15 天,患者血清抗链球菌抗体滴度明显升高。③ 抗生素广泛使用后,风湿病发病率下降。④ 病灶内未能检测或分离出链球菌。

风湿病的发病机制仍不十分清楚,但多数认为链球菌感染后引起的体液免疫、细胞免疫均参与了风湿病的发病过程,继而提出抗原抗体交叉免疫反应学说,即机体针对链球菌细胞壁的 C 抗原(糖蛋白)产生的抗体可与结缔组织(如心脏瓣膜及关节等)的糖蛋白发生交叉免疫反应,导致组织损伤。此外,有学者认为系链球菌感染激发的自身免疫反应,风湿病患者体内有对心内膜、心外膜、心肌和血管平滑肌等起反应的自身抗体。

二、基本病理变化

风湿病变发展过程大致可分为三期。

1. 变质渗出期 是风湿病的早期改变。开始是结缔组织发生黏液样变性,继而胶原纤维肿胀、断裂、崩解为无结构的颗粒状物,加上免疫球蛋白、纤维蛋白沉积,共同形成纤维蛋白样坏死物。此外,病灶中常伴有少量淋巴细胞、浆细胞、单核细胞浸润。此期持续约 1 个月。

2. 增生期 又称为肉芽肿期,此期的特征性病变是形成阿绍夫(Aschoff)小体,也称为风湿小体或风湿小结,对风湿病具有诊断意义。

阿绍夫小体是一种肉芽肿性病变,多发生于心肌间质、心内膜下和皮下结缔组织,心外膜、关节和血管等处少见。在心肌间质内的阿绍夫小体多位于小血管旁,呈圆形或梭形,主要由巨噬细胞增生、吞噬纤维蛋白样坏死物后所形成的风湿细胞构成。风湿细胞体积大,多为圆形,其胞质丰富,嗜碱性,核大且核膜清晰,呈圆形或卵圆形,空泡状,染色质集中于核的中央,核的横切面状似枭眼(枭眼细胞),纵切面染色质呈毛虫状。病变周围可见少量淋巴细胞浸润(图 1-6-5)。此期可持续 2~3 个月。

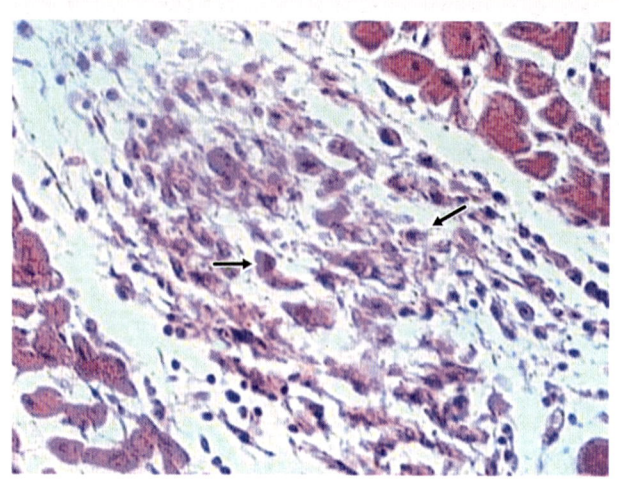

图 1-6-5 风湿小体（HE×200）

风湿小体呈椭圆形，主要由风湿细胞构成（↑）

3. **纤维化期** 又称为愈合期。此期的病变特征是风湿小体发生纤维化，最后变成梭形小瘢痕。此期可持续 2~3 个月。

发生在浆膜的风湿病变常不呈上述典型经过，而主要为浆液性和（或）纤维蛋白性炎症。由于风湿病常反复发作，因此病变器官内可同时见到三种改变。病变持续反复进展，瘢痕可不断形成，破坏组织结构，影响器官功能。

三、各器官的病变及病理临床联系

（一）风湿性心脏病

风湿病引起的心脏病变可以表现为风湿性心内膜炎、风湿性心肌炎和风湿性心外膜炎，若病变累及心脏各层，则称为风湿性全心炎。

1. **风湿性心内膜炎（rheumatic endocarditis）** 病变主要侵犯心瓣膜，其中二尖瓣最常受累，其次是二尖瓣和主动脉瓣同时受累。病变主要表现为疣状心内膜炎。病变早期，由于受累瓣膜肿胀，尤其瓣膜闭锁缘经常受到摩擦和血流冲击，内皮损伤暴露内皮下的胶原纤维，血中的血小板和纤维蛋白沿闭锁缘形成单行排列灰白色粟粒大小的赘生物，称为疣状心内膜炎。这种赘生物的特点是容易机化，附着牢固，不易脱落。此外，也可见瓣膜胶原纤维发生纤维蛋白样坏死，坏死灶周围出现少量阿绍夫细胞。病变后期，由于病变反复发作，引起纤维组织增生，使瓣膜增厚、变硬、卷曲、粘连，腱索缩短变粗，最后形成慢性心瓣膜病。

2. **风湿性心肌炎（rheumatic myocarditis）** 主要累及心肌间质结缔组织，常表现为灶状间质性心肌炎，间质水肿，在间质血管附近可见典型阿绍夫小体和淋巴细胞浸润。病变反复发作,阿绍夫小体机化形成小瘢痕。病变常见于左心室、室间隔、左心房等处。风湿性心肌炎在儿童可引起弥漫性心肌细胞水肿变性,发生急性充血性心力衰竭,累及传导系统时,可出现传导阻滞。

3. 风湿性心外膜炎(rheumatic pericarditis) 病变主要累及心包脏层,呈浆液性或浆液纤维蛋白性炎症。心包腔内有大量浆液渗出时,则形成心包积液。当有大量纤维蛋白渗出时,心外膜表面的纤维蛋白因心脏的不停搏动和牵拉而成绒毛状,称为绒毛心。渗出的大量纤维蛋白,如不能被溶解吸收,则发生机化,致使心包脏层和壁层互相粘连,形成缩窄性心包炎。

(二) 风湿性关节炎

约75%的风湿病病人在疾病的早期出现风湿性关节炎。病变主要为关节腔内有浆液及纤维蛋白渗出,病变滑膜充血肿胀,邻近软组织内可见不典型风湿小体。常累及膝、踝、肩、腕、肘等大关节,呈游走性,反复发作。关节局部出现红、肿、热、痛及功能障碍。急性期后,渗出物容易吸收,一般不留后遗症。

(三) 皮肤风湿病变

1. 环形红斑 为渗出性病变,多见于躯干和四肢皮肤,为淡红色环状红晕,中央皮肤色泽正常。环形红斑是由于真皮浅层血管充血、血管周围水肿及淋巴细胞、单核细胞、中性粒细胞浸润所引起,病变常在1~2天消退,对急性风湿病有诊断意义。

2. 皮下结节 为增生性病变,常见于肘、腕、膝、踝关节附近伸侧面皮下,为直径0.5~2.0 cm,圆形或椭圆形、质硬、活动、略有压痛的结节。结节中心为大片纤维蛋白样坏死物,其周围为呈放射状排列的阿绍夫细胞和成纤维细胞,并伴有以淋巴细胞为主的炎性细胞浸润。此种皮下结节对风湿病也有诊断意义。

(四) 风湿性动脉炎

风湿性动脉炎时大小动脉均可受累,可发生于冠状动脉、肾动脉、肠系膜动脉、脑动脉和肺动脉等处。急性期,血管壁结缔组织发生黏液变性、纤维蛋白样坏死和淋巴细胞浸润,并可有阿绍夫小体形成。病变后期,血管壁瘢痕形成,使管腔狭窄,并可形成血栓。

(五) 风湿性脑病

风湿性脑病多见于女性儿童,病变主要累及大脑皮质、基底核、丘脑及小脑皮质。呈轻度脑膜脑炎改变,脑膜和脑实质充血、水肿,血管周围有少量淋巴细胞浸润,并有

微课:心脏以外的风湿病变

神经细胞变性和胶质细胞增生。当锥体外系受累时,患儿出现肢体的不自主运动,称为小舞蹈症。

第五节 感染性心内膜炎

感染性心内膜炎(infective endocarditis)是指由病原微生物直接侵袭心内膜而引起的炎症性疾病。病原微生物包括各种细菌、真菌、立克次体等。由于感染多由细菌引起,因此常称为细菌性心内膜炎(bacterial endocarditis)。根据病因及临床经过的不同,将其分为急性和亚急性两类。

一、急性感染性心内膜炎

急性感染性心内膜炎(acute infective endocarditis)主要由致病力强的化脓菌(如金黄色葡萄球菌、溶血性链球菌、肺炎双球菌等)引起。通常病原菌先在体内引起局部化脓性炎症,进而发展为败血症并侵犯心内膜。此型心内膜炎多发生在原来正常的心内膜上,多单独侵犯主动脉瓣或二尖瓣。病变为心瓣膜的急性化脓性炎,在受累的心瓣膜上形成疣状赘生物。此赘生物较大,质地松软、灰黄或浅绿色,易脱落。疣状赘生物主要由脓性渗出物、血栓、坏死组织和大量细菌菌落混合而形成。破碎脱落后形成带有细菌的栓子可引起心、肺、脑、肾、脾等器官的梗死和多发性栓塞性小脓肿。受累瓣膜可发生破裂、穿孔或腱索断裂,引起急性心瓣膜功能不全。此病起病急、病程短、病情严重,患者多在数日或数周内死亡。

二、亚急性感染性心内膜炎

微课:亚急性感染性心内膜炎

亚急性感染性心内膜炎(subacute infective endocarditis)通常由毒力较弱的草绿色链球菌引起(约占75%),其他还有淋球菌、肺炎球菌、肠球菌、真菌等均可引起本病。这些病原体可自感染病灶(扁桃体炎、牙周炎、咽喉炎、骨髓炎等)入血,形成菌血症,再随血流侵入瓣膜。亚急性感染性心内膜炎常发生在已有病变的心瓣膜上,最常发生在风湿性心瓣膜病的基础上,其次是先天性心脏病,行修补术后的瓣膜也易被感染。二尖瓣和主动脉瓣最常受累。病变特点是在原有病变的瓣膜上形成赘生物。赘生物呈息肉状,污秽灰黄,干燥而质脆,颇易脱落。受累瓣膜变形,有时可发生溃疡和穿孔。光镜下赘生物由血小板、纤维蛋白、细菌菌落、炎症细胞及少量坏死组织组成。瓣膜溃疡底部有肉芽组织增生,淋巴细胞、单核细胞浸润。

亚急性感染性心内膜炎中90%的患者可治愈，少数患者可出现如下并发症。① 心瓣膜病：瓣膜变形导致瓣膜口狭窄或关闭不全。② 动脉性栓塞和血管炎：赘生物脱落形成栓子，引起脑、肾、脾等器官的梗死，常为无菌性梗死。③ 变态反应：因微栓塞的发生引起局灶性或弥漫性肾小球肾炎。皮肤出现红色有压痛的小结节，称为Osler结节。④ 败血症：脱落的赘生物内有细菌，侵入血流并在血中繁殖，病人有长期发热、脾大、白细胞增多、贫血、皮肤黏膜和眼底常有小出血点等表现。

第六节 心瓣膜病

心瓣膜病是指心瓣膜因先天性发育异常或后天性疾病造成的器质性病变，表现为瓣膜口狭窄和（或）关闭不全，引起全身血液循环障碍，最后导致心功能不全，是常见的慢性心脏病之一。

一、二尖瓣狭窄

二尖瓣狭窄（mitral stenosis）大多由风湿性心内膜炎反复发作所致，少数可由感染性内膜炎引起。正常瓣膜口面积为 $4\sim6\ cm^2$，由于瓣膜粘连、增厚、变形，瓣膜口变窄，可缩小至 $1\sim2\ cm^2$，甚至 $0.5\ cm^2$。病变早期瓣膜口粘连轻度增厚，呈隔膜状；后期瓣叶增厚、硬化，腱索缩短，使之呈鱼口状。如此严重的狭窄常合并瓣膜关闭不全。

1. 血流动力学及心脏变化　早期由于二尖瓣口狭窄，舒张期血液注入左心室受阻，血液滞留于左心房，左心房血容量比正常增多，致使左心房代偿性扩张。后期，左心房代偿失调，左心房内血液淤积，肺静脉血回流受阻，引起肺淤血、肺水肿或漏出性出血。临床出现呼吸困难、发绀、咳嗽和咳带血的泡沫痰等左侧心力衰竭症状。进而引起肺动脉高压，右心室代偿性肥大，以后右心室代偿失调而扩张，继而右心房内血液淤积，体循环淤血。由于流入左心室内的血量减少，心室腔变化不明显。

2. 临床表现　肺淤血阶段主要表现为呼吸困难、咳嗽、咯血等症状，当右心明显受累时则出现颈静脉怒张，肝淤血增大，下肢水肿及浆膜腔积液等心力衰竭症状。听诊心尖区可闻及舒张期隆隆样杂音。超声显示左心房增大，右心室及右心房增大。X线显示为倒置"梨形心"。

二、二尖瓣关闭不全

二尖瓣关闭不全（mitral insufficiency）常由风湿性心内膜炎、感染性心内膜炎引起,其他如二尖瓣瓣环异常、二尖瓣黏液瘤样变性等也可引起二尖瓣关闭不全。

二尖瓣增厚变硬、卷曲、缩短,腱索增粗、缩短,有时瓣膜破裂、穿孔及钙化,使瓣膜口在收缩期关闭不全,从而引起血流动力学及心脏变化。在心脏收缩期,左心室部分血液通过关闭不全的二尖瓣口反流到左心房,使左心房血容量增加,引起左心房代偿性肥大。在心脏舒张期,大量血液涌入左心室,引起左心室代偿性肥大。以后左心房、左心室代偿失调,发生左侧心力衰竭,并依次引起肺淤血、肺动脉高压、右心室和右心房代偿性肥大及代偿失调、右侧心力衰竭及体循环淤血。

由于肺淤血,患者常咳带血的泡沫痰,出现呼吸困难、发绀。右侧心力衰竭、大循环淤血时,出现颈静脉怒张、肝淤血增大、下肢浮肿、浆膜腔积液。听诊心尖区可听到收缩期吹风样杂音。X线显示左右心房室均肥大、扩张,即所谓"球形心"。

三、主动脉瓣关闭不全

主动脉瓣关闭不全(aortic valve insufficiency)主要由风湿性心内膜炎引起,亦可由感染性心内膜炎、主动脉粥样硬化、梅毒性主动脉炎引起。此外,类风湿性主动脉炎及马方综合征(Marfan syndrome)也可使主动脉瓣膜环扩大而造成主动脉瓣关闭不全。由于瓣膜增厚、变硬、缩短、缺损或瓣膜环扩大,使瓣膜口在舒张期关闭不全。主动脉部分血液反流至左心室,使左心室血容量增加,发生代偿性肥大。久之发生左侧心力衰竭,引起肺淤血、肺动脉高压,进而引起右心肥大、右侧心力衰竭、体循环淤血。患者有心力衰竭表现,听诊主动脉瓣区可听到舒张期叹气样杂音。由于舒张期主动脉部分血液反流至左心室,舒张压下降引起脉压增大。患者可出现水冲脉、血管枪击音及毛细血管搏动现象。因舒张压降低,冠状动脉供血不足引起心绞痛。

四、主动脉瓣狭窄

主动脉瓣狭窄(aortic valve stenosis)多数为后天性,少数为先天性,后天性狭窄以往多属风湿性病变。伴随风湿病发病率下降,风湿性主动脉瓣狭窄所占比例亦减少,而由老化和动脉粥样硬化症引起的变性钙化性主动脉瓣狭窄所占比例则上升,在美国这种变性钙化性主动脉瓣狭窄最常见。风湿病所致主动脉瓣狭窄常与二尖瓣病变合并发生。

主动脉瓣膜间发生粘连,瓣膜增厚、变硬,并可发生钙化,瓣膜口狭窄。收缩期左心室血液排出受阻,左心室出现代偿性肥大,此种肥大为向心性肥大。后期左心室代偿失调,出现左侧心力衰竭,进而引起肺淤血、右侧心力衰竭和体循环淤血。患者出现相应临床表现。听诊主动脉瓣区可听到粗糙、喷射性收缩期杂音。X线显示左心室肥大,心脏呈靴形。因心排出量极度减少致血压降低,内脏器官特别是心、脑供血不足,可发生心绞痛和晕厥。

本章小结

1. 高血脂(LDL 引起,HDL 对抗)、高血压、糖尿病和吸烟是动脉粥样硬化症的主要危险因素;动脉粥样硬化主要累及大中动脉;基本病变包括脂斑脂纹期(内膜表面斑点、条纹状黄色病灶,病灶处内皮细胞下大量泡沫细胞聚集)、纤维斑块(内膜隆起的斑块,灰黄色及蜡滴状。光镜下,表层有纤维帽,其下可见泡沫细胞、平滑肌细胞、巨噬细胞、细胞外基质及炎细胞)和粥样斑块形成(灰黄色斑块,切面见纤维帽下方有较多量黄色粥糜样物。光镜下,纤维帽深部粉红色无定形脂质及坏死物,可见胆固醇结晶及钙化,斑块底部及周围可见肉芽组织,少量泡沫细胞和淋巴细胞,中膜萎缩);粥样硬化复合病变有斑块内出血、血栓形成、溃疡形成、动脉瘤和钙化等,是引起重要器官缺血损伤的病变基础;主动脉最易受累,多见于腹主动脉后壁和分支开口处。脑及颈动脉病变最常见于颈内动脉起始部、基底动脉、大脑中动脉和 Willis 环,脑部病变后果包括脑萎缩、脑软化和脑出血。肾动脉粥样硬化可引起瘢痕性固缩肾。

2. 冠心病是由冠状动脉狭窄所致心肌缺血性心脏病,冠状动脉粥样硬化是冠心病最常见的原因。好发部位:左前降支最多,其次为右主干、左主干或左旋支,形成节段性、半月形狭窄。心绞痛是由于心肌急剧的、暂时性缺血缺氧引起的一种常见的临床综合征。心肌梗死的主要原因是冠状动脉粥样硬化并发血栓形成、斑块内出血、冠状动脉持续痉挛、冠状动脉血液循环量急剧减少及心肌供血不足。心肌梗死还与侧支循环密切相关。心肌梗死属于贫血性梗死,好发部位为左心室前壁、心尖部及室间隔的前 2/3;梗死形态不规则,常呈地图样;心力衰竭、休克、心律失常、室壁瘤等是心肌梗死较常见的并发症。

3. 高血压分为原发性和继发性两类。原发性高血压分为缓进和急进两型。细、小动脉硬化是缓进型高血压的基本病变。缓进型高血压病变分为功能障碍、动脉病变和内脏病变三期。高血压心脏病变特点为向心性肥大,后期肌源性扩张。高血压晚期肾脏损害可形成原发颗粒性固缩肾。高血压脑部病变包括脑出血、脑软化和脑水肿。脑出血是原发性高血压最严重且常导致死亡的并发症。

4. 风湿病是与 A 组乙型溶血性链球菌感染有关,累及全身结缔组织的变态反应疾病,以心脏损害最为严重。风湿病变分为三期:变质渗出期、增生期和纤维化期。风湿肉芽肿是具有诊断意义的病变,多位于小血管旁,呈圆形或梭形,由纤维蛋白样坏死物、风湿细胞(枭眼细胞)及淋巴细胞等构成。风湿性心内膜炎主要累及二尖瓣,病变特点是在瓣膜闭锁缘形成单行排列、灰白色、粟粒大小疣状赘生物,病变反复发作可导致慢性瓣膜病的发生。风湿性心肌炎的特点是心肌间质的灶状肉芽肿性炎。

风湿性心包炎为浆液性或浆液纤维蛋白性炎,严重时可形成绒毛心。环形红斑和皮下结节属于活动风湿的病变。风湿性关节炎为关节腔内有浆液及纤维蛋白渗出,呈游走性,反复发作,不留后遗症。脑部病变主要见于女性儿童,出现小舞蹈症。

5. 各种病原微生物可引起感染性心内膜炎,以细菌最常见,是临床较严重的感染性疾病;急性感染性心内膜炎由致病力强的化脓菌引起。多发生在原来正常的心内膜上,多单独侵犯主动脉瓣或二尖瓣。病变为急性化脓性炎,在受累的心瓣膜上形成质地松软、灰黄色或浅绿色,易脱落的赘生物,栓子可引起多发性栓塞性小脓肿。亚急性感染性心内膜炎多由草绿色链球菌引起,病变常发生于原有病变的二尖瓣和主动脉瓣;亚急性感染性心内膜炎的赘生物多不规则,质脆、易脱落形成含菌性血栓;临床可出现栓塞和败血症等表现,并可导致瓣膜病的发生。

6. 风湿性心脏病、亚急性感染性心内膜炎、主动脉硬化等是导致瓣膜病的主要原因。二尖瓣、主动脉瓣的关闭不全和狭窄是常见的瓣膜病类型。二尖瓣狭窄可引起左心房扩张、肺淤血、肺动脉高压、右侧心力衰竭,心影呈倒梨形,可闻及舒张期隆隆样杂音。二尖瓣关闭不全引起左心室肥大、衰竭及肺淤血、肺动脉高压、全心衰竭,心影呈球形,可听到收缩期吹风样杂音。主动脉瓣关闭不全引起左心室肥大,听可听到舒张期吹风样杂音,可出现水冲脉、血管枪击音及毛细血管搏动现象。

练习题

一、思考题及名词解释

1. 简述动脉粥样硬化的病变特点、粥样斑块复合性病变。
2. 何谓冠心病?冠心病有哪些临床后果?如何预防冠心病?
3. 高血压可导致哪些临床后果及护理特点?
4. 比较高血压与动脉粥样硬化对脑组织的影响。
5. 比较风湿性心内膜炎与亚急性细菌性心内膜的病变与预后。
6. 名词解释:心绞痛,心肌梗死,向心性肥大,原发性颗粒性固缩肾。

二、临床病例讨论

1. 患者,男性,50岁,有近20年的吸烟史,近一年来经常在劳累后出现胸痛,疼痛向左肩部放射,休息后能自行缓解。此次发作症状加重,时间超过4小时,伴恶心、呕吐、大汗。心电图显示T波倒置。

讨论:

(1) 此病例的临床诊断是什么?

(2) 分析病变产生原因及演化过程。

2. 患者,女性,60岁,高血压病史20余年,近半年来经常出现心悸、呼吸困难,并在活动后加重。X线检查显示心影增大。

讨论：

（1）最符合患者心脏病变的诊断。

（2）分析心脏病变的发展过程。

3. 一位患者曾患游走性四肢大关节炎数年，一年来心悸、气短，2个月前开始出现双下肢浮肿，体格检查见颈静脉怒张，肝于肋缘下3 cm处可触及，二尖瓣听诊区可闻及双期杂音。

讨论：

（1）引起心力衰竭的原发病是什么？

（2）分析心瓣膜病变引起的血流动力学变化及对心脏的影响。

（王汝峰）

第七章 呼吸系统疾病

第一节 慢性阻塞性肺疾病
第二节 慢性肺源性心脏病
第三节 肺炎
第四节 呼吸系统肿瘤

思维导图

学习目标

知识目标

1. 掌握慢性支气管炎、肺气肿的概念及病理变化,肺气肿的类型及对机体的影响;大叶性肺炎、小叶性肺炎的病因、病理变化和并发症;肺癌的病因、类型、病理变化和扩散途径。
2. 熟悉慢性阻塞性肺疾病的基本概念,间质性肺炎的病变,硅肺的基本病变、病因及发病机制,慢性肺源性心脏病的概念和心脏病变;鼻咽癌主要病因类型和扩散途径。
3. 了解早期肺癌的概念。

能力目标

能够用慢性支气管炎、肺气肿、大叶性肺炎、小叶性肺炎病变特点解释其临床表现,具有区别大叶性肺炎、小叶性肺炎的能力。

素养目标

培养学生向周围人群开展疾病预防工作的能力。

呼吸系统由呼吸道和肺组成，呼吸道包括鼻、咽、喉、气管及支气管。呼吸道具有黏液-纤毛排送系统，有很强的自净和防御功能，能将吸入的粉尘颗粒、病原微生物等黏附在黏膜表面的黏液层上随痰排出体外。同时，肺泡巨噬细胞可合成、分泌溶菌酶和干扰素等活性物质，可消化降解被吞噬的物质，与支气管黏膜共同构成强有力的防御系统。当机体抵抗力和免疫功能下降，环境中的有害物质进入呼吸系统可引起疾病。

第一节 慢性阻塞性肺疾病

慢性阻塞性肺疾病（chronic obstructive pulmonary disease，COPD）是一组慢性气道阻塞性疾病的统称，主要包括慢性支气管炎、支气管哮喘、支气管扩张症和肺气肿等疾病。

一、慢性支气管炎

慢性支气管炎（chronic bronchitis）是一种气管、支气管黏膜及其周围组织的慢性非特异性炎症。好发于冬春季，任何年龄均可发病，以老年人多见。临床上以反复发作、病程长为特征，以咳嗽、咳痰伴喘息为主要症状。凡是上述临床症状每年持续3个月，连续2年以上者即可诊断为慢性支气管炎。

微课：慢性支气管炎

（一）病因及发病机制

慢性支气管炎的发病往往是多种因素长期综合作用的结果。

1. **感染因素** 感染是慢性支气管炎发生和发展的重要原因。凡能引起感冒的病毒均能引起本病的发生和复发。病原体大多为细菌和病毒。病毒感染导致的支气管黏膜损伤和防御功能削弱，为寄生在呼吸道内的细菌继发感染创造了条件。常见的病毒有副流感病毒、鼻病毒、腺病毒和呼吸道合胞病毒等，常见的细菌有肺炎球菌、流感嗜血杆菌、奈瑟球菌和甲型链球菌等。

2. **理化因素** 是引起慢性支气管炎的常见因素，主要有：① 空气污染：慢性支气管炎与大气污染之间有明显的关系。作业环境内的刺激性粉尘和烟尘，反复刺激损伤支气管黏膜而发病。② 吸烟：是慢性支气管炎发生的重要因素，吸烟比不吸烟者患病率高2~8倍。烟雾中含有尼古丁、焦油、镉等有害物质，损伤呼吸道黏膜，削弱呼吸道的自净和免疫功能，易继发感染。③ 气候因素：气候变化，特别是寒冷空气能引起呼吸道黏液分泌增多，纤毛排送黏液的速度减慢和肺泡巨噬细胞功能减弱。

3. 过敏因素　如烟草、粉尘等过敏可引起慢性支气管炎的发病,特别是喘息型患者,往往有过敏史。以脱敏为主的综合治疗,可取得较好的治疗效果,说明过敏与慢性支气管炎的发病有关。

4. 其他因素　自主神经功能失调,副交感神经功能亢进可引起支气管收缩痉挛,黏液分泌增多;内分泌功能变化,如老年人的肾上腺皮质激素分泌减少,可引起呼吸道黏膜萎缩,肺组织弹性降低,使得老年人患病率较高且迁延不愈。

(二) 病理变化

1. 黏膜上皮的损伤与修复　支气管黏膜上皮纤毛粘连、倒伏,甚至脱落,上皮细胞发生变性、坏死,但通过上皮的再生,可完全修复,也可发生鳞状上皮化生(图1-7-1)。

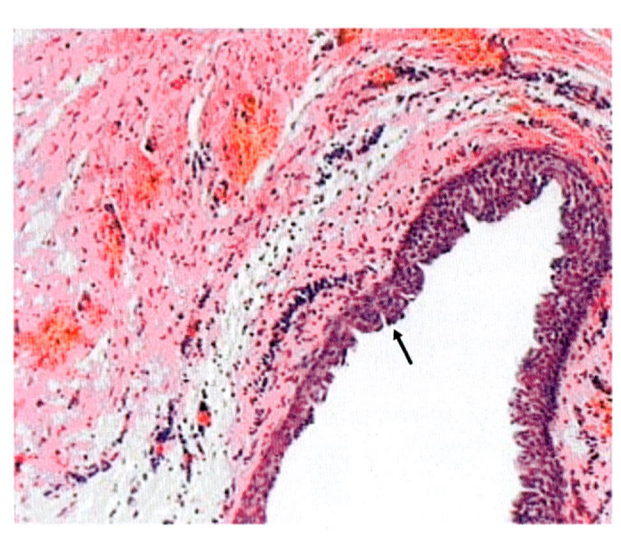

图1-7-1　慢性支气管炎(HE×400)
黏膜上皮变性、坏死并鳞状上皮化生(↑)

2. 腺体增生、肥大、黏液腺化生和退变　表现为较大支气管黏液腺增生肥大、浆液腺部分发生黏液腺化生,小气道黏膜上皮杯状细胞增多。后期,分泌亢进的细胞逐渐转向衰竭。此时,黏膜变薄,腺泡萎缩、消失,气道内黏液减少,甚至无黏液分泌。

3. 支气管壁的其他组织的慢性炎症损伤　早期支气管壁充血、水肿,淋巴细胞和浆细胞浸润。晚期支气管壁平滑肌、弹性纤维及软骨萎缩、破坏,发生纤维化、钙化,甚至骨化。

(三) 病理临床联系

1. 咳嗽、咳痰　是慢性支气管炎患者的常见症状,为支气管黏膜的炎症和分泌物增多的结果。痰液多呈白色、黏液泡沫状，不易咳出。继发感染时，痰量增多，变为黄色脓性。慢性支气管炎的后期，因支气管黏液腺分泌耗竭，萎缩，可出现少痰或无痰的干咳。

2. 呼吸的改变　慢性支气管炎急性发作期间肺部可闻及干、湿性啰音。喘息型患者在症状加重或继发感染时，因支气管平滑肌受刺激发生痉挛和分泌物阻塞而出现哮喘样发作，气急不能平卧，双肺布满哮鸣音。

（四）结局及并发症

慢性支气管炎常反复发作，如治疗、护理不当，可导致阻塞性肺气肿、支气管扩张和慢性肺源性心脏病等。

二、肺气肿

肺气肿（pulmonary emphysema）是指末梢肺组织（呼吸性细支气管、肺泡管、肺泡囊和肺泡）因空气含量过多而呈持久性扩张并伴有肺泡间隔破坏以致肺组织弹性减弱、容积增大的一种病理状态。肺气肿是常见而重要的慢性阻塞性肺疾病，也是支气管和肺疾病常见的合并症。

（一）病因和发病机制

肺气肿常为慢性支气管炎、支气管哮喘及慢性肺疾病的常见并发症。

1. 支气管阻塞性通气障碍　慢性支气管炎时，由于炎性渗出物及黏液栓导致支气管阻塞，细支气管壁炎性肿胀、增厚、变硬，管腔狭窄，使气道发生不完全阻塞，形成"活瓣"。吸气时，细支气管扩张，空气进入肺泡；呼气时，因细支气管腔内不完全阻塞，管腔缩小，空气不能充分排出，久之导致肺泡壁弹性减退，末梢肺组织过度充气、膨胀，肺泡壁断裂，形成肺气肿，因而又称阻塞性肺气肿。

2. 细支气管壁和肺泡壁的结构损伤　细支气管壁的弹性纤维放射状地分布于周围的肺泡上，对维持细支气管的形态和管径大小起着重要的支撑作用。当弹性纤维损坏时，一方面细支气管因失去支撑而使管腔塌陷，引起阻塞性通气障碍；另一方面末梢肺组织在呼气时回缩力下降。二者均导致末梢肺组织含气量增多，逐渐形成肺气肿。

3. 其他　目前认为，肺气肿的发病机制主要与蛋白酶/抗蛋白酶平衡失调有关；α_1-抗胰蛋白酶缺乏的家族，肺气肿发病率明显提高；肺巨噬细胞释放的基质金属蛋白酶也在肺气肿的发生过程中发挥重要作用。

（二）病理变化及类型

肺气肿的分类方法很多，按病变部位将肺气肿分为肺泡性肺气肿与间质性肺气肿两种类型。

1. 肺泡性肺气肿　病变发生于肺腺泡内，常合并有小呼吸道的阻塞性通气障碍，故也称为阻塞性肺气肿。肉眼观察，肺气肿呈弥散性，肺显著膨大（图1-7-2），边缘钝圆，颜色苍白，肺组织柔软而缺少弹性，指压后遗留压痕，触之捻发音增强。镜下观察，末梢肺组织膨胀，肺泡间隔变窄、断裂，相邻肺泡互相融合成大小不一的气囊腔。细小支气管可有慢性炎症改变。肺泡壁毛细血管床减少，肺小动脉内膜因纤维组织增生而增厚。

2. 间质性肺气肿　由于肺内压急剧升高时，肺泡壁或支气管壁破裂，气体进入肺间质引起。主要见于急性或慢性阻塞性肺气肿、肺泡壁受炎症损害、爆炸时气浪以及高压下的人工呼吸等。本型肺气肿在肺膜下、肺小叶间隔内形成别针头至豌豆大的串珠状排列的小气泡。

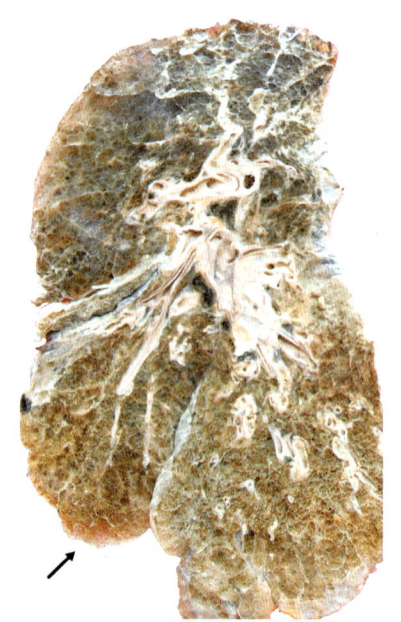

图1-7-2　肺气肿
肺组织膨大（↑）

另外，代偿性肺气肿、老年性肺气肿均属于非真性肺气肿。其中代偿性肺气肿是实变病灶周围的肺组织及肺叶切除后剩余肺组织发生的肺泡过度膨胀；老年性肺气肿则是由于老年人肺的弥散性纤维化过程伴肺组织弹性的降低，弹性回缩力减小，呼吸时肺泡不能充分扩展和回缩，终因储气过多而形成肺气肿。

（三）临床病理联系

本病常反复发作，病程进展缓慢。轻度和早期慢性肺气肿常无明显症状，随着肺气肿程度加重，可出现气短等症状，甚至休息时也出现呼吸困难及胸闷。当合并呼吸道感染时，症状加重，并可出现缺氧、酸中毒等症状。这是由于大量肺泡间隔变窄、断裂，使呼吸膜面积和肺泡壁毛细血管床明显减少，通气和换气功能严重障碍，缺氧和二氧化碳潴留所致。重度肺气肿患者，由于肺内残气量明显增多，肺容积增大，使患者胸廓前后径加大，肋间隙增宽，横膈下降，形成"桶状胸"。叩诊呈过清音，心浊音界缩小或消失。触诊语音震颤减弱。听诊时呼吸音减弱，呼气延长。X线检查示两侧肺野透明度增加。随着病变发展，能呼吸的肺组织及所属毛细血管床越来越少，肺循环阻力越来越大，最终导致慢性肺源性心脏病。

第二节 慢性肺源性心脏病

慢性肺源性心脏病(chronic cor pulmonale)是由慢性肺疾病、肺血管病变及胸廓病变引起肺循环阻力增加导致的以肺动脉高压和右心室肥大、扩张为特征的心脏病，简称肺心病。我国肺心病的发病率较高，北方高于南方，农村高于城市。

一、病因和发病机制

1. 慢性肺疾病　COPD、硅肺、慢性纤维空洞型肺结核等疾病是引起肺心病的主要原因。这些疾病一方面因部分肺血管床破坏，使肺动脉血流受阻，引起肺动脉高压；另一方面因肺阻塞性通气障碍，引起肺缺氧性肺动脉痉挛收缩，甚至肺小动脉重构，使肺循环阻力增加，加重肺动脉高压，造成右心室后负荷加重，逐渐发生右心室肥大。

2. 胸廓疾病　胸膜纤维化、胸廓和脊柱畸形及胸廓成形术后等疾病，不仅能导致肺的伸展或胸廓运动受限而引起限制性通气障碍，同时又使支气管和肺血管发生扭曲，导致肺循环阻力增加，引起肺动脉高压。

3. 肺血管疾病　见于反复发作的肺小动脉栓塞、肺小动脉炎、原发性肺小动脉硬化等疾病引起的肺循环阻力增加，导致肺动脉高压，右心室肥大、扩张。

二、病理变化

1. 肺部病变　慢性肺源性心脏病是多种慢性肺部疾病和肺血管疾病的晚期并发症，其常见的病变包括：① 肺血管的变化，肺小动脉中膜平滑肌增生致管壁增厚、管腔狭窄；肺泡壁毛细血管床数量显著减少；肺小动脉血栓形成和机化。② 肺组织的原有病变。

2. 心脏病变　右心室因肺动脉压升高而发生代偿性肥厚，这是肺心病最重要的病理形态标志。心脏体积增大，肺动脉圆锥显著膨隆，心尖钝圆。右心室壁肥厚，右心室乳头肌、肉柱增粗，后期右心室扩张。通常以肺动脉瓣下 2 cm 处右心室壁厚度大于 5 mm(正常为 3~4 mm)作为诊断肺心病的病理学标准。

三、临床病理联系

本病临床经过比较缓慢，可持续数年，除原有肺疾病的临床表现外，患者主要有呼吸困难、气急、发绀等肺功能不全表现,逐渐出现颈静脉怒张、肝大、下肢水肿及浆膜腔积液等右侧心力衰竭的体征。严重的病人,常伴呼吸道感染,导致呼吸衰竭,影响神经系统功能,出现头痛、烦躁不安、抽搐,甚至出现嗜睡、昏迷等肺性脑病的症状。这主要是由于缺氧和二氧化碳潴留、呼吸性酸中毒引起脑水肿所致。

第三节 肺炎

肺炎(pneumonia)是指肺的急性渗出性炎症,是呼吸系统的常见病。按照病因学分类,肺炎可分为细菌性、病毒性、支原体性、霉菌性肺炎等;按照炎症累及的部位和范围分类,肺炎可分为大叶性、小叶性和间质性肺炎等;按照炎症的性质分类,肺炎可分为浆液性、纤维素性、化脓性、出血性肺炎等。

一、细菌性肺炎

(一)大叶性肺炎

微课:大叶性肺炎

大叶性肺炎(lobar pneumonia)是以肺泡内纤维蛋白渗出为主要病变特征的急性渗出性炎症。病变累及一个肺段,甚至整个肺叶。临床表现为起病急骤,以寒战、高热开始,继而胸痛、咳嗽、咳铁锈色痰、呼吸困难、发绀、肺实变体征及白细胞增高等,病程约1周。本病多见于青壮年,男性较多见,常发生于冬、春季节。

1. **病因和发病机制**　大叶性肺炎90%以上是由肺炎链球菌感染引起,溶血性链球菌、肺炎杆菌、金黄色葡萄球菌也可引起。肺炎链球菌可以寄生于正常人的鼻咽部,因为呼吸道具有自净和防御功能,一般不会发病。如因病毒感染、疲劳、受寒、胸廓外伤、麻醉、酒精中毒等使呼吸道防御功能被削弱时,细菌侵入肺泡并迅速生长繁殖,通过肺泡间孔或呼吸性细支气管向邻近肺组织蔓延,形成一个肺段或整个肺大叶的病变。

2. **病理变化及临床病理联系**　大叶性肺炎多发生于左肺下叶。在未使用抗生素治疗的情况下,病变可呈现典型的自然发展过程,分为以下四期。

(1)充血水肿期:此期为病变的第1~2天。肉眼观察,病变肺叶肿胀,重量增加,呈暗红色,切面可挤出粉红色泡沫状液体。镜下观察,肺泡壁毛细血管显著扩张充血,肺泡腔内可见较多量的浆液性渗出物及少量中性粒细胞、巨噬细胞和红细胞,渗出物中含有细菌。临床上,患者因毒血症而表现寒战、高热和白细胞升高,咳嗽、咳痰等症状,听诊可闻及湿性啰音。X线检查可见片状云絮状阴影。

(2)红色肝样变期(实变早期):此期为发病的第3~4天。肉眼观察,病变肺叶肿胀、实变,呈暗红色,质实如肝,切面粗糙。病变部位的胸膜表面可见灰白色纤维素性渗出物。镜下观察,肺泡壁毛细血管进一步扩张充血,肺泡腔内充满大量的红细胞和一定数量的纤维素,并混有少量的中性粒细胞、巨噬细胞。肺泡腔内的纤维素交织成网,并穿过肺泡间孔与相邻肺泡的纤维素网连接。纤维素网的形成,既能限制细菌的扩散,又有利于中性粒细胞及巨噬细胞对肺炎球菌的吞噬作用,渗出物中仍有细菌。临床上患者可出现缺氧的症状,也可有胸痛、咳嗽、咳铁锈色痰。叩诊呈浊音,听诊正常呼吸音消失,可闻及管状呼吸音。X线检查可见大片致密阴影。

(3) 灰色肝样变期(实变晚期):此期为发病的第5~6天。肉眼观察,病变肺叶仍肿胀,充血消退,逐渐变为灰白色,实变加重,切面干燥、颗粒状,质实如肝(图1-7-3)。镜下观察,肺泡腔内纤维素渗出进一步增多,相邻肺泡内的纤维素性渗出物挤压肺泡壁及毛细血管,使病变肺组织由充血状态转为贫血状态,肺泡腔内的纤维素网内有大量中性粒细胞,红细胞则已大多溶解消失,渗出物中细菌基本消失。临床上缺氧症状开始减轻,铁锈色痰变为黏液脓痰。X线检查仍见大片致密阴影。

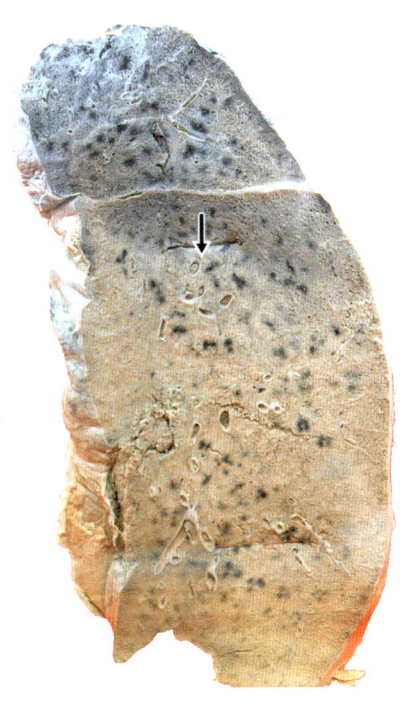

图 1-7-3　大叶性肺炎
病变肺叶肿胀,实变灰白色(↑),灰色肝样变期

(4) 溶解消散期:此期为发病的第7天左右。随着特异性抗体的形成和白细胞、巨噬细胞吞噬作用的增强,致使病原菌被消灭。在中性粒细胞崩解后释放出的蛋白

溶解酶作用下,肺泡腔内的纤维素逐渐溶解,溶解的纤维素部分经支气管咳出,部分经淋巴管吸收。于是病变肺组织逐渐净化,肺组织逐渐恢复正常的结构和功能。肉眼观察,病变肺组织呈淡黄色并逐渐恢复正常,质地变软,挤压时可见脓性混浊液体。临床上患者的症状、体征逐渐减轻、消失,又可闻及湿性啰音。X线检查阴影逐渐变淡以至消失。

由于抗生素的广泛应用,使大叶性肺炎的病程缩短,上述的典型病变已不多见,病变的范围也大大地缩小,往往只局限于肺段,临床表现亦不典型。

3. 结局及并发症　大叶性肺炎经过及时治疗和护理,一般在7~10天痊愈。但细菌毒力强,机体抵抗力弱,治疗、护理不及时,可出现以下并发症。

(1) 肺肉质变:当渗出的中性粒细胞过少或蛋白溶解酶不足时,肺泡腔内渗出的纤维素不能被完全溶解吸收,则由肉芽组织取代而机化。机化的肺组织呈褐色肉样纤维组织,故称为肺肉质变。

(2) 肺脓肿及脓胸:见于金黄色葡萄球菌感染而引起,受累的肺组织坏死液化,形成肺脓肿;当胸膜病变严重时,可发展成纤维素性化脓性胸膜炎,甚至脓胸。

(3) 中毒性休克:由严重的败血症或脓毒血症所致,是大叶性肺炎较为严重的并发症,如不及时抢救,可引起死亡。

(二) 小叶性肺炎

小叶性肺炎(lobular pneumonia)是以肺小叶为单位的急性化脓性炎症,病变常以细支气管为中心,起始于细支气管并向其所属的肺组织蔓延,故又称为支气管肺炎(bronchopneumonia)。此病可以单独发病,也常作为其他疾病的并发症出现。临床上,患者有发热、咳嗽、咳痰等症状,肺部听诊可闻及散在的湿性啰音。本病可发生于任何年龄,小儿、年老体弱以及久病卧床者多见。

1. 病因及发病机制　往往是多种病菌混合感染。最常见的病原菌为致病力较弱的肺炎球菌,其次为葡萄球菌、链球菌、流感嗜血杆菌、铜绿假单胞菌和大肠埃希菌等。病原菌大多数是经呼吸道侵入肺组织,极少数经血道进入肺组织,在某些诱因的作用下,导致支气管肺炎的发生。如患传染病(麻疹、百日咳、白喉、流感等)、营养不良、受寒等,使机体抵抗力下降,呼吸道的防御机能受损,引起小叶性肺炎。此外,昏迷(脑出血、尿毒症等)、全身麻醉患者因吞咽、咳嗽反射减弱或消失,将上呼吸道的带菌分泌物或呕吐物吸入肺部或新生儿因吸入羊水成分而引起的小叶性肺炎,称为吸入性肺炎。长期卧床病人(心力衰竭、大手术后等)引起的肺较低部位的坠积性肺炎也属于小叶性肺炎。

2. 病理变化　肉眼观察,肺内出现许多散在的实变病灶,通常两肺同时受累，以下叶及背侧较为严重。病灶大小不一，多数直径为1 cm左右（相当于肺小叶范围），形状不规则，色暗红或带黄色，质实。切面病灶略隆起。挤压时有脓性渗出物溢出，病灶周围肺组织充血。病情较重者，病灶互相融合，形成融合性小叶性肺炎，有时可累及整个肺段，甚至肺大叶。镜下观察，病变的细支气管管壁充血、水肿，中性粒细胞弥散性浸润，黏膜上皮坏死、脱落、崩解，管腔内充满浆液、中性粒细胞、脓细胞以及脱落的黏膜上皮细胞（图1-7-4）。病变细支气管所属的肺组织的肺泡壁毛细血管扩张充血，肺泡腔内充满中性粒细胞、脓细胞及脱落的肺泡上皮细胞，有时可见少量红细胞和纤维素。病灶周围的肺组织的肺泡呈代偿性肺气肿。

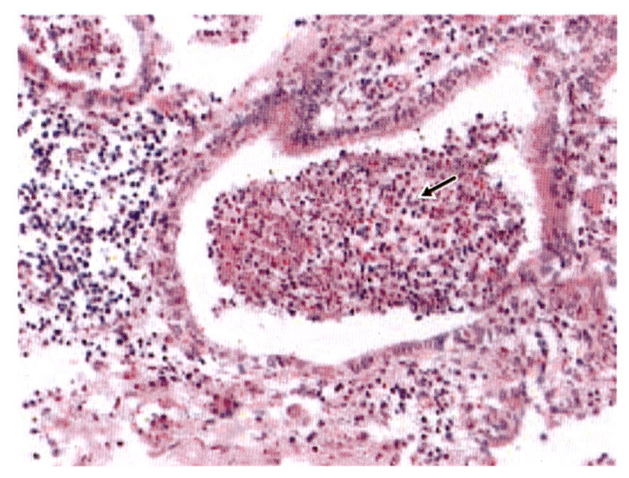

图1-7-4　小叶性肺炎（HE×200）
细支气管为中心的化脓性炎症，管腔内充满脓液（↑）

3. 临床病理联系　由于炎性渗出物刺激支气管黏膜，患者常有咳嗽、咳痰，痰液为黏液脓性。因病灶较小且散在分布，除融合性小叶性肺炎外，肺实变的体征一般不明显。因病变细支气管及其所属肺泡内含有渗出物，听诊可闻及湿性啰音。X线检查可见散在的、不规则斑点状或片状阴影。

4. 结局及并发症　小叶性肺炎经及时治疗和护理，大多数能够痊愈。但在幼儿和年老体弱者，特别是并发于其他严重疾病时，预后不良。常见的并发症有呼吸衰竭、心力衰竭、肺脓肿、脓胸等。

二、支原体肺炎

支原体肺炎（mycoplasmal pneumonia）是由肺炎支原体感染引起的一种间质性肺炎。多发生于20岁以下的青少年，发病率随年龄增长而减少。50岁以上的成人多为隐性感染。肺炎支原体是人体内唯一的有致病性的支原体,其生物学特性介于细菌和病毒之间,主要经飞沫传播,通常为散发,偶有流行。

肺炎支原体侵犯呼吸道可累及上呼吸道、气管、支气管和肺。肺内病变呈灶状分布,常累及一个肺叶,以下叶多见。病变主要发生于肺间质。肉眼观察,肺组织无明显实变,呈暗红色,切面可有少量红色泡沫状液体溢出。镜下观察,病灶内肺泡间隔、细支气管及周围组织明显增宽,充血,有淋巴细胞、单核细胞浸润。通常肺泡腔内无炎细胞渗出或仅见少量浆液。细支气管黏膜上皮常保持完好,但在较严重患者,上皮亦可坏死脱落,此时则往往伴有中性粒细胞浸润。

临床上,患者起病较急,多有发热、头痛、全身不适等一般症状。突出的表现是支气管和细支气管的急性炎症引起的剧烈咳嗽,初为干咳,以后咳黏液痰。由于肺泡内渗出物较少,故很少有湿性啰音及实变体征。大多数患者预后良好,自然病程约2周,患者可痊愈。

三、病毒性肺炎

病毒性肺炎(viral pneumonia)常由上呼吸道病毒感染向下蔓延所致,引起肺炎的病毒主要有腺病毒、呼吸道合胞病毒、流感病毒及麻疹病毒等,其中以腺病毒为多见。除流感病毒性肺炎多见于成人外,其余病毒性肺炎均多见于儿童。一般为散发,偶尔会造成流行。

早期,炎症从支气管、细支气管开始,沿肺间质发展。支气管管壁、小叶间隔和肺泡壁充血、水肿,以淋巴细胞和单核细胞为主的炎细胞浸润,肺泡壁因而明显增宽(图1-7-5)。肺泡腔内无炎性渗出物或仅有少量浆液。严重患者,除上述间质性肺炎病变外,炎症进一步发展波及肺泡。肺泡腔内出现巨噬细胞和多少不等的浆液、纤维素及红细胞组成非化脓性渗出物。渗出明显时,渗出物在肺泡腔面形成一层红染的膜状物,称为透明膜。在麻疹病毒性肺炎时,增生的上皮细胞形成多核巨细胞,因而又称为巨细胞性肺炎。在病毒性肺炎中,具有诊断意义的是找到病毒包涵体(呈嗜酸性红染,圆形或椭圆形,周围常有一清晰的透明晕)。这种包涵体可见于细胞核内(如腺病毒)或细胞质中(如呼吸道合胞病毒)或两者均有(如麻疹病毒)。在某些重症病毒性肺炎患者,除上述病变外,尚可出现坏死性支气管炎和坏死性支气管肺炎的改变。

由于病毒血症,可引起发热及全身中毒症状。因炎症刺激和缺氧,可出现剧烈咳嗽、呼吸困难及发绀等症状。病毒性肺炎一般预后良好,重者可出现心力衰竭和中毒性脑病。

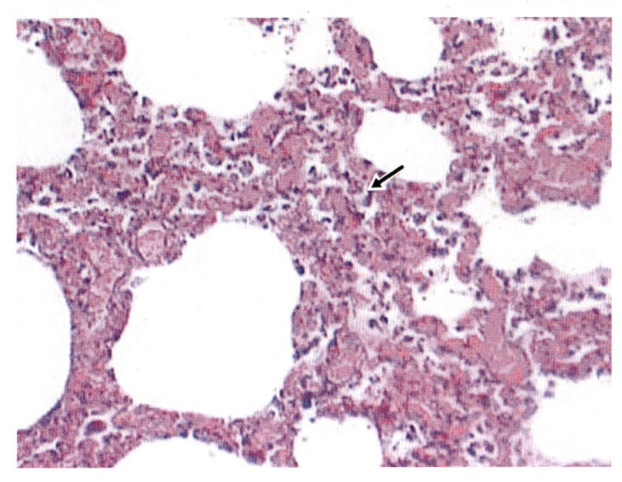

图 1-7-5 病毒性肺炎（HE×200）
肺泡壁充血、水肿,炎细胞浸润,肺泡壁明显增宽(↑)

附：严重急性呼吸综合征

严重急性呼吸综合征(severe acute respiratory syndrome,SARS)是与冠状病毒感染有关的急性传染病,是世界卫生组织新近命名的以呼吸道传播为主的急性传染病。

1. 病因　现已确定本病的病原体为一种新型的冠状病毒。

2. 传染途径　本病传染性极强,以近距离空气飞沫传播为主,直接接触病人的粪便、尿液和血液等也可引起感染,发病具有家庭和医院聚集现象。

3. 发病机制　本病发病机制尚不清楚,可能与病毒直接损伤呼吸系统及免疫器官有关。

4. 临床表现　起病急,多以发热为首发症状,体温多高于38℃,可伴有头痛、肌肉和关节酸痛。可出现干咳、少痰,严重者表现为呼吸窘迫。外周血白细胞计数多降低或不升高,常有淋巴细胞计数减少。X线或CT检查,肺部可表现出程度不同的块状、斑块状浸润性阴影。

5. 病理变化　以肺和免疫系统的病变最为突出,心、肝、肾等实质性脏器也有不同程度改变。

（1）肺部病变：肉眼可见双肺斑块状实变,严重者可完全实变；表面暗红色,切面可见出血灶及出血性坏死灶。镜下可见弥漫性肺泡损伤为主,肺组织严重充血、出血和水肿,肺泡腔内充满大量脱落和增生的肺泡上皮细胞及渗出的单核细胞、淋巴细胞、浆细胞。部分肺泡上皮细胞内可见病毒包涵体。肺泡腔可见广泛的透明膜形成,部分病例肺泡腔内渗出物机化呈肾小球样机化性肺炎的改变。

肺小血管出现血管炎的改变,可见纤维素样坏死及血栓形成,还可见透明血栓形成。

(2) 脾脏和淋巴结病变:脾脏体积可略缩小,质软。镜下见脾小体萎缩,脾动脉周围淋巴鞘内淋巴细胞减少,红髓内淋巴细胞稀疏。白髓和淋巴组织大片出血性坏死。肺门淋巴结及腹腔淋巴结固有结构消失,皮髓质分界不清,皮质区淋巴细胞数量明显减少,常见灶性坏死。

(3) 其他病变:心、肝、肾、肾上腺等脏器也可见小血管炎的改变,出现不同程度的变性、坏死及出血。

6. 结局 如果能够及时发现和确诊,大多数患者可以治愈,约 5% 的严重患者可因呼吸衰竭而死亡。

第四节 呼吸系统肿瘤

一、肺癌

肺癌(carcinoma of the lung)是起源于支气管和肺泡上皮细胞的常见恶性肿瘤之一,发病率和死亡率呈明显增长趋势。肺癌多发生于 40 岁以后,男性多见,男女之比约为 2:1。

(一) 病因和发病机制

1. 吸烟 国际上公认,吸烟是肺癌最危险的因素。大量资料证明,日吸烟量越大,开始吸烟的年龄越小,患肺癌的危险性越大。烟雾中含多种有害的化学物质,如 3,4-苯并芘等多环芳烃化合物在芳烃羟化酶的作用下,转变为环氧化物,成为致癌物,可与 DNA 结合引起细胞突变。

2. 环境致癌因素 城市空气因受工业废气、汽车尾气和家庭排烟等所污染,含有苯并芘、二乙基亚硝胺和砷等致癌物质,故城市肺癌发病率远高于农村。此外,工矿环境致癌物质还有石棉、铬、铬酸盐、镍和羟基镍等,长期吸入这些有害物质亦可引起肺癌。

肺癌绝大多数起源于支气管黏膜上皮,因而肺癌实为支气管源性癌,而源于肺泡上皮细胞者极少。肺鳞癌主要起源于肺段和亚肺段支气管黏膜上皮,在致癌因子长期作用下,支气管黏膜经鳞状上皮化生、不典型增生和原位癌等阶段再发展成浸润癌;肺腺癌来自支气管黏膜或腺体;肺泡细胞癌来源尚未最后定论;小细胞癌来源于支气管黏液腺和支气管黏膜内的嗜银细胞,属神经内分泌瘤。

(二)病理变化

1. **大体类型** 根据肺癌的发生部位及大体形态特点将其分为3种主要类型。① 中央型:位于肺门部,主要由主支气管或叶支气管发生。癌组织常破坏支气管向周围浸润,以致在肺门或其附近逐渐形成形态不规则的灰白色巨大肿块(图1-7-6)。② 周围型:发生于肺段及段以下支气管,常位于近胸膜的肺叶周边部,呈境界不甚清楚的结节状或球形,无包膜,直径多在2~8 cm。③ 弥漫型:此型罕见,癌组织沿肺泡呈弥散性、浸润性生长,很快侵犯肺大叶的一部分或整个肺大叶,外观似大叶性肺炎,呈粟粒大小的灰白色结节。

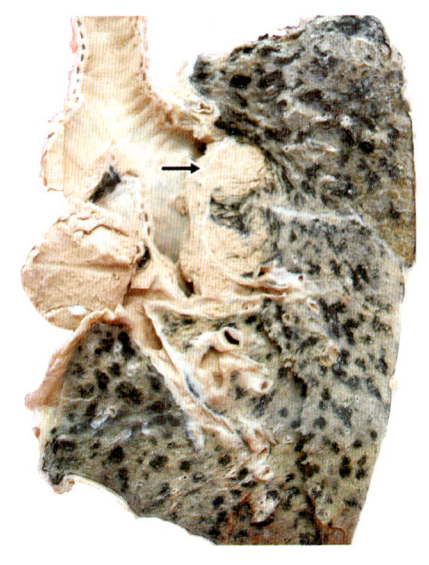

图1-7-6 中央型肺癌

肺门部形成灰白色巨大肿块(↑)

微课:肺高分化鳞状细胞癌

2. **组织学类型** 根据WHO关于肺癌的分类,将其分为鳞状细胞癌、腺癌、大细胞癌、小细胞癌、腺鳞癌和多形性肉瘤样癌、类癌和唾液腺癌等8种类型。下面主要介绍常见的4种类型。

(1)鳞状细胞癌:为肺癌中最常见的类型,占肺癌的20%~30%,多属中央型。根据癌组织的分化程度分为高分化、中分化和低分化3型。

(2)腺癌:近年来,腺癌的发病率有所上升,已接近或超过鳞状细胞癌。多为周围型,女性多见,且多为非吸烟者。其组织结构与其他器官的腺癌相似,亦可分为高分化、中分化、低分化和未分化型。肺腺癌的特殊类型有细支气管肺泡癌、黏液癌和瘢痕癌。细支气管肺泡癌在肉眼上可为弥漫型或多结节型,镜下可见肺泡管及肺泡异常扩张，内壁被覆单层或多层柱状癌细胞，形成腺样结构，其中大部分肺泡间隔仍保存。

（3）小细胞癌：本型占肺癌的15%~20%，是肺癌中分化最低、恶性度最高的一种。生长迅速并易早期血道转移。癌细胞呈短梭形或淋巴细胞样，胞质少，核呈圆形、椭圆形或短梭形，深染，核分裂多见。有时癌细胞一端稍尖，形如燕麦，称为燕麦细胞癌。癌细胞呈巢状、条索状或编织状排列，有时呈菊形团及腺管状排列。

（4）大细胞癌：属于未分化癌。主要特点为癌细胞体积大，胞质丰富，癌细胞具有高度异型性。可见瘤巨细胞，此癌生长迅速，恶性度颇高，容易早期侵入血管发生远处转移。

（三）蔓延与转移

1. 直接蔓延　中央型肺癌常直接侵犯纵隔、心包及周围血管，或沿支气管壁蔓延。周围型肺癌可直接侵犯胸膜甚者至胸壁。

2. 转移　肺癌发生转移较早且速度较快。沿淋巴道转移时，首先到达支气管肺门淋巴结，再到纵隔、锁骨上淋巴结及颈部淋巴结。血道转移常发生于脑、肾上腺、骨、皮肤及肝、肾、胰腺和甲状腺等处。

（四）临床病理联系

肺癌的临床表现因其发生部位、肿瘤大小、侵袭转移范围而异。早期常无明显症状。中央型肺癌临床症状出现较早，由于癌肿起始于大支气管内，造成对气管的刺激、阻塞或压迫、侵犯周围组织，患者常表现呛咳，痰中带血或胸痛等。并常因癌肿引起肺不张、肺炎以及支气管扩张症等病变，并出现相应的症状和体征。此外，由于侵犯、转移部位的不同而出现某些特殊症状，如肺尖部肿瘤可累及颈交感神经丛，发生交感神经麻痹综合征（Horner综合征），表现为同侧上眼睑下垂、瞳孔缩小、皮肤无汗等；侵犯喉返神经可引起声音嘶哑。小细胞癌可有异位内分泌症状。可因5-羟色胺等分泌过多而引起副瘤综合征，表现为哮鸣样支气管痉挛、阵发性心动过速、水样腹泻、皮肤潮红等。

肺癌患者大多数预后不良，早期发现、早期诊断和早期治疗至关重要。对40岁以上的人群定期进行X线及痰脱落细胞学检查，是发现早期肺癌最简便易行的方法。

二、鼻咽癌

鼻咽癌（nasopharyngeal carcinoma）是鼻咽部上皮组织发生的恶性肿瘤，是我国常见的恶性肿瘤之一，尤以广东、广西、福建、四川及台湾、香港等地更为多见。发病年龄多在40~50岁,男性多于女性。患者早期可有头痛、鼻塞、鼻出血以及耳鸣等症状,但不少患者可无任何不适,就已出现颈部淋巴结转移,如不认真进行鼻咽部检查,常被漏诊。

(一) 病因

鼻咽癌病因迄今尚未明了,可能与下列因素有关。

1. 病毒感染 近年来的研究显示鼻咽癌的发生与 EB 病毒感染有非常密切的关系。已发现癌细胞内有整合于基因组内的 EB 病毒 DNA,癌细胞核内还有该病毒的基因产物 EB 抗原,患者血清内可检出高效价的抗 EB 病毒抗原的抗体。

2. 环境因素 研究发现,有些化学物质如多环芳烃类、亚硝胺类、微量元素镍等与鼻咽癌有一定的关系。我国学者曾用亚硝胺诱发大鼠鼻咽癌,提示这类环境致癌物质可能是鼻咽癌的病因之一。

3. 遗传因素 机体的遗传素质在鼻咽癌发病中也有重要作用,由于鼻咽癌的高发区集中在我国南方,高发区居民移居外地或国外,其后裔发病率也远远高于当地居民。鼻咽癌患者某些染色体区段具有不稳定性,部分患者有家族发病史。

(二) 病理变化

鼻咽癌最多见于鼻咽顶部,其次为外侧壁和咽隐窝,发生于前壁者最少,同时占据两个部位(如顶部和侧壁)者也颇多见。

肉眼观察:早期表现为局部黏膜粗糙或呈颗粒状,或隆起于黏膜形成小结节。癌肿继续发展可形成结节型、菜花型、浸润型及溃疡型。镜下观察:多数鼻咽癌来自鼻咽黏膜柱状上皮,包括黏膜表面被覆上皮及隐窝上皮。少数发生于鼻咽黏膜鳞状上皮。一般分为以下基本组织学类型:

1. 鳞状细胞癌 高分化鳞状细胞癌可见角化珠,癌巢细胞分层明显。低分化鳞状细胞癌无角化现象,常形成各种不规则形癌巢,细胞分层不明显,癌细胞呈多角形或卵圆形,胞质丰富,境界清楚,部分癌细胞可出现细胞间桥。

2. 腺癌 高、低分化两型腺癌均较少见,低分化腺癌稍多于高分化腺癌。癌细胞呈不规则条索状或片状排列,有时可见腺腔结构或围成腺腔的倾向。

3. 未分化癌 主要有泡状核细胞癌和小细胞癌两个亚型,恶性度均较高。

(三) 蔓延和转移

1. 直接蔓延 肿瘤向上蔓延可破坏颅底骨,以卵圆孔处被破坏最为多见,少数患者甚至破坏蝶骨,侵犯脑垂体。又可通过破裂孔侵犯海绵窦附近组织,易使第Ⅱ~Ⅳ对脑神经受损。向下可侵犯梨状隐窝、会厌和喉上部;向前可侵入鼻腔和眼眶;向后可侵犯颈椎和脊髓；向外侧可侵犯咽鼓管至中耳。

2. 淋巴道转移　癌细胞早期即可经淋巴道转移，先至咽后淋巴结，然后至颈上深淋巴结，极少转移到颈浅淋巴结。颈淋巴结转移多在同侧，其次为双侧，只转移到对侧者极少。临床上，一般多在颈上部胸锁乳突肌上端内出现无痛结节。多个受累的淋巴结可互相粘连，形成颈部大而硬的肿块，可压迫Ⅳ～Ⅵ对脑神经和颈交感神经而引起相应症状。

3. 血道转移　晚期以肝、肺、骨转移为常见，亦可转移至肾、肾上腺和胰腺等处。

（四）临床病理联系

鼻咽癌早期多无明显症状，且原发癌病灶小，不易被发现，易被漏诊或误诊。当症状明显时多已是晚期，治愈率极低，故早期诊断极为重要。60%以上的患者首发症状表现为颈部肿块，对有鼻塞、耳鸣、鼻出血等症状的患者要做详细的鼻咽部检查。对高发区人群应常做肿瘤普查工作。必要时可做血清学检查，EB病毒壳抗体（VCA-IgA）有一定的诊断价值。

鼻咽癌对放射治疗比较敏感，疗效显著，其中以泡状核细胞癌最为敏感，其次为低分化鳞状细胞癌。

本章小结

1. 慢性支气管炎为多因素致病；支气管黏膜上皮纤毛粘连、倒伏，甚至脱落，上皮细胞发生变性、坏死，可发生鳞状上皮化生；黏液腺增生肥大，浆液腺发生黏液腺化生，小气道黏膜上皮杯状细胞增多；管壁充血、水肿，淋巴细胞和浆细胞浸润，平滑肌、弹性纤维及软骨萎缩、破坏，发生纤维化、钙化、骨化；最终导致肺气肿和肺心病。

2. 肺气肿多继发于慢性支气管炎等病变；发生主要与细支气管阻塞性通气障碍、细支气管壁和肺泡壁的结构损伤有关；肺呈弥散性膨大，边缘钝圆，颜色苍白，弹性降低；肺泡间隔变窄、断裂，相邻肺泡互相融合成大小不一的气囊腔；细小支气管可有慢性炎症改变；肺泡壁毛细血管床减少，肺小动脉内膜纤维性增厚；临床出现气短、胸闷、呼吸困难，"桶状胸"；最终导致慢性肺心病。

3. 慢性肺源性心脏病简称肺心病，是由慢性肺疾病、肺血管病变及胸廓病变引起肺循环阻力增加导致的以肺动脉高压和右心室肥大、扩张为特征的心脏病。通常以肺动脉瓣下 2 cm 处右心室壁厚度大于 5 mm 作为诊断肺心病的病理学标准。临床上除有原发病表现外，还会出现呼吸功能不全和右心功能障碍的表现。

4. 大叶性肺炎多由肺炎球菌引起，为纤维蛋白性炎症，好发于青壮年，累及一个肺段或整个大叶。① 充血水肿期：肺叶肿胀，呈暗红色，切面可挤出带泡沫的浆液；镜下观察，肺泡壁毛细血管显著扩张充血，肺间质水肿增宽，肺泡腔内可见较多量的浆液性渗出物及少量中性粒细胞、巨噬细胞和红细胞。②红色肝样变期：肺叶肿胀实变，呈暗红色，质地如肝，镜下观察，肺泡腔内充满大量的红细胞和一定数量的纤维素。③灰色肝样变期：肺叶肿胀，灰白色，切面干燥、颗粒状，质地如肝，肺泡腔内的纤维素网中有大量中性粒细胞，肺组织贫血状态，红细胞溶解消失，相邻肺泡内的纤维素网相互连接。④溶解消散期：肺组织呈淡黄色并逐渐恢复正常，质地变软，挤压时可见脓性混浊液体。临床表现为寒战、高热、胸痛、咳嗽、咳铁锈色痰，严重者可出现呼吸困难及发绀。并发症有肺肉质变、肺脓肿及脓胸、中毒性休克。

5. 小叶性肺炎由多种病菌混合感染引起，以支气管为中心的化脓性炎症，好发于小儿和年老体弱者。病变以肺小叶为单位，呈灶状散在分布，病灶直径为 1 cm 左右，病情较重者，病灶互相融合。病变的细支气管充血、水肿，中性粒细胞弥散性浸润，腔内充满脓液，所属的肺泡腔内充满中性粒细胞、脓细胞及脱落的肺泡上皮细胞，病灶周围的肺组织充血、水肿，肺泡呈代偿性肺气肿。临床表现为咳嗽、咳黏液脓痰。常见的并发症有呼吸衰竭、心力衰竭、肺脓肿、脓胸等。

6. 支原体肺炎由肺原支原体引起，好发于 20 岁以下青少年，病变主要发生于肺间质，淋巴细胞、单核细胞浸润，临床表现为剧烈咳嗽，以干咳为主，可痊愈。

7. 病毒性肺炎主要由腺病毒引起，多见于儿童，主要引起肺间质炎症，支气管管壁、小叶间隔和肺泡壁充血、水肿，以淋巴细胞和单核细胞为主的炎细胞浸润，肺泡壁因而明显增宽，肺泡腔内无炎性渗出物或仅有少量浆液。严重患者，出现透明膜，临床表现为发热及全身中毒症状，剧烈咳嗽、呼吸困难及发绀等，大多数预后良好。

8. 肺癌发生与吸烟、环境致癌因素有密切关系。肉眼观察可分为中央型、周围型和弥漫型，镜下可分为鳞状细胞癌、腺癌、大细胞癌、小细胞癌，腺鳞癌和多形性肉瘤样癌等。小细胞癌、大细胞癌和腺癌早期可发生血道转移。临床可出现交感神经麻痹综合征和副瘤综合征等表现。

9. 鼻咽癌病因未明，可能与 EB 病毒、环境、遗传等因素有关。多见于鼻咽顶部，其次为外侧壁和咽隐窝，早期表现为局部黏膜粗糙或呈颗粒状，或隆起于黏膜形成小结节。镜下分三个基本组织学类型。病变早期可有头痛、鼻塞、鼻出血及耳鸣，不少患者也可无任何症状，而出现颈部淋巴结转移。

练习题

一、思考题及名词解释

1. 慢性支气管炎的主要病理变化是什么？可引起哪些并发症？
2. 试比较大叶性肺炎、小叶性肺炎、支原体肺炎和病毒性肺炎的区别。
3. 名词解释：肺气肿，肺源性心脏病，肺肉质变。

二、临床病例讨论

患者,男性,34岁。3天前,受凉后出现畏寒、高热、咳嗽、咳铁锈色痰、胸痛、气促、食欲减退、乏力,未经治疗,今因病情加重遂来院就诊。体格检查:体温39.5℃,脉搏108次/分,呼吸22次/分,血压110/80 mmHg,精神萎靡,左肺下叶可闻及支气管呼吸音,叩诊浊音,心率108次/分,律齐,未闻及病理性杂音。实验室检查:白细胞计数$13.6×10^9$/L,分类:中性粒细胞0.8,淋巴细胞0.15。X线检查:左肺下叶呈片状阴影。

讨论:

(1) 根据所学知识,结合病史做出初步诊断,并写出诊断依据。

(2) 分析肺部病变的发展过程、肺组织大体和镜下有何改变。

(周路坦)

第八章　消化系统疾病

第一节　胃炎
第二节　溃疡病
第三节　病毒性肝炎
第四节　肝硬化
第五节　消化系统肿瘤

思维导图

学习目标

知识目标
1. 掌握胃溃疡、肝硬化的病理变化、临床病理联系。
2. 熟悉门脉高压症和肝功能不全的主要表现。

能力目标
1. 能够较熟练运用胃溃疡、肝硬化的病理变化解释和判断消化性溃疡和肝硬化的临床病理联系。
2. 能够识别胃溃疡、肝硬化的大体标本的病变并描述其病变特点；会辨认胃溃疡、门脉性肝硬化组织切片并能绘出简图加以描述。

素养目标
1. 培养良好的饮食习惯,健康的生活方式。
2. 培养学生医者仁心的职业道德。

消化系统包括由口腔、食管、胃、肠、肛门组成的管道系统和由涎腺、肝、胰、消化管的黏膜腺组成的消化腺,发挥消化、吸收和排泄功能。当致病因素破坏消化系统的防御代偿作用,可引起消化器官器质性和功能性疾病。消化系统的许多疾病是临床上的常见病和多发病。

第一节　胃炎

胃炎(gastritis)是胃黏膜的炎性病变,可分急性胃炎和慢性胃炎,以慢性胃炎多见。近年来由于内镜的广泛应用,可直接窥视胃黏膜的病变,并通过钳取病变的组织进行病理检查,胃炎一般能得到正确诊断。

一、急性胃炎

(一) 病因和发病机制

1. 感染或细菌毒素　由进食被金黄色葡萄球菌、沙门菌属等细菌或其毒素污染的食物引起,常同时伴有肠炎。

2. 强烈刺激性食物　进食过热、过冷、粗糙食物、烈酒、浓茶、咖啡等强烈刺激性食物可损伤胃黏膜。

3. 化学物质　服用水杨酸类药物、肾上腺糖皮质激素、利血平、氯化钾、某些抗生素及抗肿瘤药物等化学物刺激损伤胃黏膜。误服或吞服强酸、强碱或其他腐蚀性化学物引起胃黏膜腐蚀性病变。

4. 急性应激　当颅脑损伤、严重创伤、大面积烧伤、大手术、败血症、休克等时,机体处于应激状态,可引起胃黏膜糜烂出血。

急性胃炎的发病机制因不同原因而异,有的直接损害胃黏膜,有的造成黏膜缺血缺氧、氢离子逆向弥散,导致胃黏膜表层细胞坏死脱落。

(二) 病理变化

1. 肉眼观察　病变范围广泛或局限,胃黏膜充血、水肿、黏膜面附有黏液。可见点状或灶状出血,重者胃黏膜坏死、糜烂,甚至形成急性溃疡和穿孔。

2. 镜下观察　胃黏膜上皮细胞变性、坏死、脱落、黏膜毛细血管扩张充血,固有膜水肿,见较多的中性粒细胞和少量嗜酸性粒细胞、淋巴细胞、浆细胞浸润。

（三）病理临床联系

该病起病较急。由进食污染食物引起者有恶心、呕吐、厌食、中上腹不适或疼痛，伴急性水样腹泻，重者有发热、脱水、休克等中毒症状。由刺激性食物或药物引起者症状一般不重，表现为上腹不适或疼痛、厌食、恶心、呕吐等。由水杨酸类药等药物或急性应激状态引起者主要是上消化道出血，表现为呕血、黑便。

急性胃炎大多可痊愈，少数患者因致病因素未及时清除等而转变为慢性胃炎。

二、慢性胃炎

慢性胃炎（chronic gastritis）是指不同病因引起的胃黏膜的慢性炎症或萎缩性病变，其实质是胃黏膜上皮遭受反复损害后，由于黏膜特异的再生能力，以致黏膜发生改建，且最终导致不可逆的固有胃腺体的萎缩，甚至消失。本病十分常见，占接受胃镜检查病人的80%~90%，男性多于女性。

（一）病因和发病机制

一些急性胃炎后，胃黏膜病变持久不愈或反复发作，均可形成慢性胃炎。大多数慢性胃炎起病隐匿，病因和发病机制尚未完全阐明，与下列因素有关。

1. 饮食和环境因素　长期进食过热食物、酗酒、吸烟等慢性刺激损害胃黏膜。流行病学研究显示，饮食中高盐和缺乏新鲜蔬菜和水果与胃黏膜萎缩、肠上皮化生以及胃癌的发生密切相关。

2. 幽门螺杆菌感染　幽门螺杆菌具有鞭毛，能在胃内穿过黏液层移向胃黏膜，其所分泌的黏附素能使其贴紧上皮细胞，其释放尿素酶分解尿素产生NH_3从而保持细菌周围中性环境，幽门螺杆菌的这些特点有利于其在胃黏膜表面定植。幽门螺杆菌通过上述产氨作用、分泌空泡毒素A（Vac A）等物质而引起细胞损害；其细胞毒素相关基因（cag A）蛋白能引起强烈的炎症反应；其菌体胞壁还可作为抗原诱导免疫反应。这些因素的长期存在导致胃黏膜的慢性炎症。

3. 自身免疫因素　慢性萎缩性胃炎的A型者血清中抗壁细胞抗体和抗内因子抗体常阳性，血清胃泌素水平常明显增高。这些抗体具有细胞毒性，可破坏腺体，导致胃酸分泌减少及影响维生素B_{12}的吸收，常伴有恶性贫血。

4. 十二指肠液的反流　研究发现慢性胃炎患者因幽门括约肌功能失调，常引起胆汁反流，可能是一个重要的致病因素。胃-空肠吻合术患者因胆汁反流而致胃炎者也十分常见。消化性溃疡患者几乎均伴有慢性胃窦炎，可能与幽门括约肌功能失调有关。烟草中的尼古丁能使幽门括约肌松弛，故长期吸烟者可助长胆汁反流而造成胃窦炎。

(二) 病理变化

1. **慢性浅表性胃炎**(chronic superficial gastritis)　是最常见的胃黏膜疾患。胃窦部最常受累,胃镜检查可见充血性红斑,是由于胃黏膜表层毛细血管充血所致。胃黏膜肿胀湿润感,反光度增强,当充血性红斑与黏膜水肿交叉存在时,可出现红白相间,但白色处黏膜稍隆起,并以充血红色为主。肉眼见病变呈多灶或弥漫性,表面覆盖灰白色或灰黄色黏液性渗出物,黏膜充血水肿,可见点状出血或糜烂。镜下见炎症限于黏膜浅层,表现为水肿、点状坏死和表浅上皮坏死脱落,浸润的炎细胞主要为淋巴细胞和浆细胞,胃腺体无异常。慢性浅表性胃炎可完全康复,也可转化为慢性萎缩性胃炎。

2. **慢性萎缩性胃炎**(chronic atrophic gastritis)　萎缩性胃炎分为 A、B 两型,两者病因、发生机制、好发部位有所不同,但胃黏膜病变基本相同,主要病变为胃黏膜的萎缩性变化和化生(表 1-8-1)。

表 1-8-1　慢性萎缩性胃炎 A、B 型的主要区别

区别点	A 型	B 型
病因和发病机制	与自身免疫有关	与自身免疫无关
抗壁细胞抗体	阳性	阴性
抗内因子抗体	阳性	阴性
血清胃泌素水平	升高	正常
维生素 B_{12} 吸收	有障碍	无障碍
恶性贫血	有	无
与癌变关系	不明显	有关

肉眼观察:由于萎缩致胃黏膜薄而平滑,皱襞变浅,甚至消失,黏膜表面呈细颗粒状。胃镜检查可见:黏膜色泽由橘红色变为灰色;病变黏膜明显变薄,与周围正常黏膜分界清楚;因黏膜变薄,使黏膜下血管清晰可见。

镜下观察:① 病变区胃黏膜变薄,腺体变小,数目减少,胃小凹变浅。② 固有膜内有多量淋巴细胞、浆细胞浸润,病程长的患者可形成淋巴滤泡。③ 胃黏膜内可见纤维组织增生。④ 胃黏膜肠上皮化生(intestinal metaplasia),可分小肠型和大肠型,其中伴异型增生的大肠型化生可导致恶变(图 1-8-1)。另一种化生称为假幽门腺化生,即胃体部或胃底部的腺体壁细胞和主细胞消失,为类似幽门腺的黏液分泌细胞所取代。慢性胃炎进一步发展,胃上皮或化生的肠上皮在再生过程中发生发育异常,可形成异型增生(又称为不典型增生),表现为细胞异型性和腺体结构的紊乱,异型增生是胃癌的癌前病变。

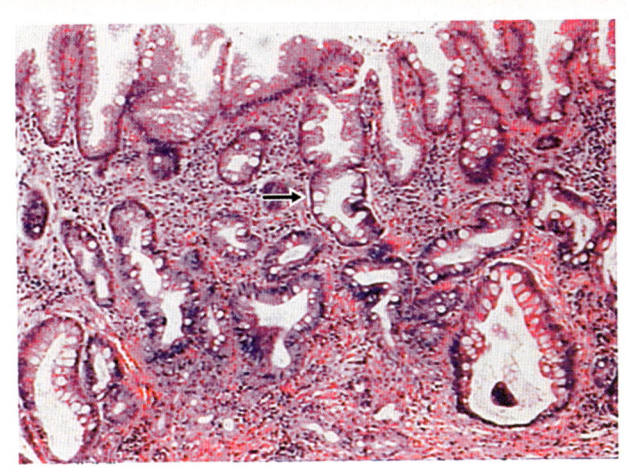

图 1-8-1 慢性萎缩性胃炎（HE×200）

胃黏膜腺体萎缩，可见大肠上皮化生（↑）

3. 特殊类型　慢性肥厚性胃炎（chronic hypertrophic gastritis）病因尚不明。病变主要累及胃底和胃体部。肉眼见胃黏膜肥厚，皱襞加深变宽呈脑回状。镜下见黏膜增厚，腺体增生，腺管延长；黏膜表面黏液分泌细胞增多，壁细胞和主细胞可减少；炎细胞浸润不明显。临床上多数患者因胃酸分泌减少、黏液形成增多而致消化不良，还可因大量蛋白质从胃液中丢失而导致低蛋白血症。

（三）病理临床联系

慢性胃炎病程迁延，大多数患者无明显症状，部分患者有上腹部饱胀不适，无规律性腹痛、反酸、嗳气、恶心、呕吐等消化不良表现。胆汁反流引起的胃炎上述症状较明显。炎症发生于胃体者消化道症状较少，但有明显厌食和体重减轻，可伴贫血。炎症发生于胃窦者消化道症状明显，可有反复小量上消化道出血，甚至呕血。

第二节　溃疡病

溃疡病又称为消化性溃疡（peptic ulcer）是以胃或十二指肠形成慢性溃疡为特征的常见病，十二指肠溃疡多见。本病呈慢性经过，反复发作，好发于青壮年，男多于女。

一、病因和发病机制

溃疡病的病因较复杂，发病机制目前尚未完全阐明。其发病率与遗传、地区、种

微课：胃溃疡

族、生活环境、精神因素都有密切关系。

1. 黏膜保护作用削弱,胃酸和胃蛋白酶的消化作用增强　长期服用阿司匹林等非甾醇类抗炎药、烈性酒、胆汁反流等因素可造成黏液分泌减少、黏膜受损、黏膜更新能力降低、黏膜血液循环障碍,均使黏膜抗消化作用降低,胃酸和胃蛋白酶对胃壁的自我消化作用直接侵蚀、破坏黏膜组织。胃酸中的氢离子可逆向弥散侵入黏膜,损伤毛细血管内皮细胞,引起出血、渗出及血浆蛋白漏出;可促使黏膜中的肥大细胞释放组胺,使毛细血管充血,致微循环障碍。还可触发胆碱能神经反射,刺激胃蛋白酶分泌,从而加强胃液的消化作用。长期反复作用的结果,造成黏膜糜烂,进而形成慢性溃疡。

2. 幽门螺杆菌感染　幽门螺杆菌感染与溃疡病的关系近年来受到重视,据统计70%以上的胃溃疡病和90%以上十二指肠溃疡病患者的胃或十二指肠内可查到幽门螺杆菌,提示幽门螺杆菌感染是溃疡病发生与迁延不愈的又一个因素。幽门螺杆菌破坏黏膜防御屏障的机制可能是其分泌的酶类能破坏黏膜表面上皮细胞,降低黏膜的防御能力,有利于胃酸直接接触上皮进入黏膜内引起损伤;其释放的细菌性血小板激活因子,可促使表面毛细血管血栓形成,致毛细血管阻塞,黏膜缺血。

3. 神经、内分泌功能失调　长期精神紧张、情绪激动、忧郁等因素可导致大脑皮质及皮质下中枢功能紊乱,自主神经功能失调,导致溃疡形成。胃溃疡患者迷走神经兴奋性降低,胃蠕动减弱使食物滞留于胃,刺激胃窦部使胃泌素分泌增多,从而使胃酸分泌增多,促进溃疡形成。十二指肠溃疡患者因迷走神经兴奋性增高,对胃黏膜壁细胞的胆碱能刺激而引起胃泌素释放增加,胃酸和胃蛋白酶分泌增加,使胃液消化作用增强。

4. 环境因素　如吸烟、受寒和不良饮食习惯等。

5. 遗传因素　十二指肠溃疡患者中O型血者较多,其发病与ABO血型和血型物质ABH分泌状态的基因特性有关。

二、病理变化

胃和十二指肠溃疡虽病变部位不同,但病理变化形态相似。胃溃疡病变部位绝大多数位于胃小弯近幽门处,尤其多见于胃窦部。十二指肠溃疡多发于球部的前、后壁,发生在球部以下的溃疡称为球后溃疡,胃和十二指肠均有溃疡时,称复合性溃疡。

1. 肉眼观察　溃疡呈圆形或椭圆形,通常为单发,溃疡边缘整齐,状如刀切,底部平坦,溃疡可深达黏膜下层、肌层,甚至浆膜层,溃疡边缘黏膜皱襞呈放射状向溃疡集中(图1-8-2)。胃溃疡直径多在2 cm以内,少数可大于3 cm。十二指肠溃疡直径多在1 cm内且较胃溃疡表浅。

2. 镜下观察　溃疡底部从内向外依次可分为四层(图1-8-3)。① 炎性渗出层:由白细胞、纤维蛋白等炎性渗出物覆盖在溃疡表面。② 坏死组织层:坏死组织呈碎

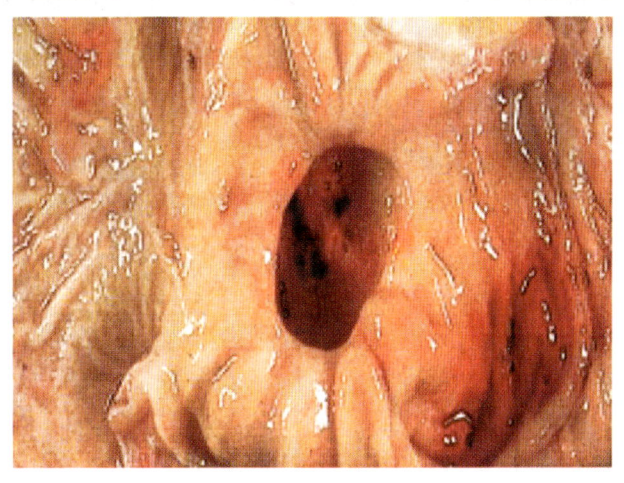

图 1-8-2 慢性胃溃疡

溃疡圆形，边缘整齐

片无结构状，主要由坏死的细胞、纤维蛋白样物质组成。③ 肉芽组织层：由增生的成纤维细胞和新生的毛细血管构成的肉芽组织。④ 瘢痕组织层：肉芽组织移行为瘢痕组织，见胶原纤维和少量纤维细胞。

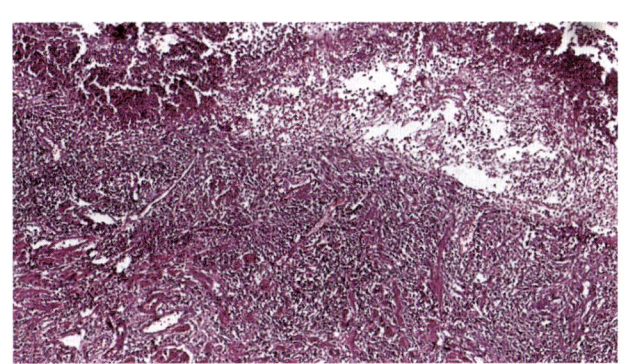

图 1-8-3 胃慢性溃疡底部（HE×100）

可见肉芽组织

在瘢痕组织中小动脉常因炎性刺激而发生增殖性内膜炎，使管壁增厚、管腔狭窄、闭塞，或有血栓形成，虽可防止出血，但可引起局部血液循环障碍，不利于组织再生和修复溃疡，而促进溃疡的慢性化。有时可见神经纤维的断端呈小球状增生，可能是患者产生疼痛的因素。溃疡周围可发生萎缩性胃炎和肠上皮化生，溃疡边缘可见黏膜肌层和肌层粘连。

三、病理临床联系

1. 节律性上腹部疼痛　此为溃疡病的主要症状。疼痛的特点：长期反复发作；呈发作期和缓解期相互交替的周期性;有节律性且与进食有关,如胃溃疡疼痛多于餐后30分钟至2小时内出现,下一餐前消失,而十二指肠溃疡疼痛则在夜间或饥饿时出现,进食后缓解。疼痛一般为轻、中度,呈钝痛、灼痛、胀痛或剧痛,也可为饥饿样不适感。

2. 其他症状　由于消化不良,胃排空困难,食物滞留于胃内发酵引起上腹饱胀感及嗳气。胃酸分泌过多刺激幽门部,使幽门括约肌痉挛及胃逆蠕动,胃酸性内容物向上反流引起泛酸、恶心、呕吐。患者还可有失眠、缓脉、多汗等全身症状。

四、结局与并发症

(一) 结局

溃疡病呈慢性经过,易反复发作。当溃疡不再发展,表面的渗出物和坏死组织被吸收和排出,由肉芽组织增生填充缺损,再由溃疡周围的黏膜上皮再生并向中心延伸覆盖使溃疡愈合。如溃疡长期反复发作,损伤持续加深,可出现并发症。

(二) 并发症

1. 出血　约10%的患者发生,是最常见的并发症,由于溃疡底部血管被侵蚀破坏所致。在上消化道出血的各种病因中,溃疡病的出血占50%而居首位,其中以十二指肠溃疡易并发出血。当溃疡底部毛细血管破裂引起少量出血,见于溃疡活动期患者。大便化验潜血试验阳性;溃疡底部大血管破裂,则可出现呕血及黑便,重者可发生失血性休克。

2. 穿孔　约5%的患者发生,以十二指肠溃疡多见。由于溃疡底部组织不断被侵蚀破坏,溃疡加深,最终穿透胃壁或十二指肠壁所致。急性穿孔时胃或十二指肠内容物漏入腹腔可引起急性弥漫性腹膜炎;慢性穿孔因溃疡波及浆膜层并与邻近器官粘连后发生,可导致局限性腹膜炎或腹腔脓肿。

3. 幽门狭窄　约3%的患者发生,多见于十二指肠溃疡。溃疡周围炎症水肿和幽门肌痉挛所致的狭窄可引起幽门急性功能性梗阻,经消炎、解痉后好转;如溃疡反复发作后愈合,形成的瘢痕收缩导致幽门狭窄,引起幽门持久性梗阻,需手术治疗。梗阻形成可致患者出现上腹饱胀不适、餐后加重、反复呕吐,常引起水、电解质紊乱及营养不良等。

4. 癌变　约1%的胃溃疡患者发生,十二指肠溃疡极少发生。可能由于溃疡边缘黏膜上皮或腺体因长期慢性刺激,在反复坏死和再生过程中受某些致癌因素作用下细胞发生癌变。临床上对45岁以上慢性胃溃疡患者,有长期大便潜血阳性、上腹部疼痛失去规律时应高度警惕,及时检查。

第三节 病毒性肝炎

病毒性肝炎（viral hepatitis）是由肝炎病毒引起的，以肝细胞变性坏死为主要病变的传染病。病毒性肝炎在世界各地均流行，是世界性分布的传染病。具有传染性强、传播途径复杂、流行面广和危害严重的特点。临床表现有乏力、食欲减退、恶心、肝区疼痛、肝大和肝功能损害。

一、病因和发病机制

目前已明确有甲、乙、丙、丁、戊、庚6型肝炎病毒，具有不同的致病特点和传染途径（表1-8-2）。

表1-8-2 各型肝炎病毒特点

肝炎病毒类型	病毒形态	传染途径	引起肝病变
甲型肝炎病毒（HAV）	27 nm,单链 RNA	消化道	急性肝炎
乙型肝炎病毒（HBV）	43 nm,双链 DNA	密切接触,输血、注射	急、慢性肝炎
丙型肝炎病毒（HCV）	30~60 nm,单链 RNA	密切接触,输血、注射	急、慢性肝炎
丁型肝炎病毒（HDV）	36 nm,环状单链,缺陷 DNA	密切接触,输血、注射	急、慢性肝炎
戊型肝炎病毒（HEV）	32~34 nm,单链 RNA	消化道	急性肝炎
庚型肝炎病毒（HGV）	单链 RNA	输血、注射	急性肝炎

各型肝炎病毒引起肝损害的机制尚未完全明确，认为与机体免疫应答有关，不同类型肝炎病毒的发病机制可能不同。目前对乙型肝炎病毒（HBV）的认识较深入，研究表明HBV不直接作用于肝细胞，是在肝细胞内复制后入血，使T淋巴细胞致敏，释放淋巴毒素；其中一部分与肝细胞膜结合使肝细胞表面抗原性改变。当致敏的T淋巴细胞与肝细胞表面的抗原结合，发挥淋巴细胞毒作用而溶解、破坏肝细胞膜和与其结合的病毒抗原。因此，患者细胞免疫反应的强弱决定了肝炎病变的轻重：免疫反应正常者发生急性普通型肝炎；免疫反应过强者发生重型肝炎；免疫反应低下或受抑制者则常成为无症状的病毒携带者。

二、基本病理变化

病毒性肝炎基本上属于变质性炎，表现为肝细胞变性、坏死为主，伴不同程度的炎细胞浸润、肝细胞再生及间质反应性增生。

(一) 肝细胞变性、坏死

1. 肝细胞变性

(1) 肝细胞水肿：因肝细胞受损，代谢障碍，使细胞内水分增多，这是最常见的病变。光镜下见初时肝细胞体积增大，胞质半透明、疏松呈网状，称为胞质疏松化（图1-8-4）。重者肝细胞高度肿胀呈球形，胞质几乎透明，称为气球样变。

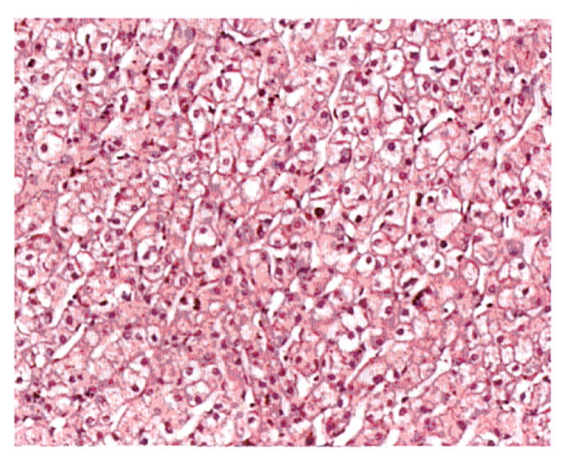

图1-8-4　病毒性肝炎（HE×400）

广泛的肝细胞水肿，胞质疏松化

(2) 嗜酸性变：因肝细胞胞质水分脱失浓缩，嗜酸性染色增强，颗粒消失，呈均匀致密的深红色。嗜酸性变常累及单个或几个细胞。

2. 肝细胞坏死　肝细胞坏死常由变性发展而来。

(1) 溶解性坏死：肝细胞高度气球样变进一步发展，使胞核固缩、碎裂、溶解，胞质溶解、液化，最后细胞消失。

不同类型的病毒性肝炎，肝细胞坏死的范围和程度不同。按坏死范围可分为：① 点状坏死：坏死仅累及单个或几个细胞，散在于肝小叶内。② 碎片状坏死：肝小叶周边界板肝细胞坏死、崩解，呈带片状或灶状连接。③ 桥接坏死：肝细胞呈带状融合性坏死，常出现在肝小叶中央静脉与汇管区之间，或两个中央静脉之间，或两个汇管区之间。④ 大片坏死：坏死波及大部分肝小叶或几乎整个肝小叶。常见于重型肝炎。

(2) 嗜酸性坏死：嗜酸性变进一步发展，浓缩的胞核碎裂、消失，最后变为浓染的深红色圆形小体，称为嗜酸性小体。嗜酸性坏死为单个细胞坏死，属于细胞凋亡。

(二) 炎细胞浸润

在汇管区、肝小叶内有不同程度的炎细胞浸润，以淋巴细胞和单核细胞为主，可有少量中粒性细胞和浆细胞。

（三）肝细胞再生和间质反应性增生

1. 肝细胞再生　肝细胞坏死时，邻近的肝细胞常出现分裂再生。再生的肝细胞体积较大，核大较深染，可有双核。

2. 库普弗（Kupffer）细胞增生　呈梭形或多角形，突出于窦壁或脱落入肝窦内，成为游走的巨噬细胞。

3. 间叶细胞和成纤维细胞增生　间叶细胞具有多向分化的潜能，肝炎时可分化成组织细胞参与炎症反应。成纤维细胞增生可参与修复，当反复发生严重坏死时，大量成纤维细胞增生可形成纤维隔穿插于肝小叶内，可发展为肝硬化。

三、临床病理类型及其病理变化

病毒性肝炎按病毒病因分为甲、乙、丙、丁、戊、庚类型。按临床病理分类，分为普通型和重型（图1-8-5）。

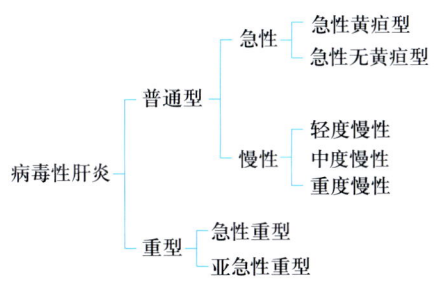

图1-8-5　病毒性肝炎临床病理分类

（一）急性病毒性肝炎

急性病毒性肝炎即急性普通型肝炎，是最常见的类型，分为黄疸型和无黄疸型，以无黄疸型多见。急性病毒性肝炎多数为乙型肝炎，部分为丙型肝炎。黄疸型以甲型、丁型和戊型肝炎居多。黄疸型和无黄疸型病变基本相同，黄疸型稍重。

1. 病理变化

（1）肉眼观察：肝体积增大，包膜紧张，表面光滑。

（2）镜下观察：病变以肝细胞广泛变性和点状坏死为特征（图1-8-6）。可见肝小叶结构完好，肝细胞胞浆疏松化、气球样变和嗜酸性变，肝小叶内点状坏死，也可见嗜酸性小体。肝小叶内和汇管区有炎细胞浸润，坏死处可见肝细胞再生。黄疸型患者的肝细胞内可出现胆色素颗粒，毛细胆管内有胆栓形成。病情较重者，可见桥接坏死。

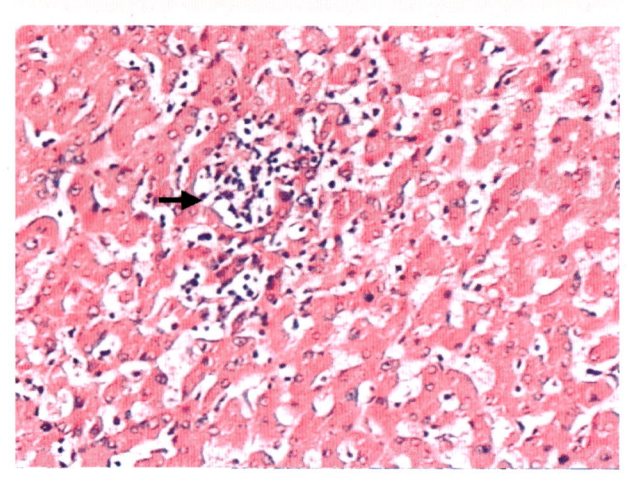

图 1-8-6　急性普通型病毒性肝炎（HE×400）

肝细胞点状坏死（↑）

2. 病理临床联系　因肝大、包膜紧张可引起肝区疼痛和压痛。肝细胞坏死释放酶类入血可致血清谷丙转氨酶等升高。较多的肝细胞坏死时，因胆红素代谢障碍可引起黄疸。病毒血症引起畏寒、发热、乏力。肝功能障碍引起食欲下降、厌油、呕吐等消化道症状。

（二）慢性病毒性肝炎

病毒性肝炎病程持续 6 个月以上时为慢性病毒性肝炎，约 80% 为乙型肝炎。

1. 病理变化　根据炎症程度、肝细胞坏死和纤维化程度将慢性病毒性肝炎分为轻度、中度和重度（表 1-8-3）。

表 1-8-3　慢性病毒性肝炎的类型及病变特点

	轻度慢性肝炎	中度慢性肝炎	重度慢性肝炎
肉眼观察	肝大，表面光滑，质软或中等	肝大，表面不光滑，细颗粒状	肝表面颗粒状，质硬
镜下观察	肝细胞变性、坏死较轻；肝小叶结构完整，界板无破坏；肝小叶或汇管区内炎细胞浸润，伴纤维组织增生	肝细胞广泛变性，桥接坏死；肝小叶结构紊乱，中度碎片状坏死；肝小叶或汇管区炎细胞浸润明显，纤维隔形成	肝细胞广泛变性，桥接坏死；纤维组织增生；重度碎片状坏死；炎细胞浸润更明显，肝细胞不规则再生，假小叶形成

2. 病理临床联系　常见的症状为肝区疼痛和压痛，重者脾大。血清谷丙转氨酶、

胆红素等升高。因肝细胞坏死较重，合成白蛋白减少，使血浆白蛋白减低或白蛋白与球蛋白比例(A/G)倒置。由于肝细胞变性、坏死、毛细胆管破裂、肝功能受损等，使血清中胆红素增多，可出现黄疸。

(三) 重型病毒性肝炎

重型病毒性肝炎肝损害严重，病情凶险，死亡率高。按起病急缓和病变情况分为急性重型和亚急性重型。

1. 病理变化

(1) 急性重型肝炎：肝体积明显缩小，以左叶明显，重量减轻至600～800 g，包膜皱缩，质地软，切面灰黄或暗红色。肝细胞广泛严重坏死，坏死多由小叶中央开始向周围扩展，小叶周边仅残留少量变性的肝细胞，肝窦明显扩张充血，小叶内和汇管区内大量淋巴细胞和巨噬细胞浸润，肝细胞再生不明显。

(2) 亚急性重型肝炎：肝不同程度缩小，被膜皱缩，呈黄绿色。病程长者，肝质地变硬，可形成大小不等的结节。新旧不等的肝细胞大片状坏死，肝细胞再生呈结节状，小叶结构紊乱，小叶内外大量炎细胞浸润，小叶周边小胆管增生，淤胆、胆栓形成。

2. 病理临床联系　急性重型肝炎因大量肝细胞迅速溶解坏死，可引起重度黄疸、出血倾向和肝功能障碍。多数患者常死于肝衰竭、肾衰竭、消化道大出血等，死亡率高达70%～80%，少数患者如能渡过急性期，可发展为亚急性重型肝炎。

亚急性重型肝炎有较重的肝功能异常表现。本型积极治疗可停止进展和有治愈的可能，重者死于肝衰竭。

第四节　肝硬化

肝硬化是由多种原因引起的慢性肝病。病变特点为肝细胞变性、坏死，继而出现纤维组织增生和肝细胞结节状再生，三者反复交替进行，导致肝小叶结构和血液循环逐渐破坏和改建，使肝变硬、变形而形成肝硬化。

肝硬化有多种分类方法，按形态分为小结节型、大结节型、大小结节混合型和不完全分隔型；综合病因、病变特点、临床表现等，分为门脉性、坏死后性、胆汁性、淤血性、寄生虫性肝硬化等类型，以门脉性肝硬化最常见。

一、病因和发病机制

1. 病毒性肝炎　是我国肝硬化最主要的原因，以慢性乙型肝炎、丙型肝炎或乙型合并丁型肝炎发展为门脉性肝硬化较多见。

2. 慢性酒精中毒　长期酗酒,乙醇对肝直接损害,导致肝细胞变性坏死,继发纤维组织增生,最终发展为肝硬化。

3. 药物或化学毒物　长期服用双醋酚酊、甲基多巴、四环素等药物,或反复接触磷、砷、四氯化碳等毒物,使肝细胞发生中毒性损伤,可引起肝硬化。

4. 胆汁淤积　当肝外胆管梗阻或肝内长期胆汁淤积,高浓度肝红素和胆酸盐的毒性作用可损害肝细胞,久之引起胆汁性肝硬化。

5. 寄生虫感染　慢性血吸虫病时,血吸虫及虫卵主要寄存于门静脉系统,虫卵沉积在汇管区内刺激结缔组织显著增生,导致寄生虫性肝硬化。

6. 循环障碍　慢性充血性心力衰竭、缩窄性心包炎等疾病使肝长期淤血,引起肝细胞损害,结缔组织增生,可导致淤血性肝硬化。

7. 营养缺乏　营养缺乏与肝硬化的关系尚未完全明确,但动物实验已证明当食物中长期缺乏蛋氨酸、胆碱、维生素 B 族等,可通过引起肝脂肪变性而发展为肝硬化。

二、肝硬化常见类型

(一) 门脉性肝硬化

1. 病理变化

(1) 肉眼观察:肝硬化早期或中期,肝体积正常或略增大,质地可稍硬,后期肝体积缩小,重量减轻(可达 1 000 g 以下),质地变硬,包膜增厚。肝表面呈小结节状,直径多在 0.1~0.5 cm,大小较一致(图 1-8-7)。切面见弥漫分布的圆或卵圆形结节,在结节周围有灰白色纤维组织呈条索状包绕。

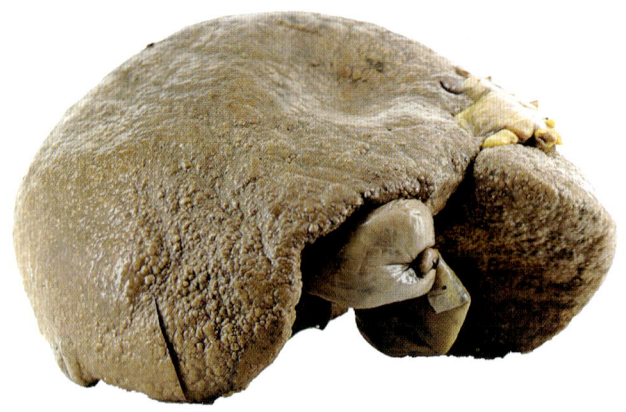

图 1-8-7　门脉性肝硬化

肝体积缩小,表面呈弥漫结节状

(2) 镜下观察:正常肝小叶结构被破坏,形成假小叶(pseudo-lobule)。假小叶是广泛增生的纤维组织分割、包绕肝组织而形成,是肝硬化重要的形态学标志(图1-8-8)。假小叶特征:① 肝细胞可不同程度变性、坏死,肝细胞索排列紊乱;② 中央静脉偏位、缺如或有两个以上;③ 假小叶内可见汇管区;④ 假小叶周围的纤维组织隔内可见炎细胞浸润,有增生的小胆管、假胆管,小胆管内可有淤胆;⑤ 再生的肝细胞体积胞较大,核大较深染,常可见有双核。

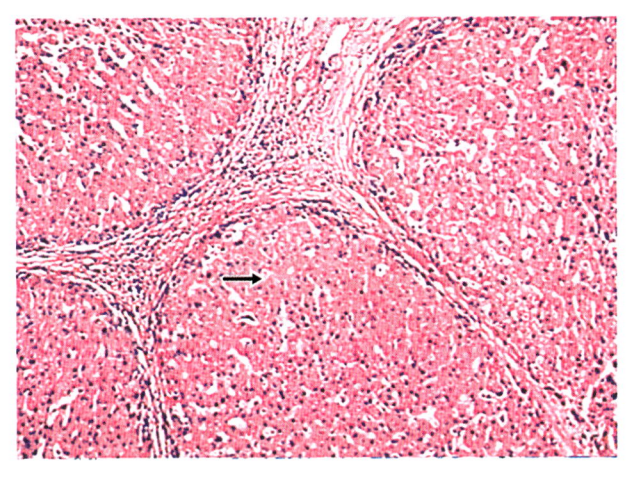

图1-8-8 门脉性肝硬化(HE×200)
包绕假小叶的纤维间隔宽窄比较一致,结节大小较一致(↑)

2. 病理临床联系 在肝硬化早期,因肝功能代偿作用,患者可无或仅有较轻的症状。随肝硬化病变的发展,中晚期可出现一系列临床表现。

(1) 门脉高压症(portal hypertension):正常时门静脉压为 $10\sim20$ cm H_2O,门脉高压患者可升达 $30\sim50$ cm H_2O。门脉高压症的发生机制有:肝小叶结构被破坏和改建,血管减少,肝窦闭塞,门静脉回流受阻;门静脉与肝动脉之间形成异常吻合支,压力高的动脉血流入门静脉,则门静脉压力升高;假小叶形成及大量增生的纤维组织压迫小叶下静脉(窦后)分支、肝窦及中央静脉,使门静脉血回流受阻;纤维组织增生使肝血管破坏而减少等,均加重门静脉高压(图1-8-9)。门脉高压症临床表现如下。

1) 脾大:因脾静脉回流受阻,长期淤血致脾大,伴脾功能亢进,引起贫血和出血倾向等相应症状。

2) 胃肠淤血:胃肠静脉回流受阻,使胃、肠黏膜淤血水肿,引起消化道功能障碍,出现食欲缺乏,消化不良等症状。

3) 腹水:在肝硬化晚期,腹腔内积存大量淡黄色、澄清透明的液体。发生机制如下。① 门静脉压力升高,使肠及肠系膜毛细血管淤血、缺氧,内压升高,致毛细胞管壁通透性增加,液体漏出增多。② 肝细胞损伤使合成血浆蛋白功能降低,引起低蛋白血症,致血浆渗透压降低,液体漏出增多。③ 小叶下静脉及中央静脉受压闭塞,使

微课:门脉高压症

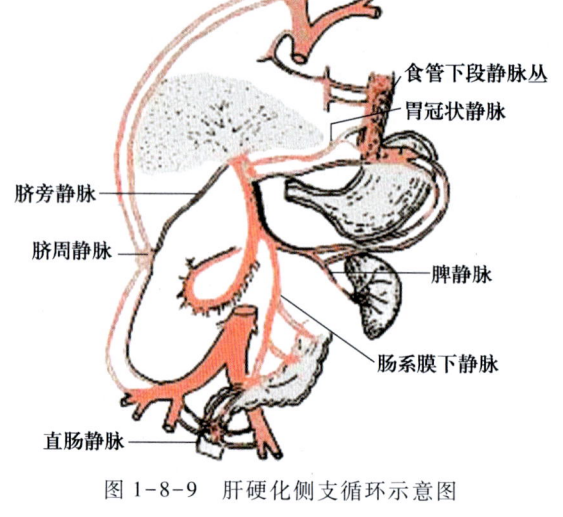

图 1-8-9 肝硬化侧支循环示意图

肝窦内压力升高,液体从窦壁漏出,一部分经肝被膜漏至腹腔。④ 肝功能下降,灭活醛固酮、抗利尿激素等能力减弱,致钠水潴留,促使腹水形成。

4)侧支循环形成:当门静脉阻塞,压力增高后,门静脉与腔静脉之间的吻合支代偿性扩张形成侧支循环,使部分门静脉血液经侧支循环绕肝回流到腔静脉流入右心。主要的侧支循环有:① 经胃冠状静脉、食管下段静脉丛、奇静脉入上腔静脉,可导致食管下段静脉曲张。② 经肠系膜下静脉、直肠静脉丛、髂内静脉进入上腔静脉,可引起直肠静脉丛曲张。③ 经脐旁静脉、脐周静脉,胸腹壁静脉分别进入上、下腔静脉,可引起胸、腹壁静脉曲张,又称为海蛇头现象。

当食管下段静脉曲张时,可发生破裂,引起大呕血,是肝硬化患者常见的死亡原因。直肠静脉丛曲张形成痔核,破裂时发生便血,长期便血可引起贫血。

(2)肝功能障碍:肝细胞长期反复损伤及肝内血液循环障碍,导致肝功能降低,表现如下。

1)出血倾向:因肝细胞合成凝血酶原、纤维蛋白原、凝血因子Ⅴ等凝血物质减少和脾功能亢进使血小板破坏过多,患者可出现鼻、牙龈、黏膜、浆膜出血及皮下瘀斑等。

2)激素灭活作用减弱:肝细胞损害使肝灭活雌激素作用减弱,血雌激素水平升高,可引起男性患者乳房发育,睾丸萎缩,女性月经紊乱。雌激素过多还可使小动脉及其分支呈蜘蛛网状扩张,称为蜘蛛痣,好发于颈、面部、上胸、前臂、手背等处皮肤,有的患者手掌大小鱼际呈潮红色,称为肝掌。

3)血浆蛋白合成障碍:肝合成清蛋白减少,使血浆白蛋白与球蛋白比值降低,甚至倒置,严重时血浆总蛋白减少。

4)黄疸:肝细胞严重损害及肝内各级胆管破坏、受压闭合或胆栓阻塞时,胆红素代谢障碍,使之在血中浓度升高,引起患者皮肤、黏膜和巩膜黄染。

5）肝性脑病：因肝功能严重障碍，体内毒性代谢产物未经肝解毒和清除，进入体循环，引起中枢神经系统功能障碍，出现神经精神综合征，临床表现为意识障碍和昏迷，后果严重，是肝硬化患者主要死亡原因之一。

（二）坏死后性肝硬化

坏死后性肝硬化多在肝大片坏死基础上形成，主要由乙型、丙型亚急性重型肝炎或某些药物及化学物质引起肝细胞弥漫性中毒性坏死发展而来，发生率仅次于门脉性肝硬化。

1. 病理变化

（1）肉眼观察：肝变形、变硬，体积缩小，以左叶明显。表面有大小不等的结节，直径多在 1~3 cm，大者可达 5 cm 以上。切面见结节呈黄褐或黄绿色，周围有灰白色较宽的纤维间隔包绕。

（2）镜下观察：正常肝小叶结构被破坏，假小叶形状不规则，大小不一，有时在大的假小叶中可见有完整的肝小叶，与门脉性肝硬化比较，假小叶周围纤维间隔宽窄不一，有大量炎细胞浸润和小胆管增生。肝细胞变性、坏死明显。

2. 病理临床联系　坏死后性肝硬化因肝细胞坏死严重，与门脉性肝硬化相比，病程较短，发展快，肝功能障碍症状出现早且明显，门脉高压症出现较晚且较轻，但癌变率高，预后不良。

（三）胆汁性肝硬化

胆汁性肝硬化因肝内、外胆管阻塞或炎症引起胆汁长期淤积所致，临床较少见。胆汁性肝硬化分为原发性和继发性两类，以继发性为多，原发性者以中年以上的妇女多发，原因不明，可能与自身免疫因素有关。

1. 病理变化

（1）继发性胆汁性肝硬化

1）肉眼观察：早期肝体积常增大，晚期轻度缩小，肝表面平滑或细颗粒状，呈绿色或绿褐色，质地中等。切面结节较小，结节周围环以较细的纤维间隔。

2）镜下观察：肝小叶结构尚存，病变进展，增生的纤维隔伸入结节状再生的肝细胞并包绕形成假小叶。肝细胞肿大，胞质内胆色素沉积，胞质疏松呈网状，当核消失，肝细胞坏死时称为网状或羽毛状坏死。毛细胆管扩张、淤胆、胆栓形成。当胆管破裂，胆汁外溢可形成"胆汁湖"。汇管区胆管扩张，小胆管增生，纤维组织增生，淋巴细胞、浆细胞浸润。

（2）原发性胆汁性肝硬化　由慢性非化脓性破坏性胆管炎引起，又称为细胆管炎性肝硬化。

1) 肉眼观察：肝一般不缩小或略增大，呈深绿色或绿褐色，表面平滑或细颗粒状。

2) 镜下观察：随病情进展，病变发展为不同阶段。病变早期见汇管区小叶间胆管上皮细胞空泡变性、坏死，伴淋巴细胞浸润；以后小胆管增多、淤胆，汇管区内炎细胞浸润明显，可见含脂质的巨噬细胞，形成黄色瘤样病变；病变进一步发展，汇管区纤维组织增生，侵入肝小叶内，形成间隔分割肝小叶，最终发展为肝硬化。

2. 病理临床联系　胆汁性肝硬化患者突出的临床表现是阻塞性黄疸，出现脂溶性维生素缺乏，消化不良等。原发性者还常伴有高脂血症和皮肤黄色瘤。胆汁性肝硬化病变发展缓慢，门脉高压症多不明显。

第五节　消化系统肿瘤

一、食管癌

食管癌（carcinoma of esophagus）是由食管黏膜上皮或腺体发生的恶性肿瘤。发病年龄多在40岁以上，男多于女。我国发病地区以华北多见，集中于太行山区附近。用食管拉网法行脱落细胞学检查或食管镜检查有助于食管癌的早期发现和诊断。

（一）病因和发病机制

食管癌的病因和发病机制目前尚未完全明确，与多种因素有关。

1. 化学致癌物　亚硝胺类化合物是最为重要的致癌物质之一。动物实验证明，用含亚硝胺类化合物的食物饲喂大鼠可诱发食管癌。

2. 微量元素和维生素　检测食管癌高发区土壤，发现钼、锌、铜等微量元素低于非高发区，其中钼含量显著偏低；检测高发区成人发现体内维生素 A、维生素 C 和维生素 B_2 等水平也偏低。在体内钼和维生素的缺乏可能有促癌作用。

3. 不良饮食习惯　食入过热或粗糙食物，过量饮酒、吸烟等可能为食管癌的发生创造条件，但有待深入研究。

（二）病理变化

食管癌的好发部位在食管三个生理狭窄处，以中段最多见，下段次之，上段最少。食管癌分早期和中期晚期两类。

1. 肉眼观察　早期食管癌病变局限，多为原位癌、黏膜内癌和黏膜下癌，未侵犯肌层,无淋巴结转移,几乎均为鳞状细胞癌。斑块型:病变范围大小不一,呈明显节段状,与正常黏膜分界清楚,表面呈粗颗粒状,切面见癌变处黏膜明显增厚。X线钡剂造影显示黏膜粗糙,皱襞中断或消失,尚可见孤立的小充盈缺损,其边缘黏膜粗糙不规则,管壁僵硬。乳头型:肿块呈乳头状或蕈伞状,明显向食管腔隆起,切面见肿瘤浸润管壁明显。X线钡剂造影显示向管腔突出的小充盈缺损,其面上有时可见浅的龛影。糜烂型:病变区大小不一,黏膜下陷或呈地图状轻度糜烂,与正常黏膜分界清楚,切面可见黏膜缺损。X线钡剂造影显示单个或多个小龛影,黏膜皱襞增粗、中断与紊乱,食管壁僵硬。隐状型:肉眼不易辨认,仅见癌变处黏膜色泽较深。X线钡剂造影仅见食管壁僵硬,舒张度较差。

癌组织侵犯肌层以上称为中晚期食管癌。髓质型:病变食管壁显著增厚,管腔狭窄,癌组织呈灰白色,质地较软似脑髓状,癌块边缘呈坡状隆起,表面常有深浅不一的溃疡。X线钡剂造影显示管腔不同程度狭窄,有明显充盈缺损,癌段的食管内腔面呈大小不等的龛影。蕈伞型:为卵圆型扁平肿块,呈蕈伞状向食管腔内突起,表面常有表浅溃疡。X线钡剂造影显示不同长度的非对称性充盈缺损和梗阻。溃疡型:肿瘤表面形成形状不整,边缘隆起,底部凹凸不平,深达肌层的溃疡。X线钡剂造影显示食管轻度狭窄,有明显溃疡龛影,深入食管壁内,甚至达食管壁外,溃疡边缘有隆起者呈"半月征"。缩窄型:癌组织在食管壁内浸润性生长,呈向心性收缩形成环状狭窄,狭窄以上食管腔扩张,肿瘤质硬。X线钡剂造影示典型环形狭窄,或呈漏斗状梗阻,边缘整齐,病变局限,狭窄以上食管高度扩张。

2. 镜下观察 食管癌有鳞状细胞癌、腺癌、小细胞癌、腺棘皮癌等类型,以鳞状细胞癌最多见,约占食管癌的90%。其次为腺癌。

(三)扩散方式

1. 直接蔓延 癌组织穿透食管壁直接侵犯邻近组织或器官。食管上段癌可侵及喉、气管、颈部软组织;食管中段癌可侵及支气管、肺、主动脉及胸导管;食管下段癌可侵及贲门、心包和膈肌等处。

2. 淋巴道转移 是食管癌的主要转移方式。食管上段癌常转移至颈部和上纵隔淋巴结;食管中段常转移至食管旁、肺门淋巴结;食管下段癌常转移至食管旁、贲门旁、腹腔上部淋巴结。

3. 血道转移 主要见于晚期患者,最常转移至肝、肺,也可转移至肾、肾上腺、骨等处。

(四)病理临床联系

患者早期无明显症状,随病变进展,表现出胸骨后疼痛、烧灼感、哽噎感和吞咽困难等。中晚期患者的典型症状是进行性吞咽困难,以缩窄型最为严重。晚期患者因进食受阻和癌肿消耗而逐渐出现恶病质,最后可死于全身衰竭。

二、胃癌

胃癌(carcinoma of stomach)是胃黏膜腺上皮发生的恶性肿瘤,为消化道最常见的恶性肿瘤之一。好发年龄40~60岁,男多于女。发生部位以胃窦部,特别是胃小弯侧多见。近年来,由于推广应用纤维胃镜活检,早期胃癌的发现和诊断率明显提高。

(一)病因和发病机制

胃癌病因复杂,目前尚未完全阐明,根据现有研究资料证明,可能与下列因素有关。

1. 化学致癌物质　经动物实验证明,用黄曲霉毒素污染或含亚硝酸盐食物饲喂动物,可诱发胃癌。

2. 饮食和环境因素　胃癌的发生有地理分布特点,可能与其土壤地质因素和饮食习惯有关。长期食用鱼、肉类熏制食品,饮食过热,食用经滑石粉处理的大米等与胃癌发生有关。日本人改变用滑石粉处理大米的习惯则胃癌发生率下降。

3. 幽门螺旋杆菌感染　幽门螺杆菌(helicobacter pylori,HP)可通过增加细胞的增殖活性、癌基因(c-myc,P21)激活和抑癌基因(P53)失活,诱发胃黏膜上皮细胞的癌变。

4. 其他因素　研究发现胃癌的发生有家族倾向,还与血型有关,A型血人患胃癌的危险高于其他血型,提示遗传因素的作用。

(二)病理变化

按胃癌的病程和病变分为早期胃癌和进展期(中晚期)胃癌。

1. 肉眼观察

(1)早期胃癌:癌组织浸润仅限于黏膜层和黏膜下层的胃癌(图1-8-10)。

A 隆起型(Ⅰ型):癌组织明显隆起于胃黏膜,有时呈息肉状,突入胃腔。

B 表浅型(Ⅱ型):隆起不明显。又分三型:① 表浅隆起型(Ⅱa):癌组织表面稍高于周围黏膜,似臼齿状或半球状隆起;② 表浅平坦型(Ⅱb):癌组织表面略高于或接近周围黏膜;③ 表面凹陷型(Ⅱc):癌组织表面低于周围黏膜,常伴充血糜烂。

C 凹陷型(Ⅲ型):癌组织表面有明显凹陷或溃疡,仍限于黏膜下层。

(2)进展期胃癌:癌组织浸润达黏膜下层以下者统称为进展期(中晚期)胃癌。

1)息肉型:癌组织呈息肉状、蕈伞状、菜花状向胃腔内突起,表面可有深浅不一的溃疡。本型多由早期隆起型发展而来。

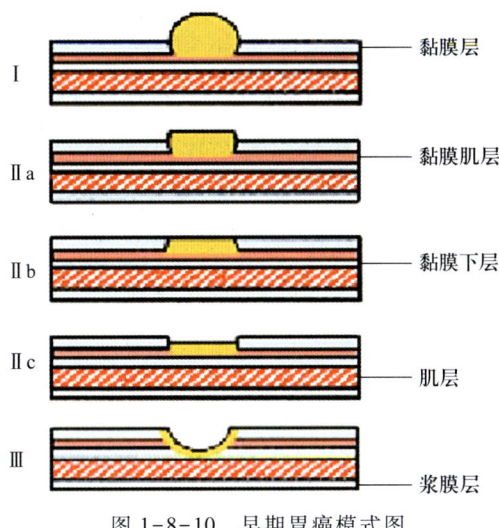

图 1-8-10　早期胃癌模式图

2）溃疡型：癌组织坏死形成边缘隆起似火山口状较深溃疡，其底部凹凸不平，周围胃黏膜皱襞中断，边缘隆起（图 1-8-11），与消化性溃疡不同（表 1-8-4）。本型多由早期凹陷型发展而来。

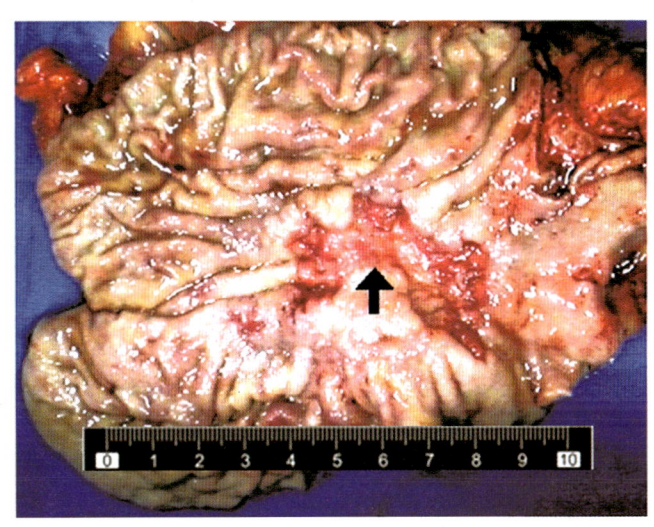

图 1-8-11　进展期胃癌（溃疡型）

表 1-8-4　胃良、恶性溃疡肉眼形态鉴别

区别点	良性溃疡（溃疡病）	恶性溃疡（溃疡型胃癌）
外形	圆形或椭圆形	不规则形，皿状或火山口状
大小	直径一般小于 2 cm	直径多大于 2 cm
边缘	整齐，不隆起	不整齐，隆起
底部	较平坦	凹凸不平，有坏死出血
深度	较深	较浅
周围黏膜	黏膜皱襞向溃疡集中	黏膜皱襞中断，呈结节状肥厚

3）浸润型：癌组织呈局限性或弥漫性在胃壁内浸润，无明显边界。当癌组织弥漫浸润伴纤维组织大量增生时，胃壁增厚变硬，胃腔缩小，皱襞消失，呈皮革袋状，称为"革囊胃"。

2. 镜下观察　胃癌的组织学类型绝大多数为腺癌，少见类型有鳞癌、腺鳞癌、类癌。

（1）乳头状腺癌：癌细胞为高柱状，形成分支的乳头状结构。

（2）管状腺癌：癌细胞呈柱状或立方状，形成腺管样结构。

（3）低分化腺癌：癌细胞以立方形为主，单层或多层排列，呈条索或片块状，有形成不规则腺管的倾向，但腺管样结构不明显。低分化腺癌的组织学变异大，包括髓样癌、单纯癌、硬癌、索状癌等。

（4）黏液腺癌：癌细胞分泌大量黏液至细胞外或充溢于间质中，形成"黏液湖"，其中常漂浮有癌细胞。该型又可称为胶样癌或黏液癌。

（5）印戒细胞癌（黏液细胞癌）：癌细胞胞浆内含有大量黏液，将核挤向一侧状似印戒（图1-8-12），癌组织一般不形成腺管样结构。

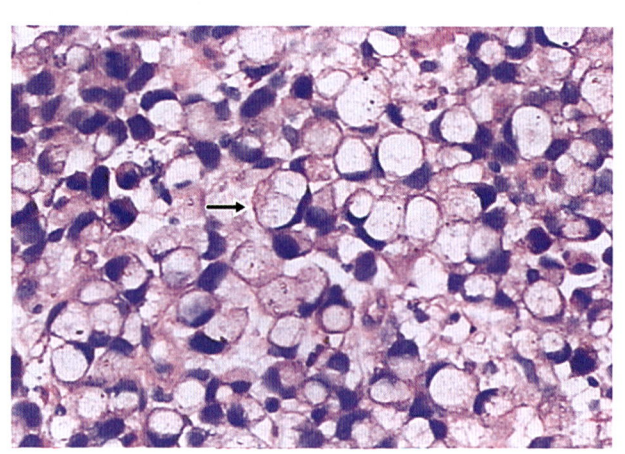

图1-8-12　胃印戒细胞癌（HE×400）
癌细胞内含有大量黏液，将核挤向一侧状似印戒（↑）

（6）未分化癌：癌细胞体积小，胞浆少，核大浓染，核分裂象多。癌细胞大小一致，弥漫分布。此型恶性程度最高。

（三）扩散方式

1. 直接蔓延　癌组织穿透胃壁时可侵犯邻近组织和器官，其侵犯部位与胃癌部位有关，可侵犯食管、肝、大网膜、胰等处。

2. 淋巴道转移　是胃癌的主要转移方式，一般沿淋巴引流顺序进行。癌组织首先转移到胃幽门下和胃小弯旁侧局部淋巴结，以后转移到主动脉旁、肝门、肠系膜根部等淋巴结。晚期癌细胞可经胸导管转移到锁骨上淋巴结,以左侧多见。

3. 血道转移　晚期癌细胞可沿门静脉转移到肝,形成多个结节性转移灶,也可转移到肺、骨和脑等。

4. 种植性转移　癌组织向深部浸润达胃浆膜面时,癌细胞可能落到腹腔,种植于腹壁及腹腔器官。如在卵巢形成的转移性黏液癌(称为 Krukenberg 瘤),绝大多数由胃黏液癌细胞脱落种植于卵巢形成。

(四) 病理临床联系

胃癌早期,患者临床表现多不明显。随病变发展,患者出现上腹部不适或疼痛、呕血、便血、贫血、消瘦等表现,晚期出现恶病质。当肿瘤侵蚀大血管可引起上消化道大出血。若肿瘤位于贲门或幽门处则可引起咽下困难、呕吐等梗阻症状。

三、大肠癌

大肠癌(carcinoma of large intestine)是由大肠黏膜腺上皮和腺上皮发生的恶性肿瘤。发病年龄多为30~50岁,男多于女。近年来,我国大肠癌的发病率有增加趋势。

(一) 病因和发病机制

大肠癌的病因尚未完全明了,认为与饮食和遗传因素有关。

1. 饮食因素　长期食用高脂肪、少纤维饮食,不利于有规律的排便,增加了肠黏膜与食物所含致癌物接触的时间,加之肠道内较易生长的厌氧菌分解如胆汁酸、中性类固醇代谢产物等形成致癌物,有致癌或辅助致癌的作用。

2. 遗传因素　大肠癌有家族性高发现象。遗传性家族性多发性大肠息肉病者大肠癌的发生率高。

3. 其他　大肠腺瘤、溃疡性结肠炎等疾病被视为癌前病变。血吸虫所致的肠病变也被认为是大肠癌的诱因之一。

(二) 病理变化

大肠癌的好发部位以直肠最多见,其次为乙状结肠,再其次是盲肠、升结肠、降结肠和横结肠。根据病变程度可分为早期和中晚期大肠癌,早期大肠癌是指癌组织局限于黏膜下层以内,且无淋巴结转移者。当癌变侵犯肌层者为中晚期大肠癌。

1. 肉眼观察

(1) 隆起型:好发于右侧大肠。肿瘤呈息肉状、扁平状或菜花状向肠腔突起,常继发感染、出血、坏死和溃疡形成。

（2）溃疡型：为多见类型。按溃疡形状分两个亚型：肿瘤表面呈火山口样，边缘明显隆起，中央坏死形成的溃疡较深，边界较清楚者为局限溃疡型；溃疡底部大而不平，癌组织向深部侵袭，肿瘤与周围组织分界不清者为侵袭溃疡型（图1-8-13）。

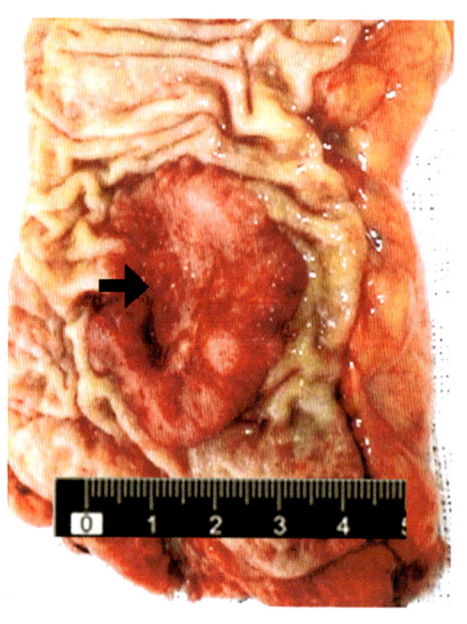

图1-8-13　大肠癌（溃疡型）

（3）浸润型：好发于左侧大肠。肿瘤向肠壁深层弥漫浸润性生长，常累及肠管全周，使肠壁增厚变硬，肠管周径明显缩小，形成环状狭窄。

（4）胶样型：肿瘤表面和切面观呈半透明胶冻状。此型少见，但青年人多发，预后不良。

2. 镜下观察　主要为腺癌，未分化癌、类癌和鳞癌少见，腺癌以高分化和中分化多见。可见乳头状腺癌、管状腺癌、黏液腺癌、印戒细胞癌等类型。

（三）大肠癌的分期及预后

大肠癌根据肿瘤浸润深度和有无淋巴结转移分为四期（也称为Dukes分期），分期与预后有一定关系（表1-8-5）。

表1-8-5　大肠癌分期及预后

分期	肿瘤生长及转移	5年存活率
A期	癌组织未穿透黏膜肌层，无淋巴转移	手术可治愈，为100%
B期	癌组织浸润肌层，无淋巴结转移	手术后为70%
C期	癌组织穿透肠壁，有淋巴结转移	手术后为30%
D期	发生远隔器官的转移	极低

（四）扩散方式

1. 直接蔓延　高分化的大肠癌可沿肠壁缓慢生长。当癌组织穿透肠壁后可蔓延到前列腺、膀胱、子宫、阴道、腹膜及腹后壁等邻近器官和组织。

2. 淋巴道转移　癌组织沿淋巴引流依次转移。结肠癌先转移到结肠上、旁、中间及末端淋巴结。直肠癌先转移到直肠旁淋巴结，以后再扩散到远处淋巴结。

3. 血道转移　大肠癌晚期可经血行转移到肝、肺、肾、骨，乃至全身。

（五）病理临床联系

大肠癌最常见且最早出现的症状是便秘和腹泻，两种症状可并存或交替出现，大便变形，有黏液血便。患者还表现出腹痛、腹胀、贫血、消瘦、衰弱等，有时出现腹部肿块和肠梗阻。右侧大肠癌因肠腔较宽，故较少引起肠梗阻，肿瘤体积较大，可在右下腹触及肿块，癌组织质脆易破溃、出血和继发感染，患者常有贫血、感染及毒素吸收所致中毒表现。左侧大肠肠腔较小，发生的大肠癌多呈环状生长，易引起肠狭窄，导致急性或慢性肠梗阻，表现出腹痛、腹胀、便秘及肠蠕动，肿瘤破裂可引起大便带鲜血。

患者血清中可检出癌胚抗原(carcino-embryonic antigen，CEA)，观测其动态变化可作为大肠癌术后提示肿瘤复发或转移的指标之一。

四、原发性肝癌

原发生肝癌(primary carcinoma of the liver)是由肝细胞或肝内胆管上皮细胞发生的恶性肿瘤，简称肝癌，我国肝癌的发病率较高，尤以东南沿海一带为甚。主要发病年龄在中年以后，男多于女。

（一）病因和发病机制

肝癌的病因和发病机制尚未完全明确，根据高发地区流行病学调查分析，与下列因素有关。

1. 病毒性肝炎　研究发现乙型肝炎与肝癌的发生密切相关，约81%肝癌患者血清乙型肝炎表面抗原(HBsAg)阳性，在乙型肝炎病毒(HBV)阳性的肝癌患者可见HBV基因整合到肝癌细胞的DNA中，提示HBV是肝癌发生的重要危险因素。近年研究认为丙型肝炎也是肝癌发生的病原因素之一。

2. 肝硬化　统计资料显示，肝癌和肝硬化合并存在者占肝癌患者的84%，以坏死后性肝硬化发展为肝癌多见，提示肝硬化与肝癌密切相关。

3. 化学致癌物　动物实验已证实黄曲霉毒素和亚硝胺化合物可诱发肝癌,在肝癌高发地区检测,发现食物被黄曲霉菌污染较严重,土壤中硝酸盐和亚硝酸盐含量显著高于非高发地区。

4. 寄生虫感染　华支睾吸虫感染后寄生在肝内胆管,刺激胆管上皮增生,以后可发展为胆管细胞癌。

(二) 病理变化

1. 肉眼观察　有早期和中晚期改变。

(1) 早期肝癌(小肝癌):肿瘤常为单个,直径在 3 cm 以下,或结节数目不超过 2 个,其直径总和在 3 cm 以下。呈球形或分叶状,灰白色,质较软,与周围组织分界较清楚,切面均匀一致,无出血坏死。

(2) 中晚期肝癌:肝体积明显增大,重量增加,可因淤胆而呈黄绿色或棕褐色。肿瘤可位于肝的一叶或弥漫于全肝,大多合并肝硬化。可分为三型。

1) 巨块型:巨大的肿瘤直径可超过 10 cm,多位于肝右叶,肿瘤质软,切面呈杂色,常有出血坏死,周围常有多少不等的卫星状癌结节(图 1-8-14)。此型合并肝硬化者少见。

2) 结节型:肿瘤形成多个圆形或椭圆形结节,直径不超过 5 cm,散在分布,结节可互相融合呈大结节。此型较多见,常合并肝硬化。

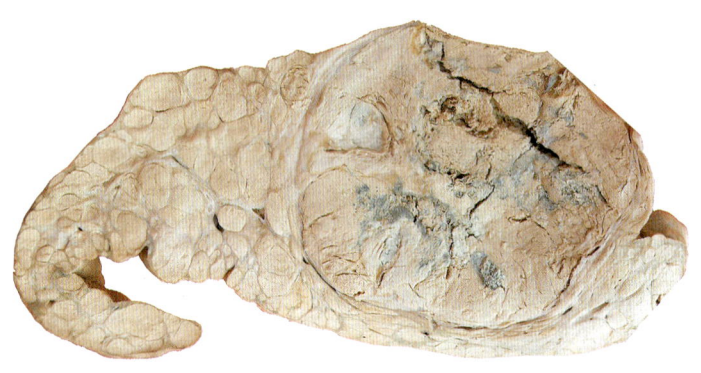

图 1-8-14　巨块型肝癌

3) 弥漫型:癌组织弥漫分布于肝内,无明显结节形成或仅形成极小结节。此型少见。

2. 镜下观察

(1) 肝细胞癌:由肝细胞发生,最多见。癌细胞排列呈梁索状、腺管状或实体团块。癌细胞团间为血窦(图 1-8-15),间质少,癌细胞分化高者似正常肝细胞,可分泌胆汁,分化低者癌细胞异型性明显,常见巨核或多核瘤巨细胞。

(2) 胆管上皮癌:较少见。癌细胞与胆管上皮细胞相似,常排列为腺管状,间质较多。

(3) 混合性肝癌:最少见。癌细胞有肝细胞癌和胆管上皮癌两种成分。

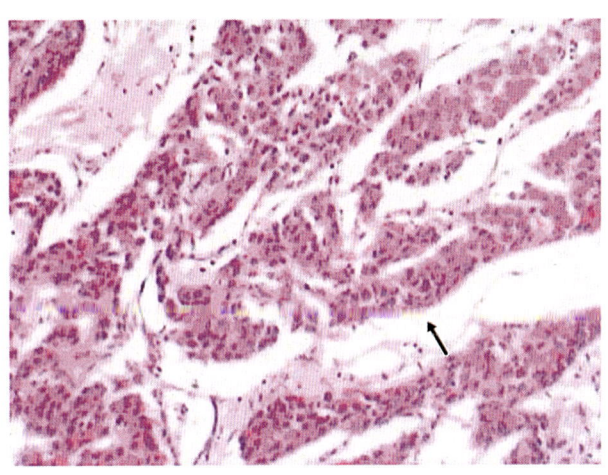

图 1-8-15　肝细胞性肝癌(由张建中提供)(HE×200)

癌细胞排列呈梁索状,其间为血窦(↑)

(三) 扩散方式

1. 肝内蔓延和转移　癌细胞侵犯周围肝组织,使癌肿范围不断扩大,并常沿门静脉播散,在肝内形成多个转移性癌结节。癌组织可逆行达肝外门静脉主干,形成癌栓阻塞管腔,引起门静脉高压。

2. 肝外转移

(1) 血道转移:癌组织经肝静脉转移到肺、脑、骨等处,以肺转移最多见。

(2) 淋巴道转移:癌细胞常沿淋巴道转移到肝门、上腹部淋巴结和腹膜后淋巴结。

(3) 种植转移:癌细胞从肝表面脱落,可直接种植在腹膜和腹腔器官表面。

(四) 病理临床联系

早期肝癌患者可无明显临床表现。以后肝组织不断被癌破坏,肝功能障碍,表现出肝区疼痛、肝大、食欲不佳、消瘦、乏力、恶病质等。当肿瘤广泛浸润,肝细胞损害或肿瘤压迫或侵犯胆管,引起黄疸,肝癌伴肝硬化者有脾大、腹水等表现。晚期肝癌患者常死于全身广泛转移、肝衰竭、癌结节破裂所致的大出血等。

临床上检测患者血清甲胎蛋白(AFP)升高,肝细胞癌 AFP 阳性诊断率达 70%~90%,现血清 AFP 测定已广泛地用于肝细胞癌的早期普查、诊断、疗效判断及预测复发等工作中,但检测结果须联系临床,动态观察。

本章小结

1. 急性胃炎由不同原因引起胃黏膜表层细胞坏死脱落,中性粒细胞和少量嗜酸性粒细胞、淋巴细胞、浆细胞浸润。慢性浅表性胃炎黏膜浅层充血、水肿,点状坏死,淋巴、浆细胞浸润,腺体不受损。慢性萎缩性胃炎黏膜明显变薄,黏膜下血管清晰可见,固有膜内腺体萎缩、减少或消失;淋巴细胞及浆细胞浸润;出现肠上皮化生和假幽门腺化生;可分 A 型和 B 型。

2. 胃溃疡多位于胃小弯近幽门处,尤其多见于胃窦部,十二指肠溃疡多发于球部的前、后壁;呈圆形或椭圆形,边缘整齐,底部平坦,周围黏膜皱襞呈放射状向溃疡集中;镜下溃疡底部分渗出层、坏死层、肉芽组织层和瘢痕层;常见并发症有出血、穿孔、幽门狭窄、癌变。

3. 病毒性肝炎是以肝细胞变性坏死为主要病变的传染病,分为甲、乙、丙、丁、戊、庚 6 型。患者细胞免疫反应强弱决定了肝炎病变的轻重。病毒性肝炎的基本病变:肝细胞水肿及嗜酸性变;肝细胞溶解性和嗜酸性坏死,根据坏死范围分为点状坏死、碎片状坏死、桥接坏死、大片状坏死;病变区内主要有淋巴细胞和单核细胞浸润;肝细胞再生和间质反应性增生。病毒性肝炎分为普通型和重型两类。急性普通型肝炎是最常见的类型,分为黄疸型和无黄疸型,以无黄疸型多见,病变基本相同,黄疸型稍重。以肝细胞广泛变性和点状坏死为特征;病程持续 6 个月以上时为慢性病毒性肝炎。轻度慢性肝炎变性、坏死较轻,界板无破坏。中度慢性肝炎广泛变性,桥接坏死,中度碎片状坏死,纤维隔形成。重度慢性肝炎广泛变性,桥接坏死;纤维组织增生;重度碎片状坏死;炎细胞浸润更明显,肝细胞不规则再生,假小叶形成。急性重型肝炎肝体积明显缩小,包膜皱缩,质地软。肝细胞严重坏死,肝窦明显扩张充血,小叶内和汇管区内大量淋巴细胞和巨噬细胞浸润,肝细胞再生不明显,死亡率高达 70%~80%。亚急性重型肝炎肝不同程度缩小,可形成大小不等的结节。新旧不等的肝细胞大片状坏死,肝细胞再生呈结节状,大量炎细胞浸润,小胆管增生。

4. 肝硬化的主要原因有病毒性肝炎,慢性酒精中毒,药物或化学毒物,胆汁淤积等。肝细胞变性坏死,纤维组织增生和肝细胞结节状再生三种变化反复交错进行,可破坏肝的正常结构而形成肝硬化。假小叶是肝硬化的特征性病变。假小叶是广泛增生的纤维组织分割、包绕肝组织而形成。假小叶内肝细胞不同程度变性、坏死及再生,肝细胞索排列紊乱;中央静脉偏位、缺如或有两个以上;假小叶内可见汇管区;周围的纤维组织隔内可见炎细胞浸润,增生的小胆管、假胆管。临床上主要表现为门脉高压症(脾大、胃肠道淤血、腹水、侧支循环形成)和肝功能障碍(出血倾向、激素灭活作用减弱、血浆蛋白合成障碍、黄疸、肝性脑病)。肝硬化可并发肝癌。

5. 食管癌以中段最常见,大多数为鳞癌,早期食管癌肉眼观察分为斑块型、乳头型、糜烂型、隐伏型;中晚期分为髓质型、蕈伞型、溃疡型和缩窄型。

6. 胃癌好发于胃小弯窦部,早期胃癌指限于黏膜和黏膜下层的胃癌;肉眼观察分为隆起型、表浅型、凹陷型,侵犯达肌层以上的胃癌为进展期胃癌,分为息肉型、溃疡型和浸润型;淋巴道胃癌的主要转移方式,首先转移到胃幽门下和胃小弯旁侧局部淋巴结,以后转移到主动脉旁、肝门、肠系膜根部等淋巴结,晚期到锁骨上淋巴结。

7. 大肠癌以直肠最多见,早期大肠癌是指癌组织局限于黏膜下层以内,且无淋巴结转移者。中晚期大肠癌多为高分化腺癌,肉眼观察分为隆起型、溃疡型、浸润型和胶样型;血清癌胚抗原(CEA)可作为术后提示复发或转移的指标。

8. 原发性肝癌是由肝细胞或肝内胆管上皮细胞发生的恶性肿瘤,与病毒性肝炎、肝硬化、黄曲霉毒素和亚硝胺、华支睾吸虫感染等有关。早期肝癌是指单个癌结节直径在 3 cm 以下,或结节不超过 2 个,直径总和在 3 cm 以下。无出血坏死。中晚期肝癌肉眼可分巨块型、结节型和弥漫型,镜下可分肝细胞癌、胆管上皮癌和混合性肝癌,癌细胞排列呈梁索状,之间为血窦。

练习题

一、思考题及名词解释

1. 哪些疾病可引起上消化道出血?简述引起消化道出血的病理基础。
2. 简述急性普通型肝炎的病变特点。
3. 原发性肝癌的主要病变特点及护理措施是什么?
4. 名词解释:气球样变、嗜酸小体、碎片状坏死、桥接坏死、假小叶。

二、临床病例讨论

患者,男性,56 岁。2 个月来腹胀、乏力、消瘦,逐渐加重。患者 4 年前曾有肝炎病史,反复发作,近 1 年来食欲减退、疲乏、消瘦,感腹部不适、腹胀。

体格检查:消瘦,面色萎黄,皮肤、巩膜黄染,颈部和胸前壁见蜘蛛痣。腹部膨隆,有移动性浊音,腹壁浅静脉曲张,肝未触及,脾在肋下 3 cm。双下肢轻度浮肿。

辅助检查:红细胞计数 $3.0×10^{12}$/L,血小板计数 $80×10^9$/L,血清总蛋白 50 g/L,白蛋白 26 g/L,球蛋白 32 g/L,血清总胆红素 38 μmol/L,谷丙转氨酶 130 u/L。食管造影:食管下段静脉曲张。大便潜血(++)。

讨论:

(1) 根据病史及检查结果提出诊断及诊断依据。

(2) 用相关的病理知识解释患者的临床表现。

(侯志平)

第九章 泌尿系统疾病

第一节 肾小球肾炎
第二节 肾盂肾炎
第三节 肾和膀胱常见肿瘤

思维导图

学习目标

知识目标

1. 掌握常见肾小球肾炎的类型,每型的病理变化特点;肾盂肾炎的炎症性质、病变部位、感染途径及常见诱因。
2. 熟悉大红肾、大白肾、新月体、继发性颗粒性固缩肾、肾病综合征和膀胱刺激征的概念;常见各型肾小球肾炎及肾盂肾炎的病理临床联系;肾小球肾炎和肾盂肾炎的病因、发病机制。
3. 了解肾细胞癌病理类型、病理临床联系;尿路上皮肿瘤的病理变化及病理临床联系。

能力目标

1. 能够识别常见类型肾小球肾炎及肾盂肾炎的病理变化。
2. 能够解释肾小球肾炎、肾盂肾炎的主要临床表现,并指导临床治疗和护理。

素养目标

1. 具有医者仁心、精益求精、严谨细致的职业素养。
2. 具有实事求是、理论联系实践的科学态度。

泌尿系统由肾脏、输尿管、膀胱和尿道四部分组成。肾脏是泌尿系统最为重要的脏器,而肾小球疾病又是泌尿系统疾病的重要部分,肾小球结构和功能改变在肾脏疾病中具有重要的意义。

肾小球是由血管球和肾球囊构成。血管球始于肾小球入球小动脉,进入小球后经两级分支构成血管球的小叶。肾小球毛细血管壁为滤过膜,由内皮细胞、基底膜和脏层上皮细胞构成(图1-9-1)。肾小球主要由内皮细胞、脏层上皮细胞、系膜细胞和系膜基质组成(图1-9-2)。

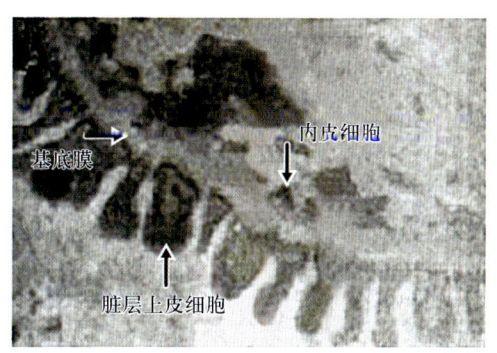
图1-9-1 肾小球滤过膜结构电镜图

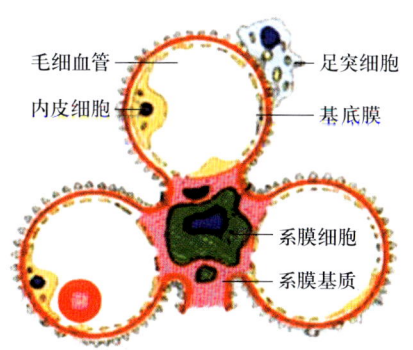
图1-9-2 肾小球结构示意

1. 内皮细胞 为胞体布满70~100 nm窗孔的扁平细胞。

2. 肾小球基膜 根据电子致密度不同分为三层,中层为较厚的高密度致密层,内外两侧,分别为较薄的低密度疏松层。

3. 脏层上皮细胞 又称足突细胞或足细胞,结构复杂,紧贴于基膜外疏松层,细胞体伸出突起(足突),相邻足突间形成滤过隙,并由膜状结构连接构成滤过隙膜。对于维持肾小球滤过膜的选择通透性具有关键作用。近年研究显示,滤过隙膜结构和功能改变是肾小球疾病发生的重要机制之一。

4. 肾小球系膜 由系膜细胞和系膜基质组成。系膜位于毛细血管之间,系膜细胞具有收缩、吞噬、合成系膜基质的功能。

5. 肾球囊(鲍曼囊) 内层为脏层上皮细胞,外层为壁层上皮细胞,两层构成的球囊在尿极与近曲小管相连。

第一节 肾小球肾炎

肾小球肾炎(glomerulonephritis)是以肾小球病变为主的变态反应性炎症,分为原发性和继发性两类。原发性肾小球肾炎是指原发于肾脏的独立性疾病,继发性肾小球肾炎是在全身性疾病过程中出现的肾小球病变,如狼疮性肾炎、糖尿病肾病等。肾小球肾炎按病变范围可分为弥漫性和局灶性两种。弥漫性肾小球肾炎为两侧肾的绝大多数肾小球发生炎症病变,而局灶性肾炎病变仅累及少部分肾小球。本节主要讨论原发性弥漫性肾小球肾炎。

一、病因和发病机制

肾小球肾炎的确切病因和发病机制尚未完全阐明,但大量动物实验和临床研究证明大多数肾小球肾炎是由抗原抗体复合物沉积于肾小球而致病。细胞免疫可能对某些肾炎的发病也有一定作用。抗原物质种类很多,可分为外源性和内源性两类。外源性抗原包括细菌(如链球菌、葡萄球菌、肺炎球菌等)、病毒(如乙型肝炎病毒、EB病毒等)、寄生虫如血吸虫,还有某些药物、异种血清、类毒素等;内源性抗原有肾小球性抗原(包括基膜抗原,足细胞、内皮细胞和系膜细胞的细胞膜抗原等)和非肾小球性抗原(DNA、免疫球蛋白、肿瘤抗原等)。

各种不同的抗原物质引起的免疫反应和形成免疫复合物的方式和部位不同,与肾小球肾炎的发病和引起的病变类型有密切关系。免疫复合物引起肾小球肾炎的基本机制有两种。

(一)肾小球原位免疫复合物形成

抗体与肾小球内固有的抗原成分或植入在肾小球内的抗原成分结合,在肾小球原位直接反应,形成免疫复合物,引起肾小球损伤。近年来的研究证明,肾小球原位免疫复合物形成在肾小球疾病的发病中起主要作用。由于抗原性质不同所引起的抗体反应不同,可引起不同类型的肾炎。

固有抗原主要包括肾小球基膜和足细胞的细胞膜抗原,相应的抗基膜性肾炎和Heymann肾炎的动物模型已经建立。抗基膜性肾炎在人类肾炎中不到5%,可能是由于感染或其他因素使基膜的结构发生改变而具有抗原性,可刺激机体产生抗自身基膜的抗体而引起肾炎,用免疫荧光法可见免疫复合物沿肾小球毛细血管基膜沉积呈连续的线形荧光。Heymann肾炎与人类的膜性肾小球肾炎相类似。由于肾小管刷状缘与足细胞有相同的抗原性,鼠抗肾小管刷状缘抗体与足细胞反应而引起肾炎的发生。免疫荧光显示沿基膜有不连续的颗粒状荧光物。

植入性抗原是指一些与肾小球内成分结合的非肾小球性抗原,如DNA、细菌产物和大分子蛋白质等,它们与肾小球某些成分结合形成抗原使机体产生相应抗体。抗原、抗体在原位结合形成免疫复合物引起肾炎。免疫荧光显示断续性颗粒状荧光。

(二)循环免疫复合物沉积

循环免疫复合物性肾炎是由Ⅲ型超敏反应引起的免疫性病变,大多数肾小球肾炎的发病与之有关。外源性和内源性的非肾小球性抗原刺激机体产生相应抗体,在血液循环内形成抗原抗体复合物,复合物通过肾小球滤过膜时沉积下来,并常与补体结合,引起肾小球损伤。病变局部常有中性白细胞浸润,并有内皮细胞、系膜细胞和脏层上皮细胞增生。

循环免疫复合物在肾小球内沉积的部位与复合物分子的大小及电荷有关。阳离子复合物可穿过基底膜,沉积于上皮下;阴离子复合物不易穿过基底膜,常沉积于内皮下;电荷中性的复合物易沉积于系膜区。大分子免疫复合物常在血液循环中被单核巨噬细胞系统的细胞吞噬,很少沉积于肾小球。免疫复合物在电镜下呈高密度物质沉积,免疫荧光法证实沉积物含有免疫球蛋白和补体,呈断续性颗粒状荧光。

二、肾小球肾炎的分类

原发性肾小球肾炎的分类比较复杂。

(一)临床类型

临床上肾小球肾炎常表现为具有结构和功能联系的症状组合,即综合征(syndrome)。根据患者的临床表现,肾小球肾炎的临床类型及表现如表1-9-1。

表1-9-1 肾小球肾炎的临床类型及表现

临床类型	表现
急性肾炎综合征	肉眼血尿,轻至中度蛋白尿,常有水肿和高血压,少尿,甚至发展为氮质血症
急进性肾炎综合征	血尿、蛋白尿、少尿、水肿、贫血,快速进入肾衰竭
肾病综合征	大量蛋白尿、全身严重水肿、低蛋白血症和高脂血症
隐匿性肾炎综合征	无症状性蛋白尿、血尿,或为单纯的肉眼或镜下血尿
慢性肾炎综合征	多尿、夜尿、低相对密度尿、高血压、贫血,可发展为氮质血症和尿毒症

对于肾小球肾炎患者的护理要注意观察尿液的性状、颜色和尿量的变化,有无水肿,随时测量血压。一旦患者血压下降,伴尿量减少,应警惕急性肾衰竭的发生。

(二)病理类型

目前较常用的肾小球肾炎的分类是将WHO的病理分类与其他学者提出的病理分类

相结合,与临床分类的侧重点不同,两者既有区别又有联系,两者关系如表1-9-2。

表1-9-2 肾小球肾炎病理分类与临床表现的关系

病理分类	主要临床表现
急性弥漫性增生性肾小球肾炎	急性肾炎综合征
弥漫性新月体性肾小球肾炎	急进性肾炎综合征
弥漫性系膜增生性肾小球肾炎	肾病综合征或隐匿性肾炎综合征
轻微病变性肾小球肾炎	肾病综合征
弥漫性膜性肾小球肾炎	肾病综合征
弥漫性膜增生性肾小球肾炎	肾病综合征、血尿或蛋白尿、慢性肾炎综合征
局灶性肾小球硬化	肾病综合征或明显蛋白尿
IgA 肾病	隐匿性肾炎综合征
弥漫性硬化性肾小球肾炎	慢性肾炎综合征

注:以上的病理分类应注意病变的分布情况。弥漫性肾小球肾炎指病变累及全部或大部肾小球;局灶性肾小球肾炎指病变累及50%以下的肾小球。

三、常见肾小球肾炎类型

(一) 急性弥漫性增生性肾小球肾炎

微课:急性弥漫性增生性肾小球肾炎

急性弥漫性增生性肾小球肾炎又称为弥漫性毛细血管内增生性肾小球肾炎(diffuse endocapillary glomerulonephritis),较为常见,其病变特点以肾小球内细胞增生为主,伴有变质和渗出性改变。常见于学龄儿童,多与链球菌感染有关,起病急骤,预后良好。

1. 病理变化 肉眼:两侧肾呈对称性轻、中度肿大,包膜紧张,肾表面光滑,色较红,故称为大红肾。有时肾的表面和切面有散在的出血点,又称为蚤咬肾。光镜:病变弥漫性累及双侧肾脏的大多数肾小球。可见肾小球毛细血管内皮细胞和系膜细胞明显肿胀与增生,小球内较多的中性粒细胞和少量单核细胞浸润,使肾小球内细胞数量明显增多,肾小球血管因此受压阻塞而引起肾小球缺血。肾小球囊内还有红细胞、浆液及纤维蛋白渗出物。上述病变使肾小球体积增大(图1-9-3)。若病变严重,肾小球毛细血管内可有微血栓形成,毛细血管壁发生纤维蛋白样坏死,称为坏死性肾炎。肾小管上皮细胞变性,可出现各种管型。电镜:在脏层上皮细胞和基底膜之间有驼峰状致密物沉积。免疫荧光:基膜和系膜区有颗粒状荧光,内含IgG和C3。

2. 临床病理联系 临床主要表现为急性肾炎综合征,由于肾小球内细胞增生肿胀,压迫毛细血管致管腔狭小甚至闭塞,肾小球滤过率降低可引起少尿;水肿是由于肾小球滤过率下降或变态反应引起的毛细血管壁通透性增高所致;血尿是由于肾小球毛细血管壁严重受损引起;而水钠潴留可致血容量增加,引起高血压。

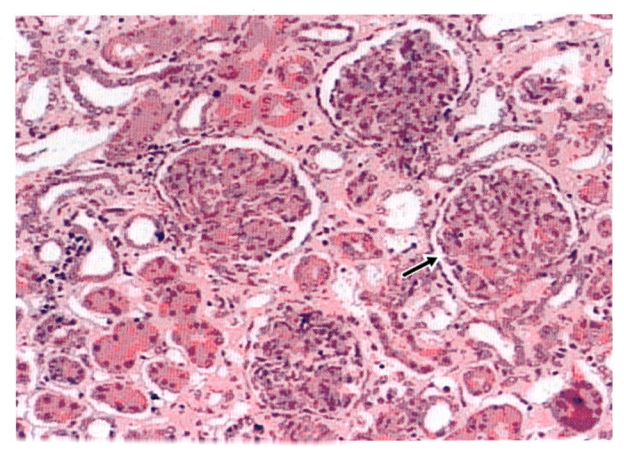

图1-9-3 急性弥漫性增生性肾小球肾炎（HE×100）

肾小球毛细血管内皮细胞和系膜细胞增生,肾小球细胞体积增大（↑）

本型肾炎的预后大多数良好,尤以儿童链球菌感染后的肾炎预后更好,少数发展为新月体性或硬化性肾小球肾炎。

（二）弥漫性新月体性肾小球肾炎

弥漫性新月体性肾小球肾炎（diffuse crescentic glomerulonephritis）起病急、进展快、病情重,又称为快速进行性（急进性）肾小球肾炎。主要病变为肾小球毛细血管基膜损伤,导致纤维蛋白渗出,进而刺激肾球囊壁层上皮细胞增生形成大量新月体。本型较少见,多见于青壮年,多数为原发性,其原因不明,部分为抗肾小球基膜型肾炎,少数可由其他肾小球疾病转变而来。临床表现为快速进行性肾炎综合征。

1. 病理变化 肉眼：双侧肾脏弥漫性肿大,苍白色,肾皮质常有点状出血,晚期肾脏轻度缩小,表面可见细颗粒。光镜：以大部分肾小球内有新月体形成为特征。肾小球毛细血管丛可见纤维蛋白样坏死物和微血栓形成,因此肾球囊内有较多的红细胞和纤维蛋白以及少量中性粒细胞、单核细胞渗出。由于肾小球囊内渗出的红细胞、纤维蛋白的刺激,球囊的壁层上皮细胞显著增生,在毛细血管丛周围形成半月形病变称为新月体（图1-9-4）。新月体主要由增生的壁层上皮细胞和渗出的单核巨噬细胞构成。病变进一步发展,增生的细胞可包绕肾小球血管丛形成环形体。新月体或环形体既可压迫肾小球毛细血管丛,致使管腔塌陷与闭塞而引起肾小球缺血,又可导致肾小球囊腔阻塞,影响原尿生成。最后新月体或环形体逐渐由成纤维细胞和胶原纤维取代,毛细血管丛萎缩、纤维化,以至整个肾小球纤维化和透明变性。肾小管上皮细胞水肿,脂肪变性。当肾小球纤维化后,其所属肾小管亦萎缩或消失。肾间质明显水肿和炎细胞浸润,晚期发生纤维化。电镜：肾小球毛细血管膜呈不规则增厚,常有裂

微课：弥漫性新月体性肾小球肾炎

孔或缺损。部分患者可见电子密度较高的沉积物。免疫荧光：在肾小球内有的表现为颗粒状荧光，有的表现为线形荧光，还有的无荧光显示。

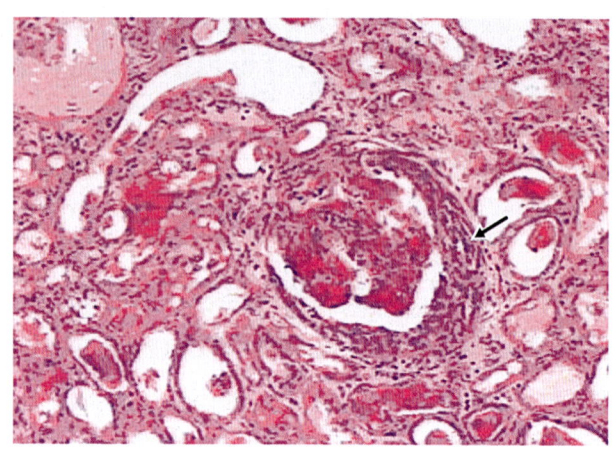

图 1-9-4　弥漫性新月体性肾小球肾炎（HE×100）

肾小球囊壁层上皮细胞增生形成新月体（↑）

2. 病理临床联系　临床上多表现为严重的血尿、蛋白尿及迅速出现的少尿，甚至无尿和持续性的高血压及迅速增高的氮质血症。由于这种肾炎常发生在坏死性肾小球肾炎的基础上，病变进展快，肾小球毛细血管坏死，基膜缺损和球囊内出血，因此血尿常较蛋白尿更为明显，水肿较轻。大量新月体形成后，阻塞肾球囊腔，血浆不能排出，在体内滞留引起氮质血症。大量肾单位纤维化，玻璃样变，肾组织缺血，通过肾素血管紧张素的作用，可发生高血压。由于病变广泛，大量代谢产物在体内堆积，水、电解质紊乱和酸碱平衡失调，在短时期内即可导致肾衰竭。

快速进行性肾小球肾炎预后极差。由于病变广泛，发展迅速，患者往往数周至数月内死于尿毒症。90%的患者因肾功能丧失而需做长期透析治疗或肾移植。一般认为患者的预后与形成新月体的肾小球数量有关，如受累肾小球少于80%者则预后相对较好。

（三）弥漫性膜性肾小球肾炎

弥漫性膜性肾小球肾炎（diffuse membranous glomerulonephritis）是引起成人肾病综合征的主要原因。病变特点为肾小球毛细血管基膜弥漫性显著增厚，毛细血管通透性升高，滤出大量蛋白，因肾小球内炎症现象不明显，故又称为膜性肾病。膜性肾小球肾炎多属于原位免疫复合物性肾炎。

1. 病理变化　肉眼：早期双侧肾肿大，苍白色，称为大白肾。切面肾皮质增厚。晚期肾体积缩小，表面呈细颗粒状。光镜：早期肾小球结构基本正常，随病变加重，出现肾小球毛细血管壁呈均匀一致性增厚，肾小球内无明显增生和渗出现象。电镜：肾小球上皮细胞肿胀,上皮下有大量电子致密沉积物。用银染法可见毛细血管基膜外侧有许多向外的梳齿状突起。这些突起随病变发展可延伸、增多并将沉积物包埋于基膜内,使基膜明显增厚。由于沉积物溶解可使基膜呈虫蚀状缺损,以后缺损被基膜物质充填。由于基膜明显增厚,致毛细血管腔阻塞,后期肾小球因缺血而纤维化、玻璃样变。免疫荧光:IgG 和 C3 在基膜外侧呈典型颗粒状荧光。

2. 病理临床联系　膜性肾小球肾炎常为慢性进行性。起病隐匿,临床通常表现为肾病综合征。肾病综合征是指某些类型的肾小球肾炎时患者出现的以高度蛋白尿、高度水肿、高脂血症和低蛋白血症为特点的一组临床综合征。膜性肾小球肾炎时,肾小球基膜严重损伤,通透性显著增加,大量蛋白也包括大分子球蛋白,都可由肾小球滤过增加引起严重的非选择性蛋白尿。由于大量蛋白由尿中排出,血浆蛋白降低,引起低蛋白血症,血浆胶体渗透压降低,血管内液体渗入组织间隙,引起水肿。同时血容量减少,肾小球血流量减少,导致肾小球滤过降低,醛固酮和抗利尿激素分泌增加,引起水钠滞留,进一步加重水肿。患者水肿很严重,往往为全身性,严重者可有胸腔积液和腹水。高脂血症的原因还不很清楚,可能由于低蛋白血症刺激肝合成各种血浆蛋白包括脂蛋白增多,因此患者有高脂血症,尤其是高胆固醇血症。由于血脂过高,血浆内的脂蛋白也可由肾小球滤过,引起脂尿症。

膜性肾小球肾炎时,肾小球内无明显增生和炎症现象。早期,毛细血管不狭窄,血流通畅,血尿不多见,血压不高,无明显氮质血症。晚期,毛细血管阻塞,肾小球硬化,可引起高血压和氮质血症。

(四) 弥漫性硬化性肾小球肾炎

弥漫性硬化性肾小球肾炎(diffuse sclerosing glomerulonephritis)又称慢性终末性肾小球肾炎,是各种类型肾炎发展到晚期的病理类型。病变以大量肾小球纤维化及玻璃样变为特点。多见于成人,有25%~30%的患者起病隐匿,无肾炎病史,仅在尿和血液检查中被发现,而多数已到晚期。

1. 病理变化　肉眼观察:两侧肾脏对称性缩小,颜色苍白,质地变硬,表面呈细颗粒状,切面皮质变薄,皮髓质分界不清。肾盂周围脂肪增多。慢性肾小球肾炎的大体改变被称为继发性颗粒性固缩肾。镜下观察:大量肾小球纤维化和玻璃样变,其所属肾小管萎缩消失或纤维化。纤维组织收缩使纤维化、玻璃样变的肾小球相互靠拢,称为肾小球集中现象,部分纤维化的肾小球消失于增生的纤维组织中。残留的肾单位常发生代偿性肥大,表现为肾小球体积增大,肾小管扩张,上皮细胞呈高柱状。部分肾小管高度扩张呈小囊状,上皮细胞变平,扩张的管腔内有多种管型。肾间质纤维组织增生,并有多数淋巴细胞浸润。由于肾炎引起的高血压,使肾内细、小动脉发生玻璃样变性和内膜增厚而致硬化。

2. 病理临床联系　大部分患者起病隐匿。有的因食欲差、贫血、呕吐、乏力等症状就诊,有的患者则表现为蛋白尿、高血压或氮质血症,亦有表现为水肿者。晚期患者主要表现为慢性肾炎综合征,出现多尿、夜尿、低比重尿、高血压、贫血、氮质血症和尿毒症。

大多数晚期患者由于大量肾单位被破坏,功能丧失,存留的肾单位相对比较正常,血浆蛋白漏出不多,因而蛋白尿、血尿、管型尿都不如早期那样明显,水肿也很轻微。多尿、夜尿、低相对密度尿是弥漫性硬化性肾小球肾炎的主要临床表现,其产生主要是由于大量肾单位丧失后,血流只能通过存留的肾单位,故血流通过肾小管的速度也随之加快。但肾小管的重吸收功能有一定限度,所以大量水分不能再吸收,肾小管的尿浓缩功能降低,尿比重常固定在 1.010 左右。高血压是由于晚期大量肾单位纤维化,肾组织严重缺血,肾素分泌增加,高血压可促使动脉硬化,进一步加重肾缺血,使血压持续在较高水平。长期高血压可引起左心室肥大,严重时甚至可导致心力衰竭。此外,由于肾组织大量破坏,促红细胞生成素减少;长期肾功能不全引起的氮质血症造成自身中毒,抑制骨髓的造血功能,故患者常有贫血。

弥漫性硬化性肾小球肾炎病程进展的速度差异很大,但预后均较差。病变发展到晚期,大量肾单位被破坏,如不采取措施可导致肾衰竭和心力衰竭,死亡原因主要为肾功能不全引起的尿毒症,其次为高血压引起的心力衰竭和脑出血,以及机体抵抗力降低而引起的继发感染。

第二节　肾盂肾炎

肾盂肾炎(pyelonephritis)是感染引起的累及肾盂、肾间质和肾小管的炎症性疾病,是较常见的肾脏病变。按病变特点和病程可分为急性和慢性两类。

一、急性肾盂肾炎

急性肾盂肾炎(acute pyelonephritis)是由细菌感染引起的肾盂、肾间质和肾小管的急性化脓性炎症,是泌尿系感染的重要部分。

(一)病因和发病机制

1. 感染途径及致病菌

(1)血源性感染:又称为下行性感染,细菌由体内某处感染灶(如败血症或感染性心内膜炎)侵入血流,随血流到达肾脏,在肾小球或肾小管周围毛细血管停留,引起局部组织的化脓性病变。这种肾盂肾炎可以是全身脓毒血症的一部分,病原菌以金黄色葡萄球菌多见,两侧肾脏大多同时受累。

(2) 尿路感染:又称为上行性感染,是引起肾盂肾炎的主要感染途径,尿道炎或膀胱炎等下尿路感染时,细菌可沿输尿管或输尿管周围的淋巴管上行到肾盂、肾盏和肾间质引起炎症。病原菌主要为革兰染色阴性杆菌,以大肠埃希菌为主,其次为变形杆菌、产气杆菌、肠球菌和葡萄球菌等,有时霉菌也可引起。急性肾盂肾炎常由单一的细菌感染引起。病变可累及一侧或两侧肾脏。

2. 诱发因素

(1) 尿路阻塞:尿路的完全和不完全阻塞、尿流不畅引起尿液潴留,是引起急性肾盂肾炎的最常见诱因,如泌尿道结石、前列腺增生、妊娠子宫和肿瘤的压迫、尿道炎症和损伤后的瘢痕狭窄,以及肾盂、输尿管畸形或发育不全等引起尿路阻塞等。潴留的尿液成为细菌生长繁殖的培养基。当某些因素使机体的防御功能削弱时,细菌得以侵入和生长繁殖,引起肾盂肾炎发生。

(2) 尿路损伤:导尿、膀胱镜检查和其他尿道手术、器械操作等,有时可将细菌带入膀胱,并易损伤尿道黏膜引起感染,诱发肾盂肾炎。留置导尿管是诱发肾盂肾炎的重要因素。

(3) 尿液反流:膀胱输尿管瓣口功能失常会导致膀胱尿液反流,临床上也是肾盂肾炎的易患因素。正常情况下,输尿管斜形穿过膀胱壁,形成单向活瓣结构,膀胱充盈或内压增高时瓣口关闭,可防止尿液反流。儿童泌尿系统发育不全或成人因脊髓损伤引起膀胱松弛时可出现膀胱尿液反流。反流后会使排尿后残留的尿量增加,有利于细菌的繁殖,含菌的尿液还可通过反流进入肾盂和肾盏。

综上所述,尿路梗阻、尿道黏膜损伤和膀胱尿液反流等是导致肾盂肾炎的主要因素。此外,慢性消耗性疾病、长期使用激素和免疫抑制剂等因素可使机体抵抗力下降,也和肾盂肾炎的发病有关。

在临床检查和治疗操作过程中应避免膀胱和输尿管的损伤(如插导尿管),置留导尿管时间不宜过长。对于确需放置导尿管一段时间的患者,应注意严格消毒灭菌,以防医源性感染。

(二) 病理变化

上行性感染病变多为单侧性,也可为双侧性。血源性感染则多为双侧性。

1. 肉眼观察 肾脏肿大、充血,表面有大小不等的多数小脓肿呈弥漫分布,肾盂黏膜充血、水肿,表面覆盖脓性渗出物,切面常见多数由髓质向皮质延伸的黄色条纹状病灶及融合成大小不等的脓肿灶。重者,肾组织可遭受严重破坏,肾实质和肾盂内充满脓液。

2. **镜下观察** 上行性感染时,炎症始发于肾盂,黏膜充血、水肿,大量中性粒细胞浸润。随后炎症沿肾小管及其周围组织扩散,引起肾间质化脓性炎伴有脓肿形成,脓肿破入肾小管,使管腔内充满脓细胞和细菌。病变严重时,肾小球也可遭破坏。血源性感染时,化脓性病变首先累及肾皮质内肾小管或肾小管周围的肾间质,继而炎症扩散到邻近组织,并破入肾小管,蔓延至肾盂。严重者可见肾内有多数散在的小脓肿形成。

(三)病理临床联系

急性肾盂肾炎常急性发病,出现高热、寒战、白细胞增多等全身症状。肾脏增大和化脓性病变常引起腰部酸痛和尿的变化,如脓尿、菌尿、蛋白尿、管型尿等,有时还可有血尿。由于膀胱和尿道急性炎症的刺激可出现尿频、尿急、尿痛等症状。因早期肾小球无明显病变,故肾功能不受影响。

急性肾盂肾炎如能及时彻底治疗,大多数可以痊愈;如治疗不彻底或尿路阻塞未消除,则易反复发作而转为慢性。如有严重尿路阻塞,可引起肾盂积水或积脓。

二、慢性肾盂肾炎

慢性肾盂肾炎(chronic pyelonephritis)属于肾脏慢性感染性疾病,其特点是慢性间质性炎症、纤维化和肾内瘢痕形成,常伴有肾盂和肾盏的纤维化和变形。后期可以累及肾小球,是临床上引起慢性肾衰竭的较常见的原因。

慢性肾盂肾炎可由急性肾盂肾炎未及时彻底治疗转变而来,或因尿路梗阻、膀胱输尿管反流等原因未消除,使感染反复发作而转为慢性。有些慢性肾盂肾炎患者,多次尿培养皆为阴性,但肾脏病变仍反复发作,迁延不愈,可能与免疫反应有关。

(一)病理变化

1. **肉眼观察** 病变累及一侧或双侧肾。由于病变分布不均匀,两侧肾大小不等,肾体积缩小变硬,表面可有不规则凹陷性瘢痕(又称为马鞍肾)并与肾被膜粘连。切面见皮、髓质界限不清,肾乳头萎缩,肾盂、肾盏因瘢痕收缩而变形。肾盂黏膜粗糙增厚。

2. **镜下观察** 肾内有不规则分布的片状病灶,夹杂在相对正常的肾组织间,以肾间质和肾小管病变较重。组织学改变为慢性非特异性炎症,表现为局灶性纤维化和淋巴细胞、浆细胞及单核细胞浸润。病变处多数肾小管萎缩及纤维化,部分肾小管代偿性扩张,腔内充满均质红染的蛋白管型,肾小管上皮细胞因受压呈扁平状颇似甲状腺滤泡结构。肾盏黏膜及黏膜下组织较多慢性炎细胞浸润及纤维化,肾内小血管内膜增厚、管腔狭窄。早期肾小球很少受累，但肾球囊周围可发生纤维化。晚期相当一部分肾小球可发生纤维化和玻璃样变。慢性肾盂肾炎急性发作时，病灶处可出现大量中性粒细胞浸润，并见有小脓肿形成。

（二）病理临床联系

慢性肾盂肾炎起病缓慢，表现为无症状间歇性菌尿或急性肾盂肾炎的间断性发作。有的患者则起病很隐匿，常以血、尿检查异常或高血压等症状就诊，多数患者肾功能已有损害。

一般慢性肾盂肾炎症状与急性肾盂肾炎相似，尿中有多量白细胞、蛋白质和管型。由于肾小管病变发生较早且比较严重，故肾小管功能障碍出现较早而明显。肾小管浓缩功能降低，可出现多尿和夜尿。由于电解质如钠、钾和碳酸氢盐丧失过多，可导致低钠血症、低钾血症和失碱性代谢性酸中毒。较晚期由于肾组织纤维化和小血管硬化引起肾组织缺血，使肾素分泌增加，通过肾素、血管紧张素的作用引起高血压。晚期包括肾小球等大量肾组织破坏，可引起氮质血症和尿毒症。

慢性肾盂肾炎后期由于肾乳头萎缩，肾盂、肾盏因瘢痕收缩而变形，可通过X线肾盂造影检查发现，对临床诊断有一定的意义。

慢性肾盂肾炎病程较长，可反复发作，若及时治疗并消除诱因，可控制病变发展，肾功能可以得到代偿，不致引起严重后果。若病变广泛并累及双肾者，晚期可因肾性高血压引起心力衰竭或病变严重而发生尿毒症等严重后果。因此，去除诱因和早期彻底治疗非常重要。

第三节 肾和膀胱常见肿瘤

一、肾细胞癌

肾细胞癌（renal cell carcinoma）是肾小管上皮细胞发生的恶性肿瘤，简称肾癌，又称肾腺癌。肾癌是最常见的肾脏恶性肿瘤，占成人恶性肿瘤的2%，占肾脏恶性肿瘤的80%~90%，男性多见。

引起肾癌的原因和机制仍不清楚。流行病学调查显示，其发生除与化学致癌物有关外，还与吸烟和遗传等因素有关。

（一）病理变化

近年来，基于对肾癌的细胞遗传学和组织病理学的综合研究，将其分为三种类型。

1. 普通型（透明细胞）肾癌　为最常见的类型，占肾癌的70%~80%。显微镜下肿瘤细胞体积较大，圆形或多边形，胞质丰富，胞质透明或颗粒状，间质富含毛细血管和血窦。本型肾癌的发生与 VHL 基因改变有关。

2. 乳头状癌　占肾细胞癌的10%~15%，包括嗜碱性细胞和嗜酸性细胞两型。肿瘤细胞立方或矮柱状，呈乳头状排列。此型肾癌的发生与 VHL 基因无明显关系。

3. 嫌色细胞癌　在肾细胞癌中约占5%。光镜下细胞大小不一，胞质淡染。此型肿瘤可能起源于集合小管上皮细胞，预后较好。此型癌的发生多与遗传有关。肾癌还包括3%~5%的未归类的肿瘤。

肾细胞癌可发生在肾脏任何部位，但以肾上极多见。透明细胞癌常为实性圆形肿块，直径3~15 cm，边界较清楚，切面为灰白或灰黄色，常伴灶状出血、坏死、软化和钙化等病变，表现为红、黄、灰、白等多种颜色相交错的多彩特征。乳头状癌可为多灶性和双侧性，常伴出血和囊性变，有时肉眼即可见乳头结构。

（二）病理临床联系

临床表现各异，可表现为长期发热、乏力、体重减轻、肾区疼痛、肾区肿块和血尿等。腰痛、肾区肿块和血尿为具有诊断意义的三个典型症状，但三者同时出现的概率很小，诊断明确时多已进入晚期。无痛性血尿是肾癌最常见的症状，常为间歇性，早期可仅表现为镜下血尿。

肾细胞癌预后较差。广泛转移是肾癌的特点。因癌组织内血管丰富，早期即可发生血道转移，常转移到肺、骨和肝等处。淋巴道转移至肾门和主动脉旁淋巴结。

二、膀胱尿路上皮肿瘤

膀胱肿瘤约90%发生于上皮组织，绝大多数上皮性肿瘤成分为移行上皮或尿路上皮（urothelium），称为移行上皮肿瘤（transitional cell tumor）或尿路上皮肿瘤（urothelial tumor）。膀胱癌（carcinoma of bladder）是泌尿系统最常见的恶性肿瘤，患者多为50~70岁，男性多于女性。移行细胞癌是膀胱癌的主要组织学类型，其他类型的肿瘤比较少见。其发生与苯胺染料等化学物质、吸烟、病毒感染和慢性炎症刺激等因素有关，其中一部分可由膀胱乳头状瘤恶变而来。

（一）病理变化

尿路上皮癌好发于膀胱侧壁和膀胱三角区输尿管开口处。肿瘤可以单发也可以多发，分化较好者多为乳头状或息肉状，有蒂与膀胱黏膜相连。也可呈扁平状突起，基底较宽而无蒂，并向深层浸润。肿瘤切面灰白色，可有坏死、出血等改变。

尿路上皮肿瘤分为尿路上皮乳头状瘤、低恶性潜能的尿路上皮瘤、低级别尿路上皮乳头状癌、高级别尿路上皮乳头状癌。

尿路上皮乳头状瘤约占膀胱肿瘤的1%或更少，多见于青年。肿瘤呈乳头状生长，细胞分化好。低恶性潜能的尿路上皮瘤在组织学上与乳头状瘤相似，上皮增厚，乳头粗大或细胞核普遍增大。低级别尿路上皮乳头状癌细胞排列紧密，极性基本正常，出现小灶性核的异型性改变，术后可复发，少数可发生浸润。高级别尿路上皮乳头状癌细胞核浓染，核分裂象比较多，可出现病理性核分裂象，细胞排列紊乱，失去极向，多为浸润性生长，容易发生转移。

（二）病理临床联系

无痛性血尿是膀胱肿瘤最常见的症状。肿瘤乳头断裂、表面坏死和溃疡均可引起血尿。部分患者因肿瘤侵犯膀胱壁，刺激膀胱黏膜或并发感染，出现尿频、尿急和尿痛等膀胱刺激症状。如肿瘤阻塞输尿管口，可引起肾盂积水、肾盂肾炎，甚至肾盂积脓。

膀胱移行细胞肿瘤较容易复发，部分复发肿瘤的分化可能变差。尿路上皮肿瘤患者的预后与肿瘤分级、浸润等有密切的关系。乳头状瘤、低恶性潜能的尿路上皮瘤、低级别尿路上皮乳头状癌患者的10年生存率可达90%以上。少数患者可进展为高级别肿瘤。高级别尿路上皮乳头状癌患者的10年生存率为40%左右。尿路上皮肿瘤应早期诊断、早期治疗并应进行密切随访，膀胱镜检查和活检是诊断本病的主要方法。

本章小结

1. 肾小球滤过膜由毛细血管内皮细胞、基膜和上皮细胞构成，由系膜细胞和基质构成系膜结构是肾小球肾炎基本病变最常累及的部位；免疫复合物引起肾小球肾炎有两种方式：循环免疫复合物沉积于肾小球和原位免疫复合物形成。

2. 毛细血管内增生性肾小球肾炎的基本病变是内皮细胞和系膜细胞大量增生，表现为大红肾或蚤咬肾；电镜可见在脏层上皮细胞和基膜之间有驼峰状致密物沉积。基膜和系膜区有颗粒状荧光，内含IgG和C3；临床主要表现为急性肾炎综合征，引起少尿、血尿、水肿和高血压。

3. 弥漫性新月体性肾小球肾炎的病变特点为双侧肾脏增大，苍白；肾小球内有新月体形成，新月体主要由增生的壁层上皮细胞和渗出的单核巨噬细胞构成。电镜可见基膜呈不规则增厚，常有裂孔或缺损。免疫荧光检查可出现颗粒状或线形荧光；临床表现为严重的血尿、蛋白尿及迅速出现的少尿，甚至氮质血症；预后极差。

4. 弥漫性膜性肾小球肾炎的病变特点为肾小球毛细血管基膜弥漫性显著增厚，毛细血管通透性升高，滤出大量蛋白，因肾小球内炎症现象不明显，故又称为膜性肾病。肉眼观双肾肿大、色苍白故称大白肾。IgG 和 C3 在基膜外侧呈典型颗粒状荧光。

5. 弥漫性硬化性肾小球肾炎是各型肾炎的终末阶段，可形成颗粒性固缩肾；大量肾小球纤维化和玻璃样变，其所属肾小管萎缩消失或纤维化，出现肾小球集中现象，残留肾单位代偿性肥大，肾间质纤维组织增生，并有多数淋巴细胞浸润；晚期患者表现为多尿、夜尿、低相对密度尿、高血压、贫血、氮质血症和尿毒症。

6. 肾盂肾炎是由细菌引起的化脓性炎症，主要侵犯肾盂黏膜和肾间质，分为急性和慢性，两肾病变不对称。

7. 急性肾盂肾炎以上行性感染较多见，主要致病菌为大肠埃希菌，尿路梗阻、尿道黏膜损伤和膀胱输尿管反流等是肾盂肾炎的主要发病因素。肾脏增大、充血，表面有大小不等的小脓肿，肾盂黏膜充血、水肿，覆盖脓性渗出物。上行性感染时，炎症始发于肾盂，随后沿肾小管及其周围组织扩散，引起肾间质化脓性炎伴有脓肿形成，脓肿破入肾小管，使管腔内充满脓细胞和细菌。血源性感染时，首先累及肾皮质内肾小管或肾小管周围的肾间质，继而至邻近组织、肾小管，蔓延至肾盂。临床表现为尿频、尿急、尿痛等尿路刺激征及全身反应和尿常规异常。

8. 慢性肾盂肾炎表面有不规则凹陷性瘢痕（马鞍肾），肾盂黏膜粗糙增厚，肾盂、肾盏因瘢痕收缩而变形，晚期肾小球等大量肾组织破坏，可引起氮质血症和尿毒症。

9. 肾细胞癌是肾小管上皮细胞的恶性肿瘤，多位于肾脏一极形成多彩特征，组织学分为透明细胞癌、乳头状癌和嫌色细胞癌，早期可发生血道转移。

10. 膀胱癌是泌尿系统最常见的恶性肿瘤，膀胱尿路上皮肿瘤好发于膀胱侧壁和膀胱三角区输尿管开口处。尿路上皮肿瘤分为尿路上皮乳头状瘤、低恶性潜能的尿路上皮瘤、低级别尿路上皮乳头状癌、高级别尿路上皮乳头状癌，无痛性血尿是最常见的症状。

练习题

一、思考题及名词解释

1. 简述弥漫性毛细血管内增生性肾小球肾炎的病变特点（肉眼、光镜、电镜和免疫荧光）及其临床表现。

2. 简述肾盂肾炎的感染途径和炎症性质。

3. 名词解释：新月体，肾病综合征。

二、临床病例讨论

1. 患者，男性，34岁，肾病综合征10余年。近年来出现高血压、多尿、夜尿。近期出现贫血、视力减退、心律失常、乏力等症状。

讨论：

（1）患者目前肾脏疾病的诊断。

（2）分析肾脏病变的发展过程、肾脏的大体和镜下表现如何？

2. 患者，女性，45岁，行膀胱镜检查术后3天，尿频、尿痛2天。15年前妊娠后期出现高热、尿急、尿频、尿痛等尿路刺激症状，经治疗病情好转，近年来，上述症状时有发生，时轻时重。尿常规检查：WBC（++~+++）。

讨论：

（1）根据所学知识做出疾病诊断。

（2）根据临床症状和检查结果，制定预防措施。

（汪晓庆）

第十章 淋巴和造血系统疾病

第一节 淋巴结反应性增生
第二节 淋巴瘤
第三节 髓样肿瘤

思维导图

学习目标

知识目标
1. 掌握淋巴结反应性增生和淋巴瘤的分类及病理变化。
2. 熟悉淋巴结反应性增生和淋巴瘤的病因、临床病理联系及结局。
3. 了解髓样肿瘤的病因、分类、病理变化及结局。

能力目标
1. 能够结合临床病史、镜下形态、免疫组化及分子遗传学特点,对淋巴瘤进行准确的诊断。
2. 能够进行临床病理联系的分析,具备初步的临床思维。

素养目标
培养学生为全人类健康而努力进取的意识,做人民满意的医生。

淋巴和造血系统疾病种类繁多，常由感染、化学物中毒、放射线、变态反应、遗传等因素引起。其中淋巴瘤和白血病是常见且严重危害人类健康的恶性肿瘤。本章主要介绍淋巴结反应性增生、淋巴瘤和白血病的常见类型。

第一节 淋巴结反应性增生

淋巴结是机体重要的免疫器官。各种损伤和刺激常引起淋巴结内的淋巴细胞和组织细胞反应性增生，使淋巴结肿大，称为淋巴结反应性增生。细菌、病毒、毒物、代谢的毒性产物、变性坏死的组织成分及异物等，都可成为抗原或致敏原刺激淋巴组织引起反应性增生。淋巴结反应性增生能够导致不同的淋巴结肿大，有时可达10cm。由于致病原因不同，淋巴结反应性增生的成分和分布情况不同。刺激B细胞的抗原物质主要引起淋巴滤泡增生、增大，生发中心扩大增生；刺激T细胞的抗原物质主要引起滤泡旁区淋巴细胞增生；有些抗原物质主要引起淋巴窦内的组织细胞增生。淋巴结反应性增生为良性病变，但肿大的淋巴结无论肉眼观或镜下都容易与淋巴结的肿瘤混淆，应注意鉴别。淋巴结增生的类型较多，本节主要介绍以下几种。

一、非特异性反应性淋巴滤泡增生

非特异性反应性淋巴滤泡增生（nonspecific reactive follicular hyperplasia）的主要特点为淋巴结肿大，淋巴滤泡增生，生发中心明显扩大。淋巴滤泡数量增多，不仅分布于淋巴结皮质，并可散在于皮髓质交界处和髓质内。滤泡大小形状不一，界限明显。生发中心明显扩大、增生，内有多数各种转化的淋巴细胞，核较大，有裂或无裂，核分裂象多见，并有多数吞噬细胞，胞浆内含有吞噬的细胞碎屑。生发中心周围有小淋巴细胞环绕。在滤泡之间的淋巴组织内可见浆细胞、组织细胞及少数中性粒细胞和嗜酸性粒细胞浸润。淋巴窦内的网状细胞和内皮细胞增生。

反应性淋巴滤泡增生易与滤泡性淋巴瘤混淆，后者的淋巴结结构破坏，滤泡大小形状相似，界限不明显。滤泡内增生的细胞呈异型性，但类型比较一致，核分裂象较少，一般不见吞噬异物的巨噬细胞，增生的淋巴细胞为单克隆性。反应性淋巴滤泡增生时增生的淋巴细胞为多克隆性。

二、巨大淋巴结增生

巨大淋巴结增生（giant lymph node hyperplasia）又称为血管滤泡性淋巴结增生或

Castleman 淋巴结增生症。这是一种特殊类型的淋巴结增生,不是肿瘤也不是错构瘤,可发生于任何年龄。

巨大淋巴结增生最常发生于纵隔淋巴结,也可见于肺门淋巴结及颈部、腋窝、肠系膜、阔韧带和腹膜后淋巴结。淋巴结明显肿大,大者直径 3～7 cm,可达 16 cm,常呈圆形,包膜完整,界限清楚,切面呈灰白色。镜下可分为两种亚型。① 玻璃样-血管型:最多见,占 90% 以上。② 浆细胞型:较少,约占 10%。患者常伴有全身症状,如发热、乏力、体重减轻、贫血、红细胞沉降率升高、血液丙种球蛋白增高和低白蛋白血症。淋巴结切除后症状可消失。

第二节 淋巴瘤

来源于淋巴细胞及其前体细胞的恶性肿瘤称为淋巴瘤(lymphoma)或淋巴样肿瘤。淋巴瘤可发生在淋巴结、骨髓、脾脏、胸腺和结外淋巴组织等处。由于原发于淋巴结和结外淋巴组织等处的恶性肿瘤绝大多数来源于淋巴细胞,故以往称为恶性淋巴瘤(malignant lymphoma)。淋巴瘤是人类较为常见的恶性肿瘤,占全部恶性肿瘤的 3%～4%。在各种恶性肿瘤中占第十一位。

按肿瘤细胞的形态特点将淋巴瘤分为霍奇金淋巴瘤和非霍奇金淋巴瘤两类,二者的生物学行为有所不同,病理诊断上正确区别二者有临床意义。

一、霍奇金淋巴瘤

霍奇金淋巴瘤(Hodgkin's lymphoma,HL)是淋巴瘤的独特类型,是青年人中最常见的恶性肿瘤之一,男女之比为 2.65∶1。主要发生在淋巴结内,结外者多为结内向外扩散或转移所致。好发于浅表淋巴结,以颈部淋巴结最先受累,其次为腋窝和腹股沟淋巴结。表现为无痛性淋巴结肿大,以后患者出现乏力、发热、盗汗等全身症状。

1971 年在 Ann Arbor 会议制定了霍奇金淋巴瘤的分期标准,1989 年由 Costwolds 修改(表 1-10-1)。

表 1-10-1 霍奇金淋巴瘤分期及标准

分期	标准
Ⅰ 期	局限于一组淋巴结(Ⅰ)或一个结外器官或部位(Ie)
Ⅱ 期	局限于膈肌同侧的两组或两组以上的淋巴结(Ⅱ)或直接蔓延至一个结外器官或部位(Ⅱe)

分期	标准
Ⅲ期	累及膈肌两侧的淋巴结(Ⅲ)或再累及一个结外器官或部位(Ⅲe),或伴脾累及(Ⅲs),或二者均有(Ⅲse)
Ⅳ期	弥漫性累及一个或多个淋巴结外器官

根据有无全身症状(发热、盗汗、体重减轻),再分为 A(无)、B(有)。分期标准对霍奇金淋巴瘤的预后及治疗上有重要意义。此分期标准也同样适用于非霍奇金淋巴瘤,但意义较小,其预后主要取决于非霍奇金淋巴瘤的病理类型。

(一)病理变化

1. 肉眼观察　病变的淋巴结肿大,可互相粘连,有时可达 10 cm 以上。切面呈灰白色鱼肉状,有时可见黄色的小坏死灶,肿瘤组织随着纤维化的增加而致质地变硬。

2. 镜下观察　淋巴结固有结构被瘤组织破坏;瘤组织成分多样化,出现具有诊断意义的 Reed-Sternberg 细胞(R-S 细胞),经免疫组织化学和分子生物学证实,R-S 细胞可能来源于 B 淋巴细胞;瘤细胞沿淋巴管向淋巴结一组一组地扩散;瘤组织内常有多量的各种炎细胞浸润和纤维化。

(1) 典型的 R-S 细胞:细胞体积大,直径 10~45 μm,细胞境界清楚,胞浆丰富,弱嗜酸或双染性,呈均质或细颗粒状。细胞核呈圆形或椭圆形,双核大致对称地分布,核膜厚而清楚,每个核内均有位于中央、大而红染的包涵体样的核仁,核膜与核仁间因染色质微细而形成环绕核仁的空晕。因两个核形态相似,似物影互映故称为镜影细胞,这在诊断霍奇金淋巴瘤上有重要意义,故又称为诊断性 R-S 细胞(图 1-10-1)。

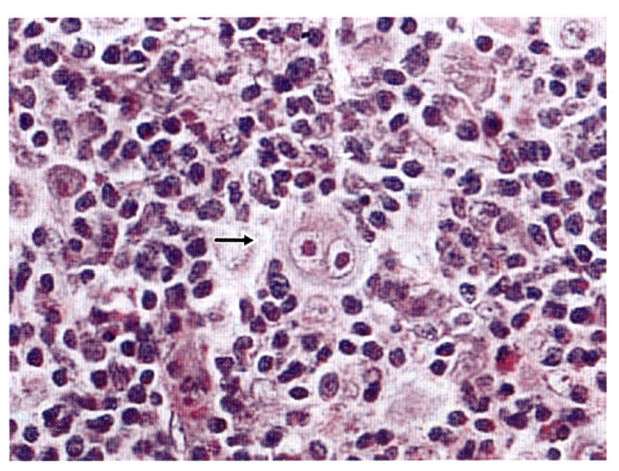

图 1-10-1　霍奇金淋巴瘤(HE×400)

可见典型 R-S 细胞(↑)

微课:R-S细胞发现史

(2) 变异型 R-S 细胞:除典型的 R-S 细胞外,还可见到其他变异型 R-S 细胞出现在本病的特殊亚型中。

1) 单核型:又称为霍奇金细胞(H 细胞),可能是 R-S 细胞的某一切面或 R-S 细胞的前身细胞。除只有 1 个核外其形态与典型 R-S 细胞相似,要注意与免疫母细胞鉴别。

2) 多倍型:瘤细胞体积大,胞浆淡染,多核,核膜薄,染色质细,核仁小,多个核互相重叠,如爆米花样(爆米花细胞)。

3) 陷窝型(腔隙型):低倍镜下见该细胞在淋巴细胞等细胞的背景中形成似骨细胞的陷窝状小孔。陷窝型细胞体积大,胞浆丰富,着色淡或透亮,核单个或分叶而皱褶,染色质细。核仁可表现为大而红染,或不明显以至缺如,或有多个核仁。

4) 肉瘤型:又称为间变型或多形性 R-S 细胞。瘤细胞体积大小不一、形状不规则,胞核大而畸形,染色质过多而粗糙,核仁明显。核分裂多见,并可呈现病理性核分裂象。

(3) 炎症性或反应性背景:病变中有程度不同的炎性反应和间质反应。可见多少不等的小淋巴细胞、浆细胞、组织细胞、上皮样细胞、中性粒细胞、嗜酸性粒细胞等。间质内小血管及成纤维细胞增生和纤维化。有时可见淋巴滤泡增生和小灶性的坏死。

(二) 组织学类型

1. 结节性淋巴细胞为主型霍奇金淋巴瘤 以结节性或结节性和弥漫性的多型性增生为特点。结节性淋巴细胞为主型霍奇金淋巴瘤约占所有霍奇金淋巴瘤的 5%,患者多数为男性,常见于 30~50 岁年龄组。

镜下可见结节由弥漫分布的小淋巴细胞、散在组织细胞和上皮样细胞混合组成。其中有散在的 L&H 型 R-S 细胞。在结节边缘可见组织细胞和多克隆性浆细胞,缺乏嗜酸性粒细胞。弥漫性区域由小淋巴细胞组成,组织细胞或上皮样细胞散在或呈簇分布。

病程进展较慢,对于治疗的反应好,部分患者可转化为大 B 细胞淋巴瘤。疾病后期容易复发,但复发后仍保持对治疗的良好反应,患者很少因本病致死。

2. 经典性霍奇金淋巴瘤 占所有霍奇金淋巴瘤的 95%,发病高峰在 10~35 岁和老年。经典性霍奇金淋巴瘤又分为 4 个亚型。

(1) 富于淋巴细胞的经典霍奇金淋巴瘤:是一种具有以小淋巴细胞为主,缺乏嗜酸性粒细胞和中性粒细胞,呈结节性或弥漫性细胞背景,有散在的 H/R-S 细胞的亚型,约占所有 HL 的 5%,可以转变为混合细胞型。此型预后比较好。

(2) 结节硬化型霍奇金淋巴瘤:以具有胶原纤维包绕的结节和陷窝型 R-S 细胞为特点。病变的淋巴结呈结节状方式生长,结节间有胶原纤维束分割,散在陷窝型 R-S 细胞。患者的预后略好于混合细胞型和淋巴细胞减少型霍奇金淋巴瘤。

(3) 混合细胞型霍奇金淋巴瘤:以散在的经典型 R-S 细胞和霍奇金细胞分散在

弥漫性或模糊的结节性的炎性背景中为特点,无结节性的硬化和纤维化,占所有经典霍奇金淋巴瘤的20%~25%,此型在儿童多见,并与EB病毒感染有一定的关系。此型预后较好。后期可转为淋巴细胞减少型霍奇金淋巴瘤。

(4)淋巴细胞消减型霍奇金淋巴瘤:以弥漫性典型的RS细胞和变异型RS细胞增多,淋巴细胞减少为特点。此型包括两种不同的形态:① 弥漫纤维化型,淋巴结内细胞明显减少,由排列不规则的非双折光性网状纤维增加和无定形蛋白物质的沉积所取代。其间有少数典型RS细胞、组织细胞和淋巴细胞,常有坏死。② 网状细胞型,特点是细胞丰富,由大量多形性RS细胞和少量典型RS细胞组成。此型预后是本病各型中最差的。

二、非霍奇金淋巴瘤

非霍奇金淋巴瘤(non-Hodgkin lymphoma,NHL)是一组来源于多种淋巴网状组织细胞的恶性肿瘤,是恶性淋巴瘤中最常见的类型。好发于淋巴结,也可累及结外的淋巴组织。发病年龄可从儿童到老年。非霍奇金淋巴瘤可呈现不同的免疫表型,其中B细胞性的约占80%,T细胞性的约占20%。

非霍奇金淋巴瘤的分类很复杂,是各类肿瘤分类最多的一种,反映人们对此瘤认识不断地加深。WHO(2001年)将淋巴瘤分类如表1-10-2。

表1-10-2 B细胞和T/NK细胞淋巴瘤的分类(WHO 2001)

B细胞淋巴瘤	T/NK细胞淋巴瘤
1. 前驱B淋巴母细胞白血病/淋巴瘤	1. 前驱T淋巴母细胞白血病/淋巴瘤
2. B-慢性淋巴细胞白血病/小淋巴细胞淋巴瘤	2. 母细胞性NK细胞淋巴瘤
3. B-前淋巴细胞白血病	3. 慢性前淋巴细胞白血病/淋巴瘤
4. 淋巴浆细胞淋巴瘤	4. 颗粒淋巴细胞白血病
5. 脾边缘区B细胞淋巴瘤,+/-绒毛状淋巴细胞	5. 侵袭性NK细胞白血病
6. 毛细胞白血病	6. 成人T细胞淋巴瘤/白血病
7. 浆细胞骨髓瘤/浆细胞瘤	7. 结外NK/T细胞淋巴瘤,鼻型
8. MALT型结外边缘区B细胞淋巴瘤	8. 肠病型T细胞淋巴瘤
9. 淋巴结边缘区B细胞淋巴瘤,+/-单核细胞样B细胞	9. 肝脾γδT细胞淋巴瘤
10. 滤泡淋巴瘤	10. 皮下脂膜炎样T细胞淋巴瘤
11. 套细胞淋巴瘤	11. 菌样霉菌病/Sezary综合征

续表

B 细胞淋巴瘤	T/NK 细胞淋巴瘤
12. 弥漫性大 B 细胞淋巴瘤	12. 间变性大细胞淋巴瘤,T 和非 T 非 B 细胞,原发性皮肤型
13. 伯基特淋巴瘤	13. 周围 T 细胞淋巴瘤
	14. 血管免疫母细胞 T 细胞淋巴瘤
	15. 间变性大细胞淋巴瘤,T 和非 T 非 B 细胞,原发性全身型

非霍奇金淋巴瘤的类型主要是 B 细胞淋巴瘤和 T 细胞淋巴瘤,但在肿瘤中 B 细胞和 T 细胞的变异较大,可辅以免疫组织化学鉴别。

(一) 基本病理变化

1. 肉眼观察　病变的淋巴结体积增大,质地稍软,切面均质状,灰白或灰黄,可见出血、坏死。病变侵犯淋巴结的被膜和被膜外组织时,淋巴结可互相融合成大而不规则、质地较硬韧的肿块。

2. 镜下观察　① 淋巴结部分或全部被破坏;② 瘤细胞成分较单一,形态较一致,弥漫或结节状排列;③ 淋巴结小梁、被膜及其外周脂肪组织不同程度地被瘤细胞浸润。瘤细胞成片浸润淋巴结外周脂肪组织是诊断时的重要参考依据。

(二) 非霍奇金淋巴瘤举例

1. B-慢性淋巴细胞白血病/小淋巴细胞淋巴瘤　多发于老年,男性较多。淋巴结结构完全破坏,肿瘤细胞弥漫分布,瘤细胞大小一致,胞浆少,核小而圆,染色质粗,偶见核仁,核分裂象很少见(图 1-10-2);可见散在分布或聚集成团的体积较大、胞浆嗜碱、染色质较疏松、核仁中等大小、核分裂象多见的前淋巴细胞。瘤细胞表达 CD19,CD20。常见的染色体异常为 12 号染色体三体,13q 缺失以及 11q 缺失。多隐性发病,病情进展慢,预后较好。

2. 滤泡型淋巴瘤　B 细胞淋巴瘤,中年多见。肿瘤细胞呈明显的结节状生长,似滤泡状结构。肿瘤性滤泡主要由中心细胞和中心母细胞以不同比例混合组成。具有正常生发中心细胞的免疫表型,如表达 CD19、CD20、CD10 以及单克隆性的表面免疫球蛋白。瘤细胞表达 bcl-6,大多数病例还表达 bcl-2 蛋白。在细胞遗传学方面,具有 t(14;18)。低度恶性,分化较高,预后较好。一般可存活 5 年以上。

3. 弥漫性大 B 细胞淋巴瘤　约占成人非霍奇金淋巴瘤的 20%,男性稍多,中位年龄约 60 岁,但它占儿童淋巴瘤的 5%。主要表现为大细胞的弥漫性浸润。大细

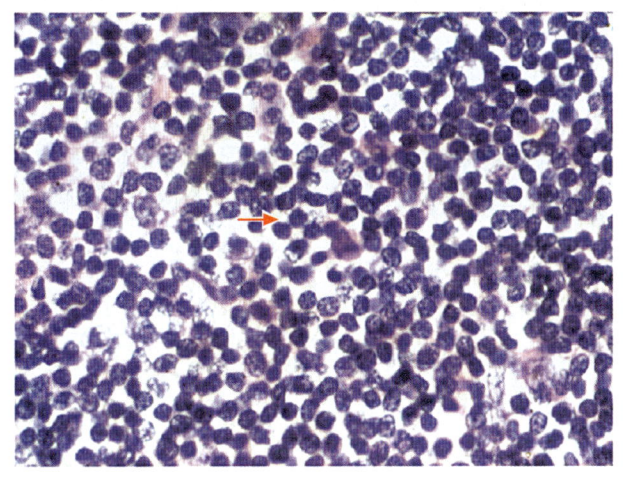

图 1-10-2　B 小淋巴细胞淋巴瘤（HE×400）

肿瘤细胞弥漫分布,核小而圆（↑）

的直径为小淋巴细胞的 4~5 倍,细胞形态多样,可以类似中心母细胞、免疫母细胞,或伴有浆细胞分化。细胞核圆形或卵圆形,染色质边集,核仁多个或单个,胞浆中等,常嗜碱性（图 1-10-3）,也可有间变性的多核瘤细胞出现。瘤细胞表达 B 细胞标记 CD19、CD20 和 CD79a。在细胞遗传学方面,常出现 *bcl-6* 基因突变,由滤泡性淋巴瘤转化来的患者有 bcl-2 蛋白表达和 t(14;18)。恶性程度较高,但 50% 可治愈。

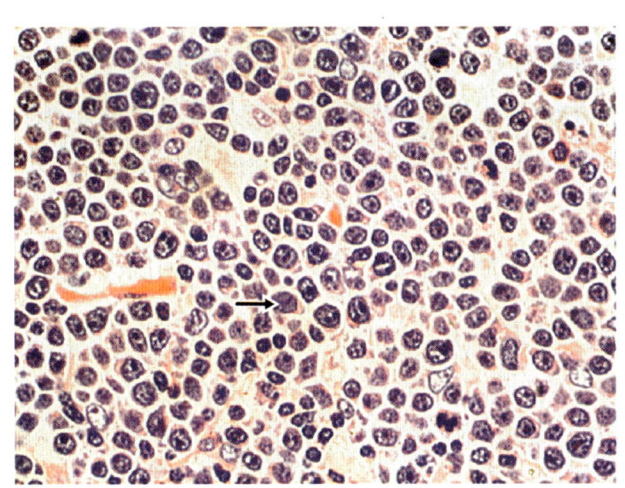

图 1-10-3　弥漫性大 B 细胞淋巴瘤（HE×400）

瘤细胞体积比较大,核仁明显（↑）

4. 外周 T 细胞型淋巴瘤　此型常侵犯成人,临床进展快,属高度恶性。

淋巴结结构破坏,瘤细胞体积大,有的胞浆透亮,有的核大,核仁清楚似免疫母细胞,有的大小不等呈多形性。瘤细胞具有 CD2、CD3、CD5、CD45RO、CD43 等成熟 T 细胞标记。在细胞遗传学方面,多数患者 T 细胞受体（TCR）的基因重排分析显示有单克隆性重排。

5. NK/T 细胞淋巴瘤 此型为细胞毒性细胞来源的侵袭性肿瘤（细胞毒性 T 细胞或 NK 细胞）。绝大多数发生于结外，尤其是鼻腔和上呼吸道。

出现凝固性坏死，多种炎细胞浸润，可见大、中、小异型淋巴细胞（瘤细胞），核不规则，侵犯血管。肿瘤细胞常表达 T 细胞抗原 CD2、CD45RO、胞浆型 CD3，以及 NK 细胞标记 CD56。在细胞遗传学方面，T 细胞受体基因重排检测呈胚系构型，可出现多种染色体畸形，常见 6q 缺失。大多数患者可检出 EB 病毒 DNA 的克隆性整合和 EB 病毒编码的小分子量 RNA（EBER）。

此型常侵犯成人（40 岁为高峰），侵袭性较强，局部破坏鼻中隔、硬腭等，可致鼻梁塌陷。放射治疗效果较好，5 年存活率达 75%。

第三节　髓样肿瘤

髓样肿瘤（myeloid neoplasms）又称为白血病（leukemia），是骨髓造血干细胞克隆性增生形成的恶性肿瘤，其特征为骨髓内异常的白细胞弥漫性增生取代正常骨髓组织，并进入周围血和浸润肝、脾、淋巴结等全身各组织和器官，造成贫血、出血和感染。

骨髓中的多能干细胞可以向两个方向分化，向髓细胞方向克隆性增生者形成粒细胞、红细胞、巨核细胞和单核细胞系统的白血病，统称为髓样肿瘤。向淋巴细胞方向克隆性增生者形成淋巴样肿瘤。本节主要介绍髓样肿瘤的分类原则和急性髓性白血病、慢性髓性增生疾病（慢性髓性白血病）及类白血病反应。

白血病可发生于世界各国。在我国各种恶性肿瘤死亡率中白血病居第六位或第七位，在儿童和青少年的恶性肿瘤中，白血病则居第一位。

一、急性髓性白血病

急性髓性白血病（acute myeloid leukemia，AML）又称为急性非淋巴细胞白血病。多见于成人，儿童较为少见。骨髓涂片中的原始细胞（母细胞）大于 30%。根据白血病细胞的分化程度和主要的细胞类型，可分为八个类型（表 1-10-3）。

表 1-10-3　急性髓性白血病分型

代号	名称	特点
M0	急性粒细胞白血病，最少分化型	占所有 AML 的 2%~3%。原始细胞无原粒细胞的形态学和细胞化学特点，但表达粒细胞系统的抗原

续表

代号	名称	特点
M1	急性粒细胞白血病，未分化型	约占所有 AML 的 20%。仅 3% 以下的原始细胞为过氧化酶阳性，或有胞浆颗粒或 Auer 小体
M2	急性粒细胞白血病，成熟型	占 30%~40%。由原粒细胞至中幼粒细胞的各阶段细胞组成，多数患者可见 Auer 小体
M3	急性早幼粒细胞白血病	占 5%~10%。以早幼粒细胞为主，胞浆充满粗大的颗粒，Auer 小体多见
M4	急性粒单核细胞白血病	占 15%~20%。瘤细胞向粒细胞和单核细胞两种方向分化，粒细胞同 M2，同时有多数非特异性酯酶阳性的幼单核细胞。
M5	急性单核细胞白血病	约占 10%。以原单核细胞为主（M5a）或以幼单核细胞为主（M5b）
M6	红白血病	约占 5%。以病态的巨幼样、巨核和多核原红细胞为主，非红细胞系统的细胞中，原粒细胞大于 30%
M7	急性巨核细胞白血病	约占 1%。多形性的原巨核细胞为主，常伴有骨髓纤维化

（一）病理变化

主要病变特点是骨髓内异常的原始细胞肿瘤性增生，进入外周血并可浸润肝、脾、淋巴结等全身各组织和器官。同时，抑制正常的骨髓造血细胞，造成贫血、成熟粒细胞减少、血小板减少、出血和继发感染等。

1. **外周血象** 外周血检查出现"三联征"，即白细胞总数升高、原始粒细胞>30%、伴有贫血和血小板减少。

2. **骨髓** 骨髓内白血病细胞弥漫性增生，浸润脂肪组织，使长骨内的黄骨髓变成红骨髓，肉眼观呈灰红色。镜下见原始粒细胞弥漫性增生，红细胞和巨核细胞等正常造血组织受到抑制，数量减少。

3. **淋巴结** AML 侵犯淋巴结较为少见。一般引起全身淋巴结肿大。镜下淋巴结内见成片原始粒细胞浸润，取代正常细胞，并可累及结外脂肪组织。

4. **脾脏** 脾脏一般呈轻度增大，被膜紧张，切面呈暗红色，质软。镜下见红髓中弥漫性原始粒细胞浸润，并可压迫白髓。

5. **肝脏** 肝脏中度增大，表面光滑。镜下见白血病细胞主要沿肝窦在小叶内弥漫浸润。

6. **其他** 急性粒单核细胞白血病（M4）和急性单核细胞白血病（M5）除上述器官浸润外，还可侵犯皮肤和牙龈。少数患者，在骨髓的粒细胞白血病出现之前，骨、眼眶、皮肤、淋巴结、胃肠道、前列腺、睾丸、乳腺等处可出现局限性的原始粒细胞肿瘤，称为粒细胞肉瘤(granulocytic sarcoma)或绿色瘤(chloroma)。瘤组织在新鲜时肉眼观呈绿色,暴露于空气中后,绿色迅速消退。用还原剂(过氧化氢或亚硫酸钠)可使绿色重现。如果不给以系统性的治疗,一般在几周或几年后发展为急性粒细胞白血病。

除上述器官外,AML还可浸润脑、脊髓、周围神经、心肌、肾脏、肾上腺、甲状腺、睾丸和皮肤等乃至全身各器官和组织。瘤细胞多首先出现在血管周围,逐渐向周围组织浸润,常不会彻底破坏原有的结构。

(二) 临床特点

急性髓性白血病的共同表现为发热、乏力、进行性贫血、出血倾向、肝脾和淋巴结肿大等。主要是由贫血、白细胞增多和血小板减少所致。由于患者的免疫力和抵抗力低下,常继发细菌和真菌等感染。经过适当的治疗,60%的患者可达到完全缓解,但5年存活率仅为15%~30%。骨髓移植能够根治。

二、慢性髓性白血病

慢性髓性白血病(chronic myelogenous leukemia,CML)也称为慢性粒细胞白血病。CML为骨髓多能干细胞来源的肿瘤,故在患者的骨髓和周围血中可见到从原始粒细胞到成熟的分叶核粒细胞的整个粒细胞分化谱系。

(一) 病理变化

外周血中白细胞总数的增高更为显著,可达$(100~800)\times 10^9$/L,绝大多数亦为较成熟的中、晚幼和杆状粒细胞。CML骨髓增生极度活跃,以粒细胞系增生占绝对优势,与AML不同的是增生的细胞是以较成熟的中、晚幼粒细胞和成熟的杆状核、分叶核粒细胞为主,而原始细胞很少,红细胞和巨核细胞系统的成分并不减少,在肿瘤的早期还可表现为增生;CML的肿瘤性中性粒细胞碱性磷酸酶积分降低或消失,这点有助于与类白血病反应相区别。CML时淋巴结肿大不如慢性淋巴细胞性白血病明显。脾脏的显著增大是CML最显著的特点,可达4 000~5 000 g。增大的脾脏可占据腹腔大部,甚至达到盆腔。镜下见脾窦内有大量肿瘤细胞浸润,肿瘤细胞浸润或压迫血管可引起梗死;肝脏的浸润主要在肝窦内。

(二) 细胞遗传学

Ph^1是CML标记染色体。Ph^1染色体是由于t(9;22)形成的。与CML的发病有关。典型的CML患者Ph^1阳性,多见于青壮年,化疗效果比较好。Ph^1阴性者多见于老人和小儿,预后不佳。

(三)临床特点

CML临床上起病缓慢,多无症状或仅有乏力、心悸、头晕等症状。贫血和脾脏明显增大是重要的体征。CML病程进展缓慢,未经治疗者的中位生存时间可达3年。但在约3年后,50%的患者进入加速期,此时对治疗的反应不佳,贫血和血小板减少加重。急性变发生后病情常急转直下,预后很差。

三、类白血病反应

类白血病反应(leukemoid reaction)通常是由于严重感染、某些恶性肿瘤、药物中毒、大量出血和溶血反应等刺激造血组织而产生的异常反应。表现为周围血中白细胞数量的明显增多(可达$50×10^9/L$以上),并有幼稚细胞出现。类白血病反应的治疗和预后均与粒细胞白血病有本质的不同。一般根据病史、临床表现和细胞形态可以与白血病鉴别,但有时比较困难。类白血病反应有以下特点可协助鉴别:① 引起类白血病反应的原因去除后,血象可以恢复正常。② 一般无明显贫血和血小板减少。③ 粒细胞有严重中毒性改变,胞质内有中毒性颗粒和空泡等。④ 中性粒细胞的碱性磷酸酶活性和糖原皆明显增高,而粒细胞白血病时,两者均显著降低。⑤ 慢性粒细胞白血病时可出现特征性的Ph^1染色体,类白血病反应时则无。

本章小结

1. 淋巴结反应性增生时,淋巴结固有结构存在,细胞成分多样。

2. 霍奇金淋巴瘤,淋巴结结构破坏,出现有诊断意义的R-S细胞;瘤组织内常有多量炎细胞浸润和纤维化。霍奇金淋巴瘤预后与分型和分期有关,结节性淋巴细胞为主型霍奇金淋巴瘤和富于淋巴细胞的经典霍奇金淋巴瘤预后最好,淋巴细胞消减型霍奇金淋巴瘤预后最差。

3. 非霍奇金淋巴瘤,淋巴结结构破坏;瘤细胞成分较单一,形态较一致,弥漫或结节状排列;瘤细胞成片浸润淋巴结外周脂肪组织。

4. 急性髓性白血病又称为急性非淋巴细胞白血病。多见于成人,儿童较为少见。骨髓涂片中的原始细胞(母细胞)大于30%。根据白血病细胞的分化程度和主要的细胞类型,可分为M0至M7八个类型;局限性的原始粒细胞肿瘤,称为粒细胞肉瘤或绿色瘤。

5. 慢性髓性白血病也称为慢性粒细胞白血病,在患者的骨髓和周围血中可见到从原始粒细胞到成熟的分叶核粒细胞的整个粒细胞分化谱系。

练习题

一、思考题及名词解释

1. 霍奇金淋巴瘤的组织学诊断依据主要有哪些?
2. 急性与慢性髓性白血病的病理与临床特点有何区别?
3. 名词解释:淋巴瘤,R-S 细胞,霍奇金淋巴瘤。

二、临床病例讨论

李×,男,16 岁,发现右颈部淋巴结肿大 6 个月,不痛,伴间歇性低热。在当地按结核病治疗未见明显效果。近 2 个月低热不退,伴盗汗、疲乏、贫血,且颈部淋巴结逐渐增大。体检检查:患者贫血,消瘦,右颈部稍隆起,扪及约 8 cm×7 cm×5.5 cm 大小的淋巴结,边界不清,不活动,呈分叶状(或姜块状),质地硬,局部皮肤无溃破,左颈部及双锁骨上淋巴结不大。心肺检查未见异常。B 超检查,肝、脾及深部淋巴结不大。为明确诊断,行右颈部淋巴结病理"活检"。

右颈部淋巴结活检结果如下。

淋巴结结构大部分破坏、消失,残留少数淋巴滤泡。淋巴细胞和组织细胞明显增生,弥漫分布,其中见少量多核瘤巨细胞,椭圆形,胞浆丰富、红紫色,核大,核膜厚而清楚,并见"大红晕"核仁,双核者可见两核等大对称排列。另见一些细胞呈陷窝状,散布于淋巴细胞之间,或排列成片。可见小灶性坏死,有嗜酸性粒细胞、浆细胞及嗜中性粒细胞浸润。纤维组织增生呈条索状,将上述细胞分隔成许多大小不一的结节,部分纤维组织有玻璃样变。

讨论:

(1) 根据临床表现及病理活检结果,提出诊断意见,并列出诊断依据。

(2) 作为临床医师,当遇到颈部淋巴结肿大时,应考虑哪些疾病的可能?如何鉴别诊断?

(刘玉婷)

第十一章　生殖系统和乳腺疾病

第一节　慢性子宫颈炎
第二节　子宫内膜增生症
第三节　子宫内膜异位症
第四节　女性生殖系统常见肿瘤
第五节　滋养层细胞疾病
第六节　男性生殖系统疾病
第七节　乳腺疾病

思维导图

学习目标

知识目标

1. 掌握子宫颈上皮内瘤变的病理特点、分级；子宫颈癌的病理变化、扩散与转移及临床病理联系；乳腺癌的常见组织学类型、扩散与转移；葡萄胎、侵袭性葡萄胎和绒毛膜癌的主要病变及病理临床联系。
2. 熟悉男性生殖系统疾病的病理变化和病理临床联系。

能力目标

1. 能够解读本章疾病相关病理报告单。
2. 能够运用临床思维对疾病发生发展及预后，做出初步分析和判断。

素养目标

1. 能积极进行关于生殖系统疾病和乳腺疾病的健康宣教，做好疾病的早预防、早诊断、早治疗。
2. 具有医者仁心、精益求精、严谨细致的职业素养。

生殖系统包括外生殖器官和内生殖器官，病种繁多，类型复杂。由于受内分泌的影响，除发生炎症和肿瘤外，还可发生与内分泌紊乱有关的疾病。本章包括男、女生殖系统和乳腺疾病，在此仅介绍几种常见疾病。

第一节　慢性子宫颈炎

慢性子宫颈炎（chronic cervicitis）是妇科最常见的疾病之一，多由急性子宫颈炎未及时治愈反复发作演变而来，少数患者开始即呈慢性经过。常由链球菌、葡萄球菌和大肠杆菌引起。多见于已婚妇女和多产妇。部分患者与人乳头瘤病毒（HPV）感染有关。临床症状主要为白带增多，偶带血性，有时下腹坠、腰酸、疼痛等。本病与子宫颈癌有一定关系，是癌前疾病或状态之一。患有此疾病的妇女子宫颈癌的发病率比正常者高 4~7 倍。因此，积极防治此病，对于预防子宫颈癌很有意义。慢性子宫颈炎可有以下几种病变。

微课：宫颈疾病

1. 子宫颈糜烂　慢性子宫颈炎时，子宫颈阴道部鳞状上皮坏死脱落形成表浅缺损（真性糜烂），子宫颈管的柱状上皮增生，向子宫颈阴道部鳞状上皮缺损处伸延，将创面覆盖，有腺体形成并常有乳头状增生。实际上真性糜烂少见。由于柱状上皮薄，其下小血管充血易显露出现，临床检查发现子宫颈外口周围黏膜呈大小不等、边界清楚的鲜红色糜烂样改变，好像无上皮被覆，故称为子宫颈糜烂（cervical erosion），与上皮缺损形成的真性糜烂不同，故又有"假性糜烂"之称。

早期病变，子宫颈表面光滑，糜烂处被覆单层柱状上皮，其下固有膜层充血、水肿，有淋巴细胞、浆细胞为主的炎细胞浸润。病程长者，伴有腺体增生，使糜烂面呈现高低不平，呈颗粒状或乳头状外观。糜烂修复时，由柱状上皮下储备细胞增生并发生鳞状上皮化生，取代原来柱状上皮而愈合。此外，增生的鳞状上皮还向下面的腺体内伸延，取代部分或整个腺体上皮细胞，称为腺上皮鳞状化生，如有异型增生则可恶变，要注意随访。

2. 宫颈息肉（cervical polyp）　慢性子宫颈炎时，宫颈黏膜上皮、腺体及间质结缔组织呈局限性增生，而形成突出黏膜表面的息肉状物，可单发或多发。直径 1cm 大小或达数厘米，有蒂。子宫颈管内息肉质软，子宫颈阴道部息肉则较坚实。镜下，由颈管发生的息肉表面被覆一层柱状上皮，由子宫颈阴道部黏膜发生的息肉表面被覆鳞状上皮，切面由多少不等的腺体、纤维组织组成，伴有各种慢性炎细胞浸润，可见腺体鳞状上皮化生现象。宫颈息肉为良性病变，极少数上皮异型增生可恶变。

3. 子宫颈腺囊肿　子宫颈慢性炎症进展过程中，因结缔组织和鳞状上皮的增生而压迫或阻塞腺管，致使腺体分泌物潴留，腺腔逐渐扩张成囊状，称为子宫颈腺囊肿或纳博特囊肿(Naboth cyst)。囊肿常为多发性,直径数毫米至数厘米,色灰白,内含无色透明或黏液脓性渗出物。镜下,腺体扩张呈囊状,囊壁被覆单层扁平上皮、立方或柱状上皮,囊内含清液或黏液,如伴感染可为黏性脓液。

4. 子宫颈肥大　长期慢性炎症刺激,子宫颈结缔组织和腺体明显增生致子宫颈肥大,可达正常宫颈的 2~4 倍。

第二节　子宫内膜增生症

子宫内膜增生症(endometrial hyperplasia)临床表现为不规则子宫出血,经期延长和月经量过多。大部分患者发生于更年期或青春期。其发生与卵巢雌激素分泌过多、孕酮缺乏或激素调节紊乱有关。

(一)病理变化

肉眼观察,一般可见子宫内膜普遍增厚,可达 0.5~1.0 cm,表面光滑,柔软,也可呈不规则颗粒状或息肉状。镜下,可分 3 种类型:① 单纯性增生,子宫内膜腺体及间质均增生,腺体明显增多、大小较一致、分布不均,腺体可囊性扩张。腺上皮细胞呈柱状,排列成假复层。核分裂象常见。间质细胞排列紧密,约 1% 的单纯性子宫内膜增生可进展为子宫内膜腺癌。② 复杂性增生,腺体明显增生拥挤,结构复杂不规则,间质明显减少,无细胞异型性,约 3% 的复杂性增生可进展为子宫内膜腺癌。③ 异型增生,腺体明显拥挤并出现背靠背现象。腺上皮向腺腔内呈乳头状或向间质呈出芽样增生,细胞具有异型性,细胞核大,染色质粗,核仁明显,上皮复层,失去极性,常见核分裂象。重度异型增生与高分化腺癌较难鉴别,前者不见间质浸润及纤维化等变化。异型增生约 1/3 在 5 年内可发展为子宫内膜腺癌。

微课:子宫体疾病

(二)病理临床联系

子宫内膜增生症的主要临床症状是子宫不规则出血,也称为功能性子宫出血。部分患者卵巢不排卵,称为无排卵性功能出血。卵巢持续分泌雌激素,一方面引起子宫内膜增生,另一方面抑制腺垂体卵泡刺激素的分泌,终致卵泡因失去卵泡刺激素的支持而发生退化,雌激素分泌因而急剧下降,增生的子宫内膜由于雌激素突然不足而发生坏死脱落,引起子宫出血。

有些功能性子宫出血的患者,偶尔在更年期前或更年期可见到分泌期内膜,有人认为是更年期前激素不平衡,垂体促性腺激素产生过度或黄体功能过盛所致。临床可有月经过多表现,称为排卵性功能性子宫出血。因此,临床上常采用激素治疗或人工月经周期诱导治疗,有一定的效果。

第三节 子宫内膜异位症

子宫内膜以外部位出现子宫内膜腺体和间质,称为子宫内膜异位症(endometriosis)。异位于子宫肌层的子宫内膜异位症,一般称为腺肌病,较常见;异位于子宫外器官称为子宫内膜异位症。

一、子宫腺肌病

子宫腺肌病(adenomyosis)形成机制尚不清楚,一般认为是子宫内膜腺体和间质长入子宫肌层所致,但引起腺体和间质长入肌层的启动因素尚不清楚,有人认为是分娩时发生子宫创伤的结果。一些子宫腺肌病可能是由于肌层间叶细胞化生所造成,因为无刮宫或肌瘤摘除史的未产妇也可发生子宫腺肌病。

子宫腺肌病又称为腺肌症。当子宫内膜弥漫异位于子宫肌壁伴明显平滑肌增生时,称为子宫肌壁腺肌症;当子宫内膜较局限异位于子宫肌壁呈界限较清楚的肿块或结节时,称为腺肌瘤。肉眼可见腺肌病患者子宫呈对称性球形肿大,质地变硬。切面见部分肌纤维束增粗,呈旋涡状排列,散在一些囊性小孔,可见红色出血区域或棕色区。腺肌瘤患者子宫呈不对称增大。镜下可见肌层中有多少不等的子宫内膜腺体和间质,偶见异位的子宫内膜缺乏腺体,仅由间质细胞组成,称为子宫内膜间质增生症,此时须多切片寻找腺体,以排除低度恶性子宫内膜间质肉瘤。

本病主要见于育龄妇女,65%妇女月经过多,20%~40%有痛经,20%患者伴子宫内膜增生。子宫增大,痛经和月经过多三联症揭示腺肌病,但无特异性,术前往往不能确诊。异位的子宫内膜腺体和间质对激素有反应,上皮及间质可发生分泌和增生变化,或似月经期出血坏死。基底型子宫内膜形成的子宫腺肌病对孕酮不敏感,当子宫内膜处于分泌状态时,子宫腺肌病的腺体仍很少呈分泌反应。

二、子宫外子宫内膜异位症

子宫内膜异位于子宫外器官,如卵巢、输卵管、子宫韧带、子宫直肠窝、直肠、输尿管、膀胱、子宫颈、阴道、外阴、腹股沟、腹部手术瘢痕、盆腔淋巴结、肺、胸膜、四肢等,其中以卵巢子宫内膜异位症最多见,并常异位于卵巢表面,多为双侧性。由于异位子宫内膜随月经周期反复发生出血,使其成为充满陈旧咖啡色血液的囊肿(称为巧克力

微课:妊娠滋养层细胞肿瘤

囊肿）。囊肿可继续增大，甚至穿破，引起腹腔出血和附近组织粘连。镜下可见囊壁内典型的子宫内膜腺体和间质。

第四节 女性生殖系统常见肿瘤

一、子宫颈癌

子宫颈癌（cervical cancer）是女性生殖系统宫颈上皮发生的最常见的恶性肿瘤之一，绝大多数为鳞状上皮癌，少数为腺癌，以 35~55 岁最多。国外统计占女性生殖系统肿瘤的 55%~65%，国内约占 80%。近年来，由于对子宫颈癌开展了防癌普查和早期诊断早期治疗工作，子宫颈癌的 5 年生存率明显提高，Ⅰ期子宫颈癌的 5 年生存率已超过 95%。

（一）病因

子宫颈癌的真正原因至今尚未完全了解。一般认为与早婚、早育、多产，子宫颈裂伤，感染，慢性炎症，包皮垢的刺激以及性生活过频有关。对子宫颈癌的病毒病因进行研究认为，Ⅱ型单纯疱疹病毒及人乳头状瘤病毒可能是子宫颈癌的原因。

（二）类型及病理变化

原发性子宫颈癌主要发生于子宫颈外口的鳞状上皮和子宫颈管的黏膜柱状上皮或多潜能的干细胞。前者形成鳞状细胞癌，后者形成腺癌。也可混合分化形成腺鳞癌。

1. 大体分型

（1）糜烂型：潮红，颗粒状，质地脆。多为原位癌和早期浸润癌。

（2）内生浸润型：较多见，癌组织向子宫颈深部浸润生长，使子宫颈前唇或后唇增大变硬，并可较早侵及子宫颈周围组织。

（3）外生菜花型：癌组织主要向子宫颈表面生长，在子宫颈外口处形成乳头状或菜花状肿物，表面常有坏死及溃疡形成（图 1-11-1）。

女，45 岁，已婚。阴道接触性出血伴下腹疼痛 3 个月余，白带有恶臭。妇科检查，外阴无异常，阴道畅，有水样白带伴腥臭味，阴道穹窿可及，子宫颈外口可见一菜花状赘生物，大小 4.5 cm×3.5 cm，向阴道方向延伸，质地脆，触之易出血。

该患者最可能的病理诊断是什么？主要病变特点有哪些？

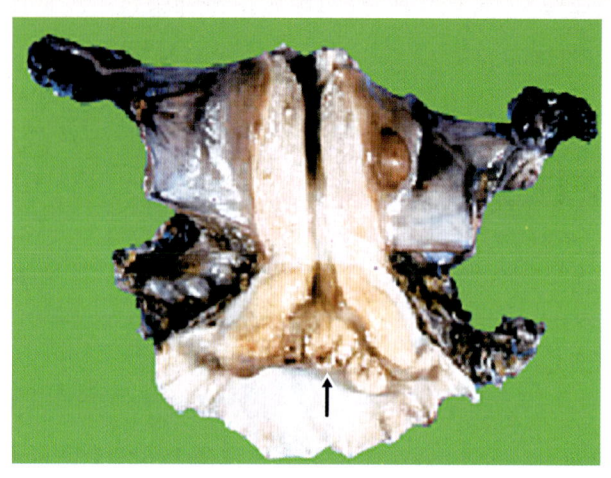

图 1-11-1 子宫颈癌
外生菜花型(↑)

1）子宫颈癌最常发生于（ ）
A. 子宫颈外口 B. 子宫颈内口 C. 子宫颈前唇
D. 子宫颈后唇 E. 子宫颈管

2）子宫颈癌的主要致病因素是（ ）
A. HBV 感染 B. HPV 感染 C. HIV 感染
D. HCV 感染 E. EB 病毒感染

（4）溃疡型：癌组织深部浸润的同时有大块坏死，脱落形成溃疡。

2. 组织学类型 鳞状细胞癌占 90%～95%，其余为腺癌和其他类型。

（1）鳞状细胞癌：最多见，大多起源于子宫颈外口的鳞状上皮和柱状上皮交界处的鳞状上皮，根据发展过程分为原位癌、早期浸润癌和浸润癌三种类型。

原位癌：原位癌是由子宫颈黏膜上皮异型增生演变而来，异型增生被视为癌前病变。近年来，将子宫颈异型增生和原位癌称为宫颈上皮内瘤变（cervical intraepithelial neoplasia，CIN），根据异型增生的细胞在上皮内分布的范围及细胞异型性将其分为三级：Ⅰ级（轻度）：异型细胞占上皮层下的 1/3，又称为 CIN Ⅰ；Ⅱ级（中度）：异型细胞占上皮层下的 2/3，又称为 CIN Ⅱ；Ⅲ级（重度）：异型细胞超过上皮全层的 2/3，又称为 CIN Ⅲ。异型增生的细胞达子宫颈黏膜上皮全层、未突破基底膜，称为原位癌（图 1-11-2）。癌细胞可延基膜通过子宫颈腺口蔓延至子宫颈腺体内，取代腺上皮，但仍未突破腺体的基底膜，称为原位癌累及腺体，仍然属于原位癌的范围。

CIN Ⅲ包括异型增生Ⅲ级和原位癌。CIN Ⅰ 和 CIN Ⅱ 经过适当治疗，大多数可逆转或治愈，而 CIN Ⅲ 约 20% 在 10 年内可发展为浸润癌。

早期浸润癌：原位癌的部分癌细胞已穿过上皮的基膜向下浸润，但浸润深度不超过上皮层下的 3～5 mm。癌组织在上皮下形成不规则的条索或小巢。原位癌和早期

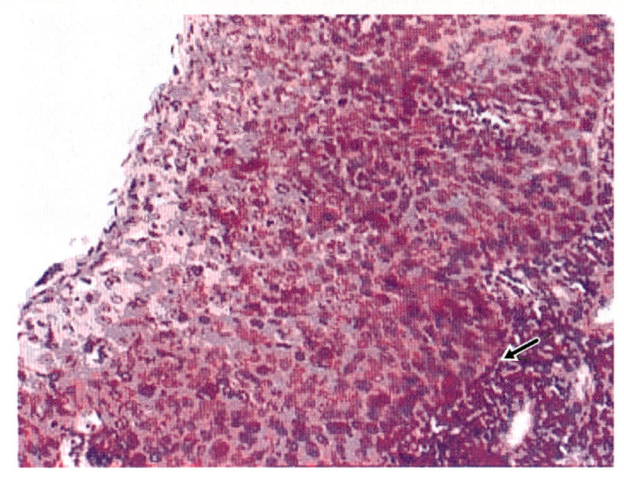

图 1-11-2 子宫颈原位癌（HE×400）

癌细胞未突破基膜（↑）

浸润癌两者均为早期子宫颈癌。

浸润癌：为中晚期子宫颈癌，癌组织向深部组织浸润生长，可侵犯破坏全部子宫颈及子宫颈周围组织。高分化鳞癌，癌细胞分化程度高，癌巢中央有角化珠（癌珠），细胞间桥发育良好。低分化鳞癌，细胞较为多形性，细胞间桥不清晰，无角化或轻微角化。分化好的鳞癌浸润破坏能力较低，对放射线及化学治疗不够敏感；分化低的癌浸润破坏严重，生长较快，对放射线及化学治疗较敏感。

（2）腺癌：仅占子宫颈癌的 5%~8%，发病年龄较鳞癌高，平均 56 岁。大部呈覃状、息肉状或乳头状，小部分位于子宫颈管内。镜下，呈一般腺癌结构，如果在子宫颈癌中含有腺癌和鳞癌两种成分，即称为腺鳞癌。腺癌对化疗、放疗敏感度较低，预后较差。

（三）扩散和转移

1. 直接蔓延 子宫颈癌可直接蔓延至阴道穹窿部，向上浸润破坏整个子宫颈，但很少向子宫体蔓延。向前侵犯膀胱，向后侵犯直肠，可形成子宫膀胱瘘或子宫直肠瘘。向两侧侵犯输尿管、阔韧带、子宫旁及盆腔壁组织。晚期因癌组织广泛浸润并有纤维间质反应而变硬。

2. 淋巴道转移 首先转移到子宫颈旁淋巴结，然后可继续转移至闭孔、髂外、髂总等盆腔淋巴结。少数可伴有腹股沟淋巴结转移。

3. 血道转移 很少见，晚期经血道转移至肝、肺及全身其他器官。

（四）病理临床联系

早期子宫颈癌多无自觉症状，检查时仅见局部黏膜粗糙，触之易出血，与子宫颈糜烂不易区别,如怀疑子宫颈癌可及时做活检。对已婚妇女,定期做子宫颈细胞学防癌普查,可以早期发现子宫颈癌。中晚期因癌组织侵犯破坏血管,表现为不规则阴道流血。癌组织坏死,继发感染,使白带增多,腥臭。癌组织浸润,压迫盆腔内神经,出现下腹部及腰骶部疼痛。癌组织侵犯膀胱及直肠时,分别引起子宫膀胱瘘和子宫直肠瘘。

二、子宫体癌

子宫体癌,又称为子宫内膜癌(carcinoma of endometrium),较常见。主要为子宫内膜腺癌。其发病年龄平均在 55 岁左右。病因未完全清楚,可能与过量雌激素的长期刺激有关。临床上主要表现为阴道不规则出血。

(一)病理变化

1. 肉眼观察　肿瘤分为两种类型。①弥漫型:癌组织侵及子宫内膜大部分或整个宫内膜,使内膜增厚或形成不规则乳头状突起(图 1-11-3)。癌组织灰白色、质松脆、易坏死脱落,并向肌层浸润,致子宫呈不同程度的增大。②局限型:肿瘤多见于子宫底及子宫角部,呈菜花状或息肉状,主要向子宫腔内生长,但也可侵及子宫肌层。若肿瘤较小时,可在刮宫诊断时被清除,再做子宫切除时,可不见癌组织。

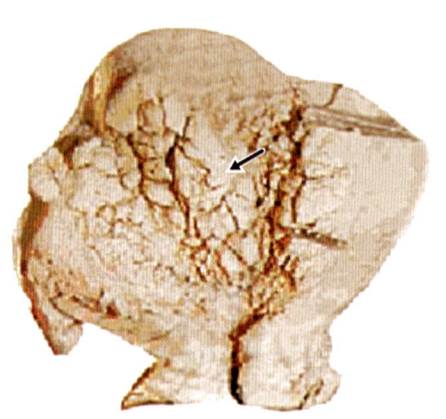

图 1-11-3　子宫内膜癌

癌组织侵及子宫内膜大部分,形成不规则突起(↑)

2. 镜下观察　子宫体癌大多数呈高分化腺癌结构,部分呈乳头状腺癌。腺体密集、紊乱,腺体间质较少,呈"背靠背"或"共壁"现象。根据癌组织的分化程度,分为高、中、低三级。有时子宫内膜腺癌伴有鳞状上皮化生,化生的鳞状上皮呈良性形态者,称为腺棘皮癌,如果其化生的鳞状上皮呈恶性时,称为腺鳞癌。后者预后较差。

(二) 临床表现及预后

临床主要表现为阴道不规则出血，诊刮进行组织学检查，可早期发现。由于子宫体癌生长缓慢，癌组织向肌层侵袭程度是影响预后的重要指标，如局限在内膜者，5 年存活率为 80%。其转移途径主要通过淋巴道转移及直接蔓延，晚期可经血道转移。

女，29 岁，已婚，未育。因阴道不规则流血 3 个月余入院。B 超检查示：子宫增大，大小为 7.5 cm×6.5 cm×4.5 cm；子宫内膜增厚，厚度约为 3.0 cm，回声不均匀。宫腔镜检查示：子宫内膜增厚，表面粗糙不平，多处可见菜花样增生，质地脆，伴有出血、坏死。活组织镜检示：腺体不规则，排列紊乱，局部可见腺体共壁，细胞异型性明显。

该患者最可能的诊断是什么，并说明其诊断依据？

1. 关于子宫内膜癌，下列哪一项是错误的（   ）
   A. 与过量雌激素长期作用有关   B. 最常见的临床表现是阴道不规则流血
   C. 扩散途径主要是直接蔓延   D. 以淋巴道播散为主
   E. 组织学类型主要为高分化腺癌
2. 子宫内膜癌的预后与下列哪一项关系密切（   ）
   A. 癌组织的大小   B. 浸入子宫壁的深度
   C. 病灶数量的多少   D. 患者年龄的大小
   E. 是否淋巴道转移

第五节　滋养层细胞疾病

滋养层细胞疾病包括葡萄胎、侵蚀性葡萄胎、绒毛膜癌和胎盘部位滋养细胞肿瘤，其共同特征为滋养层异常。患者血清和尿液中人类绒毛膜促性腺激素（human chorionic gonadotropin，HCG）含量高于正常妊娠，可作为临床诊断、随访观察和评价疗效的辅助指标。

一、葡萄胎

葡萄胎（hydatidiform mole）又称为水泡状胎块，是胎盘绒毛的一种变性病变，可发生于育龄期的任何年龄，以 20 岁以下和 40 岁以上女性多见，这可能与卵巢功能不足或衰退有关。本病发生有明显地域性差别，欧美国家比较少见，约 1 000 次妊娠中有一次发病，而东南亚地区的发病率比欧美国家高 10 倍左右。

(一)病因和发病机制

病因未明,近年来研究表明,90%以上完全性葡萄胎为46XX,可能在受精时,父方的单倍体精子23X在丢失了所有的母方染色体的空卵中自我复制而成纯合子46XX,两组染色体均来自父方,缺乏母方功能性DNA。其余10%的完全性葡萄胎为空卵在受精时和两个精子结合(23X和23Y),染色体核型为46XY,上述情况提示完全性葡萄胎均为男性遗传起源。由于缺乏卵细胞的染色体,故胚胎不能发育。

部分性葡萄胎的核型绝大多数为69XXX,或69XXY。由带有母方染色体的正常卵细胞(23X)和一个没有发生减数分裂的双倍体精子(46XY)或两个单倍体精子(23X或23Y)结合所致。

(二)病理变化

1. 肉眼观察　病变局限于子宫腔内,不侵入肌层。胎盘绒毛高度水肿,形成透明或半透明的薄壁水泡,内含清亮液体,有蒂相连,形似葡萄(图1-11-4)。如果所有绒毛均呈葡萄状,称为完全性葡萄胎。部分绒毛呈葡萄状,仍保留部分正常绒毛,伴有或不伴有胎儿或其附属器官者,称为不完全性或部分性葡萄胎。绝大多数葡萄胎发生于子宫内,个别患者也可发生在子宫外异位妊娠的所在部位。

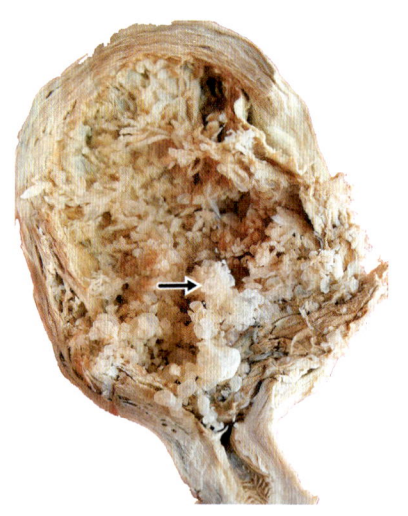

图1-11-4　葡萄胎
胎盘绒毛高度水肿,形成薄壁水泡,形似葡萄(↑)

女性,28岁,已婚,育有一健康4岁女孩。因停经3个月余,阴道不规则流血5天入院。体检:子宫增大。无胎心搏动。血β-HCG显著升高。B超示:子宫增大,形态不规则,宫壁变薄,腔内探及5.5~9 cm的小囊样混杂回声区,呈蜂窝状改变,边界不清,未见确切胚胎及胎心搏动。双侧卵巢未见异常。刮宫可见水泡状胎块。

该患者可能患有哪种疾病？该疾病的镜下改变有哪些？

1）不符合葡萄胎的描述是（　　）

A. 绒毛间质水肿　　　B. 绒毛间质血管消失　　　C. 滋养层细胞增生

D. 增生细胞具有异型性　　　E. 水泡状绒毛远处转移

2）良恶性葡萄胎的相同点在于（　　）

A. 可见胎盘绒毛组织　　　B. 明显的出血坏死　　　C. 侵犯子宫肌层

D. 发生阴道结节　　　E. 可有远隔脏器转移

2. 镜下观察　有以下三个特点：① 绒毛间质高度水肿而增大；② 绒毛间质内血管消失，或见少量无功能的毛细血管，无红细胞；③ 滋养层细胞有不同程度增生，增生的细胞包括合体细胞滋养层细胞和细胞滋养层细胞，并有轻度异型性。滋养层细胞增生为葡萄胎的最重要特征。细胞滋养层细胞（朗格汉斯细胞）位于正常绒毛内层，呈立方或多边形，胞质淡染，核圆居中，染色质较稀疏。合体滋养层细胞位于正常绒毛的外层，细胞体积大而不规则，胞质嗜酸呈深红色，多核，核深染。正常绒毛在妊娠3个月后，滋养层细胞仅剩合体滋养层细胞，而葡萄胎时这两种细胞皆持续存在，并活跃增生，失去正常排列，呈多层或成片聚集。

（三）病理临床联系

由于胎盘绒毛水肿使子宫体积明显增大，超过正常妊娠月份的子宫；由于胚胎死亡，听不到胎心音，无胎动；由于滋养细胞增生，患者血液中 β-HCG 含量明显增高；滋养层细胞侵袭血管或绒毛断裂，可出现不规则流血，偶有葡萄状物流出。

葡萄胎经彻底清宫后，绝大多数可以痊愈。约10%的患者可转变为侵蚀性葡萄胎，2.5%的患者可恶变为绒毛膜上皮癌。

二、侵蚀性葡萄胎

侵蚀性葡萄胎（invasive mole）的生物学行为介于葡萄胎和绒毛膜上皮癌之间。与葡萄胎主要区别是水泡状绒毛侵入子宫肌层内，甚至向阴道、肺、脑等器官转移。滋养层细胞明显增生，具有明显的异型性，常伴出血、坏死，其中可见水泡状绒毛或坏死的绒毛。大多数患者对化疗敏感，预后比较好。

三、绒毛膜上皮癌

绒毛膜上皮癌（choriocarcinoma）简称为绒癌，属于滋养层细胞发生的高度恶性的肿瘤。绝大多数与妊娠有关，约50%继发于葡萄胎，25%继发于自然流产。除子宫外,与葡萄胎一样,异位妊娠的相应部位也可发生绒毛膜癌。绒癌在30岁左右的青年女性中多见,发病机制尚不清楚。

(一) 病理变化

1. **肉眼观察** 癌组织形成节结,单个或多个,位于子宫的不同部位,常侵入深肌层,甚至穿透全层。由于出血坏死,瘤结节柔软,呈暗红色或紫蓝色。

2. **镜下观察** 由分化不良的细胞滋养层和合体细胞滋养层两种瘤细胞构成,异型性明显,核分裂多见。两种类型的癌细胞混合排列成巢状或条索状。肿瘤自身无间质血管,依靠侵袭宿主血管获取营养,故癌组织和周围正常组织有明显出血坏死,有时癌细胞大多坏死,仅在边缘部查见少数残存的癌细胞。癌细胞不形成绒毛和水泡状结构。

(二) 扩散

绒癌侵袭破坏血管能力很强,除在局部破坏蔓延外,极易经血道转移,以肺和阴道壁最常见(图1-11-5),其次为脑、肝、脾、肾和肠等。少数患者在原发灶切除后,转移灶可自行消退。

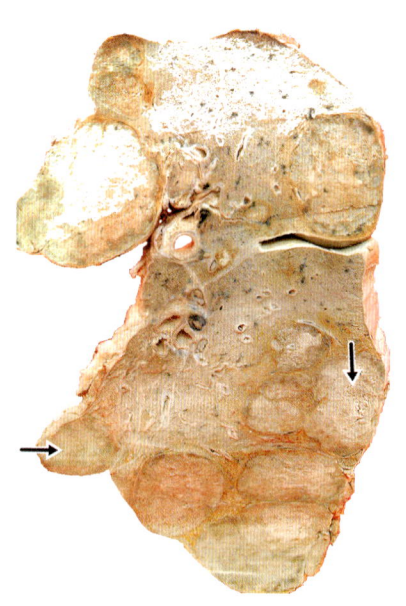

图 1-11-5 绒癌肺转移
肺膜下多发性癌结节,周围伴出血(↑)

女性,35岁,已婚。葡萄胎流产后3个月。以突然咯血伴消瘦入院。X线检查示:双肺呈弥漫灶状阴影。血及尿中HCG明显升高。肺活检示:肿块出血、坏死明显,其中含有大量成片分布的滋养层细胞样癌细胞。癌细胞排列呈巢状或条索状,细胞异型性明显,可见核分裂象。

该患者最可能患的疾病是什么,其镜下组织学特点是什么?

1. 绒毛膜上皮癌最常转移到( )

A. 卵巢　　　B. 肝　　　C. 肺　　　D. 脑　　　E. 肾

2. 绒毛膜癌的病理特点是( )

A. 间质丰富　　　　　　B. 有丰富的毛细血管

C. 广泛出血坏死　　　　D. 绒毛细小、远处转移

E. 有丰富的淋巴细胞

(三)病理临床联系

临床主要表现为葡萄胎流产和妊娠数月甚至数年后,阴道出现持续不规则流血,子宫增大,血或尿中HCG持续升高。血道转移是绒癌的特点,出现在不同部位的转移灶可引起相应症状。如有肺转移,可出现咯血、胸痛;脑转移可出现头痛、呕吐、瘫痪及昏迷;肾转移可出现血尿等症状。

绒癌是恶性度很高的肿瘤,治疗以往以手术为主,多在一年内死亡。自应用化疗后,治愈率明显提高,死亡率已降低到20%以下。

第六节　男性生殖系统疾病

一、前列腺炎

以炎症为主要病变特点的前列腺疾病称为前列腺炎,为成年男性的常见疾病。常见急性细菌性前列腺炎、慢性细菌性前列腺炎和非细菌性前列腺炎三种类型。

1. 急性细菌性前列腺炎　病原体虽然可由血行和淋巴道蔓延至前列腺,但多数由于泌尿生殖道的炎症(如尿道炎、附睾炎、膀胱炎、肾盂肾炎等)直接蔓延而来。常见的病原菌有大肠埃希菌、淋球菌、链球菌、葡萄球菌等。发生病变的前列腺充血水肿,有压痛,腺体和间质中可见中性粒细胞浸润,并可有脓肿形成;前列腺液中有白细胞和脓细胞。

2. 慢性细菌性前列腺炎　少数患者由急性前列腺炎迁延而来,多数患者并无急性前列腺炎的病史。病变前列腺肿大,质韧,压痛不明显,以淋巴细胞、浆细胞和单核细胞浸润为主,伴有肉芽组织和纤维化,腺体萎缩。

3. 非细菌性前列腺炎　又称为无菌性前列腺炎,为细菌性前列腺炎的8~10倍,

微课:前列腺疾病

是前列腺炎中最常见的类型。前列腺内尿液反流是最常见的原因,故其实质为一种化学性炎症。此外,病毒感染和支原体感染也可能构成其病原。尿路梗阻和前列腺结石常是其诱因。与慢性细菌性前列腺炎的病理变化相似,并可见非特异性肉芽肿反应。

二、前列腺增生症

1. 病因和发病机制　其发生与老年人的睾丸萎缩导致的激素不平衡有关。由于睾丸萎缩,雄性激素中的睾酮减少,体内的雌激素相对增多,睾酮需要 5α-还原酶的作用形成二氢睾酮方可对前列腺的成分发挥效应,而雌激素的增加,可使 5α-还原酶受体增多,从而使前列腺对睾酮作用的敏感性显著增高,最终导致前列腺的过度不平衡增生。

2. 病理变化　前列腺增生和肥大,切面呈多数灰白结节状,尤以尿道两侧和后侧为重,压迫尿道,甚至引起尿路梗阻,继发泌尿系感染。镜下可见增生的结节由增生程度不同的腺体、平滑肌和纤维结缔组织组成。腺体和间质比例可有不同,可呈现以腺体增生为主的腺瘤样结构,也可呈现以结缔组织和平滑肌增生为主的肌纤维瘤样结构。

三、前列腺癌

前列腺癌是起源于前列腺腺上皮细胞的恶性肿瘤,多发生于老年男性。常见于前列腺被膜下,早期呈结节状,后期波及整个前列腺,质硬。组织表现主要为不同分化程度的腺癌。不分化和低分化者,呈弥漫的小圆形瘤细胞浸润,高分化者,呈分化极好的腺体,除排列和结构的异常外,与正常前列腺的腺体相似。可呈局部浸润、腹膜后和髂动脉以及主动脉周围淋巴结的淋巴道转移、骨和肺以及肝的血行转移,尤多见腰椎、骨盆和肋骨的转移。

四、睾丸炎

1. 肉芽肿性睾丸炎　由自身免疫、感染或创伤引起,多见于中老年人,病变睾丸肿痛。曲细精管变性损伤,形成由上皮样细胞、淋巴细胞、浆细胞、组织细胞和多核巨细胞组成的肉芽肿。

2. 流行性腮腺炎性睾丸炎　由流行性腮腺炎病毒引起,多见于青壮年,病变睾丸肿胀。间质淋巴细胞弥漫性浸润,曲细精管萎缩。若双侧睾丸受累,可引起不育症。

3. 睾丸梅毒　由梅毒螺旋体感染引起,见于三期梅毒。病变睾丸无痛性肿胀。有两种类型病变:① 树胶样肿,即睾丸组织凝固性坏死,周围有淋巴细胞和浆细胞浸润,纤维组织瘢痕形成。② 弥漫性睾丸炎,大量淋巴细胞和浆细胞弥漫性浸润,纤维组织增生,曲细精管萎缩。

4. 睾丸结核　结核杆菌少数由血行到达睾丸,多数由附睾或其附近的结核病灶蔓延而致。病变既可以是结核结节组成的增殖性结核,也可以是以干酪样坏死为主的干酪样结核。

五、睾丸肿瘤

睾丸主要由曲细精管和性间质细胞组成,曲细精管含有生殖细胞。从肿瘤的组织发生而论,睾丸肿瘤主要有生殖细胞肿瘤和性间质细胞肿瘤两大类,正常的生殖细胞可发育成胚胎,其在不同的阶段可出现不同的肿瘤,如精原细胞瘤、胚胎性癌、畸胎瘤、恶性畸胎瘤、绒毛膜上皮癌和卵黄囊瘤等,性间质细胞来源的肿瘤包括睾丸间质细胞瘤和支持细胞瘤。常见的睾丸肿瘤如下。

1. 精原细胞瘤　起源于原始生殖细胞的恶性肿瘤,好发于中青年人。病变的睾丸表现为无痛性肿大,切面鱼肉状;瘤细胞核大,核仁明显,少量透明的胞浆,呈片状或索状排列,巢索间有淋巴样细胞浸润。易通过淋巴道转移到腹膜后淋巴结,对放射线敏感。

2. 胚胎性癌　起源于原始生殖细胞的恶性肿瘤,好发于中青年。睾丸无痛性肿大,切面灰红,常有出血坏死;瘤细胞形态与精原细胞瘤相似,呈条索状或腺样排列。生长迅速,易出现淋巴道或血行转移,对放射线不敏感。

第七节　乳腺疾病

一、乳腺增生病

乳腺增生病(breast hyperplasia disease)以乳腺实质和间质不同程度增生为表现的病变。女性乳腺增生病十分常见。25~45岁为本病的发病高峰年龄,绝经期后下降。一般认为,本病与黄体素减少而雌激素分泌过多,刺激乳腺组织过度增生有关。

（一）病理变化

乳腺增生性疾病具有非常复杂的病理改变,不同的分类方案有不同的名称。根据增生变化的形态特点可分为以下3种类型。

1. 乳腺组织增生　为本病早期病变。临床表现为乳腺周期性肿痛,多见于30~40岁妇女。在病变部位可触及弥漫性颗粒,无明显硬结。肉眼无明显变化。光镜可见乳腺小叶大小不等,形态不规则,末梢导管呈芽状增生,导管轻度扩张,腺泡增多。小叶间质纤维组织中度增生。病变可在2~3年内自行消失,部分患者可发展为乳腺腺病。

2. 乳腺腺病　以乳腺小叶腺泡、末梢导管、结缔组织均发生不同程度的增生为特征,乳腺小叶结构基本保存。多为单发,肿物质地较硬,边界不清。切面灰白色,无包膜。依其组织学变化不同阶段可分为3型。

(1) 小叶增生型:为腺病的早期,主要表现小叶内导管和腺泡增多,上皮细胞呈双层或多层,体积增大,呈小叶增生。小叶间质变化不明显。小叶内外有多少不等的淋巴细胞、浆细胞浸润。

(2) 纤维腺病型:由小叶增生型进一步发展而来。此时,除小叶增生外,间质结缔组织也较明显增生。腺管上皮受挤压而扭曲、变形。腺泡分散、变形、萎缩。

(3) 硬化性腺病型:是纤维腺病继续发展的结果。间质纤维结缔组织大量增生,腺泡受压而萎缩、消失,仅残留萎缩的小导管。

3. 乳腺囊性增生症　以小叶末梢导管和腺泡高度扩张成囊为特征。囊腔多少不等,大小不一,往往在肉眼上可见到多个散在分布的小囊肿形成。镜下可见导管明显增生和部分增生的导管扩张成囊肿,囊肿上皮萎缩或增生,部分患者上皮呈明显乳头状增生突入囊腔内,并相互连接形成筛状结构,也有的呈实性团块或筛状增生,或伴不典型增生。有些患者可见大汗腺化生。

(二) 病理临床联系

本病临床表现为乳腺硬结,乳腺胀痛和乳头溢液。硬结可单发或多发,可双侧性,硬结活动与皮肤及胸壁肌肉无粘连,有时月经来潮前肿块增大,乳房胀痛,经期后可缩小。少数患者可有乳头溢液,这些溢液来自囊状扩张的乳腺导管。

本病属良性疾病,一般经过良好。有5%的患者可癌变。乳腺囊性增生症目前被认为是癌前病变。

(三) 乳腺纤维囊性变

根据乳腺纤维囊性变的病理变化,可分为非增生型和增生型纤维囊性变两种。

1. 非增生型纤维囊性变　肉眼观,常为双侧,多发小结节状分布,边界不清。囊肿大小不一,多少不等,大的囊肿因含有半透明的浑浊液体,外表面呈蓝色,称为蓝顶囊肿。镜下见囊肿被覆的上皮多为扁平上皮,且常可见大汗腺化生。化生的细胞体积较大,胞质嗜酸性,细胞的顶部可见典型的顶浆分泌小突起,形态和大汗腺的上皮相似。囊壁上皮也可完全缺如,仅见纤维性囊壁。

2. 增生性纤维囊性变　除了囊肿形成和间质纤维增生外,增生性纤维囊性变常伴随着末梢导管及腺泡上皮增生。上皮增生可使细胞层次增加,并形成乳头突入囊腔内,乳头顶部相互吻合,构成筛网状结构。如上皮异型增生,则有演化为乳腺癌的可能,因此增生性纤维囊性变为癌前病变。

(四) 硬化性腺病

硬化性腺病的主要病变特点为小叶中央或小叶间纤维组织增生,使小叶腺泡受压而扭曲变形,但一般无囊肿形成。影像学检查易与乳腺硬癌相混淆。

二、乳腺癌

乳腺癌(breast cancer)是乳腺导管上皮及腺泡上皮发生的恶性肿瘤。乳腺癌在我国女性恶性肿瘤中居第二位,仅次于子宫颈癌,近年来有逐渐上升到首位的趋势,常发生在40岁以上妇女,以40~60岁最多。男性乳腺癌少见,约占1%。

乳腺癌早期隐匿,除乳腺内硬结外,无其他不适,常常是在患者做自我检查或体检时发现。借助乳腺的X线摄影、超声波及活检等可查出直径<1 cm的早期乳腺癌。

(一) 病因和发病机制

乳腺癌的病因学与发病学尚未完全明确,其发生可能与下列因素有关。

1. 激素分泌紊乱　乳腺癌的发生主要与雌激素水平过高有关。雌激素致癌机制目前尚不清楚,但雌激素可引起乳腺导管上皮增生。有人认为乳腺癌的发生与雌激素和孕激素的平衡失调关系更为密切,并非是体内雌激素单一作用的结果。

2. 遗传因素　有乳腺癌家族史的妇女,其发生率比无家族史者高2~3倍。

此外,乳腺癌的发生还与环境因素,长时间大剂量接触放射线等因素相关。

(二) 病理变化和类型

乳腺癌最常发生在乳腺的外上象限,其次是中央区和内上象限,单侧多见,通常单发,50%的患者光镜下发现多发性病灶,因此认为乳腺癌的发生呈多中心性。乳腺癌组织形态十分复杂,类型较多,大致上分为非浸润性癌和浸润性癌两大类。

1. 非浸润性癌

(1) 导管内原位癌　发生于乳腺小叶的终末导管,导管明显扩张,癌细胞局限于扩张的导管内,导管基膜完整。由于乳腺放射影像学检查和普查,检出率明显提高,已由过去占所有乳腺癌的 5% 升至 15%~30%。根据组织学改变分为粉刺癌和非粉刺型导管内原位癌；粉刺癌切面可见扩张的导管内含灰黄色软膏样坏死物质，挤压时可由导管内溢出，状如皮肤粉刺，故称为粉刺癌（图 1-11-6）。非粉刺型导管内癌异型性不如粉刺癌明显，细胞体积较小，形态比较规则，一般无坏死或仅有轻微坏死。癌细胞在导管内排列成实性、乳头状或筛状等多种形式。

导管内原位癌经过 20 年后，其中 30% 可发展为浸润癌，说明并不是所有的导管内原位癌都能转变为浸润癌，如转变为浸润癌，通常需历经几年或十余年。

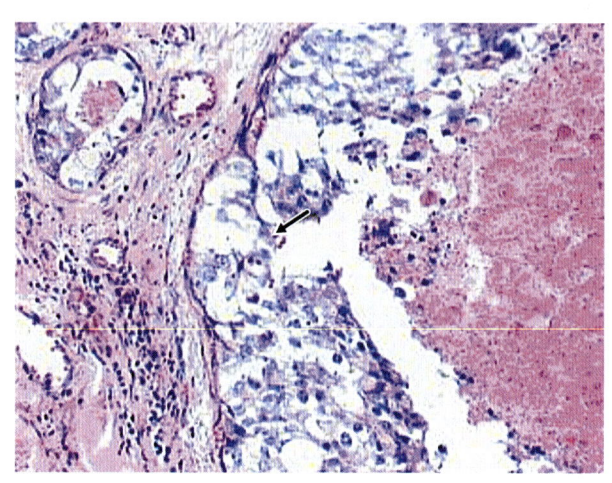

图 1-11-6　乳腺导管内癌（HE×400）

癌细胞局限于扩张的导管内（↑），内含坏死物质

（2）小叶原位癌　发生于乳腺小叶的末梢导管和腺泡。扩张的乳腺小叶末梢导管和腺泡内充满呈实体排列的癌细胞，癌细胞体积较导管内癌的癌细胞小，大小形状较为一致，核圆形或卵圆形，核分裂象罕见。增生的癌细胞未突破基膜。一般无癌细胞坏死，亦无间质的炎症反应和纤维组织增生。约 30% 的小叶原位癌累及双侧乳腺，常为多中心性，临床上不易与乳腺小叶增生区别。

2. 浸润性癌

（1）浸润性导管癌：由导管内癌发展而来，癌细胞突破导管基膜向间质浸润，是最常见的乳腺癌类型，约占乳腺癌的 70%。镜下，组织学形态多种多样，癌细胞排列成巢状、团索状，或伴有少量腺样结构。癌细胞大小形态各异，一般多形性明显，核分裂象多见，常见局部肿瘤细胞坏死。癌细胞周围间质有致密的纤维组织增生，癌细胞在纤维间质内浸润生长（图 1-11-7），二者比例各不相同。以往根据癌实质和纤维组织间质的不同比例分为单纯癌（carcinoma simplex）（癌实质与间质比例大致相等）、硬癌（scirrhous carcinoma）（间质成分占优势，少量癌细胞呈条索状分布于增生的纤维组织中）和不典型髓样癌（癌实质多于间质），现统称为浸润性导管癌。

女性，55 岁，绝经 3 年。因发现左侧乳腺外上方有一无痛性肿块 3 天入院。体检：

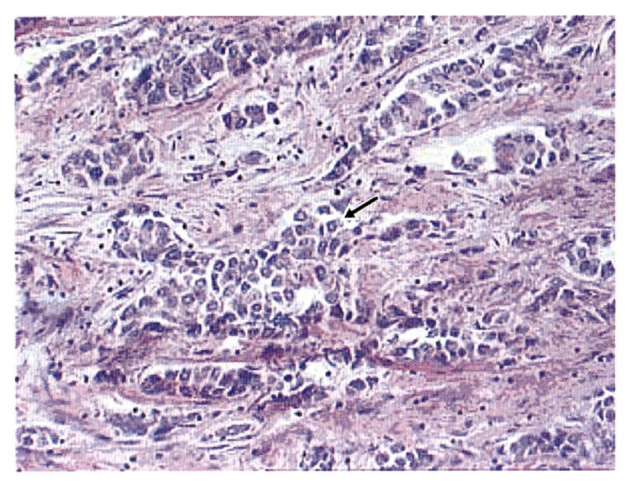

图 1-11-7 乳腺单纯癌(HE×400)

癌细胞排列成巢状、团索状(↑),与间质比例大致相等

双乳不对称,左侧外上象限明显隆起。皮肤表面呈橘皮样改变,乳头下陷。扪之发现一个直径约 4.5 cm 的包块,质硬、固定,边界不清。左侧腋窝可触及肿大淋巴结。行左侧乳腺癌根治术。术中病理发现:肿瘤直径约 4 cm,呈浸润性生长,状如蟹足,质灰白,切面有砂粒感,无包膜。镜下见瘤细胞成巢状、条索状排列,无腺腔形成;癌细胞与间质分界清楚,比例相当。瘤细胞大小、形态不一,核深染可见病理性核分裂象。

该患者的病理诊断是什么? 乳房皮肤的局部表现是怎样形成的?

1) 最常见的乳腺癌是(　　)

A. 髓样癌　　　　　　B. 单纯癌　　　　　　C. 佩吉特病

D. 浸润性导管癌　　　E. 黏液癌

2) 乳腺橘皮样外观最常见于(　　)

A. 小叶原位癌　　　　B. 典型髓样癌　　　　C. 浸润性导管癌

D. 黏液癌　　　　　　E. 粉刺癌

(2) 浸润性小叶癌:由小叶原位癌穿透基膜向间质浸润所致,占乳腺癌的 5%~10%。癌细胞呈单行串珠状或细条索状浸润于纤维间质之间,或环形排列在正常导管周围。癌细胞小,大小一致,核分裂象少见,细胞形态和小叶原位癌的瘤细胞相似。约 20% 的浸润性小叶癌累及双侧乳腺,在同一乳腺中呈弥漫性、多灶性分布,因此不容易被临床和影像学检查发现。常转移至脑脊液、浆膜表面、卵巢、子宫和骨髓。

3. 特殊类型癌　主要有髓样癌伴大量淋巴细胞浸润、小管癌、黏液癌及佩吉特病。

佩吉特病(Paget disease)伴有或不伴有间质浸润的导管内癌的癌细胞沿乳腺导管向上扩散,累及乳头和乳晕,在表皮内可见大而异型、胞浆透明的肿瘤细胞,这些细胞可孤立散在，或成簇分布。在病变下方可查见导管内癌，其细胞形态和表皮内的肿瘤细胞相似。乳头和乳晕可见渗出和浅表溃疡，呈湿疹样改变，因此，佩吉特病又称为湿疹样癌。

（三）病理临床联系

乳腺癌患者早期无症状，多表现为无痛性肿块。晚期乳头下癌灶伴大量纤维组织增生，乳头被纤维组织牵拉、乳头下陷。乳腺真皮层淋巴管被癌细胞阻塞、引起淋巴回流受阻，导致皮肤水肿，而毛囊、汗腺处的皮肤受附件的牵引不能肿胀而相对凹陷，呈"橘皮样"改变。癌侵犯皮肤，因癌组织坏死而形成溃疡。极少数乳腺癌起病急，癌细胞广泛浸润，局部皮肤淋巴管阻塞，附近小血管充血，局部出现红、肿、热、痛，称为炎性乳腺癌。此类癌多见于妊娠期或哺乳期妇女，预后极差。

（四）扩散

1. 直接蔓延　乳腺癌组织可沿乳腺导管蔓延至相应的腺泡，也可沿乳腺导管和腺泡周围或神经周围间隙扩散。癌组织在乳腺内蔓延至远处淋巴管内生长繁殖，形成位于主瘤块附近的多个结节称为多卫星结节。癌组织向周围结缔组织、脂肪组织甚至胸肌浸润，多中心癌灶扩散可相互连接形成较大肿块。

2. 淋巴道转移　是乳腺癌常见的转移途径，发生也较早，常见同侧腋窝淋巴结转移。晚期发生锁骨上、下淋巴结和内乳淋巴结、纵隔淋巴结转移，偶经胸壁深筋膜淋巴管丛转移到对侧腋窝淋巴结。

3. 血道转移　晚期乳腺癌侵入体静脉，转移到肺、骨、肝、脑等处，少数患者癌细胞直接侵入肋间-椎骨静脉交通支进入脊椎静脉系统，发生椎骨、股骨等处转移。

本章小结

1. 慢性子宫颈炎常由链球菌、葡萄球菌和大肠埃希菌引起，与人乳头瘤病毒感染有关；表现有子宫颈糜烂、宫颈息肉、子宫颈腺囊肿、子宫颈肥大。

2. 子宫颈癌与早婚、早育、多产，子宫颈裂伤，感染，慢性炎症，包皮垢的刺激，性生活过频有关。大体分型：糜烂型、内生浸润型、外生菜花型、溃疡型；组织学类型中鳞状细胞癌占 90%~95%，其余为腺癌和其他类型；鳞癌多发生于鳞柱状上皮交界处，根据发展过程分为原位癌、早期浸润癌和浸润癌；以淋巴道转移为主，首先转移至子宫颈旁淋巴结，然后可继续转移至闭孔、髂外、髂总等盆腔淋巴结，少数可伴有腹股沟淋巴结转移。

3. 葡萄胎又称水泡状胎块，是胎盘绒毛的一种变性病变，胎盘绒毛高度水肿，形成透明或半透明的薄壁水泡,内含清亮液体,有蒂相连,形似葡萄;镜下:① 绒毛间质高度水肿而增大;② 绒毛间质内血管消失;③ 滋养层细胞有不同程度增生,并有轻度异型性。

4. 侵蚀性葡萄胎主要是水泡状绒毛侵入子宫肌层内,甚至向阴道、肺、脑等器官转移。

5. 绒毛膜上皮癌简称为绒癌,属于滋养层细胞发生的高度恶性的肿瘤;癌组织为暗红色或紫蓝色结节;由分化不良的细胞滋养层和合体细胞滋养层两种瘤细胞构成,肿瘤自身无间质血管,有明显出血坏死,不形成绒毛和水泡状结构;极易经血道转移,以肺和阴道壁最常见,少数患者在原发灶切除后,转移灶可自行消退。

6. 乳腺癌是乳腺导管上皮及腺泡上皮发生的恶性肿瘤,发病可能与下列因素有关:激素分泌紊乱(雌激素水平过高)、病毒、遗传因素;乳腺癌最常发生在乳腺的外上象限,其次是中央区和内上象限,单侧多见;类型:非浸润性癌(导管内原位癌、小叶原位癌),浸润性癌(浸润性导管癌、浸润性小叶癌),特殊类型癌(髓样癌伴大量淋巴细胞浸润、小管癌、黏液癌及佩吉特病);乳腺癌可表现为无痛性肿块,乳头下陷,呈"橘皮样"改变,溃疡,炎性乳腺癌;淋巴道是乳腺癌常见的转移途径,常见同侧腋窝淋巴结转移,晚期发生锁骨上、下淋巴结和内乳淋巴结、纵隔淋巴结转移,偶经胸壁深筋膜淋巴管丛转移到对侧腋窝淋巴结。

练习题

一、选择题

1. 子宫颈糜烂病变处柱状上皮被鳞状上皮取代的过程称为( )
   A. 假性糜烂　　　　　　B. 糜烂愈合　　　　　　C. 异型增生
   D. 腺上皮鳞状化生　　　E. 上皮内瘤变

2. 子宫内膜增生症的病变中有癌变可能的是( )
   A. 腺样囊性增生　　　　B. 异型增生　　　　　　C. 单纯性增生
   D. 间质细胞增生　　　　E. 复杂性增生

3. 子宫颈上皮内瘤变是指( )
   A. 鳞状上皮增生　　　　B. 鳞状上皮异型增生和原位癌
   C. 原位癌　　　　　　　D. 浸润癌
   E. 腺上皮增生

4. 异型增生Ⅲ级是指异型细胞( )
   A. 占上皮下层的1/3　　B. 占上皮下层的2/3　　C. 原位癌
   D. 累及上皮全层的2/3以上　E. 原位癌累及腺体

5. 绒毛膜上皮癌最常转移到( )

A. 肾　　　　　　　　　B. 肝　　　　　　　　　C. 肺

D. 肠　　　　　　　　　E. 脑

6. 侵蚀性葡萄胎的特征性病理变化是(　　)

   A. 胎盘绒毛高度水肿　　　B. 滋养层细胞异型性增生

   C. 绒毛消失　　　　　　　D. 绒毛侵蚀子宫壁肌层

   E. 绒毛间质无血管

7. 侵蚀性葡萄胎与绒毛膜上皮癌的主要区别是(　　)

   A. 浸润肌层　　　　　　　B. 有无绒毛结构　　　　C. 转移阴道结节

   D. 细胞增生和异型性　　　E. 有无胎动

8. 良性葡萄胎与侵蚀性葡萄胎的共同点是(　　)

   A. 可见水泡状绒毛　　　　B. 出血坏死　　　　　　C. 侵犯子宫肌层

   D. 发生阴道紫红色结节　　E. 可有远隔脏器转移

9. 绒毛膜癌的病理特点是(　　)

   A. 实质、间质分界清楚　　B. 毛细血管丰富　　　　C. 形成绒毛样结构

   D. 大量淋巴细胞浸润　　　E. 由滋养层肿瘤细胞构成

10. 乳腺癌淋巴道转移首先转移到(　　)

    A. 同侧腋窝淋巴结　　　　B. 对侧腋窝淋巴结　　　C. 锁骨上淋巴结

    D. 锁骨下淋巴结　　　　　E. 肺门淋巴结

11. 乳腺原位癌是(　　)

    A. 不典型髓样癌　　　　　B. 硬癌　　　　　　　　C. 粉刺癌

    D. 黏液癌　　　　　　　　E. 单纯癌

12. 早期浸润性宫颈癌是指癌细胞(　　)

    A. 穿透基膜,深度>5 mm　 B. 蔓延至宫颈腺体

    C. 累及宫体内膜腺体　　　D. 穿透基膜,深度<5 mm

    E. 累及腺体但未穿透基膜

13. 子宫外子宫内膜异位症最常见的器官是(　　)

    A. 直肠　　　　　　　　　B. 子宫阔韧带　　　　　C. 输卵管

    D. 卵巢　　　　　　　　　E. 阴道

14. 子宫颈癌常见的组织学类型是(　　)

    A. 鳞状细胞癌　　　　　　B. 原位癌　　　　　　　C. 腺癌

    D. 未分化癌　　　　　　　E. 早期浸润癌

15. 女,28岁,已婚。葡萄胎清宫术后1年,阴道不规则流血1周,妇科检查:阴道口处见一直径2 cm紫蓝色结节,子宫稍大,质软,双侧附件正常。心、肺检查未见异常。血β-HCG水平异常升高。阴道病灶组织病理检查见:细胞异型性明显,核分

裂象易见,无绒毛结构,最有可能的诊断是(　　)

    A. 绒毛膜上皮癌   B. 子宫内膜异位症   C. 葡萄胎

    D. 侵蚀性葡萄胎   E. 阴道癌

16. 女,20岁,未婚。因发现左乳腺外上象限无痛性肿块1周,来院就诊。体格检查:肿物直径3~4 cm,质硬,活动度小。皮肤呈橘皮样外观。左侧腋窝淋巴结未扪及肿大淋巴结。最可能的诊断是(　　)

    A. 乳腺腺病   B. 乳腺癌   C. 乳腺纤维腺瘤

    D. 乳腺囊性增生症   E. 硬化性腺病

二、思考题

1. 试简述葡萄胎、侵蚀性葡萄胎及绒癌三者间的区别。

2. 子宫颈上皮异型增生、子宫颈原位癌、子宫颈早期浸润癌和子宫颈浸润癌这四种病变在组织学上的区别是如何发展形成的。

3. 乳腺导管内癌在病理形态上有哪些特点,为何称为粉刺样管内癌?

三、临床病例讨论

李××,女,26岁。停经3个月,阴道不规则流血1周。患者停经3个月,子宫逐渐增大,伴有明显的早孕反应,1周来出现阴道不规则流血,量不多。体格检查:脉搏80次/分,呼吸18次/分,血压120/80 mmHg,心、肺检查未发现异常体征,肝脾未触及。下腹部膨隆,阴道可见少量鲜红色血性液体。B超检查:子宫明显增大,子宫腔内可见弥漫性水泡样结构,未发现胎儿结构。实验室检查:血红蛋白76 g/L,白细胞计数$7.1×10^9$/L;尿妊娠试验(+)。

讨论:

(1) 患者最有可能患何种疾病?

(2) 请结合本病的病理学知识,解释出现的症状和体征。

（傅春玲）

第十二章　内分泌系统疾病

第一节　甲状腺疾病
第二节　肾上腺疾病
第三节　糖尿病

思维导图

学习目标

知识目标

1. 掌握非毒性甲状腺肿和毒性甲状腺肿的病因、发病机制、病理变化和临床病理联系。
2. 了解 1 型糖尿病和 2 型糖尿病的区别；甲状腺乳头状癌的临床及病理学特点。

能力目标

1. 能够根据临床特征及影像学检查，鉴别单纯性甲状腺肿和毒性甲状腺肿。
2. 能够根据临床特征，判断糖尿病的分型及相应的治疗原则。

素养目标

积极进行健康宣教，普及相关疾病知识，做到早预防、早诊断、早治疗。

内分泌系统包括内分泌腺、内分泌组织和散在于各系统和组织内的内分泌细胞。由内分泌腺或内分泌细胞分泌的具有生物活性的高效化学物质称为激素。激素的合成与分泌一方面受神经系统的调控,同时也受下丘脑-垂体-靶器官之间的调节机制所控制。内分泌系统的组织和细胞发生病变可引起激素分泌增多或减少,导致靶器官(组织)的增生、肥大或萎缩。内分泌系统的疾病种类繁多,包括有免疫性疾病、炎症和肿瘤等,本章仅简要介绍甲状腺、肾上腺和胰岛的常见疾病。

第一节 甲状腺疾病

一、弥漫性非毒性甲状腺肿

弥漫性非毒性甲状腺肿(diffuse nontoxic goiter)又称为单纯性甲状腺肿(simple goiter),是由于甲状腺素分泌不足,使垂体促甲状腺素分泌增多引起的甲状腺肿大。临床表现为双侧甲状腺对称性肿大,女性多见,可分为地方性和散发性两种,尤以前者为主。

1. 病因和发病机制

(1) 缺碘:地方性缺碘及机体青春期、妊娠和哺乳期对碘需求量增加而相对缺碘,甲状腺素合成减少,通过负反馈刺激垂体 TSH 分泌增多,甲状腺滤泡上皮增生,摄碘功能增强,达到缓解。如果持续长期缺碘,一方面滤泡上皮增生,另一方面所合成的甲状腺球蛋白不能碘化而被上皮细胞吸收利用,则滤泡腔内充满胶质,使甲状腺肿大。

(2) 致甲状腺肿因子作用:饮水中大量的钙和氟影响肠道碘的吸收,抑制甲状腺素分泌;某些食物(卷心菜、木薯、花菜等)和药物(硫脲类药、磺胺药等)都可以通过不同的机制抑制甲状腺素的合成和释放,进而通过上述反馈机制引起甲状腺肿。

(3) 高碘:常年饮用含高碘的水,因碘摄食过高,过氧化物酶的功能基过多地被占用,影响酪氨酸氧化,因而碘的有机化过程受阻,甲状腺呈代偿性肿大。

(4) 遗传与免疫:过氧化物酶、去卤化酶及碘酪氨酸的遗传性缺乏能导致家族性甲状腺肿。有人认为自身免疫机制也参与了甲状腺肿的发生。

2. 病理变化 根据其发生、发展过程和病变特点,可分为三个时期。

(1) 增生期:又称为弥漫性增生性甲状腺肿。甲状腺弥漫性对称性中度增大,一般不超过 150 g(正常 20~40 g),表面光滑。滤泡上皮增生呈立方或低柱状,伴小滤泡和小假乳头形成,胶质较少,间质充血。甲状腺功能无明显改变。

（2）胶质贮积期：又称为弥漫性胶样甲状腺肿。甲状腺弥漫性对称性显著增大，重 200~300 g，有的可达 500 g 以上，表面光滑，切面呈淡棕色或褐色，半透明胶冻状。大部分滤泡上皮复旧变扁平，滤泡腔高度扩大，大量胶质贮积。见图 1-12-1。

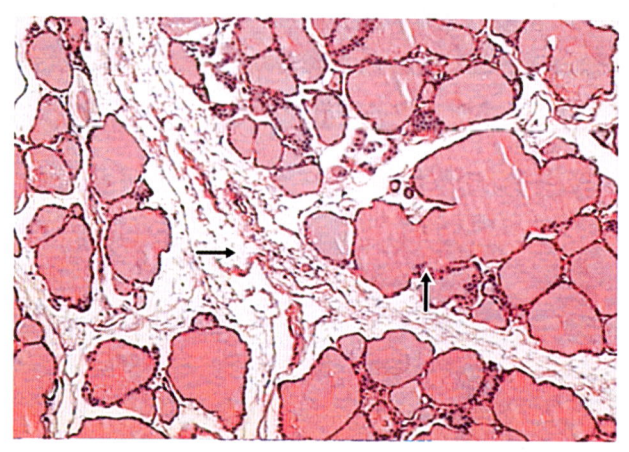

图 1-12-1　弥漫性非毒性甲状腺肿（HE×100）

滤泡扩张，大量胶质贮积（↑），纤维组织增生（↑）

（3）结节期：又称为结节性甲状腺肿。长期交替发生的增生与复旧使甲状腺内纤维组织增生，分隔包绕甲状腺滤泡形成结节状病灶。甲状腺呈不对称结节状增大，结节大小不一，有的结节境界清楚，切面可有出血、坏死、囊性变、钙化和瘢痕形成。部分滤泡上皮呈柱状或乳头状增生，小滤泡形成；部分上皮复旧或萎缩，胶质贮积。见图 1-12-2。

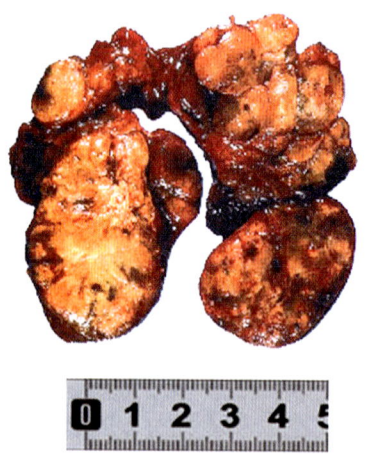

图 1-12-2　结节性甲状腺肿

3. 病理临床联系　早期无明显临床症状，若甲状腺体积过大，则可压迫气管、食管而出现吞咽和呼吸困难等临床表现；多数患者甲状腺功能正常，少数可伴有甲状腺功能亢进的表现；极少数可发生癌变。

二、弥漫性毒性甲状腺肿

弥漫性毒性甲状腺肿（diffuse toxic goiter）又称为 Graves 病，是指血中甲状腺素过多，作用于全身各组织所引起的临床综合征，临床上统称为甲状腺功能亢进症（hyperthyroidism），简称甲亢。约 1/3 患者伴眼球突出，故又称为突眼性甲状腺肿。临床主要表现为甲状腺肿大，基础代谢率和神经兴奋性升高，如心悸、多汗、烦热、脉搏快、手震颤、多食、消瘦、乏力和突眼等。本病多见于 20~40 岁女性。

1. 病因及发病机制　本病病因不明，目前一般认为本病是一种自身免疫性疾病，血中球蛋白增高，并有多种抗甲状腺的自身抗体。有些可能与遗传有关，本病有家族性倾向，患者亲属中 50% 显示抗甲状腺抗体阳性。有些与精神创伤有关，可能干扰了免疫系统而促进该疾病的发生。

2. 病理变化

肉眼观察：甲状腺弥漫对称增大，表面光滑，较软，切面灰红，呈分叶状，胶质少，如肌肉状。

镜下观察：甲状腺滤泡数量增多，上皮细胞呈高柱状，排列紧密，部分上皮细胞增生形成乳头而突出于腔内。滤泡腔内的胶质稀淡或缺如，周边可见大小不一的吸收空泡。间质血管充血，有弥漫性淋巴细胞浸润和淋巴滤泡形成。

除甲状腺病变外，全身淋巴组织增生，胸腺和脾增大，心肌肥大，心肌和肝细胞可有变性、坏死及纤维化，部分患者眼球突出。

3. 病理临床联系　甲状腺肿大由甲状腺组织增生所致。甲状腺素分泌增高引起基础代谢升高，产热增多出现温暖、怕热、多汗、心输出量增加等症状；各组织物质氧化、分解加速，故体重减轻。中枢及交感神经兴奋性增加致心悸、心动过速、多虑、易激动、震颤等。因能量的消耗较摄入为多，故 ATP 产生减少，出现疲乏无力，易饥饿多食等症状。眼球突出的原因是眼球外肌水肿、球后纤维脂肪组织增生、淋巴细胞浸润和黏液水肿。

4. 转归　甲亢患者虽经内、外科治疗，但其疗效不一。部分患者可因突眼症，并发角膜溃疡和感染，导致失明。部分患者可死于甲状腺毒性心肌病引起的心力衰竭。

三、甲状腺肿瘤

（一）甲状腺腺瘤

甲状腺腺瘤（thyroid adenoma）是甲状腺滤泡上皮发生的一种常见的良性肿瘤。往往在无意中发现，中青年女性多见。肿瘤生长缓慢，随吞咽活动而上下移动。

甲状腺腺瘤多为单发，圆形或类圆形，直径一般 3~5 cm，切面多为实性，色灰白或棕黄，可并发出血、囊性变、钙化和纤维化。有完整的包膜，压迫周围组织。根据组织形态学特点可分为滤泡性腺瘤和非典型腺瘤，其中，嗜酸性细胞腺瘤，又称为许特莱细胞腺瘤，是滤泡性腺瘤中唯一的形态与临床特点突出的亚型。

（二）甲状腺癌

甲状腺癌是一种较常见的恶性肿瘤，主要有 4 种组织学类型。

1. 乳头状癌（papillary carcinoma） 是甲状腺癌中最常见的类型，约占 60%，好发于儿童及青少年，女性多见，肿瘤生长慢，恶性程度较低，预后较好。局部淋巴结转移较早，但与生存率无关。肿瘤一般呈圆形，直径 2~3 cm，无完整包膜，质较硬，切面灰白。癌细胞呈负责分枝的乳头状排列，乳头中心血管丰富，间质内常见呈同心圆状的钙化小体，即砂粒体（psammoma bodies），有助于诊断。癌细胞核常呈透明或毛玻璃状，可见核沟，排列拥挤，易见重叠。直径小于 1 cm 的乳头状癌称为微小癌或隐匿癌，预后好。

2. 滤泡癌（follicular carcinoma） 比乳头状腺癌恶性程度高、预后差而少见，多发于 40 岁以上女性，早期易血道转移，癌组织侵犯周围组织或器官时可引起相应的症状。结节状，包膜不完整，境界较清楚，切面灰白、质软。有包膜和血管侵犯。

3. 其他 还可见髓样癌、未分化癌等少见类型。髓样癌由滤泡旁细胞（C 细胞）发生，属于 APUD 瘤，90% 的肿瘤分泌降钙素。未分化癌生长迅速，恶性程度极高，早期即可发生浸润和转移，预后差。

第二节 肾上腺疾病

一、肾上腺皮质增生症

本病是由于垂体或异位的促肾上腺皮质激素细胞腺瘤分泌过多的促肾上腺皮质激素而引起肾上腺皮质增生肥大。

1. 病理变化 肾上腺皮质增生可分为两种。① 结节性增生：两侧肾上腺包膜内、外或脂肪中可见多发的增生的小结节，直径数毫米至 2~5 cm，结节中的细胞排列及形态均与正常皮质的球状带或束状带类似。② 弥漫性增生：常双侧发生，单个肾上腺的重量超过 5 g，可达 8 g 以上，皮质厚度可达 2 mm，边缘钝圆。皮质球状带变化多不明显，束状带增生较显著，可见细胞增大，胞质脂类增多，常见空泡状的束状带细胞呈舌状伸入网状带。

2. 病理临床联系　临床上多数患者出现肾上腺皮质功能亢进,表现为库欣(Cushing)综合征,出现向心性肥胖、满月脸、肩背肥厚、肌肉萎缩、骨质疏松、皮肤变薄并出现紫纹、多毛、痤疮、高血压、糖耐量降低、月经失调及性功能减退等。

二、肾上腺皮质肿瘤

肾上腺皮质腺瘤(adrenocortical adenoma)多见于青年,肉眼观,常单发,有完整包膜,表面光滑,对周围组织有压迫现象,直径为 1~5 cm,切面黄色或红褐色,较大肿瘤常有出血、坏死或小囊肿形成。镜下见肿瘤细胞多为类似束状带的透明细胞或由胞质红染的嗜酸细胞构成,或者两种细胞混合存在。细胞排列成团,由纤维组织及毛细血管分隔。

临床上部分腺瘤为功能性,可引起醛固酮增多症或 Cushing 综合征;也有一部分腺瘤不伴有内分泌症状,为非功能性腺瘤。

三、肾上腺髓质嗜铬细胞瘤

肾上腺髓质来自神经嵴,原始细胞为交感神经母细胞,逐渐分化成神经节细胞及嗜铬细胞,发生肿瘤时也可相应地形成神经母细胞瘤、神经节细胞瘤及嗜铬细胞瘤。其中以嗜铬细胞瘤最多见。

嗜铬细胞瘤 80%~90% 发生于肾上腺髓质,多为单侧,偶可双侧。90% 为良性,以 30~50 岁多见。瘤体大小不一,平均 100 g 左右,偶可达 2 000 g,有包膜,切面灰红色,常见出血、囊性变。瘤细胞为大多角形细胞,成索状或巢状排列,胞质内有大量嗜铬颗粒,诊断恶性的可靠依据是转移或有明确的周围组织侵犯。

第三节　糖尿病

微课:糖尿病

糖尿病(diabetes mellitus)是一种体内胰岛素相对或绝对不足及靶细胞对胰岛素敏感性降低,或胰岛素本身存在结构上的缺陷而引起的糖类、脂肪和蛋白质代谢紊乱的一种慢性疾病,其主要特点是高血糖、糖尿。临床上为多饮、多食、多尿和体重减少,可使一些组织或器官发生形态结构改变和功能障碍,并发酮症酸中毒、肢体坏疽、多发性神经炎、失明和肾衰竭等。本病发病率日益增高,已成为世界性的常见病、多发病。

(一) 病因和发病机制

糖尿病一般分为原发性糖尿病和继发性糖尿病，原发性糖尿病又分为胰岛素依赖型糖尿病（1型糖尿病或幼年型糖尿病）和非胰岛素依赖型糖尿病（2型糖尿病或成年型糖尿病）两种。1型糖尿病占糖尿病的10%左右。主要特点是青少年发病，起病急，病情重，发展快，胰岛B细胞明显减少，血中胰岛素降低，易出现酮症，治疗依赖胰岛素。目前认为本型是在遗传易感性的基础上，由病毒感染等诱发的，针对β细胞的一种自身免疫性疾病。有些与遗传有关。部分患者血清中抗病毒抗体滴度显著增高，提示与病毒感染有关。2型糖尿病约占糖尿病的90%，主要特点是成年发病，起病缓慢，病情较轻，发展较慢，胰岛数目正常或轻度减少，血中胰岛素正常、增多或降低，肥胖者多见，不易出现酮症，一般可以不依赖胰岛素治疗。本型病因、发病机制不清楚，认为是与肥胖有关的胰岛素相对不足及组织对胰岛素不敏感所致。

继发性糖尿病是指已知原因造成胰岛内分泌功能不足所致的糖尿病，如炎症、肿瘤、手术或其他损伤、血色病和某些内分泌疾病（如肢端肥大症、Cushing综合征、甲亢、嗜铬细胞瘤和类癌综合征）等。

(二) 病理变化

1. 胰岛病变　胰岛体积缩小、数目减少，胰岛中β细胞相对减少，胰岛淀粉样变、纤维化、淋巴细胞浸润等。

2. 血管病变　大、中动脉粥样硬化的发生率高，起病早、进展快、病变重。细动脉内膜增厚、玻璃样变，致使管腔狭窄。

3. 肾脏病变　糖尿病型肾病表现有肾小球结节性硬化，肾动脉及细动脉硬化，肾小管上皮细胞内糖原沉积。

4. 眼部病变　视网膜毛细血管基膜增厚，玻璃样变，腔内血栓形成，还常伴有微小动脉瘤。

5. 神经系统病变　外周神经因为血管病变而引起缺血性损伤，表现有下肢对称性感觉或运动障碍，骨骼肌、胃肠、膀胱功能障碍等。

(三) 病理临床联系

糖尿病典型的临床表现是多饮、多食、多尿和消瘦。其机制在于高血糖的渗透性利尿作用引起多尿；多尿造成体内水分丧失和血液渗透压增高，刺激下丘脑消渴中枢引起多饮；由于糖的利用障碍，加上血糖过高刺激胰岛分泌，使患者产生饥饿感和食欲亢进；又因糖代谢障碍使ATP生成减少及负氮平衡，患者出现乏力、消瘦、体重减轻。

糖尿病患者糖代谢障碍,为了获取能量,脂肪动员增加,脂肪酸在肝脏氧化形成酮体,体内酮体堆积,形成酮血症和酮尿,导致酸中毒,甚至糖尿病性昏迷。大量脂肪酸氧化,产生大量乙酰辅酶A,使胆固醇合成增多,出现高胆固醇血症和高脂血症。

糖尿病患者蛋白质分解亢进,使抗体生成减少,机体抵抗力降低,患者易合并感染。全身血管的改变可引起肾衰竭、脑血管意外、心肌梗死等并发症而死亡。

本章小结

1. 弥漫性毒性甲状腺肿又称为甲状腺功能亢进症,简称"甲亢",好发于20~40岁女性,与自身免疫性有关;甲状腺弥漫肿大,切面肌肉状,甲状腺滤泡数量增多,上皮细胞呈高柱状,出现吸收空泡,有弥漫性淋巴细胞浸润和淋巴滤泡形成。

2. 非毒性甲状腺肿又称为单纯性甲状腺肿,可分为地方性和散发性两种;基本原因是缺碘;病理发展过程可以分为增生期(弥漫性增生性甲状腺肿)、胶质贮积期(弥漫性胶样甲状腺肿)、结节期(结节性甲状腺肿)。

3. 糖尿病是一种由于胰岛素缺乏和(或)其生物效能降低而引起患者血糖持续增高和尿糖阳性为特征的全身慢性代谢性疾病;临床上主要表现有多食、多饮、多尿和消瘦等;可分为原发性和继发性两类;病因和发病机制尚未完全清楚;可出现胰岛病变、血管病变、肾脏病变、眼部病变、神经系统病变。

练习题

一、选择题

1. 关于地方性甲状腺肿,下列不正确的一项是(　　)

A. 缺碘、高碘均可引起　　　　　B. 男性显著多于女性

C. 卷心菜、木薯及硫脲类药物等可引起　　D. 可压迫气管、喉返神经

E. 遗传与免疫是重要致病因素

2. 甲状腺癌最常见、恶性程度最低的组织学类型是(　　)

A. 乳头状癌　　　　B. 滤泡癌　　　　C. 髓样癌

D. 嗜酸性细胞癌　　E. 未分化癌

3. 下列不是毒性甲状腺肿的常见临床表现的一项是(　　)

A. 眼球突出　　　　B. 心跳加快　　　　C. 多食易饥

D. 烦躁易怒　　　　E. 甲状腺肿大致声音嘶哑

4. 下列不符合1型糖尿病的一项是(　　)

A. 多为青少年患者　　B. 胰岛B细胞明显减少

C. 遗传倾向　　　　D. 与自身免疫反应无关

E. 血中胰岛素水平明显降低

5. 下列不符合2型糖尿病的一项是（   ）

A. 多为中老年患者　　　　B. 血清中无胰岛细胞抗体

C. 血中胰岛素水平明显降低　D. 胰岛 B 细胞数目正常或轻度减少

E. 肥胖是其发病的重要因素

二、思考题及名词解释

1. 甲状腺腺瘤与结节性甲状腺肿的鉴别要点。

2. 糖尿病的病理变化与临床表现。

3. 甲状腺肿的病理变化与临床表现

4. 名词解释：非毒性甲状腺肿，弥漫性毒性甲状腺肿，糖尿病。

三、临床病例讨论

患者，女性，40岁，诉近来呼吸困难，颈前结节最近迅速增大，伴有疼痛来诊，体格检查见甲状腺弥漫性肿大，在肿大腺体两侧，可扪及多个结节，可随吞咽上下移动。术中可见结节境界清楚，但无完整包膜，切面可见出血、坏死、囊性变、钙化和瘢痕形成。光镜显示，以小滤泡为主，胶质储积，间质纤维组织增生。

讨论：

(1) 是什么原因引起该疾病的发生？如何发生？

(2) 引起甲状腺肿大的疾病有哪些？怎样进行鉴别？

（李维山）

第十三章 传 染 病

第一节 结核病
第二节 伤寒
第三节 细菌性痢疾
第四节 流行性脑脊髓膜炎
第五节 流行性乙型脑炎
第六节 性传播性疾病

思维导图

学习目标

知识目标
1. 掌握结核病的基本病变和转化规律;原发性肺结核的病变特点、继发性肺结核的病变特点和常见类型;伤寒、细菌性痢疾、流行性脑脊髓膜炎、流行性乙型脑炎的病理变化及临床病理联系;淋病、尖锐湿疣、梅毒、艾滋病的病理变化。
2. 熟悉肺外器官结核病病变部位及特点;伤寒、细菌性痢疾、流行性脑脊髓膜炎、流行性乙型脑炎的结局及并发症。
3. 了解传染病流行的基本环节;结核病、伤寒、细菌性痢疾、流行性脑脊髓膜炎、流行性乙型脑炎、性传播疾病的病因和发生机制。

能力目标
1. 能够解释各种传染病的传染特点、临床表现及并发症。
2. 能够运用所学知识,做好传染病的预防和控制。

素养目标
1. 培养团队合作精神及医患沟通意识。
2. 培养健康宣教意识。

传染病是由病原微生物经一定的传播途径进入易感机体所引起的具有传染性的疾病,在一定条件下可引起广泛流行。传染病在人群中的发生和流行必须具备三个基本环节,即传染源、传播途径和易感人群。病原体侵入人体,常有一定的传染途径和方式,并定位于一定的组织或器官。传染病曾在世界各地流行,严重危害人类的生命和健康。由于医学科学的发展,传染病的诊断和治疗有了很大进展,传染病的发病率和死亡率已不占主要地位。目前,我国疾病谱兼有发达国家和发展中国家的双重特征,有些传染病已经消灭或接近消灭,如天花、脊髓灰质炎等。有些已经控制的传染病,由于各种原因又死灰复燃,其发生率出现上升趋势,如结核病、梅毒、淋病等。同时,还出现一些新的传染病,如艾滋病等。本章仅介绍结核病、伤寒、细菌性痢疾、流行性脑脊髓膜炎、流行性乙型脑炎和常见的性传播疾病。

第一节 结核病

结核病(tuberculosis)是由结核杆菌引起的一种常见慢性传染病。全身各器官均可发生,但以肺结核最常见。其典型病理变化为结核结节形成伴不同程度的干酪样坏死。

一、病因和发病机制

1. **病因** 结核病的病原菌是结核杆菌,对人有致病作用的主要是人型,少数是牛型。结核杆菌无侵袭性酶,不产生内、外毒素,其致病因素与菌体所含的成分有关。菌体含有脂质、蛋白、多糖类三种成分。脂质:与结核菌的毒力和形成特征性病变有关;蛋白:具有抗原性,可使机体产生变态反应;多糖:作为半抗原参与免疫反应并引起局部中性粒细胞浸润。脂质与糖及蛋白质结合成为糖脂(索状因子)和糖肽脂(蜡质D)与结核菌的致病性关系密切。索状因子对组织和细胞有强烈的损伤作用;蜡质D不仅能引起宿主对结核杆菌产生剧烈的变态反应,还能抑制吞噬细胞的吞噬体与溶酶体融合,使结核杆菌能在吞噬细胞中长期生存;糖脂及糖肽脂类物质还能刺激T淋巴细胞和巨噬细胞增殖,形成典型的结核性肉芽肿病变及迟发型变态反应。

本病主要经呼吸道传染,也可经消化道感染(食入带菌的食物,包括含菌牛奶),少数经皮肤伤口感染。

2. **发病机制** 结核病的发生机制与感染细菌数量、毒力大小、机体免疫反应和变态反应有关。结核病的免疫反应和变态反应常同时发生或相伴出现。免疫反应的出现提示机体已获得免疫力,对病原菌有杀伤作用。这种免疫是以细胞免疫为主,即结核杆菌作用于T淋巴细胞使其致敏,致敏的淋巴细胞释放多种淋巴因子,激活巨噬细胞,杀灭病灶中的结核杆菌。然而变态反应除包含免疫力外,常同时伴随干酪样坏死,引起组织结构的破坏。因此,机体对结核病的病理变化决定于不同的反应。如免疫反应为主,结核杆菌被杀灭或抑制,则病灶局限,病情好转;如变态反应为主,则病变组织表现为渗出性变化和形态结构的破坏,甚至病情恶化进展。结核病的基本病变与机体免疫状态的关系如表1-13-1。

表1-13-1 结核病基本病变与机体的免疫状态

病变	免疫力	变态反应	菌量	毒力	病理特征
渗出为主	低	较强	多	强	浆液或浆液纤维素性炎
增生为主	较强	较弱	少	较低	结核结节
坏死为主	低	强	多	强	干酪样坏死

二、基本病理变化

1. **渗出性病变** 此种病变常出现于结核性炎症的早期或机体抵抗力低下、菌量多、毒力强或变态反应较强时。好发于浆膜、肺、脑膜等处。病变主要表现为浆液性或浆液纤维素性炎。早期有少量嗜中性粒细胞浸润,但很快由巨噬细胞取代,在渗出液及巨噬细胞内易查见结核杆菌。以渗出为主的病变不稳定,可完全吸收,也可转变为以增生为主的病变。当变态反应剧烈时,大量渗出性病变迅速坏死,转为以坏死为主的病变。

2. **增生性病变** 当细菌量少、毒力低、免疫力强时,发生以增生为主的病变,形成具有诊断价值的结核结节(tubercle),又称为结核性肉芽肿。

结核结节是在细胞免疫的基础上形成的。典型的结核结节中央为干酪样坏死,周围有大量上皮样细胞和一些朗格汉斯(Langhans)巨细胞,最外围有淋巴细胞聚集和少量反应性增生的成纤维细胞构成。上皮样细胞由吞噬有结核杆菌的巨噬细胞体积增大逐渐转变而来,呈梭形或多角形。胞质丰富,染淡伊红色,境界不清。多个上皮样细胞可互相融合形成朗格汉斯巨细胞,该细胞为多核巨细胞,体积大,胞质丰富,核的形态与上皮样细胞核相似,由十几个至几十个不等,常排列在细胞质周围,呈花环状、马蹄铁形或密集在胞体一端。在结核病时,这种上皮样细胞、朗格汉斯巨细胞加上外周致敏的T淋巴细胞和少量反应性增生的成纤维细胞等常聚集成结节状,构成结核性肉芽肿,又称为结核结节(图1-13-1)。当

微课:结核结节

微课:打赢"无核"之战

有较强的变态反应出现时,典型的结核结节中央可见干酪样坏死。单个结核结节小,肉眼和 X 线不易看到。几个结节融合成较大结节时,肉眼才能见到,为灰白色、粟粒大小、境界清楚的病灶。结节内干酪样坏死多时呈现淡黄色,可微隆起于器官表面。

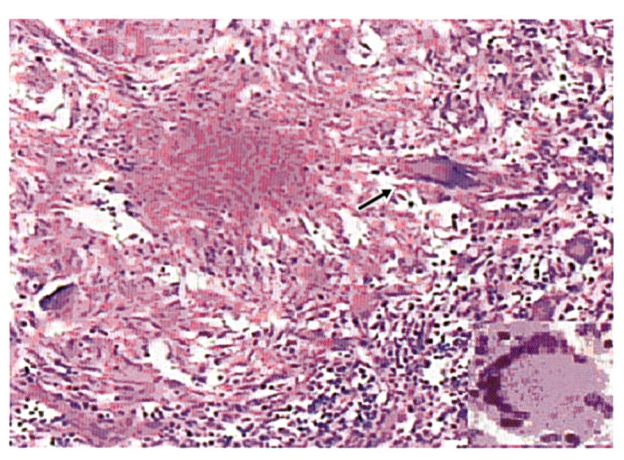

图 1-13-1　结核性肉芽肿(HE×100)

中央为干酪样坏死,周围可见朗格汉斯巨细胞(↑)

男,45 岁。6 个月前,出现胸闷、乏力、咳嗽。1 个月前,咳嗽加重,痰量明显增多,伴有血丝,3 天前发生咯血数十毫升,并出现畏寒、低热及胸痛。体格检查:体温 38.5℃,慢性病容,精神萎靡,消瘦;两肺可闻及湿性啰音,腹软,腹部触之柔韧。胸部 X 线检查示:肺部有大小不等的透亮区及结节状阴影。痰液检出抗酸杆菌。

该患者可能患有哪种疾病,说明其诊断依据?根据所学的病理学知识解释主要的临床症状。

1)上皮样细胞的来源是(　　)

　　A. 淋巴细胞　　　　B. 成纤维细胞　　　　C. 中性粒细胞

　　D. 巨噬细胞　　　　E. 上皮细胞

2)结核性肉芽肿内最基本的细胞成分是(　　)

　　A. 上皮样细胞　　　B. Langhans 巨细胞　　C. 成纤维细胞

　　D. 淋巴细胞　　　　E. 巨噬细胞

3. 变质性病变　当细菌量多、毒力强、机体免疫力低下或变态反应强烈时,上述以增生为主的或以渗出为主的病变均可发生干酪样坏死。结核坏死灶由于含脂质较多(脂质来自破坏的结核杆菌和脂肪变性的单核细胞),病变呈淡黄色、均匀细腻、质地较实,状似奶酪,故称为干酪样坏死。镜下为红染无结构的颗粒状物。干酪样坏死对结核病的病理诊断具有一定的意义。干酪样坏死物中大都含有一定量的病菌。坏死灶内含有多量抑制酶活性的物质,故坏死物可长期保存而不发生自溶、排出,也不易被吸收。但有时可因嗜中性粒细胞及巨噬细胞释放大量溶解酶,使干酪样坏死物发生软化和液化,形成半流体物质,随着液化,病菌大量繁殖,更进一步促进液化的发生。液化虽有利于干酪样坏死物的排出,但重要的是可成为病菌在体内蔓延扩散的有利条件,是结核病恶化进展的原因。

三、结核病的转归

1. 转向愈合 当机体抵抗力增强,细菌逐渐被控制或消灭时,病变转向愈合,主要通过下述方式。

(1) 吸收消散:是渗出性病变的主要愈合方式。渗出物通过淋巴管或血管吸收而使病灶缩小或完全消失。肺部X线检查可见原来边缘模糊的云絮状阴影病灶缩小或被分割成小片状阴影,甚至完全消失。临床上称为吸收好转期。小的结核性肉芽肿或干酪样坏死灶经积极治疗可吸收、消散或缩小。

(2) 纤维化、纤维包裹和钙化:结核结节和较小的干酪样坏死灶可经肉芽组织机化而愈合。较大的干酪样坏死灶难以被完全机化,则由病灶周围纤维组织增生包裹,其中干酪样坏死灶可逐渐干燥并有钙盐沉积发生钙化,但钙化灶内仍有少量细菌存活,如机体抵抗力下降,结核病变可以复发。肺部X线检查,纤维化病灶表现为边缘清楚的条索状阴影,钙化灶为密度较高、边缘清晰的阴影。临床上称为硬结钙化期。

2. 恶化进展 当机体抵抗力低下,细菌毒力强或治疗不及时,病变转向恶化进展,主要通过如下方式。

(1) 浸润进展:当疾病恶化时,在原有病灶的周围发生渗出性病变。其范围不断扩大,随之转为干酪样坏死,在此基础上周围又发生渗出和坏死。如此反复进行,病灶日渐扩大。X线检查为原有病灶周围出现模糊的絮状阴影。临床上称为浸润进展期。

(2) 溶解播散:病情恶化时,干酪样坏死可溶解液化,液化的坏死物内有大量结核杆菌,可通过自然管道排出,而在局部留下空洞。排出物可进一步发生播散(如肺的干酪样坏死液化后可通过支气管播散至同侧或对侧肺),形成新的病灶。X线检查空洞部位出现透亮区,空洞以外部位有深浅不一的阴影,即播散病灶,临床上称为溶解播散期。此外,液化灶内的结核杆菌也可通过淋巴管和血道播散到全身,引起血源性结核病,在各器官内形成多数结核病灶。

四、肺结核病

结核病中最常见的是肺结核病。由于机体初次感染和再次感染结核杆菌的反应性不同,肺结核病可分为原发性和继发性两类。

(一) 原发性肺结核病

机体第一次感染结核杆菌引起的肺结核病,称为原发性肺结核病(primary pulmonary tuberculosis),多见于儿童,又称为儿童型肺结核病。偶见于未感染过结核杆菌的青少年或成人。

1. 病理变化　原发性肺结核病的病理特征是原发复合征形成。结核杆菌随空气吸入肺泡后,最初在通气较好的上叶下部或下叶上部近胸膜处形成直径 1 cm 左右的灰白色炎性实变灶,称为原发病灶,病灶开始为渗出性病变,进而发生干酪样坏死。结核杆菌游离或被巨噬细胞吞噬,很快侵入淋巴管,循淋巴液到局部肺门淋巴结,引起相应结核性淋巴管炎和淋巴结炎,表现为淋巴结肿大和干酪样坏死。肺的原发病灶、结核性淋巴管炎和肺门淋巴结结核称为原发复合征。X 线呈哑铃状阴影。临床上症状和体征多不明显。

2. 转归

(1) 愈合:绝大多数的原发性肺结核因机体对结核杆菌的特异性免疫逐渐增强而吸收或愈合(纤维化、纤维包裹或钙化),故临床症状和体征多不明显,仅结核菌素试验为阳性。少数患儿病灶虽愈合,过了若干年后,残留病灶内的结核杆菌可繁殖、播散。

(2) 恶化:少数由于营养不良或同时患有其他传染病的患者,如麻疹、百日咳、肺炎等,肺内和肺门的病灶日益扩大,并通过淋巴道、血道和支气管播散(图 1-13-2)。

血道播散:肺内或淋巴结的病灶侵蚀血管壁,细菌直接进入血液或经淋巴液入血,发生血道播散,血道播散可引起以下结核病。① 全身粟粒型结核病:当大量结核杆菌在短时间内侵入肺静脉分支,经左心进入体循环,可播散到全身各器官如肺、肝、脾、肾等处,形成急性全身粟粒型结核病。病变特点是各器官内密布大小一致、分布均匀的灰白色粟粒大小结核病灶。镜下观察:为结核结节,也可为渗出、坏死性病变。临床上病情危重,可有高热、寒战等症状。X 线检查:两肺可见分布均匀、大小一致的粟粒状阴影。如结核菌少量多次进入体循环,粟粒型病变先后发生,则病灶大小新旧各异,称为慢性全身性粟粒型结核病。② 肺粟粒性结核病:又称为血型播散型肺结核病。急性患者常为全身粟粒型结核病的一部分,也可仅局限于肺内,后者是由大量结核杆菌经右心和肺动脉系统播散于两肺所致。病变表现与全身粟粒型结核病相同。③ 肺外器官结核病:如少量结核菌入血在肺外器官如骨、肠、肾等形成结核性病变。

淋巴道播散:肺门淋巴结结核病灶内的结核杆菌,可沿淋巴管播散至气管旁、纵隔、锁骨上下和颈部淋巴结,也可逆行至腹膜后、腋下、腹股沟等处淋巴结,引起淋巴

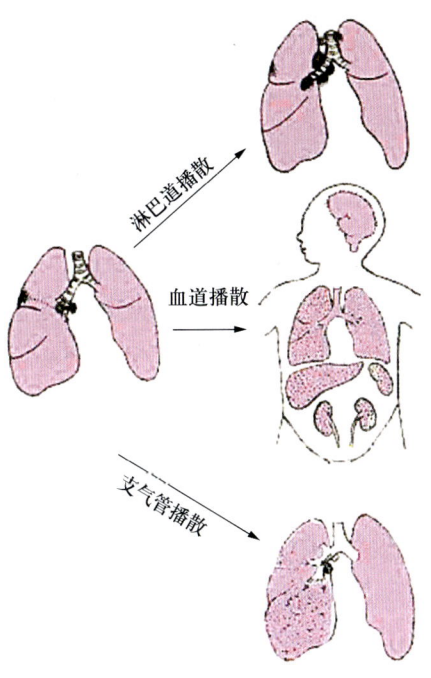

图 1-13-2　原发性肺结核播散模式图

结结核病。

支气管播散：肺内原发灶或肺门淋巴结的坏死病变，侵入附近支气管，结核杆菌可沿支气管播散到肺组织引起渗出性病变，可形成呈大叶或小叶性分布的干酪性肺炎。支气管播散在原发性肺结核病较少见。

（二）继发性肺结核病

机体再次感染结核杆菌而发生的肺结核病，称为继发性肺结核病（secondary pulmonary tuberculosis）。由于多见于成人，故又称为"成人型肺结核病"。其感染途径有两种：① 外源性再感染，即结核杆菌由外界再次入侵机体所致。② 内源性再感染，结核杆菌来自原发性肺结核的病灶。目前多认为内源性再感染为继发性肺结核病的主要原因。

继发性肺结核病的病变特点：① 早期病变多从肺尖部开始，这可能与人体直立时该处动脉压低，血流量与通气量较少，以致局部组织抵抗力较弱，细菌易于在此生长繁殖有关。② 由于变态反应，病变易发生干酪样坏死，具有一定的免疫力，病灶易局限于肺组织，主要通过支气管播散而很少发生淋巴道或血道播散。③ 病程较长，病变新旧交杂，病情时好时坏。

原发性和继发性肺结核病具有不同的特点（表 1-13-2）。

表 1-13-2 原发性和继发性肺结核病的比较

比较点	原发性肺结核病	继发性肺结核病
结核杆菌感染	第一次感染(外源性)	再次感染(内源性为主)
好发年龄	儿童	成人
特异性免疫力	弱	一般较强
病理特征	肺原发复合征	病变多样,新旧病灶并存,较局限
起始病灶	上叶下部、下叶上部近胸膜处	肺尖部
病变性质	以渗出和坏死为主	以肉芽肿形成和坏死为主
播散方式	淋巴道、血道播散为主	多为支气管播散
临床特点	无明显症状,病程短,急性经过,绝大多数痊愈	症状明显,病程长,发展缓慢,时好时坏

继发性肺结核病根据病变特点和临床经过可分为以下几种类型。

1. 局灶型肺结核 是继发性肺结核病的早期病变,通常位于右肺尖部,病灶可为单个或数个,直径为 0.5~1.0 cm,X 线示肺尖部有单个或多个境界清楚的结节状阴影。病变以增生为主,形成结核结节,中央可发生干酪样坏死。患者常无明显症状,多在做胸部 X 线透视时发现。多数患者的病灶可纤维化、包裹、钙化而痊愈。少数患者抵抗力降低时,可发展成浸润型肺结核。

2. 浸润型肺结核 是临床上最常见的活动性、继发性肺结核病。多由局灶型肺结核发展而来。病变多在肺尖或锁骨上下区,故又称为锁骨下浸润。病变以渗出为主,病灶中央有不同程度的干酪样坏死。X 线示锁骨下边缘模糊的絮状阴影,如病情进展,则阴影扩大,说明渗出范围加大。患者以青年为主,常有低热、盗汗、疲乏、咳嗽、食欲缺乏,有的出现咯血,痰中可检出病菌。

本型的转归视机体的免疫力强弱而异,一般经过治疗并适当休息后,多可吸收或部分吸收(吸收好转期),或转变为增生性病变,即纤维化、纤维包裹、钙化而痊愈(硬结钙化期)。如患者免疫力下降或治疗不及时,则渗出扩大、干酪样坏死大量出现(浸润进展期)。坏死物液化后经支气管排出,局部形成急性空洞,洞壁薄,坏死层中有大量病菌;液化坏死物经支气管播散,可引起干酪样肺炎(溶解播散期)。如靠近胸膜的急性空洞也可穿破脏胸膜引起自发性气胸;如有液化的干酪样坏死同时进入胸腔,则发生结核性脓气胸。急性空洞一般较小,经过适当治疗后,洞壁肉芽组织增生,填满洞腔而愈合;洞腔也可塌陷,最后形成瘢痕。若空洞经久不愈,则液化的干酪样坏死物继续不断地经支气管排出,肺内发生更多的播散病灶,按照播散的早晚,出现新旧不一的病变,发展为慢性纤维空洞型肺结核。

3. 慢性纤维空洞型肺结核 此型多在浸润型肺结核急性空洞的基础上经久不愈发展而来,病变特征如下。① 厚壁空洞形成(图 1-13-3)。多位于肺上叶,大小不

一、不规则。壁厚可达 1 cm 以上，镜下洞壁分为三层：内层为多少不等的干酪样坏死，其中有大量的结核杆菌；中层为结核性肉芽组织，外层为纤维结缔组织。② 空洞内的干酪样坏死液化物不断通过支气管在肺内播散，形成新旧不一、大小不等的病灶，部位越下病变越新鲜。③ 后期肺组织大量破坏，纤维组织广泛增生，可使肺缩小、变形、变硬，胸膜广泛增厚，与胸壁粘连，演变为结核性肺硬化。此时肺内血管明显减少，肺循环阻力增加，肺动脉压升高，使右心负荷增加，引起肺源性心脏病。

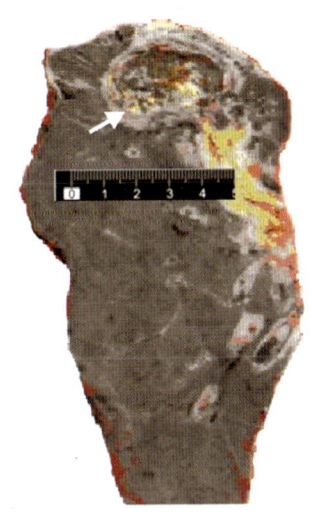

图 1-13-3　慢性纤维空洞型肺结核肺上叶厚壁空洞形成（↑）

男，56 岁。1 年前，出现咳嗽、低热、乏力等症状。近 1 周来，咳嗽加重，伴有咯血，数十毫升。胸部 X 线检查示：右肺上叶云絮状阴影，阴影内可见一直径约为 3.5 cm 的空洞。

该患者可能患有哪种疾病？在空洞形成过程中可能会出现哪些并发症？

1）临床上称为开放性肺结核的是（　　）

　A. 原发性肺结核　　　　B. 浸润性肺结核　　　　C. 局灶性肺结核

　D. 慢性纤维空洞性肺结核　　E. 结核球

2）关于慢性纤维空洞型肺结核的叙述，下列不正确的一项是（　　）

　A. 病变性质不同

　B. 为临床开放性肺结核

　C. 可形成传染源

　D. 临床中最常见的活动性肺结核

　E. 晚期可导致肺源性心脏病

病变空洞与支气管相通，成为结核病的传染源，故此型又称为开放性肺结核。如空洞壁的干酪样坏死侵蚀较大血管，可引起大咯血，患者可因吸入大量血液而窒息死亡。空洞突破胸膜可引起气胸或脓气胸。经常排出含菌痰液可引起喉结核。咽下含菌痰液可引起肠结核。

4. 干酪样肺炎　可由浸润型肺结核恶化而来或急性空洞内细菌经支气管播散所致。肉眼观察：肺叶肿大实变，切面黄色干酪样，坏死物液化排出后可有急性空洞形成。镜下观察：肺内广泛的干酪样坏死，周围肺泡腔内有大量浆液纤维素性渗出物，内含以巨噬细胞为主的炎细胞。根据病灶范围的大小分为小叶性和大叶性干酪性肺炎。此型结核病病情危重。

5. 结核球　又称为结核瘤（tuberculoma），是指孤立的有纤维包裹的境界分明的球形干酪样坏死灶（图1-13-4），直径2~5 cm。多为单个，也可多个，常位于肺上叶。结核球可由：① 浸润型肺结核的干酪样坏死灶发生纤维包裹而形成；② 结核空洞引流支气管阻塞后，空洞由干酪样坏死物质充填所致；③ 由多个结核病灶融合而成。本型为相对静止的病变，可保持多年而无进展，临床上多无症状。但也可恶化进展，形成空洞。结核球因有纤维包裹，抗结核药物不易发挥作用，并且X线检查需与肺癌鉴别，因此临床上多采取手术切除。

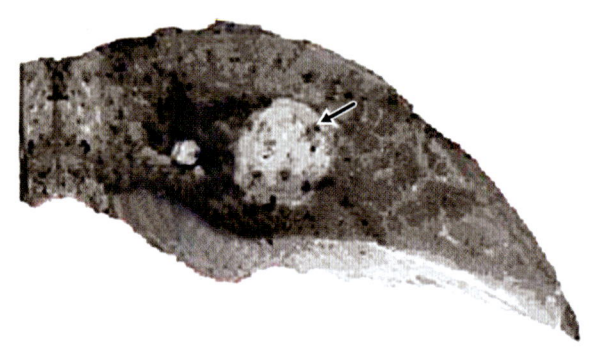

图1-13-4　肺结核球
肺内纤维包裹的球形干酪样坏死灶（↑）

男，45岁。咳嗽、咳痰伴有低热1年余。近1个月来，咳嗽加剧，胸痛。胸部X线检查示：右肺上叶一圆形，边缘清楚的高密度阴影，直径约3.5 cm。痰液检出抗酸杆菌。

该患者可能患有哪种疾病？球形病灶是如何形成的？

1）关于结核球的叙述，下列正确的一项是（　　）

A. 主要为增生性病变，形成许多结核结节

B. 可发生恶化形成空洞，沿支气管播散

C. 为一种开放性肺结核

D. 多出现明显的结核中毒症状和体征

E. 活动性肺结核

2）结核球是指（　　）

A. 直径小于2 cm的干酪样坏死灶

B. 境界分明的干酪样坏死灶

C. 孤立的境界不清楚的干酪样坏死灶

D. 纤维包裹的、多发的干酪样坏死灶

E. 直径 2~5 cm,有纤维包裹的、孤立的、境界分明的干酪样坏死灶

6. 结核性胸膜炎　结核性胸膜炎根据病变性质可分为干性和湿性两种,以湿性结核性胸膜炎为常见。

(1) 湿性结核性胸膜炎:又称为渗出性结核性胸膜炎,多见于青年人。病变主要为浆液纤维蛋白性炎,可引起血性胸腔积液。一般经适当治疗可吸收,如渗出物中纤维蛋白较多,则可机化而使胸膜增厚和粘连。

(2) 干性结核性胸膜炎:又称为增生性结核性胸膜炎,很少有胸腔积液。由肺膜下结核病灶直接蔓延至胸膜所致。常发生于肺尖,病变多为局限性,以增生性改变为主。一般通过纤维化而愈合,并使局部胸膜增厚、粘连。

五、肺外器官结核病

肺外器官均可发生结核病,但病变多数只限于一个器官内,常见于肠、腹膜、肾、生殖系、脑膜、骨与关节等脏器,多呈慢性经过。除淋巴结结核由淋巴道播散所致、消化道结核由咽下含菌的食物或痰液直接感染引起、皮肤结核可通过损伤的皮肤感染外,其他各器官的结核病多是原发性肺结核病经血道播散所形成的潜伏病灶进一步发展的结果。

(一) 肠结核病

肠结核病包括原发性和继发性肠结核病两型。前者很少见,常见于小儿,多因饮用含牛型结核杆菌的牛奶而引起。大多数肠结核病是继发性的,见于活动性肺结核病伴空洞形成的患者,因咽下大量含菌痰液所致。病变好发于回盲部。

1. 溃疡型　此型多见,是结核杆菌侵入肠壁淋巴组织,形成结核结节。后因结节融合扩大并发生干酪样坏死,坏死物脱落而形成溃疡。溃疡常为多个,边缘不整齐,底部附有干酪样坏死物,局部浆膜面常有纤维蛋白渗出和结核结节形成。因肠壁淋巴管呈环形分布,故肠结核溃疡多呈环形,其长轴与肠腔垂直。溃疡愈合后,常因瘢痕收缩而引起肠狭窄。临床上可有腹痛、腹泻、营养障碍和结核中毒症状。由于溃疡底部血管多发生闭塞,一般很少发生肠出血和穿孔。

2. 增生型　较少见。以肠壁大量结核性肉芽组织形成和纤维组织显著增生为其病变特征。肠壁高度肥厚,肠腔狭窄。黏膜面可有浅溃疡或息肉形成。临床上表现为慢性不完全低位肠梗阻。右下腹可触及肿块,故需与肠癌相鉴别。

（二）结核性腹膜炎

结核性腹膜炎（tuberculous peritonitis）多见于青少年，大多数继发于溃疡型肠结核、肠系膜淋巴结结核或输卵管结核。由腹膜外结核灶经血道播散至腹膜者少见。根据病理特征可分为湿型和干型，但常以混合型多见。其共同的特点为腹膜上密布无数结核结节。湿性结核性腹膜炎以大量结核性渗出引起腹水为特征。干性结核性腹膜炎可因大量纤维蛋白性渗出物机化而引起腹腔脏器的广泛粘连。

（三）结核性脑膜炎

结核性脑膜炎（tuberculous meningitis）多见于儿童。主要由结核菌经血道播散所致。在儿童往往是肺原发复合征血行播散的结果，故常为全身粟粒性结核病的一部分。在成人除肺结核病外，骨关节结核和泌尿生殖系统结核常是血源播散的根源。部分患者也可由于脑实质内的结核球液化溃破，大量病菌进入蛛网膜下腔引起。

病变以脑底最明显。在脑桥、脚间池、视神经交叉及大脑外侧裂等处之蛛网膜下腔内，有多量灰黄色混浊的胶冻样渗出物积聚。镜下，蛛网膜下腔内炎性渗出物主要由浆液、纤维蛋白、巨噬细胞和淋巴细胞组成，常有干酪样坏死，偶见典型的结核结节形成。病变严重者可累及脑皮质而引起脑膜脑炎。病程较长者则可发生闭塞性血管内膜炎，引起多发性脑软化，可出现偏瘫。渗出物机化后可使蛛网膜下腔阻塞，影响脑脊液循环，尤其是第四脑室正中孔和外侧阻塞，可引起脑积水。脑积水的小儿，脑室扩张，脑实质萎缩，出现痴呆症状；因脑积水、颅内压增高引起头痛、喷射状呕吐。脑脊液内可查到结核杆菌。

（四）肾结核病

肾结核病（tuberculosis of the kidney）多由原发性肺结核血行播散所致，最常见于20～40岁男性。多累及单侧，双侧者约为10%。

病变大多起于皮质和髓质交界处或肾乳头内，由初期的结核性肉芽肿发展为干酪样坏死，一方面向皮质扩展，另一方面坏死物破入肾盂，形成空洞，空洞内壁有灰白色或灰黄色干酪样坏死物附着，随着干酪样坏死扩大，肾组织广泛破坏，肾内可有多数空洞形成，最后可使肾仅剩一空壳，肾功能丧失。由于干酪样坏死物大量从尿液中排出，尿液中多有大量结核杆菌，致使输尿管、膀胱相继受累，也可逆行至对侧输尿管和肾。因输尿管黏膜破坏，纤维组织增生，导致管腔狭窄，甚至阻塞。

临床上由于肾实质破坏，患者可有血尿、蛋白尿，尿中可查到结核杆菌。此外，还可有尿频、尿急和尿痛等膀胱刺激症状。

(五) 骨与关节结核病

多由血源性播散所致。多见于儿童和青少年，因骨发育旺盛时期骨内血管丰富，感染机会较多。

1. 骨结核病　骨结核病多侵犯脊椎骨、指骨及长骨骨骺（股骨下端和胫骨上端）等处。病变常由松质骨内的小结核病灶开始，以后可发展为干酪样坏死型或增生型。

（1）干酪样坏死型：较多见，可见明显干酪样坏死和死骨形成。病变常累及周围软组织，引起干酪样坏死和结核性肉芽组织形成。坏死物液化后在骨旁形成结核性脓肿，由于局部并无红、热、痛，故又称为"冷脓肿"。病变穿破皮肤可形成经久不愈的窦道。

（2）增生型：较少见，主要形成结核性肉芽组织，病灶内骨小梁渐被侵蚀、吸收和消失，但无明显的干酪样坏死和死骨形成。

脊椎结核是骨结核中最常见者，多侵犯第10胸椎至第2腰椎。病变始于椎体，常发生干酪样坏死，病变进展可破坏椎间盘和邻近椎体。由于病变锥体不能负重而塌陷呈楔形，造成脊柱后凸畸形（驼背），可压迫脊髓引起截瘫。若坏死物穿破骨皮质，可侵犯周围软组织在脊柱两侧形成"冷脓肿"，或沿筋膜间隙向下流注，在腰大肌鞘膜下、腹股沟韧带下等处形成"冷脓肿"。

2. 关节结核病　关节结核病多发生于髋、膝、踝、肘等关节。多由骨结核直接蔓延所致。病变常始于骨骺或干骺端，发生干酪样坏死。当病变进展侵入关节软骨和滑膜时则成为关节结核。关节滑膜内有结核性肉芽组织形成，关节腔内有浆液、纤维素性渗出物。

干酪样坏死穿破软组织及皮肤时，可形成经久不愈的窦道。病变后，由于关节腔内纤维组织增生，致使关节强直而失去运动功能。

(六) 淋巴结结核病

淋巴结结核病（tuberculosis of the lymph node）多由肺门淋巴结结核沿淋巴道播散，也可来自口腔、咽喉部的结核感染灶。淋巴结结核病多见于儿童和青年，以颈部、支气管和肠系膜淋巴结，尤以颈部淋巴结结核（俗称瘰疬）最为常见。淋巴结常逐渐肿大，最初各淋巴结尚能分离，当炎症累及淋巴结周围组织时，则淋巴结彼此粘连，形成较大的包块。颈淋巴结结核干酪样坏死物液化后可穿破皮肤，形成经久不愈的窦道。

第二节　伤寒

伤寒（typhoid fever）是由伤寒杆菌引起的急性传染病，病变特点是全身单核-吞噬细胞系统的巨噬细胞增生，尤以回肠末端淋巴组织的病变最为显著。临床上主要表现为持续高热、相对缓脉、脾大、皮肤玫瑰疹和血中白细胞减少等。多见于儿童及青壮年。病后可获得稳固免疫力，很少再感染。

一、病因和发病机制

1. 病因　伤寒杆菌属沙门菌属中的 D 族，革兰染色阴性。其菌体"O"抗原、鞭毛"H"抗原及表面"Vi"抗原都能使人体产生相应抗体，尤以"O"及"H"抗原性较强，故可用血清凝集试验肥达反应来测定血清中抗体的增高，可作为临床诊断伤寒的依据之一。伤寒菌不产生外毒素，但菌体裂解时释放的内毒素具有很强的致病性，是病菌致病的主要因素。

伤寒患者和带菌者是本病的传染源。由含菌的排泄物（粪、尿等）污染食物和饮用水等，经口入消化道传播。苍蝇可作为传播本病的媒介。全年均可发病，但以夏秋两季最多。

2. 发病机制　正常情况下，伤寒杆菌随污染的饮水或食物进入胃内即可被胃酸杀灭。当机体抵抗力低下或入侵病菌多时，可经胃进入小肠。细菌穿过小肠黏膜上皮细胞侵入肠壁的淋巴组织，特别是回肠下段的集合淋巴小结和孤立淋巴小结，沿淋巴管至肠系膜淋巴结。在这些淋巴组织内，病菌被巨噬细胞吞噬，并在其中生长繁殖。同时，又可经胸导管进入血流形成一过性菌血症。血液中的细菌很快被全身单核吞噬细胞系统如肝、脾、骨髓和淋巴结中的巨噬细胞吞噬，并进一步在其中大量繁殖。这段时间内患者无明显临床症状，故称为潜伏期，约 10 天。当细菌及其释放的内毒素由单核巨噬细胞系统再次进入血液而引起败血症时，全身出现中毒症状和各器官的病理改变，回肠下段淋巴组织明显增生肿胀。此时相当于发病的第 1 周，血液细菌培养阳性率高。在发病的第 2~3 周，伤寒杆菌在胆囊内繁殖达到一定数量，可再次进入回肠，使已致敏的肠黏膜淋巴组织坏死、脱落而形成溃疡。细菌随脱落的坏死组织经粪便排出体外，此时粪便细菌培养呈阳性。随着免疫力的逐渐增强，血中抗体滴度升高，一般在发病第 2 周以后呈现肥达反应阳性。随后血液和脏器内的细菌逐渐被吞噬消灭，中毒症状逐渐减轻、消失，病程 4~5 周。

二、病理变化和病理临床联系

伤寒主要病变特点是全身单核巨噬细胞增生，包括肠道淋巴组织、肠系膜淋巴结、肝、脾和骨髓等的巨噬细胞增生。增生的巨噬细胞吞噬伤寒杆菌、红细胞和细胞碎片，而吞噬红细胞的作用尤为明显，这种巨噬细胞称为伤寒细胞，伤寒细胞常聚集成团,称为伤寒肉芽肿或伤寒结节,是伤寒的特征性病变,具有病理诊断价值。

(一)肠道病变

伤寒肠道病变以回肠下段集合和孤立淋巴小结的病变最为常见和明显。按病变发展过程分为四期,每期大约持续1周。

1. 髓样肿胀期　起病第1周由于巨噬细胞大量增生和伤寒肉芽肿形成(图1-13-5),使回肠下段淋巴组织肿胀,隆起于黏膜表面,色灰红,质软。隆起组织表面形似脑的沟回,以集合淋巴小结最为典型。

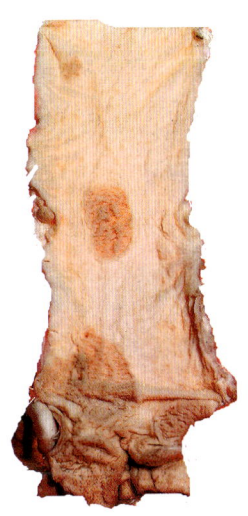

图1-13-5　伤寒肠道病变(髓样肿胀期)

男,25岁。持续高热和腹泻8天,大便每天5~6次,偶有黏液,右下腹隐痛,伴食欲减退、恶心、呕吐。体格检查:体温39.0℃,心率65次/分,肝右肋下2 cm,脾左肋下1 cm;前胸部可见数个粟粒大小,压之褪色的红色斑丘疹。血常规检查:白细胞未见升高,中性粒细胞0.7,淋巴细胞0.3。粪便检查:稍许白细胞及脓细胞,培养无致病菌。肥达反应:1∶160。

该患者最可能的病理诊断是什么,并说明其诊断依据?该疾病的病变特点与肠结核的病变特点有何不同?

1)不符合伤寒病肠道病变特点的是(　　)

A. 好发于回肠末端

B. 髓样肿胀期以集合淋巴小结病变最为显著

C. 溃疡期严重者可引起肠穿孔或出血

D. 病变愈合后不会再次复发

E. 不累及肠系膜淋巴结

2）伤寒肉芽肿的主要成分是（   ）

A. 淋巴细胞　　　　B. 浆细胞　　　　　C. 巨噬细胞

D. 成纤维细胞　　　E. 上皮样细胞

2. 坏死期　发生于起病第2周，由于肠壁内淋巴组织明显增生，使局部组织因血管受压而缺血，加上致敏淋巴组织对细菌及毒素的强烈过敏反应而造成淋巴组织中心部发生多数小灶性坏死。

3. 溃疡期　一般发生于起病第3周，坏死组织崩解、脱落，形成溃疡。溃疡边缘稍隆起，底部高低不平，呈圆形和椭圆形，其长轴与肠的长轴平行，溃疡一般深达黏膜下层，严重者可深达肌层或浆膜层，引起肠穿孔，如侵犯血管可引起肠出血。

4. 愈合期　相当于发病的第4周。溃疡处肉芽组织增生将其填平，溃疡边缘的上皮再生覆盖而愈合。由于病灶的长径与肠管纵轴相平行，故不引起肠狭窄。

由于菌血症和毒血症，体温呈阶梯状上升，可出现玫瑰疹、相对脉缓、肝脾大和神经系统症状等。肥达反应阳性。第1周血培养伤寒杆菌阳性率高。粪便培养伤寒杆菌在病程第2周起阳性率逐渐增高。由于肠道病变，患者出现食欲减退、腹胀、便秘或腹泻。由于临床早期使用有效的抗生素，目前临床上很难见到以上4期典型病变。

（二）其他病变

肠系膜淋巴结、肝、脾因巨噬细胞增生、伤寒肉芽肿形成而增大。骨髓内巨噬细胞增生和细菌毒素作用，致使白细胞减少。心肌纤维水肿，甚至坏死，出现中毒性心肌炎，可出现相对脉缓。患者胆囊可无明显病变，但伤寒杆菌极易在胆汁内繁殖，有的患者临床痊愈后仍有细菌经肠道排出，是伤寒的重要传染源。

三、结局和并发症

伤寒如无并发症，一般经过4~5周可痊愈，病后可获得稳定免疫力。机体抵抗力低下可出现并发症，严重的毒血症、肠出血和肠穿孔是本病重要的死亡原因。

1. 肠出血　多发生在溃疡期，肠出血严重者可引起出血性休克。

2. 肠穿孔　是伤寒最严重的并发症，多见于溃疡期。穿孔多为一个，有时也可为多个，穿孔后常引起弥漫性腹膜炎。

3. 支气管肺炎　以小儿多见，常因机体抵抗力下降、继发肺炎球菌和其他上呼吸道细菌感染所致。少数患者也可由伤寒杆菌直接引起。

第三节 细菌性痢疾

细菌性痢疾（bacillary dysentery）简称菌痢，是由痢疾杆菌引起的一种假膜性肠炎。病变多局限于结肠，以大量纤维蛋白渗出形成假膜为特征，假膜脱落伴有不规则浅表溃疡形成。临床主要表现为腹痛、腹泻、里急后重、黏液脓血便。全年均可发病，但以夏秋季多见。多为散发性，有时也可引起流行。儿童发病率较高，成年人较少见。

一、病因和发病机制

痢疾杆菌为革兰阴性短杆菌。按抗原结构和生化反应可分为志贺、福氏、鲍氏和宋内四种。各种痢疾杆菌均能释放内毒素。志贺菌尚可产生强烈外毒素。我国最常见的致病菌为福氏和宋内痢疾杆菌。细菌性痢疾患者和带菌者是本病的传染源。苍蝇是重要的传染媒介。病原菌随粪便排出，直接或间接污染水源、食物、餐具、日常生活用品和手等。经口传染给健康人群。食物和饮水的污染可引起大流行。

痢疾杆菌进入消化道后，大部分被胃酸杀灭。少数未被杀灭的病菌进入肠道，通过肠道的防御功能，肠黏膜上皮分泌的特异性抗体的排斥作用，使其不能侵袭肠黏膜而发病。当人体全身或局部抵抗力降低时（过度疲劳、暴饮暴食、胃酸缺乏），进入肠道的痢疾杆菌可侵入肠黏膜，并在其中繁殖，释放毒素，引起肠壁急性炎症和全身毒血症反应。

二、病理变化和病理临床联系

病变主要累及结肠，尤其是直肠和乙状结肠。病理特点是结肠黏膜的假膜性炎。根据肠道病变特征、全身变化和临床经过，细菌性痢疾可分为3种类型。

（一）急性细菌性痢疾

病变初期呈急性卡他性炎，表现为黏膜充血水肿、黏液分泌亢进，中性粒细胞浸润，可有点状出血。随病变发展形成本病特征性的假膜性炎。肠黏膜表层坏死脱落，并有大量纤维蛋白渗出，坏死组织与纤维蛋白、红细胞、嗜中性粒细胞凝集成灰白色假膜。如出血严重或被胆色素浸染时，假膜则分别呈暗褐色或灰绿色。大约发病1周，假膜溶解脱落，形成大小不等，形状不一的"地图状"浅表性溃疡。很少累及黏膜肌层,病变严重者可融合形成大溃疡,并可深达肌层。当溃疡趋向愈合时,黏膜上皮再生修复,不形成明显瘢痕,很少引起肠狭窄。

患者可出现发热、头痛、乏力、食欲减退和白细胞增高等全身中毒症状。由于病变肠管蠕动亢进,引起阵发性腹痛和腹泻。炎症刺激直肠壁内的神经末梢和肛门括约肌,导致里急后重和频繁排便。最初排出黏液稀便,由于假膜脱落形成溃疡则转为黏液脓血便。排便次数多,粪便量少。

急性细菌性痢疾病程一般为1~2周,经治疗大多数痊愈,少数可转为慢性。

(二) 慢性细菌性痢疾

多由急性菌痢转变而来,病程持续在2个月以上者称为慢性菌痢。肠道病变此起彼伏,新旧并存,原有溃疡尚未愈合,新溃疡又形成。慢性溃疡较急性溃疡深,可达肌层,其边缘的黏膜常过度增生并形成息肉。由于肠壁反复损伤,修复的肉芽组织和纤维瘢痕形成,使肠壁呈不规则增厚、变硬,甚至引起肠狭窄。

临床出现腹痛、腹胀、腹泻,或腹泻与便秘交替。慢性菌痢急性发作时肠道炎症加剧,可出现急性菌痢的症状。少数患者可无明显临床表现,但粪便痢疾杆菌培养持续阳性,成为慢性带菌者,是本病的重要传染源。

(三) 中毒性细菌性痢疾

本型特征是起病急骤,肠道病变和症状常不明显,仅表现为淋巴滤泡增生。但全身中毒症状严重,发病后数小时即出现中毒性休克或呼吸衰竭。多见于2~7岁儿童,常由毒力较低的福氏或宋氏痢疾杆菌引起。毒力强的志贺杆菌反而少见。其发病机制尚不清楚,可能与特异性体质对细菌毒素发生强烈的过敏反应有关。

临床上常无明显的腹痛、腹泻和黏液脓血便;但全身中毒症状严重,表现为高热、惊厥、昏迷,以及呼吸衰竭和循环衰竭等症状。

第四节 流行性脑脊髓膜炎

流行性脑脊髓膜炎(epidemic cerebrospinal meningitis)是由脑膜炎球菌引起的急性化脓性脑脊髓膜炎,简称流脑。常流行于冬春季,又称为流行性脑膜炎。多见于儿童及青少年。临床上可出现发热、头痛、呕吐、皮肤瘀点(斑),脑膜刺激症状,部分患者可出现中毒性休克。

一、病因和发病机制

脑膜炎球菌具有荚膜,能抵抗体内白细胞的吞噬作用,并能产生内毒素,可引起小血管或毛细血管的出血、坏死,致使皮肤、黏膜出现瘀点、瘀斑。

该致病菌存在于患者和带菌者的鼻咽部,借飞沫经呼吸道传染。细菌进入上呼吸道后,大多数人只引起局部炎症,成为带菌者。仅少部分机体抵抗力低下时,细菌可从上呼吸道黏膜侵入血流,并在血中繁殖,引起菌血症或败血症,再随血流到达脑脊髓膜,引起软脑膜化脓性炎症。

二、病理变化

肉眼观察:脑脊髓膜血管高度扩张充血,蛛网膜下腔充满灰黄色脓性渗出物,覆盖脑回、脑沟而变得界线不清。严重者由于脓性渗出物的阻塞,脑脊液循环障碍,可引起脑室不同程度扩张。

镜下观察:软脑膜血管高度扩张充血,蛛网膜下腔增宽,其中有大量中性粒细胞、纤维蛋白和少量单核细胞、淋巴细胞渗出(图 1-13-6)。经革兰染色,在炎细胞内外可找到致病菌。脑实质一般不受累。病变严重者可累及动、静脉管壁而发生脉管炎和血栓形成,引起脑实质坏死。

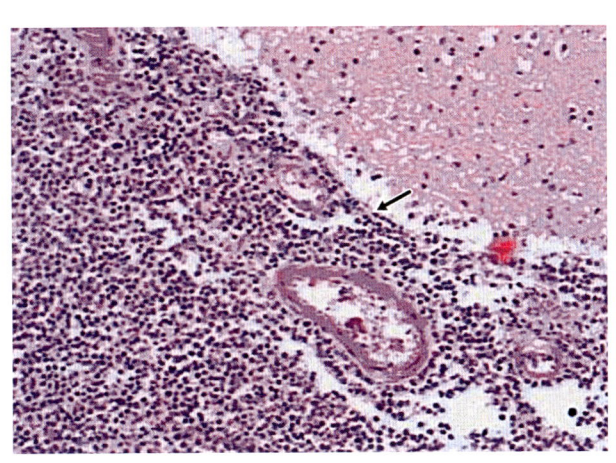

图 1-13-6 流行性脑脊髓膜炎(HE×200)
蛛网膜下腔增宽,大量中性粒细胞渗出(↑)

男,18 岁。发热伴明显头痛、呕吐 3 天,意识不清 4 小时。体格检查:体温 39.8℃,心率 120 次/分,血压 135/80 mmHg,意识不清、烦躁,全身皮肤出现瘀点和瘀斑,颈项强直,凯尔尼格(Kernig)征(+)。血常规检查:白细胞计数 $20×10^9$/L。脑脊液检查:混浊,白细胞计数 $2.5 \times 10^9/L$,其中中性粒细胞占 0.95,查见 G^+ 细菌。

该患者最可能的病理诊断是什么,其主要病变特点是什么?

1) 流行性脑脊髓膜炎的病变性质是(　　)

A. 浆液性炎　　　　　　B. 出血性炎　　　　　　C. 脓肿
D. 表面化脓　　　　　　E. 蜂窝织炎

2) 流行性脑脊髓膜炎的特征性病变是(　　)

A. 硬脑膜嗜中性粒细胞浸润　B. 蛛网膜下腔有大量单核细胞
C. 脑实质内软化灶形成　　　D. 蛛网膜下腔有大量中性粒细胞渗出
E. 硬脑膜有大量单核细胞浸润

三、病理临床联系

1. **败血症** 临床表现为寒战、高热、皮肤和黏膜瘀点、瘀斑,这是由于皮肤细动脉或毛细血管的细菌栓塞以及毒素对血管壁的损伤所致。通过瘀点的血液直接涂片检查,常可查到脑膜炎球菌。

2. **脑膜刺激征** 临床表现为颈项强直和凯尔尼格(屈髋伸膝)征阳性。颈项强直现象的出现,是由于炎症累及脊髓神经根周围的蛛网膜及软膜,致使神经根在通过椎间孔处受压,当颈部或背部肌肉运动时可引起疼痛,故颈部和腰背部肌肉发生保护性痉挛,使颈部强直,头略向后仰,脊柱向后弯曲,形成"角弓反张"的体征。凯尔尼格征阳性,是由于坐骨神经受到牵引时,使腰神经根受到刺激所致。

3. **颅内压升高** 临床表现为头痛,喷射性呕吐,小儿前囟饱满等。这是由于脑膜血管充血,蛛网膜下腔渗出物堆积,蛛网膜颗粒因脓性渗出物阻塞而影响脑脊液吸收所致,如伴有脑水肿,则颅内压升高更显著。

4. **脑脊液变化** 脑脊液检查压力增高,混浊不清,蛋白增多,糖量减少,大量脓细胞存在。脑脊液涂片和细菌培养可找到脑膜炎球菌。脑脊液检查是本病诊断的一个重要依据。

四、结局和并发症

大多数患者及时治疗和应用抗生素都能痊愈,其病死率已降到5%以下。如治疗不当,病变可由急性转为慢性,并可发生以下后遗症。

1. **脑积水** 由于蛛网膜下腔渗出物的机化,致脑膜粘连,脑脊液循环障碍所致。
2. **脑神经受损** 如耳聋、视力障碍、斜视及面神经麻痹等。
3. **脑梗死** 脑底部动脉炎所致的阻塞性病变而引起相应部位的脑缺血性梗死。

第五节 流行性乙型脑炎

流行性乙型脑炎（epidemic encephalitis B）简称乙脑，是由乙型脑炎病毒引起的以脑实质炎症为主要病变的中枢神经系统急性传染病，多在夏秋季流行。起病急，发展快，病情重，死亡率高。临床主要表现为高热、抽搐、嗜睡、昏迷等。儿童发病率较成人高，尤其以10岁以下儿童多见。

一、病因和发病机制

乙型脑炎病毒为嗜神经RNA病毒。传播媒介为蚊，在我国主要是三节吻库蚊。在牛、马、猪等家畜中隐性感染率甚高，一般仅出现病毒血症，成为人类乙型脑炎的传染源和贮存宿主。如蚊虫、带病毒的家畜，然后又叮咬人，引起感染。病毒侵入人体，先在局部血管的内皮细胞中及全身单核-吞噬细胞系统繁殖。然后侵入血流引起短暂性的病毒血症。若机体免疫功能强，血-脑屏障正常，病毒则不易进入脑组织致病，仅成为隐性感染。但在免疫功能低下，血-脑屏障功能不健全时，病毒则可侵入中枢神经系统致病。

二、病理变化

病变主要发生在脑脊髓实质，可累及整个中枢神经系统，以大脑皮质、基底核、视丘最为严重，小脑皮质、脑桥及延髓次之；脊髓病变最轻。

1. 肉眼观察　脑内血管扩张充血，组织水肿，切面见皮质深层、基底核、视丘等处有粟粒大小、半透明状、界限清楚、呈弥漫或灶性分布的软化灶。

2. 镜下观察　可出现以下几种特征性病变。

（1）淋巴细胞袖套反应：脑内血管明显扩张充血，血管周围间隙增宽，脑组织水肿，灶性炎症细胞浸润多以变性坏死的神经元为中心，形成以淋巴细胞为主的炎细胞浸润，围绕血管周围间隙呈袖套状（图1-13-7）。脑组织水肿，有时可见斑状出血。

（2）神经细胞变性、坏死：由于病毒在神经细胞内生长繁殖并破坏其功能及结构，表现为神经细胞肿胀，尼氏小体消失，胞质中出现空泡、核偏位等。严重时神经细胞可发生核固缩、溶解、消失。在变性、坏死的神经细胞周围，常有增生的少突胶质细胞围绕，称为神经细胞卫星现象。小胶质细胞、中性粒细胞侵入神经细胞内，称为噬神经细胞现象。

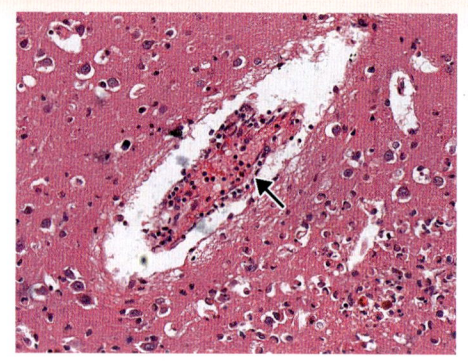

图 1-13-7 流行性乙型脑炎(HE×200)

镜下可见血管周围间隙增宽,形成淋巴细胞袖套反应(↑)

（3）软化灶形成：灶性神经组织的坏死、液化而形成疏松网状结构称为筛状软化灶。其形状往往呈圆形或卵圆形,边界清楚(图 1-13-8)。

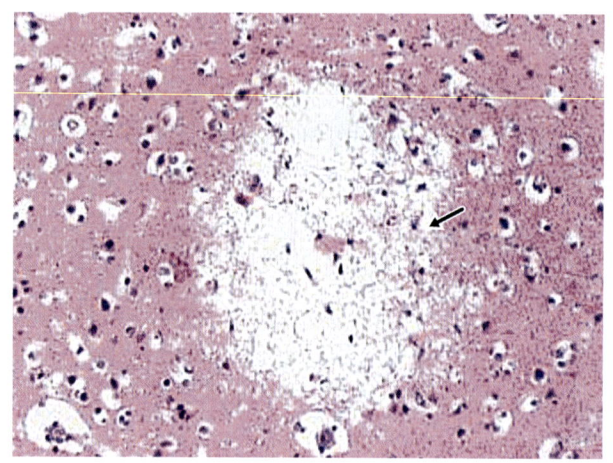

图 1-13-8 流行性乙型脑炎(HE×200)

脑实质内可见筛状软化灶(↑)

患儿,女,5 岁。畏寒、高热、头痛、呕吐 2 天,昏迷 3 小时。体格检查：呈昏迷状,体温 40.0℃,脉搏 128 次/分,呼吸短促,瞳孔散大,对光反射消失,颈项强直、凯尔格尼征(+)。脑脊液检查:白细胞计数 $0.09×10^9/L$,其中淋巴细胞占 0.9,蛋白(-),细菌(-)。

该患者可能患有何种疾病,其诊断依据是什么？如何与流行性脑脊髓膜炎鉴别？

1）流行性乙型脑炎的主要病变部位是（ ）

A. 脑桥 B. 神经节 C. 大脑皮质

D. 小脑皮质 E. 延脑

2）下列哪一项不属于流行性乙型脑炎的病变特点（ ）

A. 神经细胞变性坏死 B. 血管周围淋巴细胞浸润及血管套形成

C. 蛛网膜下腔积脓 D. 小胶质细胞结节形成

E. 筛网状软化灶形成

(4) 神经胶质细胞增生:主要是小胶质细胞增生。如果增生的胶质细胞聚集成团,则形成胶质细胞结节。这一现象多见于坏死崩解的神经细胞周围或小血管周围。

三、病理临床联系

乙型脑炎时,由于神经细胞广泛受累,患者常出现嗜睡、昏迷等意识障碍。由于脑内血管扩张充血,血管壁通透性增高,引起脑水肿和颅内压升高,患者常出现头痛、呕吐。严重的颅内压升高可形成脑疝。小脑扁桃体疝时,由于延髓呼吸中枢和心血管中枢受挤压,可引起呼吸、循环衰竭,甚至死亡。脑膜刺激症状较轻。实验室检查可见脑脊液透明或微混浊,细胞数轻度增加,以淋巴细胞为主。

四、结局和并发症

乙脑患者经过治疗,大多数在急性期后痊愈。部分患者由于病变较重,可出现痴呆、言语障碍、肢体瘫痪等,这些表现经数月之后多能恢复正常,少数严重患者不能恢复可留下后遗症。

第六节 性传播性疾病

性传播性疾病(sexually transmitted disease,STD)是指通过性接触而传播的一类疾病,传统的性病只包括梅毒、淋病、软下疳、性病性淋巴肉芽肿和腹股沟淋巴肉芽肿。目前这类疾病已达20余种。本节仅叙述淋病、尖锐湿疣、梅毒和艾滋病。

一、淋病

淋病(gonorrhea)是由淋球菌引起的一种常见的性传播疾病,主要病变为泌尿生殖器官化脓性炎症。多发生于15~30岁年龄段,以20~24岁最常见。成人几乎全部通过性交而传染,儿童可通过接触患者用过的衣、物等传染。临床上以尿痛、尿道口溢脓为主要表现。男女均可患病。

(一) 病因和发病机制

淋病的病原菌是淋球菌,患者及隐性感染者是本病传染源。

淋球菌对柱状上皮和移行上皮有特别的亲和力,因此主要侵犯泌尿生殖系统。

淋球菌侵入泌尿生殖道上皮包括黏附和侵入两个步骤。这个过程与淋球菌细胞壁成分有关。另外，淋球菌分泌的 IgA 蛋白酶、内毒素和抑制嗜中性粒细胞作用和抑制补体作用的某些膜蛋白也与细菌的毒力和致病性有关。本病主要通过性交直接传染，也可能经污染用具而发生间接感染。新生儿在分娩过程中可经阴道感染而引发淋球菌眼炎。

（二）病理变化和病理临床联系

淋球菌主要侵犯泌尿生殖系统，引起化脓性病变。感染一般开始于男性的前尿道、女性尿道与子宫颈，以后上行扩散，导致泌尿、生殖系统各器官的病变。男性淋病主要表现为急性尿道炎，尿道外口充血、水肿，有脓性分泌物流出。脓性分泌物涂片，以革兰染色，镜下在嗜中性粒细胞内查到淋球菌是诊断本病的主要依据。若急性淋病治疗不彻底，反复发作，可转变为慢性尿道炎。女性病变常累及尿道、尿道旁腺、子宫颈、子宫内膜、输卵管和卵巢，严重时病变可扩展至盆腔。患者尿道口、尿道旁腺以及前庭大腺开口处红肿，并有脓性分泌物，白带增多，下肢疼痛等。

二、尖锐湿疣

尖锐湿疣（condyloma acuminatum）是由人乳头状瘤病毒引起的良性增生性疣状疾病，主要因性接触传染，故又称为性病疣，多见于20~40岁的青壮年，老年人和小儿亦有发生。近年来，尖锐湿疣在我国发病率剧增。尖锐湿疣好发于潮湿温暖的黏膜和皮肤交界的部位。男性常见于阴茎冠状沟、龟头、系带、尿道口或肛门附近。女性多见于阴蒂、阴唇、会阴部及肛周。少数可发生于身体的其他部位如腋窝等。尖锐湿疣主要通过性接触传播，也可以通过非性接触的间接感染而致病。本病潜伏通常为3个月，好发于外阴。

肉眼观察：初起形成散在小而尖的乳头，逐渐增大、增多，表面凸凹不平，可互相融合形成鸡冠状或菜花状团块，质较软，湿润，呈粉红色、暗红色或污灰色，顶端可因细菌感染而溃烂，根部有蒂，触之易出血。

镜下观察：上皮增生呈乳头状结构，典型者为细长的尖乳头，表面覆盖鳞状上皮，几乎全为角化不全细胞。棘细胞明显增生，伴上皮钉突增厚延长。在棘细胞层或上部可见多少不等的空晕或挖空细胞。表皮浅层空晕细胞出现有助诊断。真皮层可见毛细血管及淋巴管扩张，大量慢性炎症细胞浸润。

三、梅毒

梅毒（syphilis）是由梅毒螺旋体感染引起的一种慢性性传播疾病。早期病变主要累及皮肤和黏膜,晚期则累及全身各脏器,特别是心血管和中枢神经系统。病程具有长期性和潜隐性,故临床表现复杂多样。

(一) 病因和发病机制

梅毒的病原体是梅毒螺旋体,体外活力低,不易生存。对理化因素的抵抗力极弱,对四环素、青霉素、汞、砷、铋剂敏感。梅毒患者为唯一的传染源。按其传染途径分为两种:① 后天性梅毒,95%以上主要通过性交传染,偶可因输入梅毒患者血液或因接触病变部位不慎感染。② 先天性梅毒,是由孕妇血中的梅毒螺旋体经胎盘使胎儿感染。

机体感染梅毒后随着抗体产生,机体对螺旋体免疫力增强,病变部位的螺旋体数量减少,以致早期梅毒有不治而愈的倾向。感染后第6周血清出现梅毒螺旋体的特异性抗体及反应素,有血清诊断的价值。不治疗或治疗不彻底者螺旋体常难以完全消灭,导致梅毒复发,是晚期梅毒发生的原因。少数人感染了梅毒螺旋体后在体内可终身隐伏(血清反应阳性,而无症状和体征),称为隐性梅毒。

(二) 基本病理变化

1. 闭塞性动脉内膜炎和小血管周围炎　闭塞性动脉内膜炎指小动脉内皮细胞及纤维细胞增生,使管壁增厚、血管腔狭窄闭塞。小血管周围炎指小血管周围有大量浆细胞、淋巴细胞和单核细胞浸润,浆细胞恒定出现是本病的病变特点之一。此类病变可见于各期梅毒。

2. 树胶样肿　又称为梅毒瘤(syphiloma),是梅毒的特征性病变。为细胞介导的迟发型变态反应。病灶灰白色,大小不一,质韧而有弹性,如树胶,故称为树胶样肿。镜下结构颇似结核结节,中央为凝固性坏死,但不如干酪样坏死彻底,弹力纤维尚保存。坏死灶周围肉芽肿中富含淋巴细胞和浆细胞,上皮样细胞和朗格汉斯巨细胞较少,树胶样肿后期可被吸收、纤维化及瘢痕形成,但绝少钙化,这有别于结核结节。此类病变可发生于任何器官,最常见于皮肤、黏膜、肝、骨和睾丸,且仅见于晚期梅毒。

(三) 类型

1. 后天性梅毒　可分三期:一、二期称为早期梅毒,传染性强;三期梅毒称为晚期梅毒,一般无传染性,但对组织、器官破坏性大,又称为内脏梅毒。

(1) 第一期梅毒:病变特点是硬性下疳形成,又称为下疳(chancre),为梅毒螺旋体侵入人体后3周左右,侵入部位90%以上发生在外生殖器。发生炎症反应,初期微红,逐渐变为边界清楚的无痛性硬结。继而硬结表面出现水疱,破溃形成质硬、底部洁净、边缘隆起的溃疡,称为硬性下疳。常为单个,直径1 cm。病变多见于阴茎冠状沟、龟头、子宫颈、阴唇，亦可发生于口唇、舌、肛周等处，无痛。镜下观察见溃疡底部有闭塞性动脉内膜炎和小血管周围炎。

硬性下疳出现的1~2周，局部淋巴结肿大。经1个月左右，由于机体的免疫反应，硬性下疳自愈，局部肿大淋巴结也消退。此期若及时治疗，螺旋体可被彻底杀灭，而不发展为二期梅毒。

（2）第二期梅毒：病变特点是出现梅毒疹。下疳发生后7~8周患者体内潜伏的螺旋体继续大量繁殖，并进入血液，引起全身黏膜广泛梅毒疹和全身性非特异性淋巴结肿大。梅毒疹好发于躯干与四肢，常对称分布。病灶内可查到螺旋体，梅毒血清反应强阳性。梅毒疹也可不治自愈。此期梅毒传染性大。

（3）第三期梅毒：又称为晚期梅毒，常发生于感染后4~5年。病变特点是形成树胶样肿。病变常累及内脏，特别是心血管和中枢神经系统。由于树胶样肿形成，纤维化，瘢痕收缩可引起严重的组织破坏、器官变形和功能障碍。

病变侵犯主动脉，可引起以损害中层弹力纤维为主的梅毒性主动脉炎和继而发生的主动脉瓣关闭不全及主动脉瘤等。梅毒性主动脉瘤破裂常是患者猝死的主要原因。病变累及中枢神经及脑脊髓膜，可导致麻痹性痴呆和脊髓痨。此外，病变常造成骨和关节损害，鼻骨被破坏形成马鞍鼻。长骨、肩胛骨与颅骨亦常受累。

2. 先天性梅毒　先天性梅毒是受病原体感染的妇女受孕时，病菌以血液通过胎盘感染胎儿所致。根据被感染胎儿发病的早晚分为早发性和晚发性梅毒。

（1）早发性先天性梅毒：早发性先天性梅毒是胎儿或婴儿期发病的梅毒。可引起晚期流产、死胎或早产。可见皮肤黏膜广泛的大疱、大片性剥脱性皮炎及多种梅毒疹形成；内脏病变处淋巴细胞和浆细胞浸润，动脉内膜炎，间质弥漫性纤维组织增生和发育不良等。肺呈弥漫性纤维化，间质血管床减少，呈灰白色，称为白色肺炎。肝、脾、胰等脏器也有类似病变。此外，骨的病变也常有发生。

（2）晚发性先天性梅毒：为2岁以后发病者，一般在5~7岁至青春期出现损害，但也可仅血清反应阳性而无症状，称为先天性隐性梅毒。其病变与后天性梅毒基本相同，病变波及全身，但无下疳。间质性角膜炎，楔形门齿和神经性耳聋构成晚发性先天性梅毒的三大特征，具有诊断意义。病变亦可累及中枢神经系统，但引起幼年型麻痹性痴呆及脊髓痨者少见。可引起骨膜炎及马鞍鼻等。

四、艾滋病

艾滋病是获得性免疫缺陷综合征（acquired immunodeficiency syndrome，AIDS）的译名，是人类免疫缺陷病毒感染所引起的以全身性严重免疫缺陷为主要特征的致命性传染病，可并发多种病原体感染及多发性出血性肉瘤（如Kaposi肉瘤）等，病情凶险,死亡率高。临床表现为发热,全身淋巴结肿大,体重下降,腹泻和神经系统症状。

(一) 病因和发病机制

艾滋病的病原体是人类免疫缺陷病毒(human immunodeficiency virus,HIV)。AIDS 患者及病毒携带者是传染源。主要传染途径:① 性接触传播最多见;② 静脉注射毒品、血制品引起感染;③ 通过注射针头和医用器械等传播;④ 母体 HIV 通过胎盘或哺乳等感染婴儿;⑤ 器官移植等医务人员的职业感染。AIDS 的潜伏期长,从病毒感染到出现 AIDS 症状,要 5 年甚至更长时间。

该病毒由皮肤破口或黏膜进入人体血液,主要攻击和破坏的细胞是 $CD4^+$ T 细胞,病毒对 $CD4^+$ T 细胞有亲和力,穿入该细胞后可使之破裂、溶解、消失,从而使机体的 $CD4^+$ T 细胞减少,致使细胞免疫力功能缺陷,易于发生条件致病性感染及多发性出血性肉瘤。还具有嗜神经性,可侵犯神经系统,感染脑和脊髓,出现神经系统症状。

(二) 病理变化和病理临床联系

艾滋病的病变主要为:全身淋巴组织的变化、条件致病性感染和恶性肿瘤 3 个方面。

1. 淋巴组织的变化　病变早期淋巴结增大,滤泡增生,生发中心活跃,伴浆细胞浸润。晚期的淋巴结萎缩,呈现出一片荒芜,淋巴细胞消失。脾、胸腺、回肠、骨髓中淋巴组织及其细胞减少,甚至空虚,仅见组织支架。

2. 继发性感染　是指在人体免疫功能遭到严重破坏,发生免疫缺陷的特定条件下才会引起的感染,是艾滋病常见的死亡原因。常见的有卡氏囊虫、刚地弓形体、白念珠菌、新型隐球菌等。全身各器官均可受累,其中以肺、中枢神经系统最常见。卡氏肺囊虫性肺炎是艾滋病最常见的死亡原因之一。

3. 恶性肿瘤　本病常伴有 Kaposi 肉瘤,该肿瘤起源于血管内皮,广泛累及内脏,以下肢易见。肉眼观肿瘤呈暗蓝色或紫棕色结节。镜下见成片的由梭形细胞构成的毛细血管样腔隙,其中有红细胞。少数患者还可伴有霍奇金淋巴瘤和脑原发性淋巴瘤等,是艾滋病常见的死亡原因。

本章小结

1. 结核病:是由结核杆菌感染引起的传染病,主要经呼吸道传染。结核病典型病变为结核结节形成伴不同程度的干酪样坏死。原发性肺结核病是机体第一次感染结核杆菌引起的肺结核病。多见于儿童,病变特征是肺原发复合征形成,以淋巴道、血道播散为主。继发性肺结核病是机体再次感染结核杆菌引起的肺结核病。多见于成人,病变多样,新旧病灶并存,局限,以支气管播散为主;分为局灶型肺结核、浸润型肺结核、慢性纤维空洞型肺结核、干酪样肺炎、结核球、结核性胸膜炎。

2. 肺外器官结核病:常见于肠、腹膜、肾、生殖系、脑膜、骨与关节等器官。肠结核病包括原发性和继发性肠结核病两型,好发于回盲部。肠结核溃疡多呈环形,其长轴与肠腔垂直。增生性结核需与肠癌相鉴别。

3. 伤寒:由伤寒杆菌引起的急性传染病,病变特点是全身单核巨噬细胞系统的巨噬细胞增生,形成伤寒肉芽肿。患者和带菌者是传染源,经口入消化道传播。伤寒杆菌"O"及"H"抗原性较强,可用肥达反应测定血清中抗体,内毒素致病的主要因素。肠道病变以回肠下段集合和孤立淋巴小结的病变最为明显,分髓样肿胀期(由于巨噬细胞增生和伤寒肉芽肿形成,淋巴组织肿胀,隆起于黏膜表面,色灰红,质软,表面形似脑的沟回)、坏死期(因血管受压而缺血,过敏反应引起淋巴组织中心部发生坏死)、溃疡期(边缘隆起,底部高低不平,呈圆形和椭圆形,其长轴与肠的长轴平行)、愈合期。肠系膜淋巴结、肝、脾因巨噬细胞增生、伤寒肉芽肿形成而增大。骨髓内巨噬细胞增生和细菌毒素作用,致使白细胞减少。心肌纤维水肿,甚至坏死,出现中毒性心肌炎,细菌在胆汁内繁殖,是伤寒的重要传染源。并发症有肠出血、肠穿孔、支气管肺炎。

4. 菌痢:是由痢疾杆菌经消化道传染引起的一种假膜性肠炎,夏秋季多见;患者和带菌者是本病的传染源。苍蝇是重要的传染媒介。经口传染。急性菌痢表现为结肠黏膜初期呈急性卡他性炎,随病变发展形成本病特征性的假膜性炎。坏死组织与纤维蛋白、红细胞、中性粒细胞凝集成灰白色假膜。假膜溶解脱落,形成地图状浅表性溃疡。愈合后很少引起肠狭窄。临床表现为腹痛、腹泻、里急后重,黏液脓血便。慢性菌痢的病程2个月以上,肠道病变新旧并存,粪便痢疾杆菌培养持续阳性,为慢性带菌者。中毒性菌痢起病急,全身中毒症状严重,多见于儿童,肠道病变和症状常不明显。

5. 流脑:是由脑膜炎球菌引起的急性化脓性脑脊髓膜炎,常冬春季发病。蛛网膜下腔充满灰黄色脓性渗出物,覆盖脑回、脑沟而变得界线不清。蛛网膜下腔增宽,其中有大量中性粒细胞、纤维蛋白和少量单核细胞、淋巴细胞渗出,可查到致病菌。脑实质一般不受累。临床表现为发热、头痛、喷射性呕吐、脑膜刺激症状、皮肤瘀点、瘀斑等。沃-弗综合征是一种超急性型,多见于儿童,脑膜病变轻微,主要表现为周围循环衰竭,休克,皮肤出现大片紫癜,两侧肾上腺皮质广泛出血,功能衰竭。

6. 乙脑:是由乙型脑炎病毒引起的脑实质变质性炎症,多见于夏秋季,传播媒介主要是三节吻库蚊;病理变化主要有:脑内血管充血,淋巴细胞袖套状浸润,神经细胞变性坏死出现神经细胞卫星现象、噬神经细胞现象、筛状软化灶、胶质细胞结节;临床常出现嗜睡、昏迷等。

7. 淋病：由淋球菌致病，以性交传染为主。主要侵犯泌尿生殖系统，引起化脓性病变。

8. 尖锐湿疣：由人乳头瘤病毒引起，以性交传染为主，好发于外阴，病变特征是形成小而尖的乳头。

9. 梅毒：由梅毒螺旋体引起，后天性梅毒主要通过性交传染；先天性梅毒通过胎盘传染，基本病变有：闭塞性动脉内膜炎、小血管周围炎、树胶样肿。树胶样肿是梅毒的特征性病变。

10. 艾滋病：是人类免疫缺陷病毒感染而引起的以全身性严重免疫缺陷为主要特征的致命性传染病；传染途径主要是性接触传染，其次是血源、胎盘、哺乳传染；主要病变为全身淋巴组织的变化，条件致病性感染和恶性肿瘤三个方面。

练习题

一、选择题

1. 原发性肺结核最常见的结局是（　　）

   A. 痊愈　　　　　　B. 全身粟粒性结核病　　　C. 颈部淋巴结结核

   D. 大叶性干酪样肺炎　E. 转变为继发性肺结核

2. 继发性肺结核最常见的临床类型是（　　）

   A. 局灶型肺结核　　B. 浸润型肺结核　　　　　C. 干酪样肺炎

   D. 结核球　　　　　E. 慢性纤维空洞型肺结核

3. 典型结核结节的中心部分应该见到（　　）

   A. Langhans 巨细胞　B. 上皮样细胞　　　　　　C. 干酪样坏死

   D. 巨噬细胞　　　　E. 淋巴细胞

4. 关于慢性纤维空洞型肺结核的叙述，下列正确的一项是（　　）

   A. 病变局限，组织破坏不明显

   B. 结核空洞多位于肺下叶

   C. 此病变易血道播散

   D. 临床常见的活动性肺结核

   E. 多由浸润型肺结核形成急性空洞后经久不愈发展而来

5. 继发性肺结核，其播散的主要途径是（　　）

   A. 支气管　　　　　B. 淋巴道　　　　　　　　C. 血道和淋巴道

   D. 血道　　　　　　E. 支气管和淋巴道

6. 关于溃疡型肠结核病变的叙述，下列正确的一项是（　　）

   A. 以乙状结肠为好发部位

   B. 易引起肠穿孔

C. 溃疡长径与肠轴相垂直

D. 溃疡底部不见结核性肉芽组织

E. 溃疡多个、呈圆形或椭圆形,边缘整齐

7. 下列肠道传染病中,最易引起穿孔的是(   )

  A. 阿米巴痢疾 B. 肠结核病 C. 细菌性痢疾

  D. 肠伤寒病 E. 肠血吸虫病

8. 下列最易引起肠管狭窄的疾病是(   )

  A. 阿米巴痢疾 B. 肠伤寒 C. 肠结核

  D. 细菌性痢疾 E. 中毒性细菌性痢疾

9. 伤寒肉芽肿的主要构成成分是(   )

  A. 上皮样细胞 B. 淋巴细胞 C. 多核巨细胞

  D. 成纤维细胞 E. 巨噬细胞

10. 下列符合肠伤寒时形成的溃疡形态特点的是(   )

  A. 呈烧瓶状,口小底大

  B. 呈椭圆形,其长轴平行于肠的长轴

  C. 呈浅表的地图形

  D. 不规则,边缘呈火山口样隆起

  E. 环形溃疡,其长轴与肠腔垂直

11. 急性细菌性痢疾初期的结肠病变为(   )

  A. 假膜性炎 B. 浆液性炎 C. 卡他性炎

  D. 表面化脓与积脓 E. 增生性炎

12. 细菌性痢疾的肠道病变特点为(   )

  A. 纤维素性炎 B. 出血性炎 C. 肉芽肿性炎

  D. 浆液性炎 E. 蜂窝织炎

13. 流行性脑脊髓膜炎的特征性病变是(   )

  A. 硬脑膜中性粒细胞浸润

  B. 蛛网膜下腔有大量单核细胞

  C. 脑实质内软化灶形成

  D. 蛛网膜下腔有大量中性粒细胞渗出

  E. 硬脑膜有大量单核细胞浸润

14. 对流行性乙型脑炎具有诊断意义的是(   )

  A. 噬神经细胞现象 B. 血管周围形成淋巴细胞袖套

  C. 神经细胞卫星现象 D. 小胶质细胞结节形成

  E. 筛网状软化灶形成

15. 尖锐湿疣的病因是（　　）

    A. HPV 感染　　　　B. HBV 感染　　　　C. 柯萨奇病毒

    D. 衣原体感染　　　E. HIV 感染

16. 下列病损属二期梅毒的是（　　）

    A. 阴茎硬性下疳　　B. 梅毒疹　　　　　C. 睾丸树胶样肿

    D. 脊髓痨　　　　　E. 马鞍鼻

17. 梅毒性增生性动脉内膜炎时，血管周围浸润的特征性炎细胞是（　　）

    A. T 淋巴细胞　　　B. 中性粒细胞　　　C. 巨噬细胞

    D. 浆细胞　　　　　E. 嗜酸粒细胞

18. 下列不属于梅毒病变的是（　　）

    A. 硬性下疳　　　　B. 梅毒疹　　　　　C. 脊髓痨

    D. 黏液性水肿　　　E. 马鞍鼻

19. 艾滋病病毒主要侵害人体细胞中的（　　）

    A. T 淋巴细胞　　　B. B 淋巴细胞　　　C. 抑制性 T 细胞

    D. $CD4^+$ T 细胞　　E. 巨噬细胞

20. 女，68 岁。患糖尿病多年。2 个月前出现午后低热、咳嗽、胸痛。胸部 X 线检查示：右中下肺叶片絮状阴影，痰细菌培养（-），多种抗菌药物治疗未见好转，应考虑的诊断是（　　）

    A. 肺癌　　　　　　B. 病毒性肺炎　　　C. 肺结核

    D. 大叶性肺炎　　　E. 以上都不是

21. 男，65 岁。6 个月前出现胸闷、乏力、咳嗽。1 个月前出现低热、咳嗽加重并有白色黏痰，昨天突然咯血数口。胸部 X 线检查示：右肺上叶云絮状影，内有空洞一个，直径约 1.5 cm，该患者最可能的诊断是（　　）

    A. 支气管扩张　　　B. 大叶性肺炎　　　C. 周围型肺癌

    D. 肺结核　　　　　E. 硅肺

22. 男，19 岁。发热、腹痛、腹泻 1 天。初为水样便，继之为黏液脓血便。此患者的最有可能的诊断为（　　）

    A. 肠伤寒

    B. 急性细菌性痢疾

    C. 中毒性细菌痢疾

    D. 慢性细菌性痢疾急性发作

    E. 阿米巴痢疾

二、思考题

1. 试比较原发性肺结核病和继发性肺结核病的区别。

2. 比较流脑和乙脑的异同。

3. 试比较肠伤寒、菌痢、肠结核三种肠道疾病的异同。

三、临床病例讨论

患者,女性,25岁,持续性高热和腹泻1周,每天大便次数5~7次,偶尔有黏液,右下腹疼痛伴有食欲减退、恶心、呕吐。于7月15日来院就诊。

体格检查:体温39.8℃,呼吸20次/分,心率60次/分,精神尚可。肝脏右肋下2 cm,脾脏左肋下1 cm,前胸部可见散在粟粒大小、压之退色的红色斑丘疹。血液检查:白细胞未见升高,中性粒细胞占0.7,淋巴细胞占0.30,肥达反应1∶160。大便检查:见少许白细胞及脓细胞,培养无致病菌。

讨论:

(1) 该患者患有何种疾病?其诊断依据是什么?

(2) 该疾病的病理变化是什么?

(3) 简要叙述该病的并发症。

(亢春彦)

第十四章 寄生虫病

第一节 阿米巴病
第二节 血吸虫病

思维导图

学习目标

知识目标

1. 掌握肠阿米巴病的病变特点及其后果;血吸虫病的基本病理变化。
2. 熟悉肠外阿米巴病的好发部位及病变特点;血吸虫病主要器官病变特点和病理临床联系。
3. 了解阿米巴病的病因和发病机制;血吸虫病的病因和发病机制。

能力目标

1. 能够辨识常见寄生虫病肉眼及镜下病变特点。
2. 能够根据寄生虫疾病的病理变化去分析解释疾病的临床表现。

素养目标

1. 培养学生实事求是的科学精神。
2. 培养学生对常见寄生虫病的健康宣教及防护意识。
3. 培养学生医者仁心,把人民的生命安全和身体健康放在首位的责任心和职业道德。

寄生虫病(parasitosis)是寄生虫引起的疾病,多数呈慢性经过。寄生虫病的感染源为被寄生虫感染的人或动物;通过一定的环境条件、感染途径和方式进行传播;对寄生虫缺乏免疫力或免疫力低下的个体可发展成为寄生虫病。寄生虫病具有明显的区域性、季节性和人兽共患的自然疫源性。寄生虫病的传播不但受生物因素影响,还受自然和社会等因素的影响。寄生虫对人体的作用主要有:夺取营养、机械性损伤、毒性作用、免疫损伤作用等。人体寄生虫病有许多种,本章仅介绍阿米巴病和血吸虫病。

第一节 阿米巴病

阿米巴病(Amoebiasis)由溶组织内阿米巴(entamoeba histolytica)原虫感染所引起的一种人类寄生虫病。该原虫主要寄生于结肠,也可经血流运行或直接侵袭到达其他部位,引起相应部位组织的坏死、溃疡、脓肿等症状,也可同时累及多种组织和脏器成为全身性疾病。本病在世界各地均可发生,我国南方较北方多见。

一、肠阿米巴病

(一) 病因和发病机制

溶组织内阿米巴有大滋养体、小滋养体和包囊三种形态。滋养体是阿米巴的致病阶段,但无传染性;包囊则是该原虫的传染阶段,见于慢性阿米巴病患者或包囊携带者的成形大便中,直径 5~20 μm,成熟包囊有 4 个核。

人体感染该病多因食入被包囊污染的饮水和食物。包囊进入人体后能抵抗胃酸的作用而到达回盲部,在肠液作用下脱囊而出,发育成小滋养体。若结肠功能正常,肠腔环境不适宜,小滋养体不能分裂繁殖,即形成成熟包囊随粪便排出,成为传染源。当人体抵抗力降低,结肠功能紊乱时,小滋养体侵入肠壁,大量繁殖,转变为大滋养体,破坏肠壁组织,引起溃疡性病变。

溶组织内阿米巴的致病机制可能与以下因素有关。

1. 接触溶解作用 当大滋养体与肠黏膜上皮细胞接触时,便以其表面的黏附因子与靶细胞的受体结合,释出膜结合酶和成孔蛋白等生物活性物质,损伤细胞膜进而溶解肠黏膜上皮细胞。

2. 溶组织酶作用 大滋养体可分泌胰蛋白酶、透明质酸酶、胶原酶、磷酸酯酶等,造成肠壁组织溶解、破坏。

3. 细胞毒素作用 是从溶组织内阿米巴纯培养中分离出的一种细胞毒素,参与细胞的损伤、溶解作用,能损伤肠黏膜引起腹泻。

4. 伪足运动及吞噬功能　滋养体借伪足机械性运动损伤和破坏肠壁组织,并对坏死组织碎片和红细胞进行吞噬和降解。

此外,肠道细菌感染和功能紊乱、宿主免疫功能降低等有助于本病发生。

(二)病理变化

病变部位主要有盲肠、升结肠,其次为乙状结肠和直肠。严重患者可累及整个结肠和小肠下段。基本病变是肠壁组织发生液化性坏死,形成口小底大的烧瓶状溃疡为特点。根据病程可分为急、慢性期。

1. **急性期病变**　肉眼观察:早期在肠黏膜表面形成灰黄色略凸的针头大小的点状坏死或浅表溃疡,周围有出血充血带包绕。继之阿米巴滋养体继续繁殖并向纵深发展,达黏膜下层,排成组织明显液化性坏死,形成口窄底宽且具有诊断意义的烧瓶状溃疡。溃疡边缘不规则,周围黏膜肿胀,但溃疡间的黏膜组织尚属正常。病变继续扩展,黏膜下层组织坏死相互贯通,形成隧道样病变,表面黏膜层组织剥脱,如絮片状悬挂于肠腔表面,或坏死脱落融合形成边缘潜行的巨大溃疡。少数溃疡严重者可深及浆膜层造成肠穿孔,引起局限性腹膜炎。

镜下观察:溃疡处为大片液化性无结构淡红色坏死区,明显口小底大,其边缘炎症反应轻,可见少数淋巴细胞、单核细胞浸润。在溃疡底部和边缘与活组织交界处及小静脉内,可见成片或散在分布的阿米巴滋养体,大小 20~40 μm,圆形或卵圆形,核小而圆,胞质偏嗜碱性,其中可见被吞噬的组织碎片及红细胞等(图 1-14-1)。

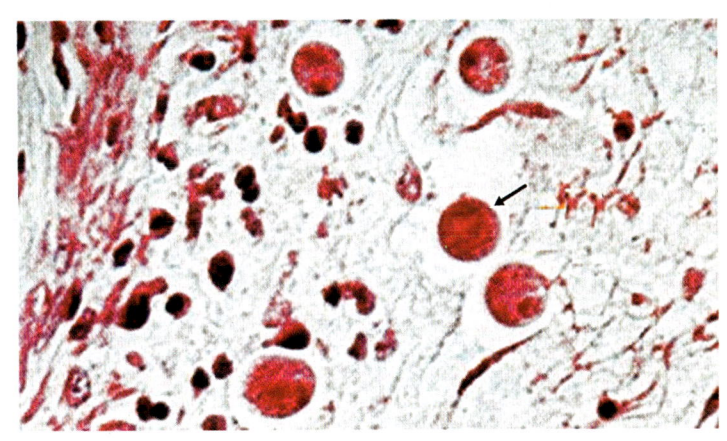

图 1-14-1　阿米巴滋养体(↑)(HE×400)

临床上因结肠受炎症刺激,蠕动增强,黏液分泌增多,可引起腹痛、腹泻及大便次数增多;当坏死的黏膜脱落及小血管出血,可形成典型的酱褐色、腐败呈腥臭的脓血便,粪便检查可查到大滋养体。由于直肠和肛门的病变较轻,故里急后重的症状不明显。一般全身症状轻微,无发热。急性期多数患者可治愈,少数因治疗不够及时、彻底而转入慢性期。本期肠阿米巴病须与细菌性痢疾相鉴别。

2. 慢性期　肠道病变很复杂。组织坏死、溃疡形成、肉芽组织增生和瘢痕形成并存。肠黏膜过度增生形成息肉,肠壁因纤维组织增生而增厚变硬,可引起肠腔狭窄。少数慢性患者由于局部溃疡反复形成,肉芽组织增生过多,形成局限性包块,称为阿米巴肿。多见于盲肠,临床应与结肠癌鉴别。

临床上,慢性期患者可有轻度腹泻、腹痛、腹胀和腹部不适等肠道症状,并可出现肠梗阻。慢性患者和包囊携带者是阿米巴病的主要传染源。

3. 常见肠道并发症　① 肠出血:最常见,出血量少,多发生于急性期。② 肠穿孔:较少见,多为重症患者,溃疡过深穿透肠壁所致。③ 肠梗阻:少见。

二、肠外阿米巴病

肠外阿米巴病可见于许多组织或器官,但以肝、肺和脑常见。

1. 阿米巴肝脓肿　阿米巴肝脓肿是阿米巴痢疾最常见的合并症。多发生于阿米巴痢疾后1~3个月,是阿米巴滋养体侵入肠壁小静脉,经肠系膜上静脉、门静脉到达肝,而引起的局部肝组织液化性坏死和出血。

肉眼观察:阿米巴肝脓肿多位于肝右叶,以单个为多见。脓肿大小不一,大者几乎占据整个肝右叶(图1-14-2)。其内容物是棕红色果酱样物,由液化坏死肝组织与陈旧性血液混合而成。脓肿壁附有未彻底液化坏死的结缔组织、血管、胆管等。

镜下观察:坏死组织周围有少量炎细胞浸润,在坏死组织边缘的活组织中可查见阿米巴滋养体。

临床上阿米巴肝脓肿常表现为长期发热伴右上腹痛及肝大、压痛,全身消瘦等表现。阿米巴肝脓肿可继续扩大并向周围组织突破,形成

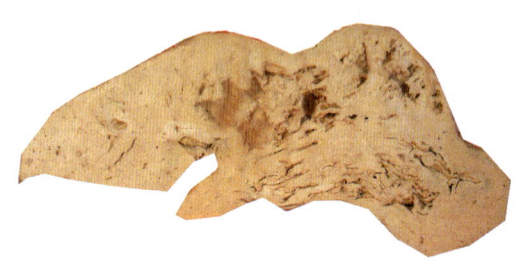

图1-14-2　阿米巴肝脓肿

膈下脓肿、脓胸、肺脓肿、腹腔阿米巴性腹膜炎或阿米巴炎症等。

2. 阿米巴肺脓肿　少见,大部分由阿米巴肝脓肿穿过横膈直接蔓延而来,脓肿为单发性、大小不一,多位于右肺下叶,有时肺脓肿和肝脓肿互相连通,肺脓肿内容物为咖啡色坏死液化物质,坏死物质通过支气管、气管排出体外可形成肺空洞。患者有类似肺结核症状,咳出褐色脓样痰,并可查见阿米巴滋养体。

3. 阿米巴脑脓肿　极少见,往往是肝或肺脓肿内的阿米巴滋养体经血流进入脑而引起。

第二节 血吸虫病

血吸虫病(schistosomiasis)是由血吸虫寄生于人体引起的一种寄生虫病。据世界卫生组织统计,全球75个国家和地区有血吸虫病的流行,本病流行于我国长江中下游13个省、市。人对血吸虫普遍易感,其中以农民、渔民等水上作业者为多。夏、秋季节最易感染。

拓展阅读:抗击血吸虫病

一、病因和发病机制

我国血吸虫病的病原体是日本血吸虫。血吸虫病患者是主要传染源,由人、畜皮肤接触有血吸虫尾蚴的疫水而感染。血吸虫虫卵随患者或病畜粪便排入水中,卵内的毛蚴成熟孵化,破壳而出,在钉螺体内发育成为尾蚴,并游动于水中。当人、畜与疫水接触时,尾蚴借其头腺分泌的溶组织酶作用和机械运动,很快钻入皮肤,并脱去尾部转变为童虫。童虫经小静脉或淋巴管进入血液循环,先经右心、肺动脉,再经肺静脉进入左心,通过大循环散布于全身。只有进入肠系膜静脉的童虫,才能继续发育为成虫,并交配产卵。部分虫卵顺肠系膜静脉血流经门静脉进入肝脏,部分则逆血流而至肠壁。虫卵在组织内沉积,刺激机体产生免疫反应,形成急、慢性虫卵结节,是日本血吸虫病在肠和肝脏所引起的特征性病变。肠壁内的虫卵可破坏肠黏膜而进入肠腔,并随粪便排出体外,再重演其生活周期。

二、基本病理变化

血吸虫的不同发育阶段,即尾蚴、童虫、成虫和虫卵等,均可引起病变,但以虫卵引起的病变最严重,危害最大。

1. 尾蚴所致病变　尾蚴所致病变为尾蚴性皮炎。一般在尾蚴钻入皮肤后数小时至2~3天内局部皮肤出现奇痒的红色小丘疹,数天后可自然消退。

2. 童虫所致病变　童虫移行至肺,可穿破肺泡壁毛细血管进入肺组织,引起局部点状出血和嗜酸性粒细胞浸润。患者可有咳嗽和痰中带血等症状。

3. 成虫所致病变　成虫在门脉系统内寄生,其代谢产物可使机体发生贫血,嗜酸性粒细胞增多、脾大、肝脾单核巨噬系统细胞内血吸虫色素沉着等。成虫死亡后,多在肝内分解,产生毒性,可引起明显的炎症反应,如静脉炎或静脉周围炎。

4. 虫卵所致病变　基本病变为虫卵结节形成,是本病最严重的病变。

血吸虫寿命长、日产卵量大，其中少部分虫卵随粪便排出，其余大部分虫卵沉积在结肠壁和肝内，少数虫卵可沉积于小肠、阑尾等处。成熟虫卵内毛蚴头腺分泌物中的抗原物质，病变早期可刺激机体产生抗体，在虫卵周围形成免疫复合物，后期则主要通过致敏的 T 淋巴细胞介导的迟发型变态反应，引起特征性急性和慢性虫卵肉芽肿（虫卵结节）。未成熟虫卵因毛蚴不成熟，无毒性分泌物，常形成不典型的慢性虫卵结节。

（1）急性虫卵结节：肉眼观为灰黄色、粟粒至绿豆大的小结节。镜下观察：结节中心含有 1~2 个成熟虫卵，多时可达 20 个以上。虫卵的卵壳上附有放射状嗜酸性的棒状体，免疫荧光法证实其为抗原抗体复合物。虫卵周围是一片无结构的颗粒状坏死物质及大量浸润的嗜酸性粒细胞，形态类似脓肿，故又称之为嗜酸性脓肿。

（2）慢性虫卵结节：急性虫卵结节经过 10 余天后，虫卵内毛蚴死亡，卵壳破裂或钙化，周围出现由组织细胞转变而来的类上皮细胞，多核异物巨细胞和淋巴细胞，形成血吸虫性肉芽肿。形态类似结核结节，故又称为假结核结节。最后类上皮细胞由成纤维细胞取代，并产生胶原纤维，使结节发生纤维化。其中央的卵壳碎片及钙化死卵可长期存在。

三、主要器官的病变和病理临床联系

1. 结肠　病变常累及从盲肠至直肠的全部结肠，但以乙状结肠最为显著。

早期：虫卵沉积在肠黏膜下层和固有层，形成褐色稍为隆起的斑片状病灶，伴肠黏膜充血、水肿，重者坏死脱落，形成大小不等的溃疡。虫卵可随坏死组织脱落入肠腔，因此在大便中可查见虫卵。临床上表现为血吸虫病痢疾，即腹痛、腹泻和脓血便。

晚期：由于虫卵反复沉积在肠壁，新旧病变同时存在，形成多量的慢性虫卵结节和纤维性结节，纤维结缔组织增生，瘢痕形成，导致肠增厚变硬，使虫卵难以排入肠腔，故做虫卵粪便检查阴性。由于虫卵和慢性炎症刺激，可使肠黏膜过度增生形成多发性息肉，甚至形成绒毛状腺瘤，其中少数可恶变为结肠腺癌，是重要的并发症之一。

2. 肝　虫卵随门静脉血分流抵达肝内汇管区门静脉末梢分支内，以肝左叶更为明显。

（1）早期：为急性虫卵结节，肉眼观察：肝轻度增大，表面及切面见灰黄色粟粒或绿豆大小结节。镜下观察：汇管区附近有较多急性虫卵结节，肝窦充血，肝细胞水样变性、小灶坏死或受压萎缩。Kupffer 细胞内常见吞噬的血吸虫色素。

（2）晚期：以汇管区慢性虫卵结节和纤维化为特征，并使汇管区不断扩展，但肝小叶结构一般不遭破坏，不形成假小叶。肉眼观察：肝体积缩小，变形、变硬，尤以肝左叶为甚。表面起伏不平，有散在地图状浅沟纹，将肝划分为若干大小不等，形态不规则的微隆起区。切面见大量增生的纤维组织沿门静脉分支呈树枝状分布,构成典型的血吸虫病肝纤维化,又称为干线型肝纤维化。镜下观察:汇管区有许多慢性虫卵结节,并因显著纤维化而增宽,伴有慢性炎性细胞浸润。由于门静脉分支虫卵栓塞、静脉内膜炎、血栓形成以及门静脉周围纤维组织增生,使肝内门静脉分支阻塞和受压,造成门静脉高压。临床上常出现腹水、巨脾、食管静脉曲张等。

3. 脾　早期脾大不明显,主要由成虫的代谢产物引起的单核巨噬细胞增生所致。晚期,由于门静脉高压引起脾脏长期高度淤血,形成巨脾,重量可达 1 000~4 000 g,脾质地坚韧,被膜增厚;切面呈暗红色,脾小梁清楚,脾小体不明显,常见棕黄色的含铁小结,有时可见梗死灶。临床上可出现贫血、白细胞和血小板减少等脾功能亢进症状。

4. 肺　大量虫卵沉积于肺时,形成急性虫卵结节。虫卵多经门-腔静脉或门-肝静脉交通支进入肺,肉眼及 X 线所见类似粟粒性肺结核,但一般无严重后果。

5. 脑　病变主要见于大脑顶叶、颞叶和枕叶,形成急性或慢性虫卵结节。临床上可出现急性脑炎或局限性癫痫发作以及颅内压升高等症状。

6. 其他部位　严重感染患者,也可在肠系膜及腹膜后淋巴结、胃、胰、胆囊、皮肤、心包、肾、膀胱及子宫颈等处,见到血吸虫虫卵沉着。

本章小结

1. 阿米巴病是由溶组织内阿米巴原虫引起的一种寄生虫病,病变性质为变质性炎;肠阿米巴病又称为阿米巴痢疾,好发于盲肠、升结肠,主要是肠壁组织液化坏死形成溃疡;可分急性和慢性两期,急性期主要形成烧瓶状溃疡;肠外阿米巴病,最常见的是阿米巴肝脓肿。

2. 血吸虫病的病原体主要是日本血吸虫,传染源主要是血吸虫病患者,由人、畜皮肤接触有血吸虫尾蚴的疫水而感染;血吸虫的不同发育阶段均可引起病变,但以虫卵引起的病变最为严重,危害最大;血吸虫病常累及结肠和肝脏,但以乙状结肠最为显著。

练习题

一、选择题

1. 日本血吸虫引起的肝硬化为(　　)
   A. 门脉性肝硬化　　　B. 胆汁性肝硬化　　　C. 坏死后性肝硬化
   D. 干线性肝硬化　　　E. 淤血性肝硬化

2. 引起血吸虫性肝病的是(　　)
   A. 毛蚴　　　　　　　B. 尾蚴　　　　　　　C. 虫卵

D. 成虫　　　　　　　E. 童虫

3. 血吸虫引起人体致病的主要因素是(　　)

A. 虫卵　　　　　　B. 成虫　　　　　　C. 毛蚴

D. 童虫　　　　　　E. 尾蚴

4. 判断假结核结节最主要的依据是(　　)

A. 上皮样细胞　　　B. Langhans 巨细胞　　C. 干酪样坏死

D. 干酪样坏死加钙化　E. 虫卵

5. 肠阿米巴的基本病变是(　　)

A. 凝固性坏死　　　B. 干酪样坏死　　　　C. 液化性坏死

D. 出血性坏死　　　E. 纤维素样坏死

6. 女,50 岁。安徽农民。肝功能异常 10 余年。近一个月来出现腹胀、腹痛。体格检查:面色晦暗,巩膜黄染,胸前可见数个蜘蛛痣,移动性浊音(+)。实验室检查:谷丙转氨酶 200 U/L,总胆红素 46.3 μmol/L,HBsAg(−),抗 HCV(−)。最可能的肝脏病变是(　　)

A. 肝细胞气球样变,大量炎细胞浸润

B. 结缔组织呈树枝状增生,形成干线型肝硬化

C. 肝细胞大片状坏死

D. 肝细胞桥接性坏死,伴脂肪变

E. 肝细胞嗜酸性变,伴假小叶形成

二、思考题

1. 试比较肠阿米巴病和细菌性痢疾的区别。
2. 试比较血吸虫性肝硬化与门脉型肝硬化的区别。

三、临床病例讨论

王×,男,8 岁,因腹泻 7 天,血便 4 天而入院。7 天来大便比较稀,每天 2~4 次,4 天来大便次数增加,每天 5~7 次,多为暗红色。发病前 1 周曾在有严重污染的水塘游泳。体格检查:体温 37℃,血压 110/70 mmHg,脉搏 78 次/分钟。精神尚可,全腹有轻度压痛。实验室检查:白细胞计数 5.1×10^9/L,血红蛋白 70 g/L。粪便检查:暗红色稀便,呈"果酱样",可见少量红细胞,巨噬细胞 0~3/高倍镜,未发现阿米巴原虫等寄生虫。

讨论:

(1) 该患者有可能患何种疾病?

(2) 为什么粪便中找不到阿米巴滋养体?

(高凤兰)

第二篇　病理生理学

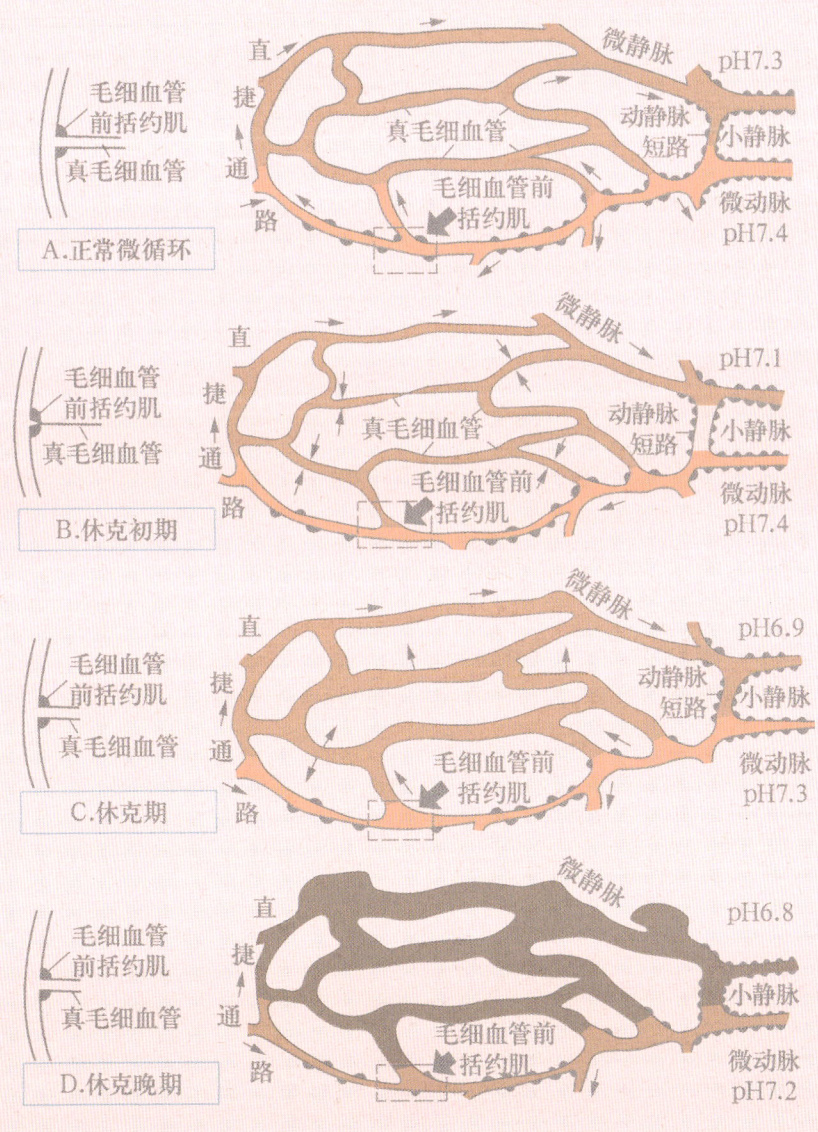

第一章 水和电解质代谢紊乱

第一节 人体的体液及代谢
第二节 水、钠代谢紊乱
第三节 水肿
第四节 钾代谢紊乱

思维导图

学习目标

知识目标

1. 掌握脱水、水肿、高钾血症和低钾血症的基本概念。
2. 掌握三种类型脱水的特点、水肿的发生机制及高钾血症和低钾血症对机体的影响。
3. 熟悉脱水、水中毒和水肿等概念的区别。
4. 了解常见水、电解质代谢紊乱的防治与护理原则。

能力目标

1. 能够根据典型临床表现和发病特点,初步判断患者发生的脱水类型。
2. 能够根据疾病过程、症状体征和实验室检查结果,初步判断患者发生的钾代谢紊乱类型,说出基本的防治原则。
3. 能够根据临床特点,说出患者可能的水肿类型。

素养目标

进一步增强逻辑思维能力,能够用联系的观点认识疾病。

水、电解质代谢紊乱在临床上十分常见。临床各科许多疾病及一些全身性的病理过程,都可以引起或伴有水、电解质代谢紊乱。如果得不到及时、有效的处理,水、电解质代谢紊乱本身又常常使全身各器官系统的生理功能以及机体的物质代谢发生相应的障碍,使病情更趋复杂化,甚至成为死亡的直接原因。因此,掌握水、电解质代谢紊乱知识,对于理解诸多病理生理过程有重要的意义。

第一节　人体的体液及代谢

一、正常体液的容量、组成和分布

体液是由水及溶解于其中的各种电解质、低分子有机物和蛋白质等组成。细胞作为组成人体的基本生命单位,其各种生命活动都是在体液中进行的。水和电解质不仅是机体必不可少的组成部分,而且还参与许多重要的生理和生物化学过程。机体体液容量、电解质浓度和渗透压的相对恒定,是维持细胞新陈代谢和生理功能的基本保证。

正常成人体液总量约占体重的60%,由细胞膜分为细胞内液和细胞外液。细胞外液是细胞赖以生存的外环境或称为机体的内环境,分为组织间液、血浆和淋巴液。组织间液或称为组织液,是指位于血管之外和细胞之间的体液;其特殊部分如消化液、脑脊液、腹膜腔液、关节囊液等被称为跨细胞液(图2-1-1)。

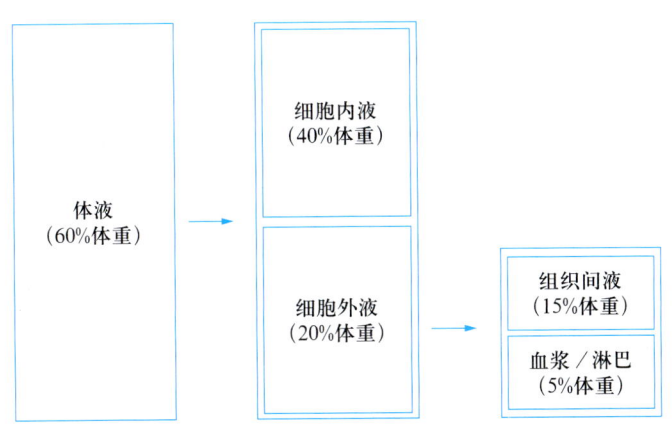

图 2-1-1　正常体液的容量和分布

机体各部位内的体液量是相对恒定的,但各部位间水和溶质不断发生交换以维持各自独特的组成。正常人体液的容量和分布主要随年龄和脂肪含量的多少而异,新生儿、婴幼儿、学龄儿童的体液容量分别占其体重的80%、70%和65%。肌肉组织含水量较多(高达75%~80%),脂肪组织含水量较少(仅15%~30%)。

二、体液的渗透压和电解质成分

溶液渗透压取决于溶质分子或离子数目,体液内起渗透作用的溶质主要是电解质。细胞内、外液的电解质组成和含量尽管差异很大,但渗透压相等。细胞外液中的电解质以 Na^+、Cl^- 和 HCO_3^- 为主,其中 Na^+ 对血浆容量和渗透压的维持起决定性的作用。细胞内液中的电解质以 K^+、HPO_4^{2-} 为主,其中 K^+ 是维持细胞内液容量和渗透压的主要阳离子,表2-1-1。

表 2-1-1　细胞内外液主要电解质的分布

体液	阳离子				阴离子			
	钠	钾	钙	镁	氯离子	碳酸氢根	磷酸根	蛋白质
细胞外液(mmol/L)	142	5	5	2	104	24	2	16
细胞内液(mmol/L)	10	156	4	26	4	12	40~95	54

正常血浆渗透压在280~310 mmol/L,在此范围内称为等渗,低于280 mmol/L 为低渗,高于310 mmol/L 为高渗。

三、体液的平衡

(一) 水平衡

正常成人每天水的进出量保持着动态平衡,在一般情况下,为2 000~2 500 ml,如表2-1-2。从皮肤、呼吸道蒸发的水为不感觉失水,几乎不含电解质。成人每天最少需排出400~500 ml 尿(称为最低尿量),才能将体内代谢终末产物完全排出。

表 2-1-2　正常成人每天水的进出量(体重60 kg 成年男性)

摄入(ml)		排出(ml)	
饮水	1 000~1 500	尿	1 000~1 500
食物水	700	皮肤蒸发	500
代谢水	300	呼吸蒸发	350
		粪便	150
合计	2 000~2 500		2 000~2 500

(二)钠平衡

正常成人体内含钠总量为 40~50 mmol/kg 体重,其中约 50% 存在于细胞外液,10% 存在于细胞内,其余存在于骨骼中。血清 Na^+ 浓度的正常范围为 130~150 mmol/L。正常情况下排出和摄入几乎相等。一般成人每天氯化钠的摄入量为 100~200 mmol,摄入的钠几乎全部经小肠吸收。钠主要随尿排出,其排泄特点是:摄入多,排出亦多;摄入少,排出亦少。此外,随汗液亦可排出少量的钠。

(三)消化液在水、电解质平衡中的意义

人体由消化道摄取吸收水和电解质,同时每天分泌大量消化液,成人可达 8 000 ml 左右,消化道各段分泌液所含电解质浓度各不相同,如表 2-1-3。胃液中主要含 H^+ 和 Cl^-,为酸性;小肠中主要含 Na^+ 和 HCO_3^-,为碱性。消化道各段分泌液都含有一定量 K^+,胃液中 K^+ 浓度比血浆中 K^+ 浓度高 2~5 倍;胰液、肠液、胆汁中的 K^+ 浓度和血浆中 K^+ 浓度大致相等。由于这些消化液在完成消化功能后,其中的水和电解质几乎能被全部重吸收,所以对水和电解质平衡无影响,但在某些病理情况下,如呕吐、腹泻、引流、造瘘等造成消化液大量丢失,必然导致水、电解质代谢紊乱及酸碱平衡失调,因此应根据病变部位推测电解质丢失情况,给予相应处理。

表 2-1-3 血浆、主要消化液中电解质的含量 (mmol/L)

体液	Na^+	K^+	Cl^-	HCO_3^-
血浆	140	3.5~5.5	104	23~28
唾液	10~40	26	10~30	<10
胃液	20	10~20	150	0
胰液	140	5	40	110
肠液	140	5	60~110	30~80
胆汁	140	5	100	40

四、体液平衡的调节

虽然每天机体对水的摄入量变动很大,但在正常情况下机体总能维持体液量在一个相对恒定的范围内,细胞的内环境仍能保持稳定。体液的动态平衡是通过神经-内分泌系统的调节实现的。

1. 口渴中枢的调节　口渴中枢位于下丘脑视上核侧面,使这个中枢兴奋的主要

刺激是血浆渗透压升高和血容量的减少及口腔黏膜干燥。口渴中枢兴奋引起渴感，通过主动饮水，使血浆渗透压和血容量趋向恢复。

2. 血管升压素的作用　血管升压素曾称为抗利尿激素（antidiuretic hormone，ADH）是由下丘脑视上核和室旁核的神经细胞合成，并贮存在神经垂体中。其作用主要是增加肾脏远曲小管和集合管对水的通透性，从而加强肾小管对水的重吸收，减少肾的排水量。ADH 的分泌受渗透性和非渗透性刺激的调节。前者指细胞外液渗透压有 1%~2% 的变动即可影响 ADH 的释放。后者指机体血容量和血压的变动可通过左心房和胸腔大静脉处的容量感受器和颈动脉窦、主动脉弓的压力感受器而影响 ADH 的分泌。实验证明，细胞外液的变化可影响机体对渗透压变化的敏感性，许多血容量减少的疾病，其促 ADH 分泌的作用远超过血浆晶体渗透压下降对 ADH 分泌的抑制，说明机体优先维持正常的血容量。其他因素，如精神紧张、疼痛、恶心、血浆血管紧张素Ⅱ水平增高及药物环磷酰胺等也能促进 ADH 分泌或增强其作用。

3. 肾素-血管紧张素-醛固酮系统的作用　醛固酮（aldosterone）是肾上腺皮质球状带分泌的盐皮质激素，醛固酮的主要作用是促进肾远曲小管和集合管对 Na^+ 的主动重吸收，同时通过 Na^+-K^+ 和 Na^+-H^+ 交换而促进 K^+、H^+ 的排出，因此醛固酮有"保钠、排钾、排氢"的作用。随着 Na^+ 主动重吸收的增加，Cl^- 和水的重吸收也增多。

醛固酮的分泌主要受肾素-血管紧张素系统和血浆 Na^+、K^+ 浓度的调节。当各种原因引起循环血量减少、动脉血压降低时，肾入球小动脉壁的牵张感受器受到刺激，使近球细胞分泌肾素增多。同时，由于肾小球滤过率（GFR）减少，流经致密斑的 Na^+ 亦减少，可刺激致密斑，也使近球细胞分泌肾素增多。肾素增多后，使血管紧张素Ⅰ、Ⅱ和Ⅲ相继增多。血管紧张素Ⅱ、Ⅲ刺激肾上腺皮质球状带，使醛固酮分泌增多。此外，血浆 Na^+ 浓度降低或血浆 K^+ 浓度增高可直接刺激肾上腺皮质球状带，使醛固酮分泌增多。

4. 心房肽的作用　心房肽又称为心房利钠肽（atrial natriuretic peptide，ANP）是一组由心房肌细胞合成，含 21~33 个氨基酸的多肽。引起心房肽合成和释放的主要刺激是心房扩展、血容量增加、血钠增高等。心房肽的主要作用：① 减少肾素的分泌；② 抑制醛固酮的分泌；③ 对抗血管紧张素的缩血管效应；④ 拮抗醛固酮的滞钠作用。可见心房肽主要通过排钠、利尿调节水钠代谢。

五、水、电解质的主要生理功能

1. 水的生理功能　机体内水的生理功能主要为：① 参与新陈代谢，既作为溶剂，也是新陈代谢的场所；② 参与体温调节；③ 防震和润滑作用；④ 以结合水形式作为组织细胞的结构成分。

2. 电解质的生理功能　主要为：① 维持各部分体液间的渗透压平衡；② 维持酸碱平衡；③ 维持神经、肌肉和心肌细胞的静息电位，参与动作电位形成；④ 作为某些酶的激动剂或辅因子，参与新陈代谢，如 K^+、Mg^{2+} 和 Ca^{2+}；⑤ 作为某些组织的结构成分，如钙、磷、镁是骨骼和牙齿的结构成分；⑥ 具有某些特定的生理功能：如 Ca^{2+} 与凝血、肌肉收缩有关，也是细胞的第二信使。

第二节　水、钠代谢紊乱

水、钠代谢紊乱是引起体液平衡紊乱的主要原因，分类方法很多，本节重点介绍三种脱水和水中毒的病理生理内容。

一、脱水

脱水（dehydration）是指体液量的明显减少（体液丢失量至少超过体重的2%以上），并出现一系列功能、代谢变化的病理过程。临床上根据脱水时血浆渗透压的不同，将其分为高渗性、低渗性和等渗性脱水三种类型，所谓高渗、低渗、等渗是指相对于正常血浆渗透压而言的。

（一）高渗性脱水

高渗性脱水（hypertonic dehydration）的主要特征是失水多于失钠，血清钠浓度>150 mmol/L，血浆渗透压>310 mmol/L。

1. 原因　各种原因使机体失水或丢失低渗性体液可引起高渗性脱水，常见的原因如下。

（1）饮水不足：患者不能饮水或不会饮水，如上消化道梗阻、昏迷、精神病、婴幼儿等。也可见于水源断绝等意外事件。当机体失水又不能及时补充丢失的水分，同时经呼吸和皮肤不感蒸发仍持续不断地丢失水分，形成失水多于失钠的状况，使血浆渗透压升高。

（2）失水过多：① 经皮肤、呼吸道丢失：见于高热、大汗和通气过度等患者。体温每升高1.5℃，皮肤每天蒸发的水量约增加500 ml；大汗淋漓时每小时可丢失水分800 ml；深快呼吸时，肺丧失的水分可比正常多5倍。这些均可使水分大量丢失。② 经胃肠道丢失：严重呕吐、腹泻时虽丢失的是等渗体液，但之后的不感觉失水，会导致失水多于失钠。婴幼儿水样便腹泻，钠浓度在60 mmol/L以下，亦可导致失水大于失钠。③ 经肾丢失：见于中枢性尿崩症（ADH产生和释放不足）及肾性尿崩症（肾远曲小管和集合管对 ADH 缺乏反应),可排出大量低渗尿。此外,还可见于各种原因引起的渗透性利尿。如糖尿病患者因高血糖、昏迷患者鼻饲高蛋白饮食、反复静脉输注甘露醇或高渗葡萄糖溶液等,也可因原尿渗透压增高而引起渗透性利尿,以致排水大于排钠。

2. 对机体的影响　高渗性脱水时,血浆钠和细胞外液渗透压升高是其对机体的影响的病理生理基础。

(1) 口渴:细胞外液渗透压升高,口渴中枢兴奋产生渴感。此外,唾液腺细胞脱水,唾液分泌减少,口腔和咽喉部黏膜干燥,也可引起口渴。患者主动饮水,有利于血浆渗透压和体液容量恢复。

(2) 少尿(尿崩症患者除外):细胞外液渗透压升高,刺激下丘脑渗透压感受器,使 ADH 合成和释放增多,促进肾重吸收水增多,表现为少尿和尿比重升高。

(3) 细胞内水分向细胞外转移:当细胞外液渗透压升高时,细胞内水分向渗透压相对较高的细胞外转移。因而,高渗性脱水时细胞内、外液均减少,但以细胞内液为主,出现细胞脱水。

上述具有代偿意义的变化,使细胞外液得到一定的补充,故早期轻、中度高渗性脱水患者较少发生外周循环障碍。但晚期或重度高渗性脱水患者,因血容量明显减少(失水量相当于体重的 10%~15%),可出现直立性低血压等外周循环障碍症状。

(4) 脱水热:由于汗腺细胞脱水,皮肤蒸发水分减少,使散热受到影响,从而导致体温升高,称为脱水热,多见于婴幼儿。

(5) 中枢神经系统功能障碍:脑细胞脱水,脑体积显著减小,颅内压降低,可出现严重程度不同的中枢神经系统症状;严重的脑组织细胞脱水因牵拉作用可引起脑静脉破裂出血及蛛网膜下腔出血,检查可有血性脑脊液。

(6) 尿钠含量变化:早期或轻度脱水,因血容量减少不明显,醛固酮分泌不增多,故尿中仍有钠排出,还可因肾小管重吸收水增加而致尿钠浓度增高。晚期或重度脱水患者,因血容量明显减少,醛固酮分泌增多,使尿钠浓度降低。

(二) 低渗性脱水

低渗性脱水(hypotonic dehydration)的主要特征是失钠多于失水,血清钠浓度<135 mmol/L,血浆渗透压<290 mmol/L。

1. 原因　由于体液都不是高渗性液体,当某些原因使机体丢失等渗性或低渗性体液,通常先发生等渗性或高渗性脱水,对其处理不当时可引起低渗性脱水。

(1) 大量消化液的丢失:严重呕吐、腹泻、肠瘘、胃肠减压等引起大量消化液的丢失,只补充水分或输注 5% 葡萄糖溶液,可致细胞外液低渗。

(2) 经皮肤丢失体液,只补充水分:可见于① 大量出汗后,汗液虽为低渗液,但大汗也可伴有明显的钠丢失（每小时可丢失钠 30~40 mmol），如只补水而忽视了补钠，可造成细胞外液低渗。② 大面积烧伤时，大量血浆自创面渗出，水、钠均丢失，如只补水分也可造成细胞外液低渗。

(3) 肾性失钠：见于各种原因导致肾重吸收钠减少的情况。① 长期连续使用排钠利尿剂，如呋塞米、利尿酸等。② 肾上腺皮质功能不全，导致醛固酮分泌不足；③ 肾小管性酸中毒时，由于集合管分泌 H^+ 功能障碍，H^+-Na^+ 交换减少，重吸收钠减少。④ 肾脏疾病，如慢性间质性肾脏疾病，髓质结构破坏，髓袢功能受损，使钠重吸收减少；急性肾衰竭多尿期，肾小球滤过率开始增加而肾小管功能未恢复，水、钠排出增多；失盐性肾炎，因肾小管上皮细胞病变，对醛固酮反应性降低，钠的重吸收减少，肾排钠增多。

2. 对机体的影响　低渗性脱水时，细胞外液量减少和渗透压降低是其基本变化，细胞外液水分内移，以致细胞外液减少是本型脱水的特点。低渗性脱水对机体的影响如下。

(1) 渴感、尿量减少不明显：细胞外液低渗，口渴中枢抑制，患者早期无渴感；同时低渗使渗透压感受器受抑制，ADH 分泌减少，肾小管对水重吸收减少，因此脱水早期尿量可正常，常出现尿比重下降。

(2) 尿钠减少：细胞外液低渗，引起醛固酮分泌增加，肾小管重吸收钠增多，尿钠减少（肾性失钠者除外）。

(3) 水从细胞外液移向细胞内：细胞外液低渗，水从细胞外液移向渗透压相对较高的细胞内，使细胞外液更加减少。由于血液浓缩，血浆蛋白浓度相对增高，使血浆胶体渗透压升高，从而使组织间液水向血管内转移。因此，低渗性脱水时组织间液的减少比血浆容量减少更明显。患者可出现组织脱水征：眼窝凹陷，婴儿囟门内陷，皮肤弹性降低和面容憔悴等。

(4) 外周循环障碍：因为不思饮水，尿量又无明显减少，加之细胞外液的内移，使脱水患者很容易因血容量明显减少发生外周循环衰竭，表现为动脉血压下降，直立性低血压等，严重时可发生休克。

(5) 中枢神经系统功能紊乱：严重患者由于细胞内液增多，可发生脑细胞水肿，引起中枢神经系统功能紊乱。

(三) 等渗性脱水

等渗性脱水（isotonic dehydration）的主要特征是：钠与水成比例丢失，血清钠浓度、血浆渗透压均在正常范围。

1. 原因　任何等渗性体液丢失的早期均可引起等渗性脱水，或丢失体液的渗透压略高于或低于正常，但通过机体的调节，血清钠浓度和血浆渗透压仍维持在正常范围。常见于：① 大量消化液丢失：如严重呕吐、腹泻、肠梗阻、胃肠液引流等。② 大量血浆丢失：常见于大面积烧伤早期，大量血浆从创面渗出丢失。③ 大量抽放胸腔积液、腹水。

2. 对机体的影响　等渗性脱水常兼有低渗性及高渗性脱水的临床表现。大量丢失等渗性体液首先引起细胞外液和血容量的减少，容易发生血压降低和外周循环衰竭；尿量减少；可存在体温升高和明显脱水外貌；血容量减少，使血管紧张素Ⅱ水平增高，或者患者因不感蒸发使之向高渗性脱水转变，都可使患者产生渴感。如果等渗性脱水在处理上只补充水而不注意补充钠盐，也可转变为低渗性脱水。三种脱水类型的比较如表 2-1-4。

表 2-1-4　三种脱水的比较

比较点	高渗性脱水	低渗性脱水	等渗性脱水
原因	饮水不足，失水过多	丢失体液仅补水分	丢失等渗性体液
血清钠浓度(mmol/L)	>150	<135	130~150
血浆渗透压(mmol/L)	>310	<290	290~310
失水部位	细胞内液为主	细胞外液为主	细胞外液为主
口渴	明显	轻症无，严重时有	有
皮肤弹性	尚可	极差	差
体温升高	有	无	有时有
血压	轻者正常，严重者下降	降低，常发生休克	降低，能发生休克
尿量	减少	早期不减少，休克时减少	减少
尿比重	1.025 以上	低，休克时升高	正常范围或升高
尿钠	早期较高，严重时降低	极低(<20 mmol/L)	正常范围或降低
治疗	补水为主，适宜补盐	补等渗盐液为主	偏低渗盐液

（四）各型脱水防治的病理生理基础

1. 积极治疗引起脱水的原发病。

2. 补液原则

（1）高渗性脱水：因失水多于失钠，以补水为主。不能口服者可静脉滴注 5% 葡萄糖溶液，同时也要适量补充生理盐水。

（2）低渗性脱水：因失钠多于失水，以补盐为主。如出现休克，应及时抢救。

（3）等渗性脱水：因丢失等渗液，以补偏低渗液为宜，先补生理盐水，再补 5%~10% 葡萄糖溶液。

二、水中毒

由于水摄入过多超过肾脏排水量,致使水在体内潴留,引起细胞内、外液容量增多、渗透压降低,并出现一系列症状或体征者,称为水中毒(water intoxication)。

(一)原因和机制

机体有强大的调节水、钠能力,正常人摄入较多量水时,一般不会发生水潴留引起水中毒。引起水中毒的因素,通常伴有机体排水能力的降低,在未控制好水摄入的条件下,导致水中毒的发生。

1. ADH 的合成和释放增多　ADH 增多常见于下列情况:① 肺癌、严重肺炎、肺结核等可异位合成分泌 ADH 样物质。② 中枢神经系统疾病(如肿瘤、外伤、感染和蛛网膜下腔出血等)、某些药物(如吗啡等)能刺激 ADH 的合成和释放。③ 各种应激,如大手术、创伤及强烈的精神刺激等。

2. 肾脏排水减少　见于急、慢性肾衰竭引起的少尿,慢性充血性心力衰竭及肝硬化腹水合并肾血流量不足的患者。由于肾血流量减少,使肾排水减少,此时若再过多过快地静脉输液或大量饮水,可引起水中毒。

3. 给低渗性脱水患者输入过多水分。

(二)对机体的影响

细胞内、外液容量增多,且渗透压均降低是水中毒的特征。由此而出现下列临床表现:① 血液稀释:由于细胞外液水分增多,致使血液稀释,表现为红细胞计数、血红蛋白浓度的降低等。② 组织间隙水潴留:由于细胞内液容量大于细胞外液,潴留的大部分水(约 2/3)积聚在细胞内。因此,轻度水中毒患者可无明显的皮下水肿,严重患者可见身体低垂部水肿。③ 脑细胞水肿:这是水中毒对机体最大的危害。当脑细胞水肿时,颅内压增高,可出现头痛、恶心、呕吐及各种神经精神症状。严重者可形成脑疝而危及生命。

(三)防治的病理生理基础

1. 积极治疗原发病,消除引起水中毒的原因。
2. 对轻症水中毒患者,应暂停给水,即可自行恢复。
3. 对于重症急性水中毒患者,除严格限制摄水外,还须输注高渗液或利尿剂,以促进体内水分的排出和减轻脑细胞水肿。

第三节 水肿

过多的体液在组织间隙或体腔内积聚称为水肿(edema)。临床上常把过多的体液积聚于体腔称为积水(hydrops),如胸腔积水、心包积水、腹腔积水(腹水)等。水肿不是独立的疾病,但可出现在很多疾病中,是患者就医的常见原因之一,是多种疾病在其发生、发展过程中的一个重要的病理过程。

水肿的分类命名方法较多:根据水肿分布范围,分为全身性水肿和局部性水肿。根据其发生部位,分为脑水肿、肺水肿、皮下水肿等。根据其发生原因分为肾性水肿、心性水肿、肝性水肿、营养不良性水肿、过敏性水肿、淋巴水肿、炎性水肿等。

一、水肿发生的原因和基本机制

水肿的原因和发生机制虽不一致,但基本因素可归纳为两大类。

(一) 血管内外液体交换失平衡——组织液生成大于回流

正常情况下组织液和血浆之间不断地进行液体交换,使组织液的生成和回流保持动态平衡。维持机体血管内外液体交换动态平衡的因素如下。① 驱使血管内液体向组织间隙滤过的平均有效流体静压,即毛细血管平均流体静压约为 2.33 kPa (17 mmHg)-组织液的流体静压-0.87 kPa(-6.5 mmHg) = 3.20 kPa(24 mmHg)。② 使组织液回流到血管内的有效胶体渗透压,即血浆胶体渗透压 3.72 kPa (28 mmHg)-组织液的胶体渗透压 0.67 kPa(5 mmHg) = 3.05 kPa(23 mmHg)。因此,毛细血管内液体的净滤过压(即有效滤过压)约为 0.15 kPa(1.1 mmHg)。由此形成过多的组织液,随即被毛细淋巴管运走再进入血液循环(淋巴回流在正常情况下为每小时 0.1 ml/100 g 组织)。因此,在正常情况下,血管内外液体交换的动态平衡能维持组织液的恒定性。上述任何一个或几个因素发生失调,都可成为水肿发生的原因。

1. 毛细血管流体静压增高　常见于心力衰竭和血容量增多时静脉压升高,或静脉受压和静脉内血栓形成导致的病变上游静脉压的升高,静脉压升高可逆向传递到微静脉和毛细血管静脉端,使后者的流体静压升高。毛细血管流体静压增高,液体从毛细血管内滤出增多,当滤出液超过了淋巴回流的代偿限度,就会发生水肿。

2. 血浆胶体渗透压降低　血浆胶体渗透压的高低主要取决于血浆清蛋白的含量。清蛋白含量降低,血浆胶体渗透压相应下降,使组织液生成大于回流引起水肿。引起血浆蛋白降低的主要原因如下。

（1）摄入不足：见于营养不良、禁食及胃肠道消化功能降低。

（2）合成减少：见于肝功能不全,蛋白合成减少。

（3）丢失过多：见于肾病综合征等,因大量蛋白从尿中排出使血浆蛋白降低。

（4）分解代谢增强：见于慢性消耗性疾病如慢性感染、恶性肿瘤等。

（5）稀释：钠水潴留或输入大量非胶体溶液时对血浆蛋白质的稀释。

3. 微血管壁通透性增加　见于各种炎症,包括感染、烧伤、冻伤、化学伤、某些变态反应（如荨麻疹、药物过敏等）和昆虫咬伤等。这些原因可直接损伤微血管壁或通过组胺、激肽等炎症介质的作用而使微血管壁的通透性增高。

此时不仅盐类溶质及水分从毛细血管和微静脉滤出增多,更重要的是血浆清蛋白的滤出增多,使组织液的胶体渗透压上升。这类水肿液的特点是所含蛋白量较高。

4. 淋巴回流受阻　正常情况下组织液的生成大于回流,这部分剩余组织液由毛细淋巴管运回血液循环。当淋巴管阻塞使淋巴回流障碍时,组织间液的生成增多而发生水肿。淋巴回流受阻的常见原因有：淋巴管受肿瘤、瘢痕等的压迫,淋巴管被丝虫成虫或肿瘤细胞所阻塞,恶性肿瘤行广泛淋巴结摘除术（如乳腺癌根治术,摘除腋窝部淋巴结）等,均可引起相应部位的水肿。另外,淋巴回流受阻时,从毛细血管滤出的少量蛋白质因不能随淋巴运走,也可增加了组织液的胶体渗透压。因而,这类水肿液的特点也是蛋白含量较高。

（二）体内外液体交换失平衡——钠水潴留

正常人钠、水的摄入量与排出量处于动态平衡,从而保持体液量的相对恒定。这个动态平衡主要在神经-内分泌的调节下,通过肾脏排泄功能来实现。当肾脏对钠和水排泄减少时,就会导致平衡失调,使血浆及组织液中钠与水成比例地积聚而发生水钠潴留。

1. 肾小球滤过率降低　引起肾小球滤过率降低的常见原因如下。

（1）广泛的肾小球病变：如急性肾小球肾炎时,肾小球因炎症反应（内皮细胞肿胀和炎性渗出物的堆积）,导致肾小球滤过率降低；慢性肾小球肾炎时,因肾单位大量破坏,使肾小球滤过面积减少。

（2）肾血流量减少：如充血性心力衰竭、肾病综合征等使有效循环血量减少,肾血流量下降,并通过交感-肾上腺髓质系统和肾素-血管紧张素系统的兴奋,引起入球小动脉收缩,造成肾血流量进一步减少,肾小球有效滤过率降低。

2. 肾小管和集合管对钠、水重吸收增多　在生理情况下,通过肾小球滤过的钠、水总量,约99%以上被肾小管重吸收,其中65%～70%由近曲小管主动重吸收,远曲小管和集合管对钠、水的吸收受激素的调节,最后只有0.5%～1%以尿液的形式排出体外。肾小管和集合管对钠、水重吸收增多是全身性水肿时钠水潴留的重要发病环节。肾小管和集合管对钠、水重吸收功能增强的因素如下。

（1）肾内物理性因素改变：肾小管周围毛细血管内胶体渗透压和流体静压的高低决定了近曲小管的重吸收功能。当心力衰竭、肾病综合征等引起有效循环血量减少，肾血管收缩时，出球小动脉的收缩比入球小动脉更为明显，使肾小球滤过压升高，滤过分数增高（GFR与每分钟肾血浆流量之比称为滤过分数，正常值约为19%）。此时出球小动脉内的血液因钠、水滤出而相对浓缩，使肾小管周围的毛细血管内胶体渗透压升高，流体静压降低，两者均可促使近曲小管对钠、水的重吸收增加，引起钠水潴留。

（2）醛固酮、抗利尿激素分泌增多：当有效循环血量降低时，肾血流量明显降低，通过肾素-血管紧张素-醛固酮系统激活使肾素和血管紧张素水平增高，后者直接刺激肾上腺皮质球状带使醛固酮分泌增加，引起钠潴留；血钠浓度增高，使血浆渗透压升高，以及上述的有效循环血量减少，均可促进ADH的释放增多，造成水在体内潴留。另外，肝硬化时醛固酮和ADH的灭活减少，也使其含量增多，作用增强。

（3）肾血流的重分布：肾单位有皮质肾单位（约占肾单位总数的85%）和髓旁肾单位（约占15%）。前者的交感神经及肾素多，髓袢短，重吸收钠、水能力弱，后者的交感神经及肾素少，髓袢较长伸入内髓，重吸收钠、水能力较强。正常时，肾脏的血流90%以上分布在皮质肾单位，近髓肾单位血流分配不足10%。在某些病理情况下，如有效循环血量减少时，由于交感神经兴奋，肾素分泌增多，引起肾小动脉收缩，基于肾皮质和髓旁肾单位的特点，致使皮质肾单位的血流量明显减少，髓旁肾单位血流量相对增多，可造成体内钠水潴留。

（4）心房肽分泌减少：见于充血性心力衰竭或肾病综合征等。因有效循环血量降低，心房利钠因子（ANF）分泌释放减少，近曲小管对钠、水的重吸收相应增加，导致钠水潴留引发水肿。

以上是导致水肿发生的几个基本因素。但是由单一因素引起的水肿并不多见，尤其是全身性水肿。临床上常见的水肿往往是以某一因素为主，伴有多个因素综合作用的结果。

二、常见的水肿

（一）心性水肿

心力衰竭常引起水肿。左侧心力衰竭引起肺水肿；右侧心力衰竭引起全身水肿，通常将右侧心力衰竭引起的全身性水肿称为心性水肿。

1. 临床特点　心性水肿典型表现是皮下水肿，以身体的低垂部最明显。立位时以足、踝及胫前部明显，卧位以骶部显著。严重时可出现胸腔积液、腹水、心包积水等临床表现。

2. 发生机制

（1）钠水潴留：心力衰竭导致心输出量减少，引起肾缺血、肾小球滤过率降低，钠水潴留。此外，由于肾素-血管紧张素-醛固酮系统的激活、ADH 的分泌增加，使肾小管重吸收钠、水增多。

（2）毛细血管流体静压增高：右侧心力衰竭导致体循环静脉回流受阻，毛细血管流体静压增高，组织液生成增多。

（3）其他因素：① 胃肠道、肝脏淤血水肿使对蛋白质的吸收、合成减少，加之钠水潴留对血液的稀释作用，使血浆胶体渗透压降低，导致组织液生成大于回流。② 由于静脉压升高使淋巴回流因阻力增大而减少，也可能是一个促进因素。

（二）肾性水肿

由某些肾脏原发病引起的水肿称为肾性水肿（renal edema），常是急、慢性肾小球肾炎和肾病综合征等的重要体征。根据水肿发生机制的不同，可将其分为肾炎性水肿和肾病性水肿两类。

1. 临床特点　肾性水肿常首先出现于疏松的部位。患者常在晨起时发现眼睑或面部水肿，加上面色苍白，构成特殊的"肾病性面容"。若病情进一步发展，水肿可扩展到全身。

2. 发生机制　肾小球滤过率降低所致钠水潴留是肾炎性水肿的主要发生机制，肾病性水肿发病机制的中心环节是低蛋白血症，及由此引起的血浆胶体渗透压下降。

（三）脑水肿

脑组织液体含量增多所引起的脑体积增大和重量增加，称为脑水肿。

1. 临床特点　轻度脑水肿可无明显的症状和体征。重度脑水肿可引起一系列功能紊乱，由于颅腔不能扩大，颅内压常增高，可出现剧烈头痛、恶心、呕吐、视神经乳头水肿等颅内高压的临床表现，甚至因脑疝而危及生命。

2. 原因、分类和发病机制

（1）血管源性脑水肿：是脑肿瘤、颅内感染、脑外伤、脑血管意外等脑部疾病的严重的并发症。正常情况下，脑毛细血管壁紧密连接构成血-脑屏障，其通透性很低，因此脑组织间隙几乎不含蛋白质。但在上述病因的直接损害和化学介质（如组胺、激肽、氧自由基等）的间接作用下，脑毛细血管通透性增高，含蛋白质的液体从毛细血管进入脑细胞间隙，产生脑水肿。由于白质细胞间隙比灰质大，所以脑水肿主要发生在白质。

（2）细胞毒性脑水肿：见于急性缺氧、糖尿病、尿毒症及水中毒等。这类脑水肿的特点是所有脑细胞（神经细胞、神经胶质细胞等）的细胞内液都增多。水肿波及脑灰质和脑白质。引起细胞毒性脑水肿的主要机制如下：① 各种原因引起脑细胞缺氧，使脑组织 ATP 生成减少，钠泵功能障碍，不能将 Na^+ 从细胞内泵出，因而细胞内渗透压急速升高，水分进入细胞内，发生细胞水肿。② 急性稀释性低钠血症：因细胞外液低渗，水分转入细胞内，引起脑细胞水肿。

（3）间质性脑水肿（脑积水）：脑室内的脑脊液积聚过多称为脑积水。其特点是脑室积液、脑室周围白质中的液体增多。引起脑积水的主要机制如下：肿瘤压迫或炎性增生等原因阻塞导水管或脑室孔道，使脑脊液在脑室内积聚，脑室内压升高，结果导致室管膜通透性增高或室管膜撕裂，脑室内的脑脊液可渗入周围脑白质产生间质性脑水肿。

上述三种类型的脑水肿在临床上通常可以合并出现，但往往以一种类型为主。

三、水肿对机体的影响

各型水肿对机体都存在着不同程度的影响，主要取决于水肿发生的部位、发展速度及程度，如右侧心力衰竭引起的两下肢水肿，在一般情况下对机体影响不大，但如果水肿发生在机体的重要组织器官，则可带来严重后果。如肺水肿可引起机体缺氧，喉头水肿可引起窒息，脑水肿可引起颅内高压，甚至发生脑疝，引起呼吸、心搏骤停，导致死亡。

此外，炎性水肿对机体也存在有利的一面，表现为稀释毒素、运送抗体、吸附有害物质、阻碍细菌扩散等。

第四节　钾代谢紊乱

钾是维持生命活动所必需的电解质之一。正常成人含钾总量为 50～55 mmol/kg。其中 98% 存在于细胞内，2% 存在于细胞外液。正常人每天可从食物（如肉类、水果和蔬菜等）中摄入 2～4 g 钾，足够生理需要。摄入钾的 90% 经肾脏随尿排出，少量随粪便、汗液排出。肾脏排钾的特点是："多吃多排，少吃少排，不吃也排"。如长期饥饿或无钾摄入时，最初阶段，每天仍有 20～40 mmol 的 K^+ 随尿排出；2～3 周后，每天还有 5～10 mmol 的 K^+ 排出。临床通常采用血清测定血钾浓度，血清钾正常值为 3.5～5.5 mmol/L，根据血清钾浓度的高低将钾代谢紊乱分为低钾血症和高钾血症。

一、低钾血症

血清钾浓度低于 3.5 mmol/L 称为低钾血症(hypokalemia)。

(一) 原因和发生机制

1. **钾摄入不足** 单纯因摄入不足造成的低钾血症和缺钾通常并不严重。常见于长期不能进食(如消化道梗阻、昏迷及手术后长期禁食)的患者。因钾来源缺乏,而肾脏每天仍继续排钾,使血钾降低。

2. **钾丢失过多**

(1) 经消化道失钾:消化液含钾丰富,其浓度高于血浆,故消化液的大量丢失是引起低钾血症的常见原因。见于频繁呕吐、严重腹泻、胃肠减压、胆瘘、肠瘘等患者。消化液大量丢失引起失钾的机制是多方面的。① 钾随消化液大量丢失。② 消化液大量丧失导致血容量减少,引起醛固酮分泌增多,促使肾排 K^+ 增加。③ 剧烈呕吐引起代谢性碱中毒,致使肾排 K^+ 增加及细胞外液 K^+ 转移入细胞内,引起血钾降低。

(2) 经肾失钾:常见于以下几种情况。

1) 利尿剂的使用不当:噻嗪类或髓襻利尿剂的大量使用,主要通过抑制髓襻升支粗段及远曲小管起始部对氯和钠的重吸收,使到达远曲小管内的钠量增多,K^+ 与 Na^+ 的交换量增加,因而导致尿钾排泄量增多。

2) 某些肾脏疾病:急性肾衰竭多尿期因排尿素增多引起渗透性利尿和远端流速加快,慢性肾炎或肾盂肾炎因对钠、水重吸收障碍,使肾排 K^+ 增多;Ⅰ型肾小管性酸中性(又称为远端肾小管性酸中毒),主要由于集合管泌 H^+ 障碍,导致 K^+-Na^+ 交换增加,使肾排 K^+ 增多;Ⅱ型肾小管性酸中毒(又称为近端肾小管性酸中毒),因近曲小管对 HCO_3^- 重吸收障碍,使远曲小管内负离子(HCO_3^-)增多,导致肾排 K^+ 增多。

3) 肾上腺皮质激素过多:见于原发性或继发性醛固酮增多症,及长期大量使用皮质激素的患者,其机制是肾上腺皮质激素可促进肾排 K^+ 增多。

4) 镁缺乏可因肾小管上皮细胞的 Na^+-K^+-ATP 酶失活,引起髓襻升支对钾重吸收障碍,肾排 K^+ 增加。

(3) 经皮肤失钾:一般出汗不会引起低钾血症,但在高温下从事强体力劳动时,可因大量出汗而致失钾增多。

3. **钾的跨细胞分布异常** 指细胞外钾进入细胞内过多,引起低钾血症,但体钾总量并不减少。

(1) 碱中毒:碱中毒时,细胞内 H^+ 移出,细胞外 K^+ 移入细胞内,使血钾降低。另外,碱中毒时,肾排 K^+ 也增多。

(2) 应用胰岛素：糖尿病患者大剂量应用胰岛素可引起低钾血症。其机制如下：胰岛素又能激活细胞膜 Na^+-K^+-ATP 酶活性，细胞摄 K^+ 增加。同时，胰岛素促进肌、肝等组织细胞合成糖原，K^+ 随葡萄糖进入细胞增多。

(3) 低钾性周期性瘫痪：属常染色体显性遗传性疾病，表现为一过性的肢体瘫痪。发作时细胞外钾突然进入细胞，使血钾降低。

（二）对机体的影响

低钾血症对机体的影响是多方面的，取决于血清钾降低的速度和程度。主要表现为引起骨骼肌迟缓性瘫痪、心律失常及酸碱平衡失调。

1. 对神经-肌肉的影响 神经肌肉症状是急性低钾血症的突出表现。出现肌无力以至肌麻痹症状，以下肢肌肉最为常见。可表现为无力、腱反射减弱以至消失，严重时累及躯干、上肢肌肉，呼吸肌麻痹为重要死因。

胃肠道平滑肌也受到影响，表现为肠蠕动减弱、肠鸣音减少或消失、腹胀、食欲减低和便秘等症状，严重时可出现麻痹性肠梗阻。

对中枢神经系统的影响，轻度低钾血症患者常出现精神萎靡、反应淡漠等症状，重症者可出现嗜睡、昏迷。

低钾血症引起上述症状的主要机制如下：当细胞外液钾浓度急剧降低时，细胞内外钾浓度差（$[K^+]_i/[K^+]_e$ 比值）增大，细胞内钾外流增多，使静息膜电位（Em）负值增大，与阈电位（Et）距离加大，细胞处于超极化状态，致使除极障碍，兴奋性降低，严重时兴奋性可消失。

慢性低钾血症时，因细胞外液钾浓度下降缓慢，细胞内钾外逸的补充使细胞内 K^+ 也减少，$[K^+]_i/[K^+]_e$ 比值变化不大，故症状不明显。

2. 对心脏的影响 低钾血症时心肌细胞静息电位发生变化，影响心肌细胞电生理特性，表现为"三高一低"的特点，即心肌兴奋性增高、自律性增高、收缩性增高、传导性降低，严重或慢性低钾血症时收缩性可下降。上述改变与低钾血症时发生的各种心律失常有关，如房性或室性期前收缩、心动过速及心室颤动等。

引起心脏上述变化的机制如下。

(1) 心肌兴奋性增高：急性低钾血症时，心肌细胞膜的钾电导降低，即膜对 K^+ 的通透性降低，细胞内钾外流减少，静息膜电位负值变小，与阈电位距离接近，心肌兴奋性增高。

(2) 心肌传导性降低：急性低钾血症时，心肌静息膜电位负值变小，使动作电位 0 相去极化速度和幅度降低，兴奋扩布减慢，心肌传导性降低。

(3) 心肌自律性增高：自律性的产生依赖于自律细胞在舒张期的自动去极化（主要是 Na^+ 内向电流大于 K^+ 外向电流，使细胞逐步去极化，直到阈电位）。急性低钾血症时,心肌细胞膜的钾电导降低,K^+外流减慢,使Na^+内流相对加快,心肌4相自动去极化的速度增快,心肌自律性增高。

(4) 心肌收缩性增强:急性低钾血症时,细胞外液K^+对Ca^{2+}内流的竞争性抑制作用减弱,Ca^{2+}内流增加,兴奋-收缩耦联增强,心肌收缩性增强。但严重的慢性低钾血症因心肌代谢障碍,可使其变性、坏死和瘢痕形成,引起心肌收缩性减弱。

心电图呈现:ST段压低,T波低平、增宽,T波后常出现U波(图2-1-2)。低钾血症严重时,可出现P-R间期延长、QRS增宽。

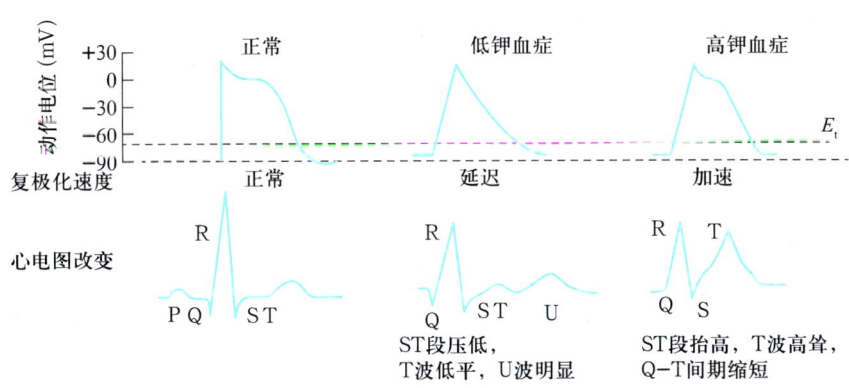

图 2-1-2 低钾血症和高钾血症时心肌动作电位、心电图变化特征

3. 对酸碱平衡的影响 低钾血症常引起代谢性碱中毒,这类碱中毒的特点是发生碱中毒的同时出现酸性尿。其机制如下:① 低钾血症时,细胞内K^+外流,细胞外的H^+和Na^+进入细胞,导致细胞外液H^+浓度降低而引起代谢性碱中毒。② 低钾血症时,因肾小管上皮细胞K^+-Na^+交换减弱,H^+-Na^+交换增强,结果排H^+增多引起碱中毒,尿排H^+增多。此时机体碱中毒,尿液却呈酸性,故称为反常性酸性尿。

4. 其他 慢性缺钾伴有低钾血症时,肾对尿的浓缩功能发生障碍,出现多尿、低比重尿。其机制可能为肾远曲小管和集合管上皮受损,对ADH反应性降低,髓袢升支Cl^-和Na^+重吸收不足以及肾髓质渗透压梯度不能形成所致。

(三) 防治的病理生理学基础

1. 防治原发病,去除失钾原因。

2. 补钾 补钾途径以口服最好,病情严重或恶心、呕吐不能口服者,由静脉输入。静脉补钾需注意以下几点。

(1) 补钾浓度要低、速度要慢,且总量必须控制:细胞内缺钾恢复较慢,故补钾要经过一段时间。

(2) 见尿补钾:静脉补钾者每小时尿量在30 ml以上或每天尿量在500 ml以上方可补钾。

(3) 密切观察病情变化：严格核对补钾的量、浓度、速度，密切观察患者的尿量、生命体征、神经肌肉的表现、心电图和血钾浓度，以防发生高钾血症。

二、高钾血症

血清钾浓度超过 5.5 mmol/L 称为高钾血症(hyperkalemia)。

(一) 原因和发生机制

1. **肾排钾障碍** 肾功能障碍引起钾排出减少，是高钾血症最常见的原因。

(1) 肾衰竭：见于急性肾衰竭少尿期和慢性肾衰竭的晚期，无尿患者在没有钾摄入的情况下，血清钾每天约可以 0.7 mmol/L 速度增加，成为威胁生命的重要因素。

(2) 醛固酮分泌不足：见于肾上腺皮质功能减退(Addison 病)和双侧肾上腺切除后等疾病，由于醛固酮分泌不足，肾小管排钾减少，引起血钾升高。

(3) 利尿剂使用不当：长期大量使用螺内酯、氨苯蝶啶等潴钾利尿剂可引起高钾血症(前者有拮抗醛固酮的作用，后者能抑制远端小管对 K^+ 的排泄)。

2. **钾摄入过多** 正常肾脏具有很强的排钾能力，同时胃肠对钾吸收又受血钾影响，即使钾摄入过多，一般也不会引起高钾血症。但当静脉内过多过快补钾，特别是在肾功能降低时，可发生严重的高钾血症。

3. **钾的跨细胞分布异常** 指细胞内 K^+ 转移至细胞外，当超过肾排钾能力时，可引起血钾升高，此时体钾总量并不一定增加。

(1) 酸中毒：引起细胞内外 H^+-K^+ 交换的同时，肾小管以 Na^+-H^+ 交换为主，Na^+-K^+ 交换减少，所以酸中毒往往伴发高血钾。

(2) 严重组织缺氧：由于细胞 ATP 生成不足，细胞膜钠泵功能障碍，细胞外 K^+ 进入细胞内减少，血清钾升高。

(3) 高钾血症型家族性周期性麻痹：发作时钾移出细胞外，血钾增高。

(4) 大量溶血或组织损伤、坏死：包括淋巴瘤和白血病放疗或化疗后，使组织细胞释出大量钾。

(5) 某些药物：如 β-受体拮抗剂(普萘洛尔)、洋地黄类药物中毒等，可能抑制细胞膜 Na^+-K^+-ATP 酶活性，使细胞内 K^+ 外逸增多，血钾升高。

(二) 对机体的影响

高钾血症对机体的危害主要影响心肌和骨骼肌。

1. 对神经-肌肉的影响

(1) 轻度高钾血症：指血清钾浓度为 5.5~7 mmol/L。细胞外 K^+ 浓度增加，细胞内钾浓度变化不大,细胞内外 K^+ 浓度比值减小,因而静息电位形成减小,与阈电位接近,神经肌肉兴奋性增高。临床上出现手足感觉异常,震颤、肌痛或肠绞痛与腹痛。

(2) 重度高钾血症:指血清钾浓度在 7 mmol/L 以上。由于细胞内外 K^+ 浓度比值更小,静息电位形成更小,接近甚至超过阈电位水平。细胞膜快钠通道失活,不易形成动作电位,使神经肌肉组织不能兴奋,称为去极化阻滞。临床上有肌肉软弱、迟缓性麻痹等症状。

慢性高钾血症时,由于血钾浓度升高缓慢,细胞外过多的钾可代偿性地向细胞内转移,使细胞内、外钾浓度均升高,$[K^+]_i/[K^+]_e$ 比值变化不明显,细胞兴奋性也无明显改变。

2. 对心脏的影响　高钾血症对心脏的影响与低钾血症一样也能出现心律失常或发生心室纤颤,但不同的是严重高钾血症还可引起心脏停搏。

(1) 兴奋性变化:高钾血症对心肌细胞膜电位的影响和对骨骼肌细胞膜电位的影响相同。即轻度高钾血症,心肌兴奋性升高;重度高钾血症,心肌兴奋性降低或消失。

(2) 传导性降低:由于心肌细胞膜静息电位减小,Na^+ 内流不足,动作电位 0 期除极化速度减慢、幅度降低,因而心肌传导性降低。

(3) 自律性降低:高钾血症时,心肌细胞膜对 K^+ 通透性增高,复极 4 期快反应自律细胞 K^+ 外流加速,Na^+ 内流相对减慢,导致 4 期自动除极化减慢,自律性降低。

(4) 收缩性降低:当细胞外的 K^+ 浓度增高时,对 Ca^{2+} 内流抑制作用加强,动作电位 2 期 Ca^{2+} 内流减少,细胞内 Ca^{2+} 浓度降低,兴奋-收缩耦联障碍,心肌收缩性降低。

高钾血症时心肌传导性的降低使传导缓慢并引起单向传导阻滞,又由于有效不应期缩短,因而也易引起兴奋折返,发生包括心室纤颤在内的各种心律失常。严重高钾血症可因自律性降低、传导阻滞和兴奋性丧失发生心搏骤停。

心电图变化:由于心房肌细胞动作电位降低,使 P 波压低、增宽或消失;传导性降低导致 P-R 间期延长、R 波变低、QRS 综合波增宽;3 期钾外流加速使有效不应期缩短,反映为复极化 3 期的 T 波高耸,相当于动作电位的 Q-T 间期轻度缩短(见图 2-1-2)。

3. 对酸碱平衡的影响　高钾血症时,细胞外液的 K^+ 移入细胞内,为维持电中性,细胞内的 H^+ 移至细胞外,从而导致代谢性酸中毒。此时,细胞内 H^+ 浓度降低,肾小管上皮细胞 K^+-Na^+ 交换增强,H^+-Na^+ 交换减弱,肾脏远曲小管上皮细胞 H^+ 的排泌减少,结果引起机体酸中毒而尿液却呈碱性,故称为反常性碱性尿。

(三) 防治的病理生理学基础

1. 积极治疗原发病,去除病因。
2. 降低体内钾总量　一方面减少钾的摄入,同时要促进钾的排出。可口服阳离子交换树脂聚磺苯乙烯,或用其灌肠,促使肠道内进行 Na^+-K^+ 交换,钾从肠道内排出。也可通过血液透析或腹膜透析使钾从体内排出。

3. 降血钾措施,保护心脏　对重度高钾血症患者,应立即采用降血钾措施,保护心脏。① 静脉注射高渗葡萄糖溶液加胰岛素或静脉注射碱性药(如乳酸钠、碳酸氢钠),可促使 K^+ 进入细胞内而降低血钾浓度。② 静脉注射葡萄糖酸钙、高渗钠溶液(如氯化钠),提高心肌的兴奋性、传导性、自律性和收缩性,拮抗 K^+ 对心脏的毒性作用。③ 应用离子交换树脂,必要时使用腹膜或血液透析,加速 K^+ 从体内排出。

本章小结

1. 根据脱水时血浆渗透压的不同,将脱水分为高渗性、低渗性和等渗性脱水三种类型,它们分别有其各自的特征、原因,对机体的影响会因类型不同而有所差别。

2. 水中毒为低渗性水过多,原因简单,对机体有一定的影响。

3. 水肿为等渗性水过多,其发生与血管内外液体交换失平衡及体内外液体交换失平衡有关,对机体的影响会因水肿发生的部位、发展速度及程度有所不同。

4. 钾代谢紊乱包括低钾血症和高钾血症,其发生的原因主要与消化道功能紊乱、肾功能变化有关,对机体的影响主要表现在骨骼肌、心肌以及酸碱平衡方面。

练习题

思考题及名词解释

1. 比较三型脱水主要临床特征和尿钠量的变化,并阐述其发生机制。
2. 简述水肿的发生机制。
3. 试比较高钾血症和低钾血症对机体的影响。
4. 某患儿腹泻 4 天,每天水样便 10 余次,试分析该患儿可发生哪些水、电解质紊乱?
5. 名词解释:水肿,积水,脱水,高钾血症,低钾血症,脱水热,高渗性脱水,低渗性脱水,水中毒,反常性酸性尿。

(王　宁)

第二章　酸碱代谢紊乱

第一节　酸碱平衡的调节
第二节　单纯的酸碱平衡失调
第三节　混合型酸碱平衡失调

思维导图

学习目标

知识目标

1. 掌握酸碱平衡的基本概念、正常范围及调节机制。
2. 掌握四种单纯性酸碱平衡失调的概念、代谢性酸中毒时机体的代偿。
3. 熟悉体内酸和碱的来源、反映酸碱平衡的常用指标及其意义。
4. 了解酸碱平衡失调的原因及对机体的影响。

能力目标

1. 能够正确分析患者的病情,判断可能存在的酸碱平衡失调类型。
2. 学会根据患者的临床表现、检查结果等制定合理的纠正酸碱平衡失调的方案。
3. 具备对酸碱平衡失调患者进行病情监测和评估的能力。

素养目标

1. 培养严谨、细致的学习态度,确保对酸碱平衡失调的准确判断和处理。
2. 树立以患者为中心的服务意识,关注患者在酸碱平衡失调过程中的身心需求。

人体的体液环境必须具有适宜的酸碱度，才能维持正常的生理代谢功能。人体在生命活动中经常摄入一些酸、碱性物质，同时体内也不断地生成大量的酸性或碱性代谢产物，而机体通过多方面的缓冲和调节活动，体液的酸碱度稳定在正常范围内。正常人动脉血 pH 为 7.35~7.45，平均为 7.40。生理条件下机体依靠体内各种缓冲系统以及肺和肾的调节功能，维持 pH 保持相对稳定的过程，称为酸碱平衡（acid-base balance）。

在许多病理情况下，可引起酸碱负荷过重或调节机制障碍导致体液 pH 稳定性破坏，这种稳定性的破坏称为酸碱平衡失调（acid-base disturbance）。酸碱代谢失调在临床上十分常见，多种疾病或病理过程可以引起体内酸碱代谢失调，酸碱代谢失调的发生发展又会使原来的病情更加复杂和严重，对患者的生命造成严重威胁。

第一节　酸碱平衡的调节

一、酸、碱的概念及其来源

在化学反应中，能释放出 H^+ 的化学物质称为酸，例如 HCl、H_2SO_4、NH_4^+ 和 H_2CO_3 等；反之，凡能接受 H^+ 的化学物质称为碱，如 OH^-、HCO_3^-、NH_3 等。

体内酸、碱物质主要来源于组织细胞的物质代谢过程，其次是从食物中直接摄入，正常人在普通膳食条件下，体内酸性物质的产量远远多于碱性物质。

（一）酸的来源

体内酸性物质按其特性分为挥发酸和固定酸。

1. 挥发酸　机体代谢过程中产生最多的酸为碳酸（H_2CO_3）。它可释放出 H^+，也可转变成 CO_2 气体经肺排出体外，所以称为挥发酸。正常人安静状态下，体内的糖、脂肪、蛋白质氧化分解代谢每天可产生 CO_2 300~400 L，如果全部生成 H_2CO_3 可产生 15 mol H^+，是体内最主要的酸性物质来源。

2. 固定酸　指不能成气体由肺排出体外，而必须经肾随尿排出的酸，也被称为非挥发酸。固定酸包含有多处酸性物质，主要有体内糖、脂肪、蛋白质分解代谢过程中产生的丙酮酸、乳酸、乙酰乙酸、β-羟丁酸、硫酸、磷酸、尿酸等，还包括某些摄入的食物、服用的药物。一般情况下，固定酸的主要来源是蛋白质的分解代谢。

（二）碱的来源

体内碱性物质主要来源于食物，特别是蔬菜、水果所含的有机酸盐，如苹果酸盐、柠檬酸盐、草酸盐等。它们均可与 H^+ 结合生成有机酸,再经三羧酸循环氧化生成 CO_2、H_2O 和碱性盐。另外,在体内物质代谢过程中也可产生碱性物质,如氨基酸脱氨基所产生的 NH_3。

二、体内酸碱平衡的调节

(一) 血液的缓冲作用

血液的缓冲系统是由弱酸及其共轭碱组成,主要有两类:碳酸氢盐缓冲系统(HCO_3^-/H_2CO_3)和非碳酸氢盐缓冲系统(包括磷酸盐缓冲系统、血浆蛋白缓冲系统、血红蛋白和氧合血红蛋白缓冲系统)。碳酸氢盐缓冲系统具有重要意义,它具有以下特点:① 可以缓冲所有的固定酸,不能缓冲挥发性酸(挥发性酸的缓冲主要靠非碳酸氢盐缓冲系统,特别是血红蛋白和氧合血红蛋白缓冲系统的缓冲)。② 缓冲能力强(该缓冲系统是细胞外液含量最多的,占血液缓冲总量的 1/2 以上)。③ 缓冲潜力大(为开放体系,易于调节,能通过肾和肺对 HCO_3^- 和 H_2CO_3 的调节)。④ 决定血液 pH 的高低。根据 Henderson-Hasselbalch 方程式:

$$pH = pKa + \lg[HCO_3^-]/[H_2CO_3]$$

式中 pKa 是 H_2CO_3 电离常数的负对数值,38℃ 时为 6.1,血浆 $[HCO_3^-]$ 为 24 mmol/L,血浆 $[H_2CO_3]$ 由 CO_2 溶解量决定(dCO_2),dCO_2 = 溶解度(α)× $PaCO_2$($PaCO_2$ 为 40 mmHg 时,CO_2 溶解度为 0.03),$[H_2CO_3]$ = 0.03×40 = 1.2 mmol/L,代入方程式中。

$$pH = 6.1 + \lg 24/1.2 = 6.1 + \lg 20/1 = 6.1 + 1.3 = 7.40$$

由此可知,血浆正常 pH 的维持主要取决于血浆 HCO_3^- 与 H_2CO_3 的浓度比,只要二者浓度比维持在 20/1,血浆的 pH 就能稳定在正常范围内。

血液的缓冲系统调节酸碱平衡的特点是缓冲作用反应迅速,但作用不持久。

(二) 肺在酸碱平衡中的调节作用

肺主要通过改变 CO_2 的排出量,调节血浆 H_2CO_3 浓度,维持血浆 HCO_3^-/H_2CO_3 的正常比值。

当动脉血 $PaCO_2$ 升高或血浆 pH 降低时,可兴奋呼吸中枢,呼吸加深加快,CO_2 排出增多,体内 H_2CO_3 含量减少;反之,当动脉血 $PaCO_2$ 降低或血浆 pH 增高时,抑制呼吸,CO_2 排出减少,体内 H_2CO_3 含量增多。这种调节作用的特点是发挥迅速,数分钟内即可达到高峰,但仅对 CO_2 有调节作用。

微课:CO_2 对呼吸的调节

(三)肾在酸碱平衡中的调节作用

肾脏主要通过调节排酸或保碱的量来调节血浆 HCO_3^- 的浓度,以维持血浆 HCO_3^-/H_2CO_3 的正常比值。这种调节作用的特点是发挥较慢,常在数小时之后起作用,3~5天才达高峰,但效能高、作用持久。肾对酸碱调节的主要机制如下。

1. 近端肾小管 Na^+-H^+ 交换 近曲小管上皮细胞内的 CO_2 和 H_2O 在碳酸酐酶的催化下生成 H_2CO_3,H_2CO_3 又解离成 HCO_3^- 和 H^+,H^+ 通过近曲小管上皮细胞膜上的 Na^+-H^+ 交换被分泌入管腔中,同时把管腔中的 Na^+ 交换进细胞,进入细胞的 Na^+ 与 HCO_3^- 一起回流入血,即起到排酸保碱的作用。酸中毒时碳酸酐酶活性增高,肾排酸保碱的作用加强;碱中毒时碳酸酐酶活性受抑制,肾排酸保碱的作用减弱。

2. 远端肾小管泌 H^+ 和重吸收 HCO_3^- 远曲小管和集合管的闰细胞(又称为泌氢细胞)以上述同样的过程生成 H^+ 和 HCO_3^-,H^+ 通过管腔膜侧 H^+-ATP 酶被分泌入管腔,而 Na^+ 通过钠通道进入细胞,同时在基侧膜以 Cl^--HCO_3^- 交换的方式重吸收 HCO_3^-,使尿液酸化。

3. NH_4^+ 的排出 近曲小管上皮细胞是产 NH_3 排 NH_4^+ 的主要场所。细胞内谷氨酰胺在谷氨酰胺酶的水解作用下产生 NH_3,NH_3 是脂溶性分子,能自由弥散入管腔,与管腔内 H^+ 结合生成 NH_4^+,而 NH_4^+ 是水溶性的,不易通过细胞膜返回细胞内,结果以氯化铵的形式随尿排出体外。酸中毒时,谷氨酰胺酶活性增高,肾产 NH_3 排 NH_4^+ 增多。

(四)组织细胞对酸碱平衡的调节作用

组织细胞的调节作用主要通过细胞内外离子交换(如 H^+-K^+ 等)和细胞内缓冲完成的。酸中毒时,细胞外液过多的 H^+ 通过 H^+-K^+ 交换进入细胞内,被细胞内缓冲碱缓冲,而 K^+ 从细胞内逸出,导致高钾血症;反之,碱中毒时,H^+ 由细胞内移出,K^+ 从细胞外移入,结果血钾降低。

三、反映酸碱平衡状况的指标及其意义

(一)动脉血 pH 和 $[H^+]$

pH 和 $[H^+]$ 是酸碱度的指标,由于血液中 H^+ 很少,因常用 pH 作为反映酸碱平衡状况的指标。pH 表示是 $[H^+]$ 的负对数值,因血浆的 $[H^+]$ 取决于提供 H^+ 的酸量和缓冲 H^+ 的碱量,故动脉血 pH 主要取决于血浆中 $[HCO_3^-]$ 与 $[H_2CO_3]$ 的比值,正常为 20:1。

正常人动脉血 pH 为 7.35~7.45，pH 低于 7.35 为失代偿性酸中毒，pH 高于 7.45 为失代偿性碱中毒。当动脉血 pH 在正常范围时，有以下三种可能：机体处于酸碱平衡状态，代偿性酸或碱中毒（体内 $[HCO_3^-]$ 和 $[H_2CO_3]$ 的绝对值已经改变，但通过机体的代偿调节作用，其比例仍维持在 20∶1，故 pH 正常），某些混合型酸碱平衡失调（如同时发生程度相近的酸、碱中毒，因 pH 的变化相反而被相互抵消，pH 可以正常）。

pH 作为判断失代偿性酸碱平衡失调的首要检测指标，不能区分是代谢性还是呼吸性酸碱平衡紊乱，要确定还需检测血浆 $PaCO_2$ 和 HCO_3^-。

（二）动脉血二氧化碳分压

动脉血二氧化碳分压（$PaCO_2$）是指血浆中以物理状态溶解的 CO_2 分子所产生的张力。正常值为 33~46 mmHg（4.39~6.13 kPa），平均为 40 mmHg（5.32 kPa）。动脉血 $PaCO_2$ 的高低直接反映肺通气量。当 $PaCO_2<33$ mmHg（4.39 kPa）时，表明肺通气过度，CO_2 呼出过多，见于呼吸性碱中毒或代偿后的代谢性酸中毒；反之，当 $PaCO_2>46$ mmHg（6.13 kPa）时，表明肺通气不足，体内有 CO_2 潴留，见于呼吸性酸中毒或代偿后的代谢性碱中毒。因此，$PaCO_2$ 是反映呼吸性酸碱平衡失调的重要指标。

（三）标准碳酸氢盐和实际碳酸氢盐

实际碳酸氢盐（actual bicarbonate，AB）是指隔绝空气的血标本，在实际的体温、$PaCO_2$ 和血氧饱和度的条件下测得的血浆 HCO_3^- 浓度。AB 受呼吸和代谢两方面因素的影响。

标准碳酸氢盐（standard bicarbonate，SB）是指全血标本在标准条件下（温度 38℃，$PaCO_2$ 为 40 mmHg，血红蛋白氧饱和度为 100%）所测得的血浆 HCO_3^- 的量。正常值为 22~27 mmol/L，平均为 24 mmol/L。由于测定 HCO_3^- 时排除了呼吸因素的影响，所以 SB 是反映代谢性酸碱平衡失调的重要指标。代谢性酸中毒时 SB 降低，代谢性碱中毒时 SB 升高。但在呼吸性酸或碱中毒时，由于肾脏的代偿也可发生继发性增高或降低。

正常人 AB=SB，AB 与 SB 的差值反映了呼吸因素对酸碱平衡的影响。当 AB>SB 时，表明体内有 CO_2 潴留，见于呼吸性酸中毒或代偿后代谢性碱中毒；反之，AB<SB，说明 CO_2 排出过多，见于呼吸性碱中毒或代偿后代谢性酸中毒；AB、SB 均升高，表明有代谢性碱中毒或代偿后慢性呼吸性酸中毒；AB、SB 均降低，表明有代谢性酸中毒或代偿后慢性呼吸性碱中毒。

（四）缓冲碱

缓冲碱（buffer base, BB）是指血液中所有具有缓冲作用的碱性物质的总和，包括 HCO_3^-、Hb^-、HbO_2^-、HPO_4^{2-}、Pr^- 等。正常值为（50±5）mmol/L。代谢性酸中毒时 BB 减少，而代谢性碱中毒时 BB 升高。BB 是反映代谢性酸碱紊乱的指标。

（五）碱剩余

碱剩余（base excess, BE）是指在标准条件下，用酸或碱滴定血标本至 pH 7.40 时所需的酸或碱的量。正常值为（0±3）mmol/L。BE 是反映代谢性酸碱紊乱的指标。BE 正值增加，代表血液中碱性物质过多，见于代谢性碱中毒；BE 负值增加，代表血液中碱性物质不足，见于代谢性酸中毒。此外，代偿后慢性呼吸性酸中毒、代偿后慢性呼吸性碱中毒时，由于肾的代偿作用，BE 也可表现为正值增加或负值增加。

（六）阴离子间隙

阴离子间隙（anion gap, AG）是指血浆中未测定的阴离子（UA）与未测定的阳离子（UC）的差值，即 AG=UA-UC。正常值为：（12±2）mmol/L。由于正常人体血浆中阴阳离子总量相等：

$$[Na^+]+UC=[Cl^-]+[HCO_3^-]+UA$$

AG 可用血浆中常规测定的 Na^+、Cl^- 和 HCO_3^- 算出，即：

$AG=Na^+-(HCO_3^-+Cl^-)=140-(24+104)=12$ mmol/L。

AG 是反映血浆中固定酸含量的指标，其临床意义主要在于确定代谢性酸中毒类型和诊断混合型酸碱平衡紊乱。目前多以 AG >16 mmol/L，作为判断是否存在 AG 增高代谢性酸中毒的界限。

第二节 单纯的酸碱平衡失调

根据 Henderson-Hasselbalch 方程，体液酸碱度（pH）取决于 $PaCO_2$ 和 $[HCO_3^-]$ 两个基本参数。$PaCO_2$ 是酸碱平衡的呼吸性因素，$[HCO_3^-]$ 是酸碱平衡的代谢性因素。由于 $PaCO_2$ 原发性升高或降低引起的酸碱平衡失调称为呼吸性酸碱平衡失调；由于 $[HCO_3^-]$ 的原发性增加或减少引起的酸碱平衡失调称为代谢性酸碱平衡失调。

一、代谢性酸中毒

代谢性酸中毒（metabolic acidosis）是指血浆[HCO_3^-]原发性减少、pH 降低为特征的酸碱平衡失调。它是临床上最常见的酸碱平衡失调类型。根据 AG 值的变化，将代谢性酸中毒分为 AG 增高型代谢性酸中毒和 AG 正常型代谢性酸中毒两类。

（一）原因和机制

1. AG 增高型代谢性酸中毒　是指凡能引起血中固定酸浓度增高的代谢性酸中毒均属于此类。其特点是[HCO_3^-]降低，[Cl^-]无明显变化。

（1）乳酸酸中毒：见于休克、严重贫血、肺部疾病、心跳呼吸骤停、心力衰竭等引起的缺氧，使细胞内糖酵解增强而引起乳酸增加，发生乳酸酸中毒。此外，严重的肝疾患使乳酸利用障碍也可引起血浆乳酸过高。

（2）酮症酸中毒：见于糖尿病、严重肝病、饥饿和酒精中毒等情况。由于大量脂肪被迅速分解，结果导致酮体生成增加（酮体中的乙酰乙酸和 β-羟丁酸都是强酸性物质），当超过了外周组织的氧化能力和肾排出能力时，即可发生酮症酸中毒。

（3）肾排酸保碱功能障碍：轻、中度肾衰竭发生酸中毒的机制如下。肾小管上皮细胞产生 NH_3 减少，$NH_4^+-Na^+$ 交换下降，排泌 NH_3/NH_4^+ 减少，重吸收 HCO_3^- 也相应减少；严重的急、慢性肾衰竭性酸中毒的机制为：肾小球滤过率降低，体内固定酸（特别是磷酸、硫酸等）不能随尿排出，在体内积蓄。

（4）水杨酸中毒：大量摄入水杨酸制剂（如阿司匹林）可引起酸中毒。

上述各原因均可引起体内固定酸过多，固定酸的 H^+ 被 HCO_3^- 缓冲，使血浆[HCO_3^-]降低；其酸根（如乳酸根等）浓度升高，所以 AG 值增大，且血 Cl^- 值正常，故此类代谢性酸中毒又称为血氯正常型代谢性酸中毒。

2. AG 正常型的代谢性酸中毒　是指各种原因引起 HCO_3^- 浓度降低并伴有 Cl^- 浓度代偿性升高，而 AG 无明显变化的一类代谢性酸中毒，故又称为失碱性酸中毒。常见于：

（1）消化道丢失 HCO_3^- 过多：肠液、胰液和胆汁中的 HCO_3^- 浓度均高于血浆，因此严重腹泻、小肠和胆道瘘管、肠吸引术等均可引起 HCO_3^- 大量丢失和血 Cl^- 代偿性升高。

（2）尿液丢失 HCO_3^- 过多：见于肾小管性酸中毒及大量使用碳酸酐酶抑制剂（乙酰唑胺等），可使肾小管对 HCO_3^- 重吸收减少或泌 H^+ 障碍，引起 HCO_3^- 从尿液中过多丢失。

(3) 含氯的成酸性药物摄入过多:使用过多的含氯盐类药物如氯化铵、盐酸精氨酸或盐酸赖氨酸等,这些物质在体内易解离出 HCl。使血浆 HCO_3^- 在被 H^+ 消耗、减少的同时,血 Cl^- 含量增加。

此型代谢性酸中毒时,AG 正常,血 Cl^- 增高,所以又称为高血氯性代谢性酸中毒。

(二) 机体的代偿调节

1. **血液的缓冲作用** 代谢性酸中毒时,血液固定酸增加,过多的 H^+ 立即与血浆 HCO_3^- 及其他缓冲碱结合,使 HCO_3^- 等缓冲碱不断消耗而减少。

2. **肺的代偿调节作用** 血液 H^+ 浓度增加,刺激外周化学感受器,反射性引起呼吸中枢兴奋,呼吸加深加快。呼吸的代偿反应非常迅速,通常数分钟后即可见深大呼吸,这是代谢性酸中毒的主要临床表现。深快呼吸的代偿意义是使 CO_2 排出增多,使血液中 H_2CO_3 浓度继发性降低,维持 HCO_3^-/H_2CO_3 的比值接近正常,使血液 pH 趋向正常。

3. **肾脏的代偿调节作用** 除肾功能障碍所引起的代谢性酸中毒外,肾脏均可发挥代偿调节作用。酸中毒时,肾小管上皮细胞中的碳酸酐酶和谷氨酰胺酶活性增强,肾排 H^+、泌 NH_4^+ 作用加强,重吸收 HCO_3^- 增多,尿液 pH 降低。但肾脏的代偿作用较慢,一般在酸中毒后数小时开始,3~5 天发挥最大效能。

4. **细胞内外离子交换** H^+ 浓度升高 2~4 小时后,约有 1/2 的 H^+ 通过 H^+-K^+ 交换方式进入细胞内被细胞内缓冲系统缓冲,K^+ 从细胞内逸出,导致高钾血症。

(三) 血气指标变化

pH 下降(代偿阶段正常),AB、SB、BB 值均降低,AB<SB、BE 负值增加,$PaCO_2$ 继发性下降。

(四) 对机体的影响

代谢性酸中毒主要引起心血管和中枢神经系统的功能障碍。

1. **心血管系统功能障碍** 代谢性酸中毒引起心血管系统功能障碍主要表现在以下三个方面。

(1) 心律失常:代谢性酸中毒时可出现心脏传导阻滞、心室颤动及心脏停搏等严重心律失常。其机制与酸中毒导致血钾升高密切相关。

(2) 心肌收缩力减弱:轻度酸中毒时可刺激肾上腺髓质释放肾上腺素,对心脏有正性肌力作用。但是严重酸中毒(pH<7.20),此作用可被阻断,使心肌收缩力减弱,心输出量减少。酸中毒引起心肌收缩力减弱的机制可能是:① H^+ 可竞争性地抑制

Ca^{2+} 与肌钙蛋白结合;② 影响 Ca^{2+} 内流;③ 影响心肌细胞肌浆网释放 Ca^{2+}。

（3）血管系统对儿茶酚胺的反应性降低:H^+ 浓度增加,能降低阻力血管对儿茶酚胺的反应性,使血管容量扩大,回心血量减少,血压下降,甚至发生休克。

2. 中枢神经系统功能紊乱　代谢性酸中毒时,中枢神经系统功能障碍主要表现为抑制,出现乏力、倦怠、嗜睡、昏迷,甚至死亡。其发生机制如下。① 能量供应不足:酸中毒时生物氧化酶类受抑导致 ATP 生成减少,脑组织供能不足。② γ-氨基丁酸生成增多:酸中毒时谷氨酸脱羧酶活性增强,使抑制性神经递质 γ-氨基丁酸生成增多,加重中枢神经系统的抑制效应。

3. 骨骼系统的变化　慢性代谢性酸中毒如慢性肾衰竭、肾小管性酸中毒,由于不断地从骨骼释放出钙盐,影响小儿骨骼的生长发育并可引起纤维性骨炎和佝偻病。在成人则可发生骨质软化病。

4. 呼吸系统的变化　代谢性酸中毒时,血液 H^+ 浓度增加,刺激外周化学感受器,反射性引起呼吸中枢兴奋,呼吸加深加快,有时可表现为酸中毒是典型的库斯莫尔（Kussmaul）深大呼吸。

5. 尿液的变化　一般代谢性酸中毒时,由于肾脏代偿性排泌 H^+ 和 NH_4^+ 使尿液酸化;肾小管性酸中毒时,由于 HCO_3^- 生成和重吸收减少,尿液常呈中性或碱性;高血钾引起的代谢性酸中毒时,尿液呈碱性,称为反常性碱性尿。

（五）防治的病理生理基础

1. 防治原发病　去除引起代谢性酸中毒的发病原因,注意纠正水、电解质紊乱。

2. 碱性药物的应用　通常不需要常规的碱性药物治疗,但对严重酸中毒患者则需补充碱性药物,通常首选的碱性药物是碳酸氢钠溶液。

二、呼吸性酸中毒

呼吸性酸中毒（respiratory acidosis）是指因体内 CO_2 潴留,使血浆中血浆 H_2CO_3 浓度原发性增高而导致 pH 降低为特征的酸碱平衡失调。根据其病程分为急性呼吸性酸中毒和慢性呼吸性酸中毒（慢性呼吸性酸中毒一般指 $PaCO_2$ 持续升高 24 小时以上）。

（一）原因和机制

引起呼吸性酸中毒的原因是 CO_2 排出障碍或 CO_2 吸入过多。

1. CO_2 排出障碍　见于各种原因（如呼吸中枢抑制、呼吸肌麻痹、呼吸道阻塞、胸廓病变及肺部疾病等)均引起的通气功能障碍,CO_2排出受阻而发生呼吸性酸中毒。另外,呼吸机使用不当,通气量过小也能引起呼吸性酸中毒。

2. CO_2吸入过多　见于通风不良的环境如坑道作业、密闭的空间时,由于空气中CO_2浓度过高,使机体吸入过多CO_2而发生呼吸性酸中毒。

(二) 机体的代偿调节

呼吸性酸中毒主要是由于肺通气功能障碍或CO_2吸入过多引起的,因此肺不能发挥代偿调节作用。血浆中增高的H_2CO_3浓度,也不能靠碳酸氢盐缓冲系统缓冲。其主要代偿调节是依靠血液非碳酸盐缓冲系统和肾脏。

1. 细胞内外离子交换和细胞内缓冲　是急性呼吸性酸中毒的主要代偿方式。

(1) 血浆HCO_3^-的生成:急性呼吸性酸中毒时,CO_2潴留使血浆H_2CO_3升高,H_2CO_3解离为H^+和HCO_3^-。H^+进入细胞内可被蛋白质缓冲,而K^+出胞以维持电中性,结果血钾增高,HCO_3^-留在细胞外液起一定的代偿作用。

(2) 红细胞内HCO_3^-的生成:血浆中急剧增加的CO_2弥散入红细胞,在碳酸酐酶的催化下生成H_2CO_3,然后解离为H^+和HCO_3^-。H^+被血红蛋白缓冲系统缓冲,HCO_3^-则与血浆中的Cl^-交换,结果血浆HCO_3^-增加,而血Cl^-降低。

但是这种离子交换和缓冲十分有限,因为$PaCO_2$每升高 10 mmHg(1.33 kPa),血浆HCO_3^-仅增高 0.7~1.0 mmol/L,难以维持HCO_3^-/H_2CO_3的正常比值,故急性呼吸性酸中毒往往呈失代偿状态。

2. 肾脏代偿　是慢性呼吸性酸中毒的主要代偿方式。其代偿机制也表现为肾小管上皮细胞排H^+、泌NH_4^+和HCO_3^-重吸收增加,使H^+随尿排出增多,血浆HCO_3^-增高,HCO_3^-/H_2CO_3比值接近 20/1。

(三) 血气指标变化

$PaCO_2$升高,pH 降低,AB、SB、BB 值均升高,AB>SB,BE 正值加大。

(四) 对机体的影响

呼吸性酸中毒时对机体的影响与代谢性酸中毒基本相同,但对中枢神经系统和心血管方面的影响较代谢性酸中毒严重。

1. 中枢神经系统功能障碍　如果酸中毒持续较久、严重失代偿急性呼吸性酸中毒可发生"CO_2麻醉",患者可表现为多种精神神经功能异常,早期症状包括头痛、不安、焦虑,进一步发展可出现震颤、精神错乱、嗜睡,甚至昏迷,临床称为"肺性脑病"。

CO_2潴留可引起脑血管扩张,脑血流量增加,患者常出现持续性头痛,尤其以夜间和晨起时更为严重。脑血管扩张,脑血流量增加严重时可以引起颅内压增高,有时出现视神经乳头水肿。此外,中枢神经系统功能紊乱也与脑脊液 pH 降低有关。CO_2 为脂溶性,能迅速通过血脑屏障,而 HCO_3^- 为水溶性,通过血-脑屏障缓慢,因而急性呼吸性酸中毒时脑脊液 pH 降低的程度比急性代谢性酸中毒时更为显著。这可解释神经系统功能障碍为何在呼吸性酸中毒比代谢性酸中毒时更为明显。

2. 心血管功能改变　呼吸性酸中毒常伴有缺氧。缺氧可使肺小动脉收缩,引起肺动脉高压。另外,重度呼吸性酸中毒时,由于大量 CO_2 潴留,可使外周血管扩张,患者出现面部潮红,球结膜充血,呈现"醉酒样容貌"。

(五)防治的病理生理基础

1. 病因学治疗　去除呼吸道梗阻使之通畅或解痉,使用呼吸中枢兴奋药或人工呼吸器,对慢性阻塞性肺疾病的患者采用控制感染、强心、解痉和祛痰。

2. 发病学治疗　积极治疗原发病改善通气功能,使潴留的 CO_2 尽快排出,必要时可做气管插管或气管切开或使用人工呼吸机。慎用碱性药物。

三、代谢性碱中毒

代谢性碱中毒(metabolic alkalosis)是指血浆[HCO_3^-]原发性增多而导致 pH 升高为特征的酸碱平衡失调。按照代谢性碱中毒的发病机制和对生理盐水治疗的效果,可分为两类:盐水反应性代谢性碱中毒和盐水抵抗性代谢性碱中毒。

(一)原因和机制

1. 盐水反应性代谢性碱中毒

(1) 消化液失 H^+ 过多:常见于剧烈呕吐及胃液持续吸引,导致胃酸性液体(HCl)大量丢失,肠液中 HCO_3^- 得不到足够的中和而被吸收入血,发生代谢性碱中毒。此外,胃液的大量丢失还会造成 Cl^- 引发低氯性碱中毒。

(2) 肾失 H^+ 过多:常见于长期大量使用髓襻利尿剂(如呋塞米)和噻嗪类利尿剂(如依他尼酸),这类利尿剂主要抑制髓襻升支对 Cl^-、Na^+ 和 H_2O 的重吸收,使远曲小管内尿液流速加快,Na^+ 浓度增加,Na^+-H^+ 交换加强,H^+ 排出增多,HCO_3^- 大量吸收入血,Cl^- 和 H^+ 则以 NH_4Cl 形式随尿排出,从而引起低氯性碱中毒。

低氯性碱中毒用生理盐水治疗可以得到纠正。

2. 盐水抵抗性代谢性碱中毒

(1) 盐皮质激素过多:见于大量使用盐皮质激素或原发性盐皮质激素分泌过多

者。醛固酮能增加肾远曲小管和集合管对 Na^+ 的重吸收,促进 K^+ 和 H^+ 的排出,引起代谢性碱中毒和低钾血症。

(2) 缺钾:低钾血症时,细胞内 K^+ 与细胞外 H^+ 交换转移,结果发生代谢性碱中毒。此时,肾小管上皮细胞内 H^+ 增多,可导致 Na^+-H^+ 交换增强,肾排 H^+ 增多,尿液呈酸性。

(3) HCO_3^- 摄入过量:常为医源性,见于大量口服或静脉输入 $NaHCO_3$ 和大量输入库血的患者。因为库血常用柠檬酸盐抗凝,柠檬酸盐经代谢可产生 HCO_3^- 而发生代谢性碱中毒。

以上原因引起的代谢性碱中毒,单独用生理盐水治疗是不能纠正的。

(二) 机体的代偿调节

1. **血液的缓冲** 当细胞外液 H^+ 浓度降低、OH^- 浓度升高时,OH^- 可被缓冲系统中的弱酸(H_2CO_3、$H_2PO_4^-$、HHb、$HHbO_2$ 等)缓冲,缓冲的结果生成等量的 HCO_3^- 和 Buf^-,故反映代谢性因素的指标均增高。

2. **肺的代偿调节** 呼吸代偿可在 24 小时达最大效应。由于 pH 升高,呼吸中枢兴奋性降低,呼吸变浅变慢,肺通气量减少,血浆 $PaCO_2$ 上升,以维持 HCO_3^-/H_2CO_3 的比值接近正常 20/1。但是这种代偿是有限的,很少能达到完全代偿。因为当 $PaCO_2>60$ mmHg(8 kPa)或肺通气量减少引起 $PaO_2<60$ mmHg(8 kPa)时,可反射性地引起呼吸中枢兴奋。

3. **肾的代偿调节** 肾排酸保碱功能的减弱是代谢性碱中毒的重要代偿作用。碱中毒时,肾小管上皮细胞内的碳酸酐酶和谷氨酰胺酶的活性降低,使肾小管产 NH_3、排泌 H^+、排 NH_4^+ 和 HCO_3^- 的重吸收均减少,可使血中 HCO_3^- 浓度降低,以维持 HCO_3^-/H_2CO_3 的比值接近正常。

4. **细胞内外离子交换** 碱中毒时细胞外液 H^+ 浓度降低,细胞内 H^+ 外移补充,而细胞外液 K^+ 移入细胞,造成细胞外液低钾,发生低钾血症。

(三) 血气指标变化

pH 升高,SB、AB、BB 均升高,AB>SB,BE 正值增加,$PaCO_2$ 继发性升高。

(四) 对机体的影响

轻度代谢性碱中毒患者大多无明显症状。严重代谢性碱中毒可出现如下变化。

1. **中枢神经系统功能变化** 严重碱中毒患者可出现烦躁不安、精神错乱、谵妄,甚至昏迷等中枢神经系统功能紊乱的症状。其发生机制如下:① γ-氨基丁酸减少:

pH 升高,谷氨酸脱羧酶活性降低,γ-氨基丁酸转氨酶活性增高,使 γ-氨基丁酸分解加强而生成减少。② 脑组织缺氧:血液 pH 升高使血红蛋白氧离曲线左移,氧合血红蛋白释放氧减少,导致脑组织供氧不足。③ 呼吸中枢抑制:代谢性碱中毒时,pH 升高,脑脊液中[H^+]降低,可抑制呼吸中枢。

2. 对神经肌肉的影响　严重的急性碱中毒患者,神经肌肉的应激性增高,可出现面部和肢体肌肉的抽动,手足搐搦和惊厥等症状。这与血液 pH 升高引起血浆游离钙(Ca^{2+})浓度降低有关。此外,若伴有低钾血症,上述症状可被低钾引起的肌无力或麻痹等症状所掩盖。

(五) 防治的病理生理基础

1. 积极治疗原发病。
2. 盐水反应性代谢性碱中毒　对轻度代谢性碱中毒患者,只需口服或输入生理盐水或葡萄糖盐水即可纠正;失氯、失钾引起的代谢性碱中毒,则还需补充氯化钾。
3. 盐水抵抗性代谢性碱中毒　对盐皮质激素过多的患者应尽量少用髓襻利尿剂和噻嗪类利尿剂,可给予碳酸酐酶抑制剂(如乙酰唑胺等)治疗;严重的代谢性碱中毒患者可酌量给予弱酸性药物或酸性药物治疗。

四、呼吸性碱中毒

呼吸性碱中毒(respiratory alkalosis)是指因通气过度,使血浆中 H_2CO_3 浓度原发性减少而导致 pH 增高为特征的酸碱平衡失调。

(一) 原因和机制

各种原因引起肺通气过度,CO_2 排出过多是呼吸性碱中毒的基本发生机制。常见于:

1. 低氧血症　如肺炎、肺水肿等导致外呼吸功能障碍或吸入气氧分压低,使 PaO_2 降低,反射性地引起通气过度,CO_2 排出过多。
2. 呼吸中枢受到直接刺激　见于精神性通气过度(如癔症发作)、颅脑损伤、脑炎、脑血管障碍、脑肿瘤、剧烈疼痛等均可刺激呼吸中枢引起过度通气。另外,某些药物如水杨酸、氨等也可兴奋呼吸中枢引起通气过度。
3. 人工呼吸机使用不当　因通气量过大而引起呼吸性碱中毒。

(二) 机体的代偿

呼吸性碱中毒肺的代偿作用极弱或不存在,主要通过:

1. 细胞内外离子的交换和细胞内缓冲　这是急性呼吸性碱中毒的主要代偿方式。急性呼吸性碱中毒大约在 10 分钟内，H^+ 从细胞内移出并与细胞外 HCO_3^- 结合生成 H_2CO_3，细胞外的 K^+ 进入细胞内，引起血钾降低。此外，部分血浆 HCO_3^- 进入红细胞与红细胞内 Cl^- 交换，进入红细胞内的 HCO_3^- 与 H^+ 结合，并进一步生成 CO_2，CO_2 自红细胞弥散入血，形成 H_2CO_3，使血浆 H_2CO_3 浓度又有所回升。

2. 肾脏代偿　肾脏代偿调节是慢性呼吸性碱中毒的主要代偿方式，这是个缓慢的过程，一般需 3~5 天才能达到最大效应。慢性呼吸性碱中毒时，肾小管上皮细胞产 NH_3、代偿性排泌 H^+ 和 NH_4^+ 减少、HCO_3^- 重吸收减少，肾脏通过抑制排酸保碱的作用来代偿，使血浆 HCO_3^- 浓度代偿性下降。

（三）血气指标变化

$PaCO_2$ 原发性下降，pH 升高，AB、SB 值均降低，AB<SB，BB 降低，BE 负值增大。

（四）对机体的影响

呼吸性碱中毒对中枢神经系统和神经肌肉的影响与代谢性碱中毒相似，但更易出现窒息感、气促、眩晕，四肢和口周感觉异常，手足搐搦等症状。其中抽搐与低 Ca^{2+} 有关。神经系统功能障碍除与碱中毒对脑功能的损伤外，还与 $PaCO_2$ 降低引起脑血管收缩和脑血流量减少有关。

（五）防治的病理生理基础

1. 积极治疗原发病，去除引起过度通气的原因。
2. 指导患者呼吸　急性呼吸性碱中毒患者可吸入含 5% CO_2 的混合气体或用纸袋罩于患者口鼻使其再吸入呼出的气体以维持血浆 H_2CO_3 浓度。
3. 对症处理　对精神性通气过度患者可用镇静剂。对手足抽搐患者，可给予葡萄糖酸钙静脉缓慢注射。

第三节　混合型酸碱平衡失调

混合型酸碱平衡失调（mixed acid-base disturbance）是指患者体内同时发生两种或两种以上单纯型的酸碱平衡失调。临床混合型酸碱平衡失调的主要类型有：双重性酸碱平衡失调和三重性酸碱平衡失调。

双重性酸碱平衡失调是指患者同时发生两种单纯型的酸碱平衡失调。一般分为两类：一类是酸碱一致型，即患者体内同时存在两种酸中毒或两种碱中毒。常见于：① 代谢性酸中毒合并呼吸性酸中毒（如糖尿病酮症酸中毒患者合并肺部严重感染），其特点是 pH 明显降低，SB、AB、BB 均降低 AB>SB，血钾升高，AG 增大。② 代谢性碱中毒合并呼吸性碱中毒（如剧烈呕吐合并发热的患者），其特点是 pH 明显升高，SB、AB、BB 均升高 AB<SB，$PaCO_2$ 降低，血钾浓度降低。另一类是酸碱混合型，即患者体内同时存在一种酸中毒和一种碱中毒。常见于：① 代谢性碱中毒合并呼吸性酸中毒（如慢性阻塞性肺疾病的患者发生频繁呕吐），其特点是 pH 变动不大，$PaCO_2$ 升高，SB、AB、BB 均升高，BE 正值加大。② 代谢性酸中毒合并呼吸性碱中毒（如肾衰竭患者伴有发热），其特点是 pH 变动不大，HCO_3^-、$PaCO_2$ 均降低。③ 代谢性酸中毒合并代谢性碱中毒（如尿毒症患者发生频繁呕吐），其特点是 HCO_3^-、$PaCO_2$、pH 均在正常范围内变动。

三重性酸碱平衡紊乱是指患者同时发生三种单纯型的酸碱平衡失调。因同一患者不可能同时发生呼吸性酸中毒和呼吸性碱中毒，故三重性酸碱失衡只有两类。① 呼吸性酸中毒合并代谢性酸中毒和代谢性碱中毒，其特点是 $PaCO_2$ 明显增高，AG>16 mmol/L，HCO_3^- 一般也升高，Cl^- 明显低于正常。② 呼吸性碱中毒合并代谢性酸中毒和代谢性碱中毒，其特点是 $PaCO_2$ 降低，AG>16 mmol/L，HCO_3^- 可高可低，Cl^- 一般低于正常。

总之，混合型酸碱平衡失调的病理变化较为复杂，要做出正确的判断，必须充分了解原发疾病及进行一系列相关的实验室检查。

本章小结

1. 代谢性酸碱平衡失调由血浆 HCO_3^- 浓度原发性变化所致，分为代谢性酸中毒和代谢性碱中毒。

2. 呼吸性酸碱平衡失调由 $PaCO_2$ 原发性变化所致，分为呼吸性酸中毒和呼吸性碱中毒。

3. 代谢性酸中毒根据 AG 的不同可分为 AG 增高型代谢性酸中毒和 AG 正常型的代谢性酸中毒，分别由不同的原因所致。在体内由血液的缓冲作用、肺的代偿调节作用、肾的代偿调节作用和细胞内外离子交换进行调节。对机体的影响主要表现在心血管系统功能障碍中枢神经系统功能紊乱和骨骼系统的变化。

4. 代谢性碱中毒时机体的代偿调节为血液的缓冲、肺的代偿调节、肾的代偿调节和细胞内外离子交换，对机体的影响主要表现在中枢神经系统功能变化和对神经肌肉的影响。

5. 呼吸性酸中毒时机体的代偿调节为细胞内外离子交换和细胞内缓冲及肾脏的

代偿，对机体的影响主要表现在心血管系统功能障碍中枢神经系统功能紊乱。

6. 呼吸性碱中毒时机体的代偿调节为血液的缓冲、肺的代偿调节、肾的代偿调节和细胞内外离子交换，对机体的影响主要表现在中枢神经系统功能变化和对神经肌肉的影响。

练习题

思考题及名词解释

1. 简述代谢性酸中毒产生的原因及对机体的影响。

2. 为什么急性呼吸性酸中毒的中枢神经系统功能紊乱比代谢性酸中毒明显？

3. 病例分析：某患者严重腹泻2天，软弱无力，皮肤弹性差，呼吸深快，心率110次/分，尿少，血气检查结果：pH 7.30、HCO_3^- 13.6 mmol/L、$PaCO_2$ 5.32 kPa(40 mmHg)，血清 Na^+ 129 mmol/L，血清 K^+ 3.0 mmol/L，血 Cl^- 110 mmol/L。试判断该患者有无酸碱平衡失调和电解质紊乱？如果存在，依据是什么？

4. 名词解释：标准碳酸氢盐（SB），实际碳酸氢盐（AB），AG，二氧化碳分压（$PaCO_2$），代谢性酸中毒，呼吸性酸中毒。

（赵文慧）

第三章 缺　氧

第一节　常用血氧指标及其意义
第二节　缺氧的类型、原因和发生机制
第三节　缺氧时机体的功能和代谢变化
第四节　影响机体缺氧耐受性的因素
第五节　氧疗与氧中毒

思维导图

学习目标
知识目标
1. 掌握缺氧的概念。
2. 熟悉常用的血氧指标,缺氧的类型及机体的功能代谢变化。
3. 了解缺氧的处理原则。

能力目标
1. 能够认识缺氧的临床症状。
2. 能够认识氧中毒、呼吸抑制、肺不张等氧疗并发症;能够认识并消除缺氧的病因。
3. 能够认识低流量吸氧、吸纯氧、高压氧舱对不同类型缺氧的治疗手段。

素养目标
具有良好的沟通能力和团队协作精神。

氧是维持生命活动的必须物质。在静息状态下,成人机体需氧量约为 250 ml/min,而体内贮存的氧约为 1 500 ml,一旦呼吸、心跳停止数分钟机体就可能死于缺氧。缺氧是多种疾病引起患者死亡的最重要的直接原因。

缺氧(hypoxia)是供应组织的氧不足或组织利用氧障碍,从而引起其功能、代谢以致形态结构发生异常变化的病理过程。缺氧在临床较为常见,在高原、高空、低压、低氧环境中也会出现,掌握缺氧的发生发展规律,为临床工作奠定必备的理论基础十分重要。

第一节 常用血氧指标及其意义

机体的组织获得和利用氧是一个非常复杂的过程。血液中氧的参数是反映向组织供应氧和组织利用氧的重要指标,常用的血氧指标如下。

1. 血氧分压(partial pressure of oxygen, PO_2) 指溶解在血浆中的氧所产生的张力。正常动脉血氧分压(PaO_2)约为 100 mmHg(13.3 kPa),它主要取决于吸入气体的氧分压和肺的呼吸功能;正常静脉血氧分压(PvO_2)约为 40 mmHg(5.33 kPa),它反映内呼吸状况。

2. 血氧容量(oxygen binding capacity) 指 100 ml 血液中血红蛋白被氧充分饱和时最大结合的氧量。若按每 100 ml 血液含 15 g 血红蛋白计算,正常血氧容量约为 200 ml/L,其大小取决于血液中血红蛋白的质和量。血氧容量反映血液携带氧的能力。

3. 血氧含量(oxygen content, CO_2) 指 100 ml 血液中实际携带的氧量,包括血红蛋白实际结合的氧和血浆中物理溶解的氧。正常动脉血氧含量(CaO_2)约为 190 ml/L,静脉血氧含量(CvO_2)约为 140 ml/L。血氧含量取决于血氧分压和血氧容量。

4. 血红蛋白氧饱和度(oxygen saturation of hemoglobin, SO_2) 指血红蛋白与氧结合的百分数,简称血氧饱和度。血氧饱和度=(血氧含量-溶解的氧量)/血氧容量×100%。正常动脉血氧饱和度(SaO_2)为 95%~97%,静脉血氧饱和度(SvO_2)约为 75%。血氧饱和度主要取决于血氧分压,两者的关系可用氧合血红蛋白解离曲线表示。此外,当红细胞内 2,3 二磷酸甘油酸(2,3-DPG)增多、酸中毒、CO_2增多及血温增高时,血红蛋白与氧的亲和力降低,氧解离曲线右移,反之则左移(图 2-3-1)。

5. 动-静脉血氧含量差 指动脉血氧含量与静脉血氧含量的差值。正常动-静脉血氧含量差约为 50 ml/L,即 1 000 ml 血液流经组织时约有 50 ml 氧被利用。它可反映动脉血氧含量和组织从单位容积血液中摄取的氧量。

图 2-3-1 氧解离曲线

第二节 缺氧的类型、原因和发生机制

机体从外界摄取氧运送到组织细胞参与生物氧化，包括外呼吸、气体运输和内呼吸三个过程，其中任何一个环节发生障碍都可能引起缺氧。根据缺氧的原因和血氧变化的特点，一般将缺氧分为低张性缺氧、血液性缺氧、循环性缺氧和组织性缺氧四种类型。

拓展阅读：
中国机长

一、低张性缺氧

低张性缺氧（hypotonic hypoxia）是由于动脉血氧分压降低，使动脉血氧含量减少，引起供应组织的氧不足，又称为低张性低氧血症（hypotonic hypoxemia）。

（一）原因

1. **吸入气氧分压过低** 由于外界吸入气氧分压过低导致动脉血氧分压降低而引起的缺氧，又称为大气性缺氧。多发生于海拔 3 000 m 以上的高原、高空，或通风不良的矿井、坑道，或吸入低氧混合气体等情况。

2. **外呼吸功能障碍** 由于肺通气和（或）肺换气功能障碍导致动脉血氧分压降低而引起的缺氧，又称为呼吸性缺氧。常见于呼吸道狭窄或阻塞（如异物阻塞、肿瘤压迫、喉头水肿、支气管痉挛等）；胸腔疾病（胸腔积液、积血、气胸等）；肺部疾病（如肺炎、肺水肿、肺气肿、肺纤维化等）；呼吸中枢抑制或呼吸肌麻痹。

3. **静脉血分流入动脉** 常见于先天性心脏病，如室间隔缺损或房间隔缺损伴有肺动脉狭窄或肺动脉高压时，由于右心的压力高于左心，出现部分静脉血由右心经缺

损处向左心分流掺入动脉血中，导致动脉血氧分压降低引起缺氧。

（二）血氧变化的特点

低张性缺氧由于动脉血氧分压降低可直接导致动脉血氧含量、动脉血氧饱和度均低于正常；如果血红蛋白无质和量的异常变化血氧容量一般正常，但慢性缺氧患者可因红细胞和血红蛋白的代偿性增加而使血氧容量增加；氧从血液向组织弥散的动力是二者之间的血氧分压差，如果动脉血氧分压过低，氧的弥散速度减慢，使弥散给组织的氧量减少，组织利用的氧量减少，故动-静脉血氧含量差减小。但慢性缺氧时组织利用氧的能力可代偿性增强，则动-静脉血氧含量差也可变化不显著。

低张性缺氧时毛细血管中氧合血红蛋白减少，脱氧血红蛋白浓度增加。当脱氧血红蛋白平均浓度达到 50 g/L 以上时，患者皮肤、黏膜出现青紫色，称为发绀（cyanosis）。

二、血液性缺氧

血液性缺氧（hemic hypoxia）是由于血红蛋白数量减少或性质改变，使血液携带的氧减少或血红蛋白结合的氧不易释出所引起的组织缺氧。此时动脉血氧含量大多降低而动脉血氧分压正常，故又称为等张性低氧血症（isotonic hypoxemia）。

（一）原因

1. 贫血　各种原因引起的严重贫血，单位容积血液内红细胞或血红蛋白减少，因而携带氧量减少导致缺氧。

2. 一氧化碳中毒　一氧化碳与血红蛋白的亲合力比氧与血红蛋白亲合力大 210 倍，所以只要吸入气体中含有 0.1% 的一氧化碳时，血液中血红蛋白就可能有 50% 形成碳氧血红蛋白，妨碍血红蛋白与氧结合造成氧的运输障碍。另外，CO 能抑制红细胞内糖酵解过程，使其 2,3-DPG 生成减少，使氧解离曲线左移，氧合血红蛋白结合的氧不易释出加重组织缺氧。

3. 高铁血红蛋白血症　血红蛋白中的二价铁在氧化剂（如亚硝酸盐）的作用下被氧化成三价铁，形成高铁血红蛋白。高铁血红蛋白的三价铁因与羟基牢固地结合而失去携带氧的能力，加上血红蛋白分子的四个二价铁中，有一部分氧化为三价铁后还能使剩余的二价铁与氧的亲和力增高，使氧解离曲线左移而加重组织缺氧。

4. 血红蛋白与氧的亲和力增强　如输入大量库存血液，由于库存血液的红细胞中 2,3-DPG 含量低，可使氧解离曲线左移，血红蛋白与氧的亲和力增强。此时，血红蛋白结合的氧不易释放,使组织细胞获得的氧减少而缺氧。

(二) 血氧变化的特点

血液性缺氧时,由于吸入气体中氧分压和呼吸功能正常,所以动脉血氧分压正常;因血红蛋白数量减少或性质改变,使血氧容量降低,因而血氧含量也降低;因血氧容量和血氧含量均降低,血氧饱和度可正常;由于动脉血氧含量降低,血液流经毛细血管时血氧分压降低较快,氧向组织弥散速度减慢,导致组织缺氧和动-静脉血氧含量差低于正常。

严重贫血的患者,毛细血管中脱氧血红蛋白达不到 50 g/L 故不会出现发绀。一氧化碳中毒患者血液中碳氧血红蛋白增多,患者皮肤、黏膜呈樱桃红色(碳氧血红蛋白的颜色)。高铁血红蛋白呈咖啡色,故高铁血红蛋白血症患者皮肤、黏膜呈咖啡色,较常见的是误服亚硝酸盐或食用大量含有硝酸盐的腌菜后,经肠道细菌作用将硝酸盐还原为亚硝酸盐,吸收后导致高铁血红蛋白血症,故称为"肠源性发绀"。

三、循环性缺氧

循环性缺氧(circulatory hypoxia)是由于组织血流量减少引起的供应组织的氧不足,又称为低动力性缺氧(hypokinetic hypoxia)。

(一) 原因

1. 组织缺血 因动脉压降低或动脉阻塞,使组织的毛细血管血液灌流量减少,导致组织缺血缺氧。如心力衰竭患者,因心排出量减少使全身组织供血不足,而引起缺血缺氧;动脉血栓形成时,因动脉阻塞造成所支配的组织器官供血不足,而引起缺血缺氧。

2. 组织淤血 因静脉压升高,使毛细血管血液回流受阻,导致组织淤血缺氧。如某静脉内血栓形成时造成静脉阻塞,通过本静脉回流血液的支静脉血液回流障碍而压力升高,造成局部组织淤血缺氧。

循环性缺氧时组织血流量减少可以是全身性的,如休克和心力衰竭;也可以是局部性的,如血栓形成、栓塞、动脉粥样硬化、脉管炎、血管痉挛等。

(二) 血氧变化的特点

单纯性循环性缺氧的主要特点:动脉血氧分压、动脉血氧饱和度、动脉血氧含量和血氧容量正常;因缺血或淤血,血液流经组织毛细血管速度缓慢,从单位容量血液弥散给组织的氧量增多,使静脉血氧含量降低,故动-静脉血氧含量差大于正常。因此时单位时间内流过组织的血量减少,故弥散入组织细胞的总氧量减少,导致组织缺氧。

全身性循环障碍累及肺(如左侧心力衰竭引起肺水肿)因合并外呼吸功能障碍,可使动脉血氧分压、动脉血氧含量降低。

循环性缺氧,因静脉血的氧分压与氧含量降低,毛细血管中平均脱氧血红蛋白可超过 50 g/L 而出现发绀。

四、组织性缺氧

组织性缺氧(histogenous hypoxia)是由于组织细胞利用氧障碍而引起的缺氧,又称为氧利用障碍性缺氧。

(一) 原因

1. 细胞中毒 有些毒物(如氰化物、硫化物、砷化物等)可抑制某些氧化还原酶,使组织细胞的生物氧化过程发生障碍,导致缺氧。如氰化物中毒时,氰化物易与细胞内的氧化型细胞色素氧化酶的三价铁结合,形成氰化高铁细胞色素氧化酶,使呼吸链生物氧化中断,组织细胞利用氧障碍而引起缺氧。

2. 线粒体损伤 线粒体是进行生物氧化的主要场所,大剂量放射线照射、细菌内毒素作用等可损伤线粒体呼吸功能或线粒体结构,使细胞生物氧化障碍而缺氧。

3. 呼吸酶合成障碍 许多维生素(如核黄素、烟酰胺、泛酸等)是构成体内氧化还原酶的必需原料,严重缺乏时可抑制细胞生物氧化,使组织细胞对氧的利用障碍而缺氧。

(二) 血氧变化的特点

组织性缺氧时动脉血氧分压、动脉血氧含量、动脉血氧饱和度、血氧容量一般均为正常。因组织不能利用氧而使静脉血氧含量、血氧分压、血氧饱和度较高,故动-静脉血氧含量差减小。

组织性缺氧因组织利用氧障碍,毛细血管内氧合血红蛋白的量高于正常,患者皮肤、黏膜呈鲜红色或玫瑰红色。

应该指出,临床所见的缺氧往往不是单纯的一种类型,而是上述四种缺氧类型不同组合的混合性缺氧。例如感染性休克主要引起循环性缺氧,而由感染产生的内毒素可引起组织利用氧的功能障碍发生组织性缺氧,并发休克肺时又可有低张性缺氧。各型缺氧的血氧变化特点见图 2-3-2。

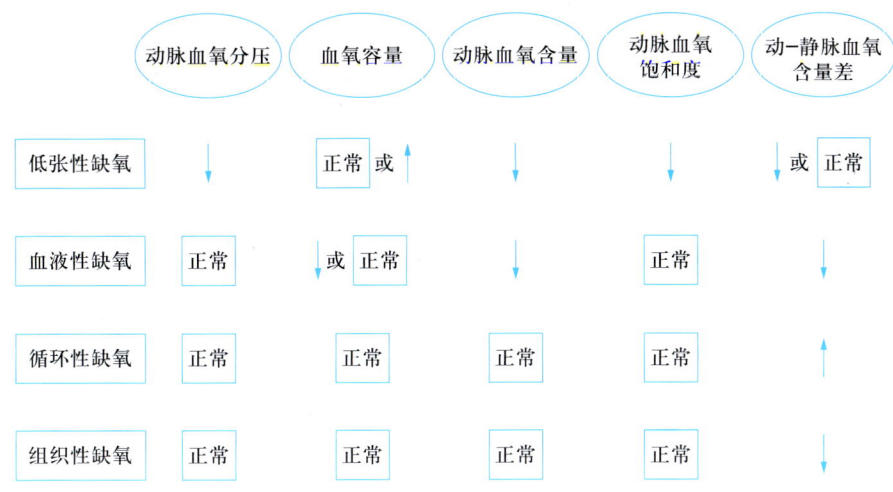

图 2-3-2 各型缺氧的血氧变化特点

第三节 缺氧时机体的功能和代谢变化

缺氧对机体的影响取决于缺氧发生的部位、程度、速度、持续时间和机体功能代谢状态而有所不同。轻度缺氧引起机体代偿反应为主,快速严重缺氧而机体代偿不全时,出现功能代谢障碍。各种类型的缺氧机体功能代谢变化有共性,也有个性,下面以低张性缺氧为例说明缺氧对机体的影响。

一、呼吸系统的变化

(一) 代偿反应

低张性缺氧,当动脉血氧分压低于 60 mmHg 时,可刺激颈动脉体和主动脉体化学感受器,反射性地兴奋呼吸中枢使呼吸加深加快,肺泡通气量增加,肺泡气氧分压升高,动脉血氧分压随之升高;呼吸运动的增强使胸内负压增大,从而促进静脉回流,增加心排出量和肺血流量,有利于氧的摄取和运输。

低张性缺氧所引起的肺通气量变化与缺氧持续的时间有关。如人到达 4 000 m 高原后肺通气量立即增加,数日后肺通气量可高达在海平面的 5~7 倍,但久居高原后肺通气量逐渐回降至比居住在海平面者高 15% 左右。肺通气量增加是机体对急性缺氧最重要的代偿性反应,但反应的强弱存在个体差异。长期的低张性缺氧,会出现外周化学感受器的敏感性降低,使肺通气反应减弱。

低张性缺氧时呼吸代偿最明显,其他类型缺氧无动脉血氧分压降低,呼吸代偿不明显。

(二) 损伤变化

急性低张性缺氧可引起肺水肿,例如快速进入海拔 4 000 m 以上高原时,少数人可在 1~4 天内发生肺水肿,称为高原肺水肿。可能机制为急性缺氧使外周血管收缩,回心血量和肺血流量增加;同时缺氧使肺血管收缩,肺循环阻力增加,导致肺动脉高压,毛细血管内压增加,从而引起肺水肿。临床表现为头痛、胸闷、咳嗽、发绀、呼吸困难、咳出大量白色或粉红色泡沫样痰,甚至意识不清。此时将明显加重机体缺氧,不及时抢救,可导致死亡。

当动脉血氧分压低于 30 mmHg 时,缺氧对呼吸中枢的直接抑制作用超过对外周化学感受器的兴奋作用,使呼吸抑制,肺泡通气量减少,发生中枢性呼吸衰竭,表现为呼吸节律和频率不规则。

二、循环系统的变化

(一) 代偿反应

低张性缺氧引起心血管代偿反应的主要表现为心排出量增加,血液重新分布,肺血管收缩与毛细血管增生。

1. **心排出量增加** 急性轻度或中度缺氧时,心率加快、心肌收缩力增强和静脉回流血量增加,使心排出量增加。其机制如下:动脉血氧分压降低引起胸廓运动增强,可刺激肺的牵张感受器反射性地兴奋交感神经,使心率加快、心肌收缩力增加;呼吸运动增强促使静脉回流血量增加,故心排出量增加。心排出量增多,供应全身组织细胞的血量增多,对缺氧具有一定的代偿意义。

2. **血液重新分布** 急性缺氧时交感神经兴奋,皮肤、腹腔内脏器官血管收缩使其血流减少,心、脑血管因受局部组织的代谢产物的扩血管作用而使血流增加,这种血液重新分布显然对于保证生命重要器官氧的供应具有代偿意义。

3. **肺血管收缩** 肺血管对缺氧很敏感,当某部分肺泡气氧分压降低时,可引起该部位肺小动脉收缩,使血流转向通气充分的肺泡,从而血液得到充分氧合。当全肺的肺泡气氧分压降低时,则全肺的小动脉收缩,因此肺动脉压升高,这可使肺尖部通气良好的肺泡血流增加,有利于更多血液充分氧合。可见急性缺氧引起的肺血管收缩是维持通气和血流比相适应的代偿性保护措施,其机制未完全阐明,可能是神经、体液等多因素综合作用的结果。

4. **毛细血管增生** 长期缺氧可使毛细血管增生,特别是心肌、骨骼肌和脑的毛细血管增生明显,毛细血管密度增加使氧自毛细血管弥散至细胞的距离缩短,从而增加了对细胞的供氧量。

（二）损伤变化

缺氧对心功能的影响依缺氧的严重程度而有所不同。严重缺氧时,可直接抑制心血管运动中枢,同时又因心肌能量代谢障碍,酸性代谢产物增多,而引起心律失常,心肌舒缩功能降低,心排血量下降。严重缺氧还可直接抑制呼吸中枢,胸廓运动减弱,回心血量减少,又进一步降低心排血量,使组织的供血供氧量减少。长期的缺氧,肺泡气氧分压降低可使肺小动脉持久收缩,导致肺循环阻力增加,右心室后负荷增加,患者首先表现为右侧心力衰竭,严重时出现全心衰竭。

三、血液系统的变化

（一）代偿反应

缺氧可使血中红细胞数增多,氧合血红蛋白解离曲线右移,从而增加血液对氧的运输和红细胞对氧的释放。

1. 红细胞数增多　急性缺氧时,因交感神经兴奋,肝、脾等储血器官收缩,储存的血液进入体循环,使血液中红细胞数迅速增多。慢性缺氧时,肾生成和释放促红细胞生成素增加,使骨髓造血增强,释放入血液的红细胞增多。红细胞增多可提高血氧容量和动脉血氧含量,血液携氧的能力增强,使供应组织的氧增加。久居高原者红细胞和血红蛋白数量明显高于平原地区的居民。

2. 红细胞释放氧的能力增强　缺氧时,红细胞内 2,3-DPG 增加,导致氧解离曲线右移,血红蛋白与氧的亲和力降低,血液流经组织时,血红蛋白易于将结合的氧释出供组织利用。

（二）损伤变化

缺氧时血液中红细胞数适量地增多具有明显的代偿意义,但红细胞过度增多可引起血液黏滞度增加,血流阻力增大,血流缓慢,反而使缺氧加重,同时心脏的负荷增加,这是缺氧时发生心力衰竭的重要原因。

缺氧时红细胞内 2,3-DPG 增加导致氧解离曲线右移,虽然具有一定的代偿意义,但当氧分压低于 60 mmHg 时,因血氧饱和度明显下降,使血液流经肺部时血红蛋白结合氧的数量会明显减少,而造成动脉血氧含量明显下降,加重机体缺氧而失去代偿意义(图 2-4-1)。

四、中枢神经系统的变化

脑组织需要的能量多,氧的消耗量大,而脑内能量和氧的储存却很少,因此缺氧时中枢神经系统功能障碍表现得最为明显。

急性缺氧时,轻者可出现情绪激动、定向障碍、头痛及运动不协调等,重者可出现烦躁不安、惊厥、昏迷,甚至死亡。慢性缺氧时,表现为注意力不集中、易疲劳、精神抑郁及嗜睡等症状。缺氧损害中枢神经系统的发生机制较为复杂,与缺氧时能量生成减少、神经细胞变性坏死和脑水肿等因素有关。

五、组织细胞的变化

(一)代偿反应

缺氧时,组织细胞可增强利用氧的能力和增强无氧酵解过程,以获得维持生命活动所必需的能量。如糖无氧酵解过程增强,这可在一定程度上补偿能量的不足;细胞内线粒体数目增多,使膜表面积增大,内呼吸功能增强,这可在一定程度上增强组织细胞利用氧的能力;骨骼肌中肌红蛋白含量增多,使氧的储存增多,当血氧分压降低到一定程度时,肌红蛋白可释出大量氧供组织细胞利用。

(二)损伤变化

缺氧对机体组织细胞的损伤主要是细胞膜、线粒体及溶酶体的变化。主要表现是细胞膜对离子的通透性增高,Na^+、Ca^{2+}内流和K^+外流,细胞膜电位下降,细胞水肿。严重缺氧使线粒体的呼吸功能下降,线粒体可出现肿胀、破裂。缺氧时导致代谢性酸中毒及细胞内Ca^{2+}增多,可引起磷脂酶活性增高,分解溶酶体膜磷脂,溶酶体膜破裂后释放出多种水解酶,引起细胞自溶。

第四节 影响机体缺氧耐受性的因素

影响机体对缺氧耐受性的因素很多,如环境、年龄、机体的代谢和功能状态等。这些因素可归纳为两个方面:机体的代谢耗氧率和机体的代偿能力。

一、机体的代谢耗氧率

机体的基础代谢率高,由于耗氧量大,对缺氧耐受性较低。如情绪激动、甲状腺功能亢进、高热、体力活动及寒冷刺激等均可使机体耗氧量增多，因而对缺氧的耐受性降低。神经系统抑制、体温降低及安静等能降低耗氧率而提高机体对缺氧的耐受性。

二、机体的代偿能力

缺氧时机体通过呼吸、循环、血液系统和组织细胞发生一系列代偿反应，来增加向组织供氧和提高组织细胞利用氧的能力。这些代偿反应存在着显著的个体差异。有呼吸系统疾病、循环系统疾病及血液病的患者因上述代偿能力减弱，对缺氧耐受性就会降低。适应性锻炼能提高机体对缺氧的耐受力，如拟进入高原的健康人，若能逐渐增加运动量和先在较低的海拔高度停留一段时间再逐渐上升，比快速进入高原者能更好地适应。慢性贫血的患者，机体可充分调动代偿适应能力，虽然血红蛋白量很低仍能维持正常生命活动；而急性失血患者，即使血红蛋白浓度与慢性贫血者相同程度也可能引起机体较严重的功能和代谢障碍。

第五节　氧疗与氧中毒

对于缺氧患者的治疗，除针对缺氧的原始病因外，吸氧是治疗缺氧的最基本方法，而且对各种类型的缺氧均有一定疗效。但在给患者吸氧过程中，若吸入气氧分压过高、氧的流量过大、持续时间过长也会出现氧中毒的情况，使病情加重，甚至导致患者死亡。

一、氧疗

凡有明显缺氧的患者均可给予吸氧治疗，但氧疗的方法、效果因缺氧的类型而异。

低张性缺氧时，由于吸氧可提高肺泡气氧分压，从而提高动脉血氧分压，使动脉血氧饱和度和血氧含量增加，故可提高对组织的供氧，临床效果最好。高原肺水肿患者吸入纯氧后数小时至数日，肺水肿症状可明显缓解，肺部体征逐渐消失。因肺通气功能障碍所致的缺氧常伴有二氧化碳的潴留，可采用低浓度（30%）和低流量（1 000～2 000 ml/min）的吸氧原则，使动脉血氧分压上升至 60 mmHg 即可，以保持轻度缺氧对呼吸中枢的兴奋刺激。对静脉血分流入动脉的患者，吸入的氧无法与流入动脉的静脉血液起氧合作用，吸氧对改善缺氧的作用较小。

血液性缺氧、循环性缺氧和组织性缺氧的共同特点是动脉血氧分压和动脉血氧饱和度正常,患者吸入高浓度氧虽然可以提高动脉血氧分压,但血红蛋白与氧结合的数量增加有限。一氧化碳中毒可吸入纯氧,有条件可在高压氧舱内进行治疗,使血液内氧分压升高,有利于氧取代碳氧血红蛋白中的一氧化碳分子,加速碳氧血红蛋白的解离,促进一氧化碳排出和恢复血红蛋白运输氧的生理功能,氧疗效果显著。对高铁血红蛋白血症导致的血液性缺氧,对心力衰竭、休克等导致的循环性缺氧,吸氧可以起一定的治疗作用。组织性缺氧时,供氧多无障碍而组织细胞利用氧能力降低,治疗的关键是恢复组织细胞的用氧能力,但氧疗可提高血液和组织之间氧分压梯度,促进氧向组织弥散,对缺氧有一定的疗效。

二、氧中毒

氧中毒(oxygen intoxication)是吸入 0.5 个大气压以上的氧对细胞的毒性作用,而引起的临床综合征。氧中毒分肺型与脑型两种类型。

肺型氧中毒:吸入约 1 个大气压左右的氧 8 小时以后,患者出现胸骨后疼痛、咳嗽、呼吸困难、动脉血氧分压下降等临床表现。肺组织可出现充血、水肿、炎细胞浸润、出血和肺不张等病理变化。

脑型氧中毒:由于吸入 2~3 个大气压以上的氧引起,患者短时间内表现出视觉和听觉障碍、恶心、呕吐、抽搐、晕厥等临床表现,严重者可昏迷、死亡。

氧中毒时细胞受损的机制与活性氧有关,其发生取决于氧分压而不是氧浓度,因氧分压过高,活性氧产生增加。但在常压下吸氧浓度超过 60%,时间超过 24~48 小时也可出现氧中毒。因此,在实施氧疗过程中,应严格合理控制氧分压、氧浓度和氧的使用时限,以防止氧中毒。

本章小结

1. 缺氧是病理过程,低张性缺氧、血液性缺氧、循环性缺氧属供应组织的氧不足,组织性缺氧属组织用氧障碍。

2. 动脉血氧分压降低引起低张性缺氧,红蛋白数量减少或性质改变引起血液性缺氧血,组织血流量减少引起循环性缺氧,细胞生物氧化障碍引起组织性缺氧。

3. 机体对缺氧的主要代偿反应是肺泡通气量增加,心排出量增加,血流重新分布,毛细血管增生,红细胞数增多,组织细胞利用氧的能力增加和无氧酵解过程增强。

4. 缺氧对机体的主要损伤反应是肺水肿和呼吸中枢抑制,心律失常、心排出量下降和心力衰竭,中枢神经系统功能障碍以及细胞膜、线粒体及溶酶体的损伤性变化。

5. 缺氧的基本治疗是去除缺氧的原因和吸氧,但要注意吸入气氧分压、氧的流量和吸氧持续时间,防止氧中毒。

练习题

思考题及名词解释

1. 试述低张性缺氧、血液性缺氧、循环性缺氧、组织性缺氧的原因和发生机制。

2. 某感染性休克的患者由于肺部受损出现缺氧,试分析会存在哪些类型的缺氧?

3. 试述缺氧时呼吸系统、循环系统、血液系统、组织细胞的代偿反应。

4. 试述缺氧时呼吸系统、循环系统、血液系统、中枢神经系统、组织细胞的损伤变化。

5. 名词解释:缺氧,低张性缺氧,血液性缺氧,循环性缺氧,组织性缺氧,发绀,肠源性发绀,氧中毒。

(江 鹏)

第四章 应激与疾病

第一节 概述
第二节 应激反应的基本表现
第三节 应激与疾病
第四节 应激防治的病理生理基础

思维导图

学习目标

知识目标

1. 掌握应激、应激原、热休克蛋白、全身适应综合征的概念。
2. 熟悉常见的应激原及应激时各系统的功能代谢变化。
3. 了解应激相关疾病。

能力目标

能够运用应激的机体代谢变化和功能变化分析问题。

素养目标

1. 树立辩证唯物主义观点,建立正确的疾病观。
2. 培养严谨、科学、实事求是、勤奋刻苦的学风。
3. 具有良好的思想品质和职业道德,具备健康的体魄和心理素质。

第一节 概述

一、应激的概念

应激(stress)是指机体在受到一定强度的应激原作用时所出现的全身性非特异性反应。任何躯体的或心理的刺激,只要达到一定的强度,除了引起与刺激因素直接相关的特异性变化外,还可以引起一组与刺激因素的性质无直接关系的全身性非特异反应,包括交感神经兴奋和垂体-肾上腺皮质分泌增多为主的一系列神经内分泌反应,以及由此而引起的各种功能和代谢的改变。这种对各种刺激的非特异性反应称为应激或应激反应(stress response),这些刺激因素称为应激原(stressor)。

应激是一个普遍存在的生活事实,是一切生命为了生存和发展所必需的。应激的效应全具有两重性,既有抗损伤的一面,也有损伤的一面,但就其本质而言,应激是机体整个适应、保护机制的一个重要组成部分,是适应性防御反应。应激反应可提高机体的准备状态,有利于机体的战斗或逃跑,有利于在变动的环境中维持机体的自稳态,增强机体的适应能力。

根据性质应激可分为良性应激(生理性应激)和劣性应激(病理性应激)。良性应激(eustress)利于动员机体身心,以便更好地完成任务或者更好地避开可能要发生的危险。如果应激原的作用过于强烈和(或)过于持久,则可引起病理变化,甚至死亡,称为恶性应激(distress)或劣性应激。许多疾病或病理过程都伴有应激,这些疾病有其本身的特异性变化,又有应激所引起的一系列非特异的变化,因此应激是这些疾病的一个组成部分。

二、应激原

凡是能引起应激反应的各种因素皆可称为应激原。可粗略地分为三类。

1. 外环境物质因素 如温度的改变、射线、噪声、强光、电击、剧烈疼痛、低压、低氧、中毒、创伤、感染等。

2. 机体内在因素(自稳态的变动) 自稳态失衡是一类重要的应激原,如血液成分的改变、心功能减退、心律失常、器官功能紊乱、性压抑等。

3. 心理社会环境因素 职业的竞争、工作的压力、突发生活事件等皆可引起应激反应,是现代社会中重要的应激原。

第二节 应激反应的基本表现

应激反应是一个非特异的、相当泛化的反应,从神经内分泌、功能代谢、体液细胞直至基因水平都有广泛的激活。

一、应激的神经内分泌反应

当机体受到强烈刺激时,应激反应主要是神经内分泌改变,主要是蓝斑-交感-肾上腺髓质系统和下丘脑-垂体-肾上腺皮质系统(HPA)的强烈兴奋,多数应激反应的生理、生化改变与外部表现皆与这两个系统的强烈兴奋有关。

(一)蓝斑-交感-肾上腺髓质系统

1. 结构基础　蓝斑-交感-肾上腺髓质系统是应激时发生快速反应的系统,其中枢整合部位主要位于脑桥蓝斑。蓝斑是中枢神经系统对应激最敏感的部位,其中的去甲肾上腺素能神经元具有广泛的上、下行纤维联系。其上行纤维主要投射至杏仁复合体、海马、边缘皮质及新皮质,是应激、情绪变化、学习记忆及行为改变的结构基础。蓝斑中肾上腺素能神经元的下行纤维主要分布于脊髓侧角,调节交感神经张力及肾上腺髓质中儿茶酚胺的分泌。

2. 中枢效应　应激时蓝斑-交感-肾上腺髓质系统的中枢效应主要是引起兴奋、警觉及紧张、焦虑等情绪反应,这与上述脑区中去甲肾上腺素的释放有关。此外,脑干的去甲肾上腺素能神经元还与室旁核分泌促肾上腺皮质激素释放激素(CRH)的神经元有直接的纤维联系,该通路可能是应激启动 HPA 系统的关键结构之一。

3. 外周效应　应激时蓝斑-交感-肾上腺髓质系统的外周效应主要表现为血浆中儿茶酚胺(肾上腺素、去甲肾上腺素及多巴胺等)浓度的迅速升高。已发现多种应激原可激活该系统,使各种组织、血液及尿液中儿茶酚胺水平升高。

4. 代偿意义

(1)对心血管的兴奋作用　交感神经兴奋及儿茶酚胺释放可引起心率加快、心肌收缩力增强、心输出量增加。

(2)对呼吸系统的影响　儿茶酚胺引起支气管扩张,有利于增加肺泡通气量,以满足应激时机体对氧的需求。

(3)对代谢的影响　儿茶酚胺通过兴奋 α 受体抑制胰岛素分泌,激活 β 受体刺激胰高血糖素分泌,从而促进糖原分解、升高血糖、增加组织能源供应。

（4）其他作用　儿茶酚胺还促进ACTH、生长激素、肾素、促红细胞生成素及甲状腺素的分泌,以便更广泛地动员机体各方面的机制来应对应激时的各种变化。

5. 不利影响　强烈与持续的交感-肾上腺髓质系统兴奋也可对机体造成明显损害,如引起明显的能量消耗和组织分解;外周小血管持续性收缩可导致血管痉挛,造成某些部位组织缺血及血压升高;腹腔内脏血管的持续性收缩可导致腹腔内脏器官缺血,如胃肠黏膜的糜烂、溃疡、出血;心率增快和心肌耗氧量增加可导致心肌缺血;儿茶酚胺还可使血小板增多及黏附聚集性增强,增加血液黏滞度,促进血栓形成。

（二）下丘脑-垂体-肾上腺皮质系统

1. 结构基础　下丘脑-垂体-肾上腺皮质系统（HPA）主要由下丘脑的室旁核（PVN）、腺垂体及肾上腺皮质组成。室旁核是该神经内分泌系统的中枢部位,其上行神经纤维与边缘系统的杏仁复合体、海马结构及边缘皮质存在广泛的往返联系,下行神经纤维则通过CRH控制腺垂体ACTH的释放,从而调控肾上腺糖皮质激素（GC）的合成和分泌。同时,室旁核CRH的释放也受到脑干蓝斑中去甲肾上腺素能神经元的影响。

2. 中枢效应　应激时HPA系统兴奋可产生明显的中枢效应,如出现情绪行为改变（抑郁、焦虑、厌食等）、学习与记忆能力下降。这些效应主要由CRH分泌增多引起。此外,CRH还可促进蓝斑中去甲肾上腺素能神经元的活性,使HPA系统与蓝斑-交感-肾上腺髓质系统发挥交互作用。

3. 外周效应　应激时HPA系统兴奋的外周效应主要由GC引起。正常人GC分泌量为25~37 mg/d,应激时GC分泌量迅速增加。如外科手术后,GC分泌量可增加3~5倍,达到或超过100 mg/d。若应激原已排除（如手术完成且无并发症）,血浆GC可于24小时内恢复至正常水平。

4. 代偿意义

（1）促进蛋白质分解与糖原异生,补充肝糖原。同时,GC通过降低肌肉组织对胰岛素的敏感性而抑制外周组织对葡萄糖的利用,提高血糖水平,保证重要器官的葡萄糖供应。

（2）保证儿茶酚胺及胰高血糖素的脂肪动员作用。

（3）维持循环系统对儿茶酚胺的反应性。

（4）稳定细胞膜及溶酶体膜,对细胞发挥保护作用。

（5）具有强大的抗炎作用:GC可抑制多种促炎介质的产生,并诱导多种抗炎介质的产生。

5. 不利影响　应激时 HPA 的持续兴奋亦对机体产生诸多不利影响。如持续升高的 GC 水平可抑制免疫反应,使患者免疫力下降,容易并发感染;GC 可抑制促性腺素释放激素(GnRH)及黄体生成素(LH)的分泌,导致性功能减退、月经不调或停经、哺乳期妇女泌乳减少;GC 可减少 TRH 及 TSH 的分泌,抑制甲状腺功能;CRH 的持续作用使生长激素分泌减少,导致生长发育迟缓、伤口愈合不良,甚至引起抑郁症、异食癖及自杀倾向等行为改变。

(三) 其他激素

应激时会导致多方面的神经内分泌变化,水平升高的有:β-内啡肽、抗利尿激素、醛固酮、胰高血糖素、催乳素等;降低的有:胰岛素、TRH、TSH、T_3、T_4、GnRH、LH 及 FSH;生长激素在急性应激时分泌增多,而在慢性应激时分泌减少。

(四) 全身适应综合征

全身适应综合征(GAS)是指劣性应激原持续作用于机体,可引起机体一系列神经内分泌变化,并最终导致内环境紊乱和疾病。GAS 可分为三期。

1. 警觉期　此期在应激原作用后立即出现,为机体保护防御机制的快速动员期。此期以交感-肾上腺髓质系统为兴奋为主,并伴有肾上腺皮质激素的增多。警觉反应使机体处于最佳动员状态,有利于机体的战斗或逃避。但此期持续时间较短。

2. 抵抗期　如果应激原持续作用于机体,在产生警告反应之后,机体将进入抵抗或适应阶段。此时,以交感-肾上腺髓质系统兴奋为主的一些警告反应将逐步消退,而表现出肾上腺皮质激素分泌增多为主的适应反应。机体的代谢率升高,炎症、免疫反应减弱,胸腺、淋巴组织缩小。机体表现出适应、抵抗能力的增强,但同时还有防御贮备能力的消耗以及对其他应激原的抵抗力下降。

3. 衰竭期　持续强烈的有害刺激将耗竭机体的抵抗能力,警觉反应期症状可再次出现,肾上腺皮质激素持续升高,但糖皮质激素受体的数量和亲和力下降,机体内环境明显失衡,应激反应的负效应陆续显现,与应激相关的疾病、器官功能的衰退,甚至休克、死亡都可在此期再现。

上述三个阶段并不一定都依次出现,多数应激只引起第一、第二期的变化,只有少数严重的应激反应才进入第三期。

二、应激的细胞体液反应

细胞对多种应激原,特别是非心理性应激原可出现一系列细胞内信号转导和相关基因的激活,表达相关的、具有保护作用的一些蛋白质,如热休克蛋白、急性期反应蛋白等,成为机体在细胞、蛋白质及基因水平的应激反应表现。

(一) 热休克蛋白

热休克蛋白(HSP)是指热应激或其他应激时细胞新合成或合成增加的一组蛋白质,又称为应激蛋白。

HSP 是一个具有多个成员的大家族,是一组在进化上十分保守的蛋白质,对于维持细胞的生命活动具有重要意义。HSP 在细胞内含量相当高,约占细胞总蛋白的 5%,被分为结构性和诱生性两种。HSP 生物学功能涉及细胞结构的维护、更新、修复、免疫等多处方面,但其基本功能是帮助蛋白质的折叠、移位、复性及降解。由于 HSP 始终伴随着蛋白质代谢的多个重要步骤,因此被形象地称为"分子伴娘"。

HSP 不仅可在蛋白质水平起防御、保护作用,还可以在分子水平上起保护作用。

(二) 急性期反应蛋白

由于感染、炎症或组织损伤等应激原作用使血浆中某些蛋白浓度迅速发生变化,这一反应称为急性期反应,这些蛋白质称为急性期反应蛋白(APP)。急性期反应是一种起动迅速的机体非特异性防御反应。

APP 的种类很多,主要由肝脏产生。在各种应激原作用下,APP 增加的有 C-反应蛋白、纤维蛋白原、铜蓝蛋白、补体 C_3、α_1-抗胰蛋白酶、α_1-抗糜蛋白酶、α_1-酸性糖蛋白;APP 减少的有清蛋白、前清蛋白、运铁蛋白等。

APP 功能也相当广泛,主要生物学功能包括:抑制蛋白酶活化,清除异物和坏死组织,抑制自由基产生,促进损伤细胞修复等作用。然而,急性期反应及 APP 对机体也具有某些不利影响,如引起代谢紊乱、贫血、生长迟缓及恶病质等。

三、应激时机体的代谢和功能变化

(一) 代谢变化

应激时代谢的特点是分解增加,合成减少,代谢率明显升高。应激时的高代谢率与神经内分泌反应中儿茶酚胺、糖皮质激素等生物活性物质大量释放,胰岛素分泌减少有关。

(二) 功能变化

1. 中枢神经系统 应激所涉及的部位主要为大脑皮质、边缘系统、下丘脑及脑桥的蓝斑，应激时这些部位可出现活跃的神经传导、神经递质和神经内分泌的变化，并出现相应的功能改变。

2. 心血管系统　应激时心血管系统的基本变化为心率增快，心肌收缩力增强，心排出量增加，血压升高，冠状动脉血流量通常增加，血管总外周阻力可升高（如失血、心源性休克或某些精神应激时）也可降低（与运动、战斗有关的应激）。

3. 消化系统　应激时可引起应激性溃疡。此外，慢性应激时，其典型表现为食欲减退，严重时甚至可有神经性厌食；但也有部分人会出现食欲增加，诱发肥胖症。

4. 免疫系统　急性应激时，机体非特异性免疫反应常增加。持续强烈的应激将导致机体免疫功能的抑制。免疫系统的变化受神经内分泌系统的调节，免疫系统对神经内分泌系统亦具有调节作用。

5. 血液系统　急性应激时，血液凝固性升高、纤溶活性增强，同时还可见多形核白细胞数目增多、核左移、血液黏滞度升高、红细胞沉降率增快等；骨髓检查可见髓系及巨核细胞系的增生。上述变化具有抗感染及防止出血的作用，但也具有促进血栓形成、诱发 DIC 等不利影响。慢性应激时，患者常出现低色素性贫血，其机制可能与单核-吞噬细胞系统对红细胞的破坏加速有关。

6. 泌尿生殖系统　应激时泌尿系统的主要变化是少尿、尿比重升高及尿钠浓度降低。如应激得到缓解，肾脏血液灌流恢复，上述泌尿功能变化可完全恢复。如应激原强烈且持续存在，可导致肾小管坏死。

应激可抑制促性腺素释放激素（GnRH）和黄体生成素（LH）的分泌，从而引起性功能减退、月经紊乱或闭经、哺乳期妇女乳汁分泌减少等。

第三节　应激与疾病

由应激直接引起的疾病称为应激性疾病；以应激作为条件或诱因，在应激状态下加重或加速发生、发展的疾病称为应激相关疾病。应激既可对躯体造成损害，亦可导致精神、心理的障碍。

一、应激与躯体疾病

应激相关的躯体疾病种类繁多，通常多见于消化系统、心血管系统、免疫系统和内分泌系统。

（一）应激性溃疡

应激性溃疡是指患者在遭受到各类重伤(包括大手术)、重病和其他应激情况下,出现胃、十二指肠黏膜的急性病变,主要表现为胃、十二指肠黏膜的糜烂、溃疡、出血。

其发生机制主要涉及以下几个方面。

1. 黏膜缺血　这是应激性溃疡形成的最基本条件。由于应激时儿茶酚胺增多,胃肠黏膜小血管强烈收缩,胃肠黏膜缺血,胃黏膜屏障(黏膜上皮细胞间的紧密连接和黏膜表面的碳酸氢盐-黏膜层)遭到破坏;同时,胃腔内 H^+ 顺浓度差弥散进入黏膜,导致黏膜损伤。

2. 糖皮质激素的作用　应激时明显增多的糖皮质激素一方面抑制胃黏膜的合成和分泌,另一方面还可使黏膜细胞的蛋白质合成减少、分解增加,削弱黏膜屏障功能。

3. 其他　应激时发生的酸中毒可降低黏膜对 H^+ 的缓冲能力,胆汁反流可导致黏膜损伤,缺血/再灌注生成的大量自由基也可引起黏膜损伤。

（二）免疫功能障碍

应激所导致的免疫功能障碍主要表现为自身免疫性疾病和免疫抑制。

许多自身免疫性疾病(类风湿关节炎、系统性红斑狼疮等)都可以追溯出精神创伤史或明显的心理应激因素,严重的心理应激常会诱发这些疾病的急性发作。但应激在这些疾病发生、发展中的具体作用机制尚不清楚。

持续强烈的应激可导致免疫抑制,其主要机制可能是 HPA 系统的持续兴奋,糖皮质激素过多所致。临床研究发现,遭受严重精神创伤后,患者在一段时间内可有明显的免疫功能低下;持续应激时,患者的胸腺、淋巴结均有萎缩现象发生。

（三）心血管系统疾病

情绪心理应激因素与原发性高血压、冠心病、心律失常等心血管系统疾病关系密切。持续的负性情绪因素,特别是敌意情绪可促进高血压、冠心病的发生。此外,心绪心理应激还通过目前尚未清楚的机制使高血压的遗传易感因素激活。心律不齐与情绪心理应激的关系被广泛的基础和临床实验证据所证实。在心血管急性事件的发生中,心理情绪应激已被认定为是一个"触发器",成为触发急性心肌梗死、心源性猝死的重要诱因。

（四）内分泌功能障碍

应激可引起神经-内分泌功能的广泛变化,持续应激则与多种内分泌功能紊乱有关系。急性应激和慢性应激对性腺轴均产生抑制作用,引起性功能减退、月经失调等。慢性心理应激时生长激素分泌减少,且靶组织对胰岛素样生长因子1(IGF-1)出现抵抗;同时,甲状腺功能受到抑制,使甲状腺功能低下。这些因素均可导致儿童的生长发育障碍。

二、应激与心理、精神障碍

(一)应激的心理性反应及其异常

由于应激反应涉及中枢神经系统的许多结构,特别是与边缘系统有非常密切的联系,绝大多数应激都包含心理、情绪上的反应。应激的心理反应可大致分为三个方面。

1. 认识功能改变　一定程度的应激反应,特别是良性应激有利于神经系统的发育,它可使机体保持一定的"唤起"状态,对外环境保持积极的反应,可增强认识功能,但持续的劣性应激可损害认知功能。

2. 情绪反应　在心理社会因素的应激反应中,情绪反应(焦虑、恐惧、抑郁、愤怒等)有时会成为左右整个应激反应非常关键的因素之一。某些心理社会因素引起的情绪变化不仅可导致交感-肾上腺髓质系统和HPA系统的强烈兴奋、相应器官功能的变化,还可以导致当事人行为失控,甚至诱发心源性猝死。

3. 社会行为反应　应激常改变人们相互之间的社会行为方式。在地震灾害面前,人们常表现出互助行为倾向增强;焦虑情绪会使人变得冷漠,互助行为倾向减弱;愤怒情绪易导致产生敌意或攻击性行为反应等。

(二)应激相关的精神障碍

社会心理应激原能直接导致功能性精神疾病的发生、发展,这些精神障碍与边缘系统及下丘脑等部位关系密切。根据临床表现及病程,应激相关精神障碍可分为以下几类。

1. 急性心因性反应　急性心因性反应是指由于急剧而强烈的心理社会应激原作用后,在数分钟至数小时内所引起的功能性精神障碍。患者可表现为精神运动性抑制或兴奋,上述状态持续时间较短,一般在数天或一周内缓解。

2. 延迟性心因性反应　延迟性心因性反应又称为创伤后应激障碍(PTSD),是指受到严重而剧烈的精神打击而引起的延迟出现或长期持续存在的精神障碍,一般在遭受打击后数周至数月后发病。患者主要表现为反复重现创伤性体验、惊恐反应等。大多数患者可恢复,少数呈慢性病程,可达数年之久。

3. 适应障碍　适应障碍是由于长期存在心理应激或困难处境,加上患者本人脆弱的心理特点及人格缺陷而产生的以抑郁、焦虑、烦躁等情感障碍为主,并伴有社会适应不良,学习及工作能力下降,与周围接触减少等表现的一类精神障碍。该类精神障碍通常性在应激事件或环境改变的1个月内,病情持续时间一般不超过6个月。

第四节　应激防治的病理生理基础

1. 排除应激原　当应激原的性质已经明确时,应尽量予以排除,如控制感染,修复创伤,清除有毒物质,改变生活环境等。

2. 糖皮质激素的应用　在严重创伤、感染、感染性休克等应激状态下,糖皮质激素的释放是一种重要的防御保护机制。对于机体反应低下的患者应适当补充糖皮质激素以帮助机体度过危险期。

3. 补充营养　应激时高代谢率及脂肪、糖原与蛋白质的大量分解,对机体造成消耗,可经胃肠道或静脉补充氨基酸、清蛋白等。

4. 综合治疗　医护人员应树立良好的职业道德,及时缓解患者的心理应激,增强其战胜疾病的信心。对于精神、心理应激原所导致的躯体疾病或精神、心理障碍可采用抗焦虑药、抗抑郁药治疗、心理治疗及生物反馈治疗。此外,还可采用理疗、音乐疗法等进行综合治疗。

本章小结

1. 应激是指机体在受到强烈的内外环境因素的刺激时所出现的非特异性全身反应,或称为应激反应。

2. 应激反应是主要神经内分泌改变,主要是蓝斑-交感-肾上腺髓质系统和下丘脑-垂体-肾上腺皮质系统(HPA)的强烈兴奋。①蓝斑-交感-肾上腺髓质系统的中枢效应主要是引起兴奋、警觉及紧张、焦虑等情绪反应。此外,脑干的去甲肾上腺素能神经元还与室旁核分泌促肾上腺皮质激素释放激素(CRH)的神经元有直接的纤维联系,该通路可能是应激启动HPA系统的关键结构之一。外周效应主要表现为血浆中儿茶酚胺(肾上腺素、去甲肾上腺素及多巴胺等)浓度的迅速升高。代偿意义:对心血管的兴奋作用、对呼吸系统的影响、对代谢的影响及其他作用。强烈与持续的交感-肾上腺髓质系统兴奋也可对机体造成明显损害。②下丘脑-垂体-肾上腺皮质系统的中枢效应为出现情绪行为改变(抑郁、焦虑、厌食等)、学习与记忆能力下降。此外,CRH使HPA系统与蓝斑-交感-肾上腺髓质系统发挥交互作用。外周效应主要由GC引起。代偿意义:促进蛋白质分解与糖原异生保证重要器官的葡萄糖供应,保证儿茶酚胺及胰高血糖素的脂肪动员作用,维持循环系统对儿茶酚胺的反应性,稳定细胞膜及溶酶体膜,具有强大的抗炎作用,应激时 HPA 的持续兴奋亦对机体产生诸多不利影响。

3. 全身适应综合征是指劣性应激原持续作用于机体,机体所表现出的一个动态的连续反应过程,最终导致内环境紊乱和疾病,可分为警觉期、抵抗期、衰竭期。

4. 应激的细胞体液反应即对多种应激原出现一系列细胞内信号转导和相关基因的激活,表达相关的、具有保护作用的一些蛋白质,成为机体在细胞、蛋白质及基因水平的应激反应表现。热休克蛋白是热应激或其他应激时细胞新合成或合成增加的一组蛋白质,又称为应激蛋白。由于感染、炎症或组织损伤等应激原作用使血浆中某些蛋白浓度迅速发生变化,这一反应称为急性期反应,这些蛋白质称为急性期反应蛋白(APP)。

5. 应激时代谢的特点是分解增加,合成减少,代谢率明显升高。

6. 由应激直接引起的疾病称为应激性疾病。以应激作为条件或诱因,在应激状态下加重或加速发生、发展的疾病称为应激相关疾病。应激既可对躯体造成损害,也可以导致精神、心理的障碍。应激性溃疡是指患者在遭受到各类重伤(包括大手术)、重病和其他应激情况下,出现胃、十二指肠黏膜的急性病变,主要表现为胃、十二指肠黏膜的糜烂、溃疡、出血。其发生机制主要涉及以下几个方面:黏膜缺血、糖皮质激素的作用、其他因素的影响。应激的心理反应可分为三个方面:认识功能改变、情绪反应、社会行为反应。应激相关的精神障碍可分为急性心因性反应、延迟性心因性反应和适应障碍。

练习题

思考题及名词解释

1. 应激时,蓝斑-交感-肾上腺髓质系统兴奋有哪些积极作用和消极影响?
2. 应激时,糖皮质激素分泌增多对机体有哪些积极作用和消极影响?
3. 名词解释:应激,全身适应综合征,热休克蛋白,应激性溃疡。
4. 患者,男性,12 岁,右臂及右下肢大面积烫伤。入院时体格检查:体温 37.5℃,心率 125 次/分,血压 135/80 mmHg,白细胞计数 $1.5×10^9$/L,中性粒细胞 0.9,GLU:10 mmol/L。数日后出现上腹部不适,伴黑便两次,大便潜血阳性。

讨论:

(1) 该患者处于什么病理状态?
(2) 患者为什么出现黑便?其发病机制如何?
(3) 患者神经-内分泌系统有何变化?与黑便发生有何关系?

(朱长龙)

第五章 发 热

第一节 发热的原因和机制
第二节 发热的分期及其热代谢变化
第三节 发热时机体的代谢和功能变化
第四节 发热的生物学意义及其处理原则

思维导图

学习目标

知识目标

1. 掌握发热、过热的概念;发热的原因和机制;发热的分期及热代谢特点。
2. 熟悉发热激活物的种类;发热时机体的代谢和功能变化。
3. 了解内生致热原的种类;发热的生物学意义及处理原则。

能力目标

1. 能够分析并解释发热时机体的代谢和功能变化。
2. 能够对发热病例做出初步的诊断,并提出处理建议。
3. 能够指导患者进行合理的发热治疗和自我管理。

素养目标

1. 学会帮助患者正确区分发热、过热,培养临床思维能力和问题分析能力,并积极开展健康宣教。
2. 增强责任心和同理心,能够更好地理解和关心患者。

人体维持恒定的体温,是进行正常生命活动的必要条件。尽管环境温度不断变化,在体温调节中枢的调控下产热和散热两个生理过程取得动态平衡,使体温稳定地维持在正常范围内。正常人的体温不是固定不变的,而是具有一定的波动范围,并随着测试的部位、测试的时间不同有所变化,也随着性别、年龄、机体的状态不同有所变化。

我国正常人的腋窝温度为36.0~37.4℃,舌下温度为36.6~37.6℃,比较接近机体深部温度的直肠温度为36.9~37.9℃。生理情况下,体温在一昼夜间有一定的周期性波动,凌晨2时至清晨6时体温最低,午后13~18时体温最高,但正常波动幅度一般不超过1℃;女性的平均体温略高于同龄男性0.2℃;幼儿体温偏高,老人体温偏低;在肌肉运动、精神紧张和进食等情况下体温偏高。

发热(fever)是机体在致热原的作用下,体温调节中枢调定点上移而引起的调节性体温升高,一般超过正常值的0.5℃时,称为发热。发热不是独立的疾病,是伴有全身功能和代谢变化的病理过程,它常是人体疾病发生、发展的"信号"。因此在整个病程中,体温变化可以反映病情变化,记录体温变化对判断病情、评价疗效和估计预后有着重要的参考价值。

在有些生理情况下也能出现体温升高,如剧烈运动、月经前期、心理性应激等,这种情况称为生理性体温升高。另外,由于体温调节障碍而引起的被动性体温升高,称为过热(hyperthermia),如体温调节中枢损伤、高温环境导致的散热障碍、甲状腺功能亢进导致的产热器官功能异常等,体温超过正常范围属过热。过热时的体温升高程度可以超过体温调节中枢"调定点"水平。

发热时体温调节功能仍然正常,只是由于体温调节中枢"调定点"上移,产热和散热在较高水平上进行调节,使体温升高到与"调定点"相适应的水平。这是本章所讨论的发热范畴。

第一节　发热的原因和机制

微课:发热的原因和发病机制

发热是由发热激活物作用于机体,体内产生和释放内生致热原,内生致热原作用于体温调节中枢使"调定点"上移,通过一系列环节使体温升高。

一、发热的原因

(一)发热激活物

发热激活物(pyrogenic activator)是指能够刺激机体产生和释放内生致热源的物

质,包括外致热原和某些体内产物。

1. 外致热原　外致热原(exogenous pyrogen)是指来自体外的致热物质,包括细菌、病毒、真菌、螺旋体、立克次体、衣原体和疟原虫及其代谢产物等。临床上大多数发热是由外致热原引起的,其中细菌感染最为常见,病毒感染次之。

2. 体内产物　常见于抗原抗体复合物和体内某些类固醇产物,如手术、严重创伤、大面积烧伤、肿瘤组织的坏死等。由于组织蛋白分解、组织细胞坏死产物引起的无菌性炎症均可引起发热。

(二) 内生致热原

内生致热原(endogenous pyrogen, EP)是指在发热激活物的作用下,机体产致热原细胞产生和释放的能引起体温升高的物质。内生致热原是一组不耐热的小分子蛋白质,由产内生致热原细胞(如单核细胞、巨噬细胞、内皮细胞、淋巴细胞、肝星状细胞、神经胶质细胞等)产生,相对分子质量约15 000,能透过血-脑屏障,直接作用于下丘脑的体温调节中枢,使体温调节中枢的调定点上移。

内生致热原产生至释放的过程大致分为产内生致热原细胞的激活,内生致热原的产生和内生致热原的释放三个阶段,较为复杂。内生致热源的种类很多,其中与人类发热相关的有白细胞介素-1、白细胞介素-6、肿瘤坏死因子、干扰素等。

二、发热的发生机制

发热的发生机制是一个较为复杂的过程,其基本机制包括三个环节,简述如下。

1. 信息传递　机体在发热激活物的作用下,产致热原细胞被激活,使其产生和释放内生致热原,内生致热原随血流运送至下丘脑的体温调节中枢。

2. 中枢调节　在某些发热介质参与下,内生致热原使体温调节中枢的调定点上移(如移至39℃),正常的血液温度(如37℃)低于调定点的温度值,变为冷刺激传入体温调节中枢,其传出一系列的神经冲动,引起调节温度的效应器反应,对体温进行(39℃)重新调节。

3. 调温效应　体温调节中枢调定点上移之后,一方面通过交感神经兴奋,引起皮肤血管收缩、汗腺分泌减少,使散热减少;另一方面通过运动神经兴奋,引起骨骼肌收缩、寒战使产热增加。此时产热大于散热,导致体温升高,直至与体温调节中枢(39℃)的调定点温度相适应时,才出现散热反应增强。只要致热因素不消除,产热与散热两个过程就继续在体温调节中枢调定点上移(39℃)的水平上,使体温保持(39℃)动态平衡。

第二节　发热的分期及其热代谢变化

发热的整个过程大致分为三个阶段:体温上升期、高温持续期、体温下降期。

一、体温上升期

在发热的开始阶段,体温调节中枢调定点上移,使产热明显增加、散热明显减少,体温升高至新调定点水平的一段时间,称为体温上升期。该期持续时间数分钟至数天。

此时发热机体的热代谢特点是产热明显增加和散热明显减少,体温不断上升。① 产热增加:寒战和物质代谢加强。寒战是由寒战中枢的兴奋引起的,是一种全身性骨骼肌不随意的节律性收缩,由于屈肌和伸肌同时收缩,因此肢体不发生伸屈运动,但产热率较高。此期交感神经兴奋,肾上腺素分泌增加,肝糖原和肌糖原大量分解,使产热量进一步增加,也是体温不断升高的一个重要原因。② 散热减少:由于调定点上移,原来的正常体温变成"冷刺激",中枢对"冷"信息起反应,发出指令经交感神经到达散热中枢,引起皮肤血管收缩,血流减少,导致皮肤温度降低,散热随之减少。

患者还可以表现出畏寒,皮肤苍白,甚至出现"鸡皮"等症状。畏寒是由于皮肤血管收缩,体表温度下降,皮肤冷感受器刺激,冲动传至中枢而引起。皮肤血管收缩,出现皮肤苍白。"鸡皮"是由于交感神经兴奋,竖毛肌收缩所致。

二、高温持续期

当体温上升到与新的调定点水平相适应时,体温不再升高,而是在与新调定点相适应的高水平上波动,称为高温持续期。该期持续时间数小时至两周以上。

此期体温调节中枢调节产热和散热的过程与正常情况下的调节方式相同,所不同的是在一个较高的水平上进行调节产热和散热的过程。由于此期体温已与调定点相适应,所以寒战停止并开始出现散热反应。因散热反应增强,皮肤血管扩张,血流量增加,皮肤温度上升,患者不再感到寒冷,反而由于皮肤温度高于正常而有酷热的感觉;皮肤温度的升高加强了皮肤水分的蒸发,患者皮肤和口唇比较干燥,患者自觉发热,口渴;因皮肤血管扩张,皮肤由苍白转为发红,皮肤的"鸡皮"现象也消失。

三、体温下降期

随着发热激活物的消失,内生致热原及中枢发热介质被清除,体温调节中枢调定点恢复到正常水平,散热增加,产热减少,体温逐渐恢复到正常调定点相适应的水平,称为体温下降期。该期持续时间数小时或一昼夜称为骤退,持续时间几天称为渐退。

此期的血液温度高于调定点的温度阈值,使热敏神经元兴奋,则散热机制活跃。冷敏神经元受抑制,而产热机制受抑制,故散热增加,产热减少,体温开始下降,逐渐恢复到正常调定点相适应的水平。由于高血温及皮肤温度感受器传来的热信息对发汗中枢的刺激,汗腺分泌增加,引起大量出汗,严重者可导致脱水。

第三节 发热时机体的代谢和功能变化

一、发热时机体的代谢变化

发热过程中三大营养物质的代谢增强,代谢率增高是体温升高的重要物质基础,如体温每上升 1℃,基础代谢率提高 13%。

1. 糖代谢　发热时,由于交感-肾上腺髓质系统的活性增强,使肝脏和肌肉组织中的糖原大量分解,从而引起血糖升高,甚至引起一过性尿糖。由于糖分解代谢增强,尤其寒战时肌肉活动量明显加大,对氧的需求量大幅度增加,导致氧供给相对不足,糖无氧酵解增强,血中乳酸含量增加。

2. 脂肪代谢　发热时,由于糖原被大量消耗,脂肪的分解加速,以满足发热时机体对能量的需求,由于脂肪大量分解且氧化不全,可导致酮血症和酮尿。同时,由于脂肪消耗增加,可导致患者逐渐消瘦。

3. 蛋白质代谢　机体蛋白质分解代谢增强,血浆蛋白质减少,尿素氮增多,若蛋白质补充不足,将可产生负氮平衡,机体抵抗力下降,组织修复能力下降。

4. 维生素代谢　发热时维生素摄取和吸收减少,又因机体代谢增强消耗量增多,往往发生维生素缺乏,特别是维生素 C 和维生素 B,尤其是长期发热患者,维生素缺乏更为明显。

5. 水、电解质代谢　在体温上升期,血管收缩使肾血量减少,尿量明显减少,出现少尿和尿色加深,出现水钠潴留。在高热持续期,高热使皮肤和呼吸道水分蒸发增多。体温下降期大量出汗,可引起脱水。因此要注意持久高热者的饮食情况,确定合理摄水量,尤其是在退热期,必须补足水分和适量的电解质。由于代谢增强,维生素的消耗增多,尤其维生素B、维生素C,也应注意补充。

发热时,由于糖、脂肪、蛋白质三大物质分解代谢增强且氧化不彻底,导致体内酸性代谢产物堆积,引起代谢性酸中毒。高热时呼吸加深加快,通气过度可导致呼吸性碱中毒。

二、发热时机体的功能变化

发热时,多数器官功能亢进,少数器官功能受抑制。

(一) 循环系统

发热时心率加快,一般体温每上升1℃,心率每分钟平均增加10~20次,儿童会增加更多。这是血液温度升高刺激窦房结及交感-肾上腺髓质系统活动增强所致。心率加快使心输出量增多,心肌耗氧量增加,对心肌劳损或心肌有潜在病灶的患者,则加重了心肌负担,容易诱发心力衰竭。在体温上升期,动脉血压可轻度上升,这是外周血管收缩和心率加快的结果。在高热持续期,由于外周血管舒张,动脉血压轻度下降。

(二) 神经系统

发热使神经系统兴奋性增高,特别是高热(40~41℃)对中枢神经系统的影响较大。患者突出的症状是头痛,但其机制尚不清楚,还可能出现头晕、烦躁不安、谵语、幻觉和失眠。6个月至6岁的儿童高热时可发生抽搐(热惊厥),这可能与小儿中枢神经系统尚未发育成熟有关。有些高热患者神经系统可处于抑制状态,出现淡漠、嗜睡,甚至昏迷等。

(三) 呼吸系统

发热时,由于血液温度升高和酸性代谢产物增加,刺激呼吸中枢,再加上代谢增强,CO_2生成增多,共同引起呼吸加深加快,从而有更多的热量从呼吸道散发,有利于散热。但通气过度时,CO_2排出过多,可发生呼吸性碱中毒。持续的体温过高,大脑皮质和呼吸中枢因受抑制而表现呼吸变浅、变慢或不规则。

(四) 消化系统

由于发热时交感神经活动占优势,则胃肠的分泌和蠕动均减弱,消化液分泌减少,各种消化酶活性降低,从而引起食欲缺乏,口腔黏膜干燥,消化吸收不良甚至恶心、呕吐、腹泻或便秘和腹胀,尤其是对蛋白质和脂肪的食物消化吸收能力更差。因此,发热时应给予多糖、富含维生素的清淡饮食。

(五)泌尿系统

在体温上升期,尿量呈功能性减少,尿比重升高。高温持续期,肾小管上皮细胞可发生代谢障碍,尿中可出现蛋白质和管型。体温下降期,尿量可逐渐增加,尿比重下降。

第四节 发热的生物学意义及其处理原则

一、发热的生物学意义

一般地说,一定程度的发热有利于提高机体的防御功能,清除有害致病因素,有利于机体抵抗感染。如中性白细胞吞噬功能增强,抗体生成增加,促进淋巴细胞转化,提高粒细胞的趋化性及增强肝脏的解毒功能等。

长期发热对机体是不利的,可使体内能量过度消耗,分解代谢旺盛,脏器的功能负荷增加。如抗体消耗增快,肝脏解毒能力减弱,心肌劳损最终导致心排出量下降,甚至发生心力衰竭等;高热可引起全身实质性器官代谢障碍,使实质细胞受损(如肾、肝实质细胞变性),引起相应器官的功能障碍。因此,在临床工作中,首先要寻找发热的原因,针对发热的病因进行治疗,对病因未明的发热患者,不要急于退热。对于发热温度过高或时间持久的患者,适当退热则是必要的。

二、处理原则

(一)治疗原发病

首先,应针对原发疾病进行积极治疗。发热不是独立的疾病,而是疾病发生、发展过程中的一个病理过程,引起发热的疾病一旦根除自然会退热。

(二)药物解热

发热是疾病的"信号",典型的热型有助于原发病的诊断和治疗,体温曲线的变化可以反映病情和转归。若过早使用解热药物,会掩盖病情,对疾病诊断和治疗产生不利影响。对于超过40℃的高热患者,应尽早解热,防止由于高热加重病情或促进疾病的发生、发展;小儿高热容易诱发惊厥,妊娠期妇女、心脏病患者及有潜在的心肌损害患者可及早退热。

(三) 物理降温

高热或病情危急时可采用物理方法降温,如用冰帽冷敷头部、用乙醇擦浴四肢等,也可将患者置于温度较低的环境中,加强空气流通,增加对流散热。

(四) 加强对高热或长期发热患者的护理

对高热或长期发热的患者要加强护理,注意补充足够水分预防脱水,纠正患者的电解质紊乱和酸碱平衡失调;要给予患者足够的必需营养物质,如多糖、多维生素、易消化的清淡食物,以防止过多消耗和产生负氮平衡;在用解热药物时,注意其禁忌证及不良反应;注意监护心、肝、脑、肾等重要生命器官,注意预防其功能衰竭的发生。

本章小结

1. 发热是机体在致热原作用下,体温调节中枢调定点上移而引起的调节性体温升高。

2. 体温升高分为生理性和病理性,后者有发热和过热两种情况。

3. 发热激活物可使产内生致热原细胞产生和释放内生致热原,发热激活物包括外致热原和某些体内产物。主要的外致热原有细菌、病毒等及其代谢产物;主要的体内产物有某些类固醇产物、抗原抗体复合物等;内生致热原是指在发热激活物的作用下,机体产致热原细胞产生和释放的能引起体温升高的物质。

4. 机体在发热激活物的作用下,产致热原细胞被激活,使其产生和释放内生致热原,内生致热原作用于下丘脑的体温调节中枢,使体温调节中枢的调定点上移引起调节温度的效应器反应,产热大于散热,导致体温升高。

5. 发热的过程可分为三个阶段,体温上升期:调定点上移,产热大于散热;高温持续期:产热和散热在高水平上动态平衡;体温下降期:调定点下移,产热小于散热。

6. 发热时糖、脂肪、蛋白质分解代谢增强,维生素相对不足,患者可有循环系统、神经系统、呼吸系统、消化系统和泌尿系统的功能改变。

7. 发热对机体有利有弊,在对原发疾病进行治疗的同时,应针对患者的不同情况合理采用药物解热、物理降温。

练习题

思考题及名词解释

1. 叙述人体测试的部位和测试的时间不同,性别、年龄、机体的状态不同,体温有何生理波动范围。

2. 简述发热与过热的区别。

3. 简述发热的分期及各期产热与散热的变化特点。

4. 简述发热时各期主要临床表现及其发生机制。

5. 某新生儿由于肺部感染体温高至 40℃,对于这种情况的处理原则是什么?

6. 名词解释:发热,过热,发热激活物,外致热源,内生致热源,骤退,渐退。

(王晓燕)

第六章 休 克

第一节 休克的病因与分类
第二节 休克的发展过程及其发生机制
第三节 休克时体液因子的作用
第四节 休克时机体的代谢和功能变化
第五节 休克的防治原则

思维导图

学习目标

知识目标

1. 掌握休克的概念、发展过程及发生机制。
2. 熟悉微循环的结构;休克的病因与分类;休克各期的临床表现。
3. 了解休克时体液因子的作用;休克时机体的代谢和功能变化;休克的防治原则。

能力目标

1. 能够运用休克各期微循环的变化特点分析并解释休克患者的典型临床表现。
2. 能够说出休克的病因,认识 DIC 等并发症。
3. 能够认识补充血容量、血管活性药物、纠正酸碱平衡等治疗手段。

素养目标

1. 学会帮助患者正确认识休克的发展过程,积极开展健康宣教。
2. 培养较强的人际交往能力,能够与患者及其家属进行有效沟通与合作。

休克(shock)是由各种强烈致病因子作用于机体引起的急性循环衰竭,并导致全身有效循环血量下降,组织循环灌注量急剧降低为主要特征,进而发生细胞与器官功能代谢严重障碍的全身性病理过程。其典型的临床表现有:血压下降、心率加快、脉搏细弱、面色苍白、皮肤湿冷、尿量减少、意识淡漠,甚至昏迷。休克是临床各科许多疾病中最常见的危重症之一,在发展过程中,如果得不到及时救治,全身组织、器官将发生不可逆的损害而危及患者生命。

第一节 休克的病因与分类

一、按休克的原因分类

1. **失血性休克** 失血性休克(hemorrhagic shock)是由于大量失血而引起的休克。见于外伤出血、胃溃疡出血、食管静脉曲张出血及产后大出血等。若急性失血量超过机体总血量的20%,即可引起休克;失血量超过机体总血量的50%,往往迅速导致患者死亡。

2. **感染性休克** 感染性休克(infectious shock)是由于病原微生物感染所引起的休克。见于严重的细菌、病毒、立克次体、霉菌、螺旋体等感染。最常见的是革兰阴性细菌感染引起的休克,占感染性休克的70%~80%,因细菌内毒素在这种休克发生中起重要作用,故又称为内毒素性休克。感染性休克常伴有败血症,故又称为败血症休克。

3. **心源性休克** 心源性休克(cardiogenic shock)是由于急性心功能障碍,心排血量急剧减少所引起的休克。见于大面积心肌梗死、急性心肌炎、严重的心律失调、急性心脏压塞等。心源性休克时因心排血量急剧减少,患者死亡率较高。

4. **烧伤性休克** 烧伤性休克(burn shock)是由于大面积烧伤伴有血浆大量丢失所引起的休克。烧伤性休克早期主要与低血容量和疼痛有关,晚期因继发感染可发展为感染性休克。

5. **创伤性休克** 创伤性休克(traumatic shock)是由于严重创伤所引起的休克。见于创伤、骨折、挤压伤伴出血等。在意外事故、自然灾害、战争中多见,其发生与失血和疼痛有关。

6. **过敏性休克** 过敏性休克(anaphylactic shock)是由于给过敏体质的人注射某些药物、血清制剂或疫苗所引起的休克。见于过敏性体质的人,在注射某些药物(如青霉素)、血清制剂(如破伤风抗毒素)后,引发Ⅰ型变态反应后,肥大细胞释放大量组胺和缓激肽,可引起小血管扩张和毛细血管壁通透性增高,致使有效循环血量不足而可引起过敏性休克。

7. 神经源性休克　神经源性休克(neurogenic shock)是由于剧烈疼痛、高位脊髓麻醉或损伤引起血管运动中枢抑制所引起的休克。患者血管扩张,外周阻力降低,回心血量减少,血压下降。这种休克预后较好,常不需要治疗即可自愈。

二、按休克时血流动力学特点分类

1. 低排高阻型休克　低排高阻型休克(hypodynamic shock)的血流动力学特点是心排血量降低,总外周血管阻力增高。因皮肤血管收缩而血流减少,使皮肤温度降低,故又称为冷休克。主要见于低血容量性休克、心源性休克和大部分感染性休克。

2. 高排低阻型休克　高排低阻型休克(hyperdynamic shock)的血流动力学特点是心排血量增高,总外周血管阻力降低。因皮肤血管扩张而血流增多,使皮肤温度升高,故又称为暖休克。主要见于少部分感染性休克。

三、休克发生的始动环节分类

1. 低血容量性休克　低血容量性休克(hypovolemic shock)是由于血容量减少引起的休克。见于失血、失液或烧伤等。由于大量体液丧失使血容量急剧减少,静脉回流血量减少,导致心排血量下降和血压下降,通过交感神经兴奋反射引起外周血管收缩,使重要器官和外周组织微循环的灌流量减少。临床上出现中心静脉压、心排血量、动脉血压降低,总外周血管阻力增高的"三低一高"的典型表现。

2. 血管源性休克　血管源性休克(vasogenic shock)是由于血管床容量扩大,使有效循环血量相对不足引起的休克。见于感染、过敏、强烈的神经刺激等。生理状态下,毛细血管床在神经体液的调节下轮流开放,其容量占总血容量的6%左右,这使血管容量与全血量处于相对适应状态。由于病因通过血管活性物质的作用,使小血管特别是腹腔内脏的小血管舒张,血管床容量迅速扩大,大量血液淤滞在舒张的小血管内,回心血量减少,有效循环血量显著下降,组织器官微循环灌流障碍。

3. 心源性休克　心源性休克(cardiogenic shock)是由于急性心功能障碍引起的休克。

第二节　休克的发展过程及其发生机制

休克可由许多病因作用于不同始动环节,通过神经和多种体液因子导致机体循环系统功能紊乱。尽管休克的原始病因和始动环节不同,发展过程也不尽一致,但其演变规律基本一致,即以微循环功能严重障碍为主要特征,导致重要器官功能衰竭等全身调节紊乱的病理过程。休克的发生机制至今尚未完全阐明,占重要地位的微循环障碍学说认为,休克是以急性微循环障碍为主的综合征,有效循环血量急剧减少导致交感-肾上腺髓质系统强烈兴奋,儿茶酚胺大量释放,引起血管持续收缩,重要生命器官血液灌流不足和细胞功能紊乱。以典型的失血性休克为例,根据其血流动力学和微循环变化规律,将休克发展过程分为三期。

一、缺血性缺氧期

(一) 微循环变化的主要特点

微循环缺血性缺氧期为休克早期。微循环变化的主要特点如下:① 微动脉、后微动脉、毛细血管前括约肌和微静脉持续收缩,毛细血管前、后阻力增加,以前阻力增加为主。② 大量真毛细血管网关闭,而动-静脉吻合支开放,直捷通路开放。③ 微循环灌流量严重减少,出现"少灌少流""灌少于流"的情况,组织器官呈缺血、缺氧状态(图 2-6-1B)。

(二) 微循环变化的主要发生机制

休克早期微循环变化的主要机制如下:① 在休克的原因(如大失血使有效循环血量减少)作用下,交感-肾上腺髓质系统强烈兴奋,儿茶酚胺大量释放入血,此时可为正常时的几十,甚至几百倍,导致微血管收缩,动-静脉吻合支开放。② 交感神经兴奋、儿茶酚胺释放、血容量减少均可引起肾缺血,导致肾素-血管紧张素-醛固酮系统激活,血管紧张素Ⅱ增多,使血管强烈收缩。③ 体内其他体液因子(如心肌抑制因子、血管升压素等)生成、释放增多,也有血管收缩作用。

(三) 微循环变化的代偿意义

1. "自身输血" 静脉系统属于容量血管,可容纳机体总血量的 60%~70%。由于儿茶酚胺等缩血管物质的大量释放,引起容量血管(微静脉和小静脉)收缩,使回心血量增多,有利于维持动脉血压,微循环的这种变化起到了"自身输血"的快速代偿作用。

2. "自身输液" 由于微动脉、后微动脉和毛细血管前括约肌比微静脉对儿茶酚胺敏感,其收缩更为明显,导致毛细血管前阻力大于后阻力,毛细血管中流体静压下降,有利于组织液回流,使血容量得以补充,故回心血量增多,微循环的这种变化起到了"自身输液"的缓慢代偿作用。

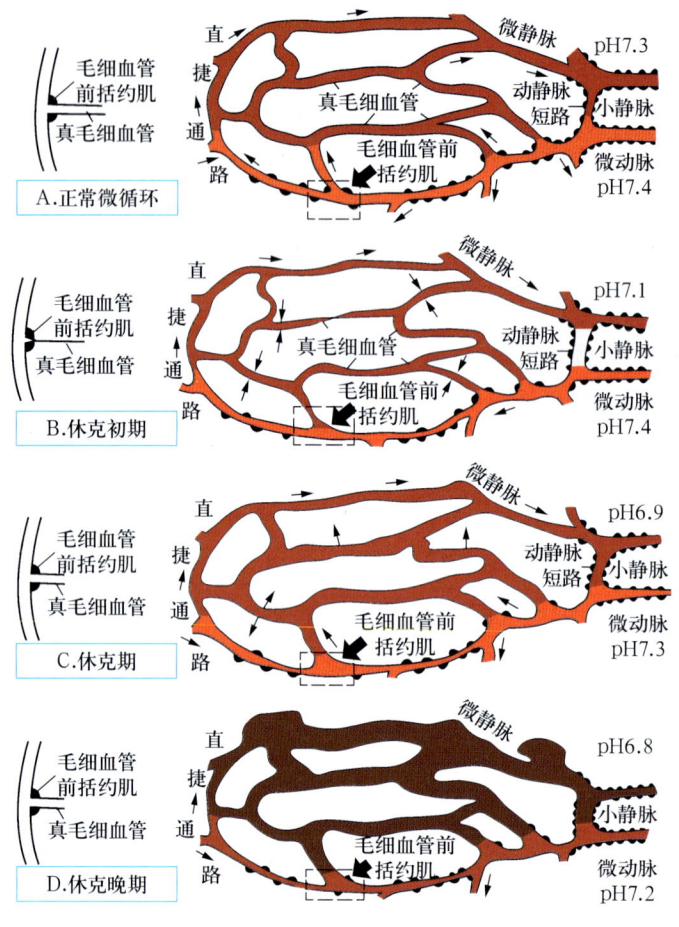

图 2-6-1 休克发生发展过程中各期微循环变化

3. 血液重新分布　由于皮肤、内脏、骨骼肌及肾的血管对儿茶酚胺的敏感性较高,故血管收缩强烈,血液灌流量锐减,而心、脑血管无明显改变,这种不同组织器官的血管对儿茶酚胺反应的不一致性,使有限的血液资源得到重新分布,以保障心、脑重要生命器官的血液供应。

此外,交感-肾上腺髓质系统兴奋,使心肌收缩力增强,心排血量增多,与自身输血、自身输液、血液重新分布综合作用,总的效应使血压得以维持在正常范围。故此期又称为休克代偿期。

(四) 主要临床表现及其发生机制

该期患者的临床表现为烦躁不安、皮肤苍白、四肢冰凉、出冷汗、尿量减少、脉搏细速、血压基本正常、脉压减小等。其主要发生机制如图 2-6-2。

此期为休克的可逆期,如积极消除病因,采用各种有效措施及时抢救,改善组织灌流以解除微循环缺血而使休克逆转。但此期时间较短,贻误治疗则休克将继续发

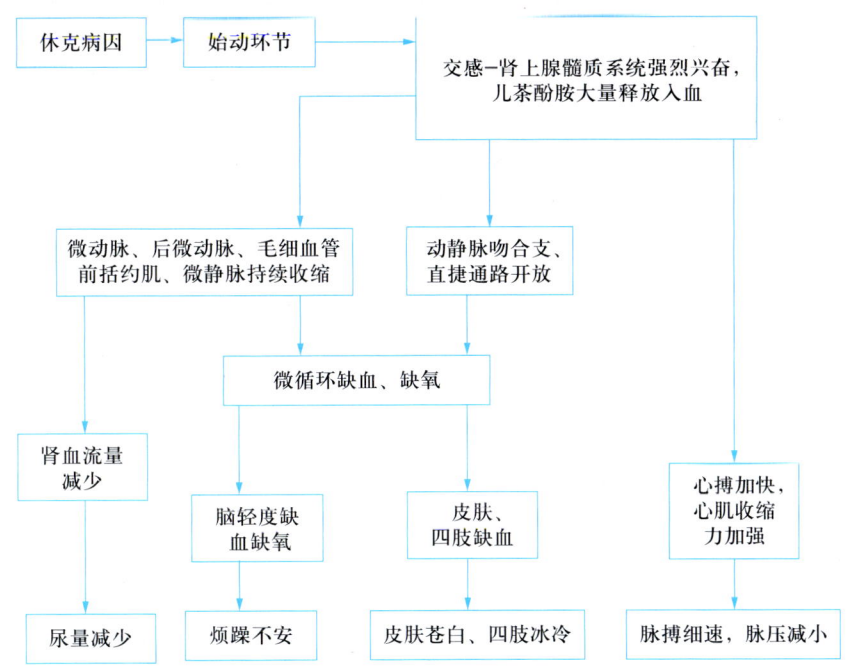

图 2-6-2 缺血性缺氧期及其临床表现的主要发生机制

展进入微循环淤血性缺氧期。

二、淤血性缺氧期

(一) 微循环变化的主要特点

微循环淤血性缺氧期为休克进展期,微循环变化的主要特点如下:① 终末血管床对儿茶酚胺的反应性降低,微动脉和后微动脉痉挛减弱,毛细血管前阻力降低,后阻力降低不明显。② 毛细血管前括约肌松弛,大量真毛细血管网开放,毛细血管中血液淤滞,血流缓慢。③ 微循环血液"灌多流少",大部分组织器官血液"灌大于流",造成微循环血液淤滞,出现淤血、缺氧状态(图 2-6-1C)。

(二) 微循环变化的主要发生机制

1. 酸中毒　微循环持续缺血缺氧而发生乳酸性酸中毒,导致血管平滑肌对儿茶酚胺的反应性降低,使微动脉、后微动脉舒张。

2. 局部舒血管物质增多　组织长时间缺血缺氧,使组胺、激肽等扩血管物质增多,引起小血管扩张和毛细血管通透性升高。

3. 血液流变学的改变　因毛细血管通透性升高,血浆外渗、血液浓缩,造成红细胞聚集、血小板黏附聚集,使血流阻力增大,血流缓慢、淤滞甚至血流停止。

(三)微循环变化的失代偿后果

1. "自身输液""自身输血"停止 上述变化的结果使微循环内血液淤滞,血管通透性增高,血浆外漏到组织间隙;静脉系统容量血管扩张,血管容积增大,使回心血量减少,有效循环血量减少,动脉血压明显下降。

2. 恶性循环的形成 由于微循环血管床大量开放,血液滞留在内脏器官,回心血量减少,心排出量和血压进行性下降。因交感-肾上腺髓质系统更为兴奋,微循环血液灌流量进一步下降,组织缺氧更加严重,形成恶性循环。因微循环缺氧、酸中毒更加严重,微血管反应性低下,丧失参与重要生命器官血流调节的能力,促使整个心血管系统功能恶化,心、脑供血不足,又进一步加重恶性循环,机体由代偿逐渐向失代偿发展,故又称为休克失代偿期。

(四)主要临床表现及其发生机制

该期患者的主要临床表现为意识淡漠,甚至昏迷;血压进行性下降,脉压缩小,心搏无力,脉搏频细;少尿,甚至无尿;皮肤出现发绀、花斑纹。其主要发生机制如图 2-6-3。

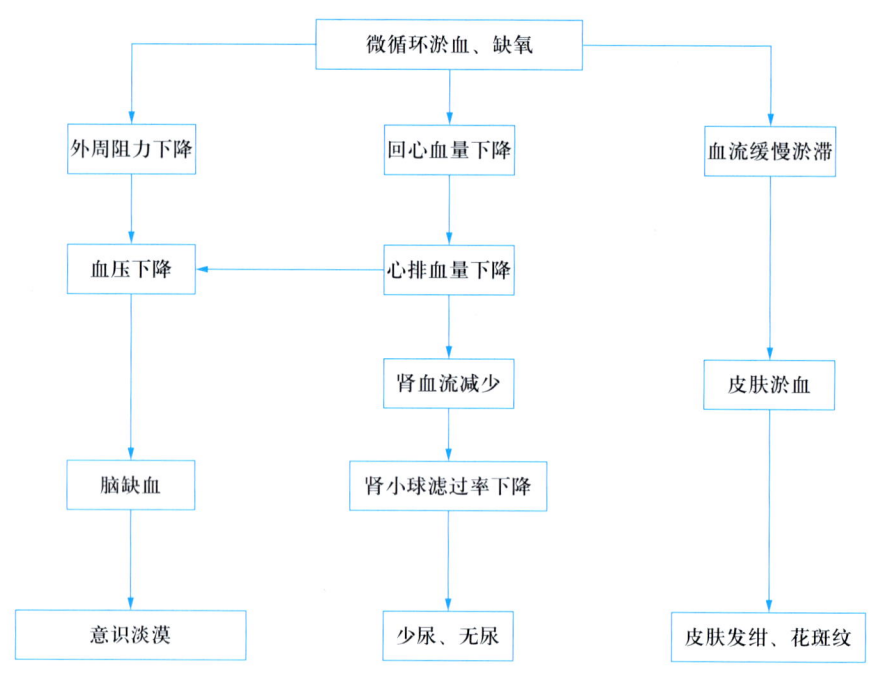

图 2-6-3 淤血性缺氧期临床表现的主要发生机制

休克进展期未得到及时治疗,使微循环严重淤血、缺氧,若持续时间过长,休克将继续发展进入微循环衰竭期。

三、微循环衰竭期

（一）微循环变化的主要特点

微循环衰竭期为休克晚期，微循环变化的主要特点如下：① 微血管对血管活性药物失去反应，毛细血管前后阻力均降低，真毛细血管内血液淤滞，甚至血流停止，微循环"不灌不流"。② 高度淤血使血流更加缓慢，血管内皮受损，血小板和红细胞易于聚集，血液黏滞度增高，血液处于高凝状态，可诱发弥散性血管内凝血(disseminated intravascular coagulation, DIC)，此时微循环内有大量微血栓形成，随后由于凝血因子耗竭，纤溶系统活性亢进，可有明显出血。休克过程中DIC发生时间早晚与休克原因有关，但并非所有休克患者都一定发生DIC，也就是说DIC并非休克的必经途径（图2-6-1D）。DIC是一种继发的、以广泛微血栓形成并相继出现止、凝血功能障碍的病理过程。基本特点：由于某些致病因子的作用，凝血因子被激活，大量促凝物质入血，在微循环中形成广泛的微血栓，消耗了大量凝血因子和血小板，进而出现血液低凝状态和继发性纤维蛋白溶解功能增强，导致患者出现出血、休克、器官功能障碍和溶血性贫血等临床表现。

（二）微循环变化的主要发生机制

本期合并DIC的主要发生机制：① 长时间缺血缺氧、酸中毒、内毒素等因素的作用，使血管内皮受损，启动内源性凝血系统。② 组织损伤（如严重的创伤性休克），释放大量组织因子，激活外源性凝血系统。③ 血流缓慢，血液浓缩，血细胞易于聚集。

（三）微循环变化的后果

休克一旦合并DIC，病情将迅速恶化。这是因为：① 广泛的微血栓形成和继发性纤溶系统活性亢进而引起出血，使回心血量更加减少，有效循环血量进一步下降。② 微血栓形成加重组织缺血缺氧和酸中毒，导致细胞受损和重要器官功能障碍，甚至出现多器官功能衰竭。③ 可溶性纤维蛋白多聚体及其裂解产物等可封闭单核巨噬细胞系统功能，使来自肠道的内毒素不能充分清除，进一步促进休克恶化，故此期又称为休克难治期。

（四）主要临床表现及其发生机制

1. **循环衰竭** 休克晚期由于微血管反应性降低，血压进行性下降，给升压药难以恢复；脉搏细弱而频速，中心静脉压降低，静脉塌陷，出现循环衰竭，可致患者死亡。

2. 毛细血管无复流现象 休克晚期即使大量输血补液,血压回升,有时仍不能恢复毛细血管血流,称为无复流现象。白细胞黏着和嵌塞、毛细血管内皮细胞肿胀、并发 DIC 后微血栓堵塞管腔等,是毛细血管灌流不易恢复和导致休克难治的重要原因之一。

3. 重要器官功能障碍或衰竭 休克晚期由于微循环淤血不断加重和发生 DIC,使全身微循环灌流量严重不足,细胞受损乃至死亡,重要生命器官包括心、脑、肺、肾等脏器出现功能障碍或衰竭。

休克根据微循环改变的特点分为三期,只是概括了休克演变过程的一般规律。三期变化不是截然分开的,也不是所有的休克都依次经历上述三期的变化。一般低血容量性休克、心源性休克从微循环缺血性缺氧期开始,而过敏性休克多从微循环淤血性缺氧期开始,严重烧伤性休克微循环缺血性缺氧期的表现不明显,开始即出现微循环衰竭期表现为主。不同类型的休克具有各自的特点,应认清发病环节,及时合理的给予抢救治疗。

第三节 休克时体液因子的作用

在休克发生发展中,多种体液因子对微循环变化起着重要的作用,现就其中一些主要的体液因子的作用简述如下。

1. 儿茶酚胺 休克早期,交感-肾上腺髓质系统强烈兴奋,儿茶酚胺(肾上腺素和去甲肾上腺素)大量释放入血。儿茶酚胺作用于 α 受体,引起小动脉收缩,使微循环缺血;外周阻力增加,使血压回升;小静脉收缩,使回心血量增加。此外,肾上腺素还能作用于 β 受体,使心肌收缩力增强,心排出量增加;同时,使微循环中动-静脉吻合支大量开放,导致毛细血管床血液灌注量急剧减少,组织严重缺血缺氧。

2. 血管紧张素 Ⅱ 休克时,因肾血液灌流量减少而使肾素-血管紧张素系统激活,血管紧张素 Ⅱ 水平显著升高,血管紧张素 Ⅱ 具有强烈的缩血管作用。在休克早期升高,具有代偿性保护作用,休克晚期的过度分泌,则有明显的抗休克作用;同时,强烈的缩血管作用也使组织灌流量进一步减少,微循环缺血缺氧加剧。

3. 血管升压素 血管升压素又称为抗利尿激素。有效循环血量降低引起血管升压素释放增加,疼痛和血管紧张素 Ⅱ 释放增多也可刺激血管升压素的释放。休克早期,血管升压素通过抗利尿和缩血管作用可能在休克早期起代偿作用。

4. 心肌抑制因子 休克时由于胰腺组织缺血,导致酸性蛋白酶大量释放,从而生成大量的心肌抑制因子。心肌抑制因子可使心肌收缩性减弱、腹腔内脏小血管收缩、抑制单核吞噬细胞系统的吞噬功能等作用,加重休克时心血管系统的功能障碍。

5. 组胺　休克时肥大细胞脱颗粒向循环血中释放大量组胺,引起小动脉、小静脉扩张,毛细血管壁通透性增加,可导致血压降低,回心血量减少,血液黏滞度增加。在休克进展期和微循环衰竭期,组胺对微循环的变化起着重要的作用。

6. 激肽　组织缺氧、酸中毒及内毒素均可引起血管内皮受损,胶原暴露使因子Ⅻ激活,进而激活激肽系统,使激肽水平升高。激肽可扩张小血管,增加毛细血管的通透性而致血浆外渗,因而有效循环血量减少,血压下降。

7. 血小板活化因子　在刺激物(如激肽、组胺等)作用下,白细胞、巨噬细胞、肥大细胞和血小板均可合成并释放血小板活化因子。其主要作用是增强血小板的聚集和释放,促进白细胞黏附于后微静脉,增加毛细血管通透性引起血浆外渗。

8. 内啡肽　内啡肽广泛存在于脑、交感神经节、肾上腺髓质等部位。在应激反应、感染性休克、失血性休克时,血浆内啡肽浓度明显升高,使小血管扩张和心肌收缩功能减弱,导致血压下降。

9. 氧自由基　休克时白细胞贴壁、吞噬或被内毒素激活等因素可引起一系列的反应,从而产生大量氧自由基。氧自由基可与细胞成分、亚细胞成分反应,特别是攻击生物膜中的不饱和脂肪酸,引起强烈的脂质过氧化反应使多种细胞成分受损加剧组织器官的功能障碍。

第四节　休克时机体的代谢和功能变化

一、细胞代谢障碍及细胞损伤

(一)细胞代谢障碍

1. 能量代谢障碍　休克时由于微循环障碍,组织灌流减少,组织细胞严重缺氧,有氧氧化障碍,糖酵解增强,ATP合成减少,酸性代谢产物乳酸生成增多。能量供应不足导致细胞膜钠泵活性下降,Na^+-K^+转运障碍,因而细胞内Na^+增多,而细胞外K^+增高,导致细胞水肿和高钾血症。

2. 代谢性酸中毒　休克时发生代谢性酸中毒的原因如下:① 糖无氧酵解增强,乳酸生成增多;② 肝功能受损,乳酸利用障碍;③ 肾功能障碍,排酸保碱功能降低。酸中毒可造成机体多方面的损害使休克加重。

(二)细胞损伤

细胞损伤是休克时各组织器官功能障碍的共同机制。休克时细胞的损伤既可由某些休克原因直接引起,也可继发于微循环障碍。细胞受损的主要原因与内毒素、缺氧、酸中毒、溶酶体酶及氧自由基等因素有关。这些因素可通过直接或间接的作用引起。① 细胞膜和细胞器膜的通透性升高,钠泵障碍引起细胞水肿和细胞器肿胀。② 线粒体肿胀,甚至结构破坏,导致能量代谢障碍。③ 溶酶体肿胀、破裂,溶酶体酶大量释放引起细胞自溶和周围组织消化。

二、重要器官功能障碍

休克时,细胞结构破坏、功能受损和代谢障碍,导致肺、肾、肝、心、脑等重要器官相继或同时发生功能障碍,这是造成休克难治或是患者死亡的常见原因。

(一)急性肾衰竭

休克时肾脏是最易受损的器官之一,急性肾功能障碍发生率较高。休克早期交感-肾上腺髓质系统强烈兴奋,各种缩血管物质增多使肾血管收缩,肾灌流不足、肾小球滤过率下降发生急性肾衰竭,此时称为功能性肾衰竭。若及时恢复有效循环血量,肾灌流得以恢复,肾功能即刻恢复。如果休克持续时间较长,肾持续缺血和毒素的作用造成肾小管坏死,此时称为器质性肾衰竭,即使肾血流恢复也难在较短时间内恢复肾功能。肾衰竭可使休克进一步恶化,许多休克患者常因休克后的急性肾衰竭而死亡。

急性肾衰竭在临床上表现为少尿、无尿,同时伴有高钾血症、代谢性酸中毒和氮质血症。临床上常以尿量的变化作为判断肾脏微循环灌流情况的重要指标之一,如果尿量每小时少于 20 ml 提示肾微循环灌流不足。因此,在休克监护过程中应仔细观察尿量的变化,这对临床判断休克疗效和预后是十分重要的。

(二)急性呼吸功能衰竭

休克发展中的肺功能变化,一般由轻度呼吸功能障碍发展为休克肺。

休克时由于肺微循环循环障碍,开始可出现轻度呼吸功能障碍;随着休克的发展,部分患者在肺循环障碍基础上,出现明显肺淤血、水肿、出血、局限性肺不张、肺微循环血栓形成和栓塞以及肺泡腔内透明膜形成等病理变化,称为休克肺(shock lung)。休克肺的发生主要与氧自由基、致炎性细胞因子及多种血管活性物质的作用有关,肺泡-毛细血管膜受损引起通透性增高,临床表现为急性进行性呼吸困难。休克肺是休克患者死亡的重要原因之一,应给予高度重视。

(三) 心功能障碍

发生率较低,只有10%~23%。除心源性休克伴有原发性心功能障碍外,其他类型休克的早期,由于机体的代偿和血液重新分布,心功能一般无明显障碍。但随着休克的发展,多种有害因素相继或同时作用于心肌,导致心肌受损,心功能障碍,有可能发生心力衰竭。这些有害因素主要如下:① 血压下降和心率过快引起心室舒张期缩短,冠脉灌流量减少,导致心肌供血不足。② 交感-肾上腺髓质系统兴奋使心率加快,心肌收缩力加强,心肌耗氧量增加,加重心肌缺氧。③ 严重的休克患者多伴有酸中毒、高血钾、低血钙及低血镁等,可引起心肌收缩力降低和心律失常。④ 缺血时胰腺产生心肌抑制因子使心肌收缩力减弱。⑤ 休克晚期发生DIC,引起心肌缺血或心肌坏死,影响心功能。⑥ 细菌毒素、氧自由基等使心功能受抑制。

(四) 脑功能障碍

休克早期由于血液重新分布和脑循环的自身调节,脑血流量可保持在正常范围,满足脑组织的代谢需要。患者除了因应激引起烦躁不安外,意识清醒,脑功能无明显障碍。随着休克的发展,动脉血压进行性下降可引起脑的血液供应不足、缺氧、能量代谢障碍,乳酸等有害代谢物积聚,导致一系列神经功能损害。患者表现为意识淡漠,甚至昏迷。缺血、缺氧还使脑血管壁通透性增高,引起脑水肿和颅内压升高,严重者可形成脑疝,导致患者死亡。

(五) 肝功能障碍

休克时肝功能障碍主要表现为黄疸和肝功能不全,由于创伤和全身感染引起休克者多见。由肠吸收入血的细菌毒素,首先作用于肝脏,加上休克时肝脏血液灌流减少或因肝内DIC而引起肝功能障碍,从而导致肝细胞对乳酸的利用障碍,发生或加重酸中毒;凝血因子合成减少而出现凝血功能障碍;血中的内毒素不能充分解毒而发生或加重内毒素血症。这些不利因素必然会促进休克的发展。

(六) 胃肠道功能变化

主要有胃黏膜损害、肠缺血和应激性溃疡。临床表现为腹痛、消化不良、呕血和黑便等。由于休克早期就有腹腔内脏血管收缩,胃肠道血流量显著减少。胃肠道缺血、缺氧、淤血和DIC形成导致肠黏膜变性、坏死,黏膜糜烂,形成应激性溃疡。

(七) 多器官功能障碍综合征

多器官功能障碍综合征(multiple organ dysfunction syndrome,MODS)是指在严重

创伤、感染和休克时,原无器官功能障碍的患者同时或在短时间内相继出现两个或者两个以上器官系统的功能障碍。多器官功能障碍综合征的发生机制比较复杂,与多因素作用有关。休克时可随多器官功能障碍使病情加重而严重失控,病死率也相应升高。

第五节　休克的防治原则

一、去除病因

积极防治引起休克的原发病,去除休克的原始病因。

二、纠正酸中毒

休克时缺血和缺氧可导致乳酸血症性酸中毒,酸中毒还可引起高钾血症,应根据酸中毒的程度及时补给碱性药物纠正酸中毒。酸中毒不仅能加重微循环障碍,还能直接影响血管活性药物的疗效使心肌收缩力减弱,且可促进DIC,对机体危害很大。

三、扩充血容量

各种原因引起的休克都不同程度地存在有效循环血量绝对或相对不足,最终导致组织灌流量减少。除心源性休克外,补充血容量是提高心排出量和改善微循环灌流的基本措施。补充血容量的原则是"需多少,补多少",强调"及时"和"尽早"。要正确估计补液的总量,量需而入,输液过多、过快会导致肺水肿。同时,应动态观察患者静脉充盈程度、尿量、血压和脉搏等指标,作为监控输液量多少的参考指标。输入液体的种类应根据休克的类型和患者的情况而定,可选择全血、血浆、电解质溶液或胶体溶液。

四、合理使用血管活性药物

合理使用血管活性药物,包括缩血管药物和扩血管药物。目的是提高微循环血液灌流量,不能单纯追求升高血压,而且必须在纠正酸中毒的基础上使用。目前,临床对使用缩血管药物还是扩血管药物存在一定的分歧。一般来说,休克早期在充分扩容的基础上宜选择扩血管药物,以缓解微血管因过度代偿而出现强烈收缩,但扩血管药物可使血压出现一过性降低。休克中、晚期可选用缩血管药物提高血压,以维持心、脑器官的血液供应,特别对肌性小静脉或微静脉起轻度选择性收缩作用,以防止容量血管过度扩张。总之,要针对不同情况合理配合使用血管活性药物,使之起到相辅相成的作用。

五、改善细胞代谢,防治细胞损害

休克时细胞损伤有的是原发的,有的是继发于微循环障碍。保护细胞、改善细胞代谢是防治休克的重要措施,如补充能量物质(葡萄糖和胰岛素、能量合剂等)以改善细胞代谢和提供必需的能源物质,使用糖皮质激素等以稳定溶酶体膜,防止细胞受损。

六、使用体液因子拮抗剂

多种体液因子参与休克的发生发展,理论上可以通过抑制体液因子的合成、阻断体液因子的受体、拮抗体液因子的效应等方式来减弱某种体液因子的作用。如应用自由基清除药、溶酶体稳定剂等改善细胞代谢,防治细胞损伤。然而体液因子的变化难以实施监测和及时判断,且重症休克往往是多种体液因子共同作用的结果,仅仅针对某一种体液因子的拮抗措施在休克治疗上的意义极为有限。某些药物或试剂虽然在实验性治疗中已显示有一定的抗休克作用,但未能在临床推广。

七、防治器官功能障碍和衰竭

休克时多器官功能障碍综合征重在预防。如果出现器官功能衰竭应尽早采取相应的治疗措施,必须在去除病因的前提下进行综合治疗,还应针对不同器官功能障碍采取不同的治疗措施,最大限度地保护各器官系统功能,切断可能存在的恶性循环。由于医学理论研究和医疗技术的进展,近年来单个器官功能衰竭抢救的成功率提高,而多器官功能障碍综合征很难得到有效控制,可使休克不断加重造成患者死亡。

本章小结

1. 休克是全身性的病理过程,其本质是微循环障碍,由于全身性的微循环障碍导致各重要器官功能障碍。

2. 许多原因都可作用于休克发生的始动环节：血容量减少、血管床容量增大或心排血量急剧降低，使交感-肾上腺髓质系统强烈兴奋，儿茶酚胺大量释放入血，从而启动休克发生，一旦发生休克，微循环障碍是其共同通路。

3. 根据微循环变化特点，休克可分三期：缺血性缺氧期（即休克早期、代偿期），淤血性缺氧期（即休克进展期、失代偿期），微循环衰竭期（即休克晚期、难治期）。

4. 在休克发展过程中，各期变化有其特点和发生的机制，但不能截然分开，也不是所有的休克都依次经历上述三期的变化。

5. 在休克发生发展中，儿茶酚胺、血管紧张素Ⅱ、血管升压素、心肌抑制因子、组胺、激肽、血小板活化因子、内啡肽、氧自由基等多种体液因子对微循环变化起着重要的作用。

6. 在休克发生发展中，多因素综合作用，可引起肾、肺、脑、心、肝等一个或多个重要器官功能障碍。

7. 在休克治疗过程中，血管活性药物的使用要以"纠酸扩容"为前提，针对不同情况合理配合使用舒血管与缩血管药物，目的是提高微循环血液灌流量。

练习题

一、思考题及名词解释

1. 试述休克早期、休克进展期、休克晚期微循环变化的特点及其主要发生机制。
2. 试述缺血性缺氧期微循环变化的代偿意义。
3. 试述淤血性缺氧期、微循环衰竭期微循环变化的后果。
4. 简述休克时重要器官发生的功能变化。
5. 某外伤大量出血的患者在抢救时发现尿量减少，意识淡漠，为什么？试分析在处理时要采取哪些原则？
6. 名词解释：休克，自身输血，自身输液，血液重新分布，休克肺，多器官功能障碍综合征。

二、临床病例讨论

霍××，17岁，学生，入院日期：1999年6月22日。主诉：高热、胸痛、咳铁锈色痰3天，昏迷10小时。现病史：患者于6月19日着凉，很快出现高热，两侧胸痛，咳时疼痛加重，吐痰如铁锈色，于住院前10小时意识不清。否认肺结核病史。体格检查：T 35.0℃，BP 100/70~70/50 mmHg，意识不清，皮肤黏膜无出血点，右下肺有实变体征。化验检查：白细胞 $22.8 \times 10^9/L$，中性粒细胞90%。血培养（-），血钾 4.2 mmol/L，钠 145.0 mmol/L。血气分析：pH 7.519，$Pa(CO_2)$ 31.5 mmHg，$Pa(O_2)$ 62.3 mmHg，BE：+3.8 mmol/L。辅助检查：X线片：右下肺大片状细密影。诊断：右下大叶性肺炎。

讨论：

(1) 本例有哪几个病理过程？

(2) 该患者有无休克？属哪一类休克？为什么？

(3) 本患者有无电解质紊乱及酸碱平衡失调？属于哪一类？处理原则是什么？

(4) 根据所学知识，你认为应按什么原则治疗？为什么？

(5) 如果不经恰当治疗，还会有什么情况出现？

（江　鹏）

第七章　弥散性血管内凝血

第一节　DIC 的病因和发生机制
第二节　影响 DIC 发生发展的因素
第三节　DIC 的分期和分型
第四节　DIC 的主要临床表现
第五节　DIC 防治的病理生理基础

思维导图

学习目标

知识目标

1. 掌握 DIC 的概念、病因、发生机制及影响 DIC 发生发展的因素。
2. 熟悉 DIC 的分期和分型；DIC 主要临床表现。
3. 了解 DIC 防治的病理生理基础。

能力目标

能够说出 DIC 的病因，运用 DIC 的发生机制分析临床各科 DIC 的发生过程，并解释其典型的临床表现，并采取相应的治疗措施。

素养目标

1. 学会帮助患者正确认识 DIC，积极进行健康宣教。
2. 运用辩证思维，正确处理休克与 DIC 的关系。

弥散性血管内凝血（disseminated intravascular coagulation，DIC）是指在某些致病因素作用下，凝血因子和血小板被激活，大量促凝物质入血，微血管内有广泛的微血栓形成，而引发的以凝血功能异常为主要特征的全身性病理过程。在此过程中，大量凝血因子和血小板被消耗，继发性纤维蛋白溶解功能增强，临床表现为出血、休克、器官功能障碍和溶血性贫血等临床表现。

第一节　DIC 的病因和发生机制

DIC 的发病过程比较复杂，不同疾病可通过一种或多种途径，激活外源性凝血系统和（或）内源性凝血系统，导致 DIC 的发生、发展。其主要发生机制通常为组织因子的释放、血管内皮细胞损伤、血细胞的破坏及血小板的激活以及某些促凝物质的入血等。

一、组织因子的释放，激活外源性凝血系统

组织损伤可释放出组织因子（凝血因子Ⅲ），组织因子在 Ca^{2+} 的协助下与血浆中的凝血因子Ⅶ结合，形成复合物Ⅶa-Ⅲ，并进一步激活凝血因子Ⅹ，启动外源性凝血系统；同时组织因子还可以激活凝血因子Ⅸ，启动凝血系统。产生的凝血酶可以反馈性激活Ⅸ、Ⅹ、Ⅺ、Ⅻ因子，扩大凝血反应，促进 DIC 的发生。

二、血管内皮细胞广泛损伤，激活内源性凝血系统

持续缺血、缺氧，酸中毒，高热，严重感染，内毒素，抗原抗体复合物等因素，均可引起血管内皮细胞的损伤，内皮细胞出现变性、坏死、收缩或脱落，导致血管基底膜胶原暴露，而使大量的凝血因子Ⅻ被激活形成Ⅻa，从而启动内源性凝血系统。另一方面，血浆激肽释放酶原（PK）可被Ⅻa分解为激肽释放酶，激活激肽系统，进而激活补体系统，促进 DIC 的发生。

另外，血管内皮细胞损伤时，前列环素释放减少，对抗血栓素 A_2 的作用减弱，使血小板聚集加强，促进微血栓形成；受损的内皮细胞可释放组织因子和凝血因子Ⅴ，从而启动外源性凝血系统。

三、血细胞大量破坏，血小板被激活

（一）红细胞破坏

异型输血、恶性疟疾等可引起急性溶血，使红细胞膜磷脂和二磷酸腺苷（ADP）大

量释放。膜磷脂促进凝血过程，ADP 促进血小板黏附、聚集，促进微血栓形成和凝血反应。

（二）白细胞损伤

中性粒细胞、单核细胞及早幼粒细胞内含有较多的组织因子。内毒素、白细胞介素-1、肿瘤坏死因子可诱导中性粒细胞和单核细胞组织因子的表达。在严重感染或早幼粒细胞性白血病的化疗过程中，可引起此类细胞的大量破坏，而释放出大量组织因子，启动外源性凝血系统。

（三）血小板激活

血小板在 DIC 的发生、发展中起重要作用。胶原、凝血酶、ADP、肾上腺素、血栓素 A_2、血小板激活因子等许多因素均可激活血小板，引起血小板的释放反应。它释放出的促凝物质又可促进血小板的黏附、聚集。血小板表面的多种糖蛋白（GPⅠb、GPⅡb、GPⅢa）可促使血小板与内皮细胞下胶原黏附；与纤维蛋白原结合（需 Ca^{2+} 参与），使血小板聚集。血小板聚集后又可释放出多种血小板因子（PF_{1-7}），加速凝血反应，促进 DIC 形成。

活化的血小板表现出现带负电的磷脂，在 Ca^{2+} 的参与与凝血因子Ⅶ、Ⅸ、Ⅹ、Ⅱ结合而促进凝血酶的形成。

四、其他促凝物质入血

急性坏死性胰腺炎时，因大量胰蛋白酶入血，使凝血酶原转变为凝血酶。毒蛇咬伤时，某些蛇毒含有促凝血的成分，可引起 DIC。肿瘤细胞、细菌、羊水成分和某些颗粒性物质通过接触激活使凝血因子Ⅻ活化，启动内源性凝血系统。

综上所述，DIC 的发病机制较为复杂，不同病因可通过多种途径激活凝血过程，其中凝血酶（凝血因子Ⅱa）的形成是整个过程中的关键。凝血酶不仅可使纤维蛋白原（凝血因子Ⅰ）转变为纤维蛋白；可激活因子Ⅷ，裂解纤维蛋白原，还可以与血管内皮细胞、血小板、血管平滑肌等表面的凝血酶受体结合，进一步促进血小板的黏附、聚集、释放。这些均对 DIC 的发生发展有着重要的作用。

第二节 影响 DIC 发生发展的因素

除上述原因外，DIC 的发生和发展，在很大程度上还与下列因素有密切关系。常见的因素如下。

一、单核吞噬细胞系统功能障碍

单核吞噬细胞系统具有吞噬、清除血液中已活化的凝血因子和其他凝血物质的功能。内毒素、细菌和病毒、羊水成分等促凝物质均可被单核吞噬细胞系统清除。当感染性休克、败血症、坏死细胞,使其功能损伤和耗竭而处于"封闭状态",血浆中活化的凝血因子因不能被及时清除而增高,促使 DIC 发生。严重的酮症酸中毒或长期大量使用肾上腺糖皮质激素时,单核吞噬细胞的功能也可被抑制。

二、肝功能障碍

血液中的许多凝血因子(如 Ⅰ、Ⅱ、Ⅴ、Ⅶ、Ⅸ、Ⅹ 等)、抗凝血物质(如蛋白 C、抗凝血酶Ⅲ)、纤溶酶原等均在肝细胞内合成。同时,激活的凝血因子(如 Ⅸa、Ⅹa、Ⅺa 等)也在肝脏灭活。当肝功能严重障碍时,因凝血因子、抗凝血物质及纤溶酶原合成减少,对已激活凝血因子的灭活不足,易发生 DIC。

三、血液的高凝状态

妊娠第 3 周开始,孕妇血液中血小板及凝血因子(Ⅰ、Ⅱ、Ⅴ、Ⅶ、Ⅸ、Ⅻ 等)逐渐增多,抗凝血酶Ⅲ和纤溶酶原激活物却相对减少,胎盘产生的纤溶酶原激活物抑制物增多。随着妊娠时间的增加,血液渐逐出现高凝状态,妊娠末期达到最高状态。因此,当发生产科意外(宫内死胎、胎盘早期剥离、羊水栓塞等)时,易发生 DIC。

酸中毒所致的血液高凝状态,是促进 DIC 发生、发展的重要原因之一。严重酸中毒时,因血液的 PH 降低,凝血因子的酶活性升高,肝素的抗凝活性降低,血小板聚集性加强,这些均可使血液处于高凝状态,促进 DIC 的发生、发展。

四、微循环障碍

休克时,因微循环严重障碍,使血液淤滞,血浆成分外渗,血管内血细胞比容增大,血液黏度增加,血管内皮细胞损伤、酸中毒等因素均可促使 DIC 发生。

第三节　DIC 的分期和分型

一、分期

根据 DIC 的病理生理特点和发展过程，典型的 DIC 可分为如下三期。

1. 高凝期　由于各种病因导致凝血系统被激活，可使凝血酶产生增多，血液中凝血酶含量增高，微循环中可形成大量微血栓。此时主要表现为血液的高凝状态。

2. 消耗性低凝期　大量凝血酶的产生和微血栓的形成，使凝血因子和血小板大量被消耗而减少；同时，也发生继发性纤溶系统激活，这可使血液处于低凝状态。消耗性低凝期患者可出现较明显的出血表现。

3. 继发性纤溶亢进期　DIC 发生时产生的大量凝血酶及凝血因子Ⅻa 等激活了纤溶系统，产生大量纤溶酶。进而又有 FDP 的形成，使纤溶和抗凝作用增强，故此期出血表现明显加重。

二、分型

（一）按临床经过分型

1. 急性型　当病因作用迅速而强烈时，患者可在几小时~2 天内发生 DIC。常有明显的出血和休克等临床表现，病情发展迅速，分期不明显。常见于各种严重感染（特别是 G^- 细菌感染引起的感染性休克）、异型输血、严重创伤、羊水栓塞、组织器官移植后的急性排异反应等引起的 DIC。实验室检查结果显著异常。

2. 亚急性型　DIC 在数天内逐渐形成，临床表现介于急性型和慢性型之间。常见于恶性肿瘤转移、宫内死胎等患者。

3. 慢性型　此型病程长，由于机体有一定的代偿能力，单核吞噬细胞系统的功能较健全，临床表现不明显。此型 DIC 有时仅有实验室检查异常，常以某器官功能不全为主要表现，往往在尸检病理检查时才被发现。常见于恶性肿瘤、胶原病、慢性溶血性贫血等。

（二）按机体代偿情况分型

1. 失代偿型　特点是凝血因子和血小板的消耗超过生成。实验室检查可见血小板和纤维蛋白原等凝血因子明显减少。患者常有明显的出血和休克等。

2. 代偿型　特点是凝血因子和血小板的消耗与代偿之间基本上保持平衡。实验室检查无明显异常。临床表现不明显或仅有轻度出血和血栓形成等症状,易被忽视,也可转为失代偿。

3. 过度代偿型　特点是患者机体的代偿功能较好,凝血因子和血小板的代偿性生成迅速,甚至超过消耗,血浆纤维蛋白原及其他凝血因子的含量可暂时性升高。患者出血和栓塞等临床表现不明显。

第四节　DIC 的主要临床表现

DIC 的主要临床表现为出血、微循环障碍(休克)、器官功能障碍和贫血。急性 DIC 时以前三种症状较为多见。

一、出血

出血是 DIC 最突出的表现,常在 DIC 的初期就出现。典型的急性 DIC 时,出血往往是突发而广泛的自发性出血,出血部位广泛,出血程度不一。其表现可为皮肤出血(表现为广泛的皮肤瘀斑、紫癜)、伤口或注射部位渗血不止、牙龈出血、鼻出血,严重者可表现为呕血、咯血、血尿、阴道出血、颅底及眼底出血。DIC 时发生出血的主要机制如下。

微课:DIC

二、休克

急性 DIC 时常伴有休克。DIC 和休克可互为因果,形成恶性循环。一般情况下,DIC 导致休克的原因与下列因素有关:由于微血管内大量微血栓形成,造成微循环障碍和回心血量不足;冠状动脉系统内的微血栓可造成心肌缺血、局灶性坏死,进一步引起心功能障碍、心排量下降,导致有效循环血量不足;DIC 引起的广泛而严重的出血,可直接导致血容量明显减少,引起有效循环血量不足;由于激肽、补体系统激活和 FDP 增多,引起血管舒缩障碍,使微血管平滑肌舒张、通透性增加,使外周阻力降低,回心血量减少,引起有效循环血量不足,促进休克形成。

三、器官功能障碍

DIC 发生时,常因微血管内广泛的微血栓形成,导致许多器官的血液流量减少,引起器官和组织缺血、缺氧及局灶性的出血和坏死,而导致受累器官发生不同程度的组织细胞损伤和功能障碍。

累及不同器官,可有不同的临床表现。肾脏受累时,可出现少尿或无尿、血尿、蛋白尿和氮质血症等急性肾衰竭的临床表现;肺微血管的广泛栓塞,可引起肺水肿、肺出血,可发生急性呼吸衰竭;冠状动脉内微血栓形成,可致心肌缺血和梗死而发生心功能不全;消化系统受累时,可发生呕吐、腹泻、消化道出血、应激性溃疡;累及垂体时,可出现垂体出血、坏死,出现席汉综合征;累及肾上腺时,可引起皮质出血性坏死,导致沃-弗综合征。

由于 DIC 发生范围、病程及严重程度不同,其过程中可出现一个或多个器官的功能障碍,甚至死亡。

四、微血管病性溶血性贫血

DIC 时可伴发微血管病性溶血性贫血,其特点是除具有贫血的一般特征外,外周血涂片中可见裂体细胞,其外形呈盔形、星形、新月形等。由于表面张力的改变,这种碎片容易发生溶血。目前认为,上述红细胞碎片的原因是当微血管内广泛微血栓形成时,红细胞随血流流经纤维蛋白网孔或血管内皮细胞裂隙时,受到血流冲击、挤压和扭曲作用,而发生机械性损伤,变形。

第五节 DIC 防治的病理生理基础

1. **积极防治原发病** 积极治疗原发病可预防和去除引起 DIC 的病因,是防治 DIC 的根本措施。如及时有效地控制严重的感染病灶,对 DIC 的预防和治疗具有非常重要的作用。某些轻度 DIC,如去除病因则可迅速恢复。

2. **改善微循环** 主要目的在于疏通被微血栓阻塞的微循环,增加、改善其血液灌注量,在防治 DIC 的发生、发展中具有重要作用。通常采用扩充血容量,解除血管痉挛等措施。此外,应用阿司匹林等抗血小板药,可起到稳定血小板膜、减少 TXA_2 的生成、抑制血小板黏附和聚集的作用,对有效地改善微循环、提高 DIC 的治愈率也具有一定的效果。

3. **恢复凝血与纤溶间的动态平衡** 在 DIC 的高凝期和消耗性低凝期,适当应用肝素、AT-Ⅲ及其他新型抗凝剂来及时阻断高凝血状态的恶性循环。在继发性纤溶亢进期,可酌情应用新鲜全血或血浆、浓缩血小板血浆或凝血因子制剂,力求尽快建立凝血与纤溶之间新的动态平衡,提高 DIC 患者的治愈率。

必要时可通过应用人工心肺机、血液透析等办法,保护和维持心、肺、脑、肾等重要器官功能。

本章小结

1. DIC 是在某些致病因素作用下,凝血因子和血小板被活化,大量促凝物质入血,微循环中有广泛的微血栓形成,而引发的以凝血功能障碍为主要特征的全身性病理过程;常出现出血、休克、器官功能衰竭和贫血等临床表现。

2. 多种途径激活外源性和(或)内源性凝血系统而引发 DIC。其主要发生机制通常为组织因子的释放、血管内皮细胞损伤、血细胞的破坏及血小板的激活以及某些促凝物质的入血等。

3. 影响 DIC 发生、发展的因素:单核吞噬细胞系统功能障碍、肝功能障碍、血液的高凝状态和微循环障碍等。

4. 根据 DIC 的病理生理特点和发展过程,典型的 DIC 可分高凝期、消耗性低凝期、继发性纤溶亢进期;按临床经过分为急性型、亚急性型、慢性型。

5. DIC 的主要临床表现为出血、微循环障碍(休克)、器官功能障碍和微血管病性溶血性贫血。

6. DIC 防治的病理生理基础:积极防治原发病,改善微循环,恢复凝血与纤溶间的动态平衡等。

练习题

思考题

1. 什么是弥散性血管内凝血?它的发生机制是什么?
2. 试述弥散性血管内凝血与休克之间的相互关系及其机制。
3. 弥散性血管内凝血对机体会造成哪些影响?

(刘 伟)

第八章 心力衰竭

第一节　心力衰竭的病因、诱因与分类
第二节　心力衰竭的发生机制
第三节　心力衰竭发生过程中机体的代偿反应
第四节　心力衰竭的临床表现及其机制
第五节　心力衰竭的防治原则

思维导图

学习目标

知识目标

1. 掌握心力衰竭和心功能不全的概念；心力衰竭的病因和诱因；心力衰竭的发生机制。
2. 熟悉心力衰竭的分类；心力衰竭发生过程中机体的代偿反应；心力衰竭的临床表现及其机制。
3. 了解心力衰竭的防治原则。

能力目标

1. 能够说出心力衰竭和心功能不全的区别，导致心力衰竭的病因及诱因。
2. 能够说出左心衰竭的临床表现及机制。
3. 能够针对不同类型的心力衰竭采取相应的治疗原则。

素养目标

1. 学会帮助患者正确认识心力衰竭，避免诱因，积极开展健康宣教。
2. 培养运用理论知识分析、解决心力衰竭相关临床实际问题的能力。
3. 培养社会责任感，不断提升热爱本职工作、热爱生命的道德情操。

血液在心脏泵功能的作用下,在血管中周而复始地循环流动,持续地给予组织、细胞代谢所需的氧气和营养物质,并且能够及时带走各种代谢产物,因而使机体新陈代谢不断地进行,生命得以维持。血液循环的动力来自心脏协调地收缩和舒张,一旦心脏的正常功能受损,就会出现相应的机能、代谢以至形态结构的变化。

在各种致病因素的作用下心脏的收缩和(或)舒张功能发生障碍,使心排出量绝对或相对下降,即心泵功能减弱,以至不能满足机体代谢需要的病理生理过程或综合征称为心力衰竭(heart failure)。

心功能不全(cardiac insufficiency)是指心功能下降由轻到重的全过程,而心力衰竭是指心功能不全的晚期。它包括代偿阶段和失代偿阶段,心力衰竭属于心功能不全的失代偿阶段,因而患者出现明显的临床症状和体征。心功能不全处于代偿阶段,是否出现临床症状和体征则取决于机体代偿的能力,如果代偿是完全的,患者可不出现明显的症状和体征;但两者在发病学上的本质则是相同的。

第一节 心力衰竭的病因、诱因与分类

一、病因

1. 原发性心肌舒缩功能障碍　各种致病因素如病毒感染、硒缺乏、阿霉素中毒、持续严重的缺血缺氧等均可直接造成心肌细胞死亡,使心肌的舒缩功能下降。临床上常见于冠心病、心肌炎、心肌病等。

2. 心脏负荷过度　心脏收缩时所承受的负荷称为压力负荷或后负荷,高血压病、主动脉流出道受阻(如主动脉瓣狭窄)时,由于射血阻抗增大可引起左心室压力负荷过重。右心室压力负荷过重常见于肺动脉高压、肺动脉瓣狭窄、肺栓塞及慢性阻塞性肺疾病等。心脏舒张时所承受的负荷称为容量负荷或前负荷。常见于主(肺)动脉瓣或二(三)尖瓣关闭不全、高动力循环状态等。

二、诱因

心力衰竭是以心脏损害及心脏负荷过重为基本病因,往往是在另外一些因素作用下而发生,这些因素就是心力衰竭的诱因。

1. 全身感染　各种类型的感染特别是呼吸道感染是心力衰竭的重要诱因,可以通过四种途径诱发心力衰竭:① 发热时交感神经兴奋,代谢率增高,心肌负荷加重;

微课:心力衰竭的病因和分类

② 内毒素可以直接抑制心肌收缩力；③ 心率加快，增加心肌耗氧量，缩短心脏舒张期，心肌供血供氧不足；④ 呼吸道感染加重右心负荷，加重心肌供血供氧不足。

2. 水、电解质代谢紊乱及酸碱平衡失调　水钠潴留可使血容量增加从而加重心脏前负荷，血钾代谢紊乱可以影响到心肌的自律性和收缩性，酸中毒或碱中毒可以直接、间接影响心肌的舒缩功能。

3. 心律失常　心律失常特别是快速型心律失常，由于舒张期缩短，冠状动脉血流不足，心率加快，使心肌耗氧量增加和心室充盈量下降，从而影响心室的射血功能。

4. 其他　凡是能够使心肌耗氧量增加、心肌供血不足和心肌负荷过重的因素均可诱发心力衰竭。临床上常见有妊娠与分娩、过度劳累及紧张、情绪过度激动、严重贫血、寒冷、暴饮暴食、过多过快的输液、洋地黄中毒、大手术、甲状腺功能亢进等。

三、分类

（一）按发生部位分类

1. 左侧心力衰竭　常见于冠心病、心肌病、原发性高血压及二尖瓣关闭不全等。

2. 右心衰竭　常见于大块肺栓塞、肺动脉高压、慢性阻塞性肺疾病以及某些先天性心脏病（如法洛四联症）。

3. 全心衰竭　临床上常见的一类心力衰竭。某些疾病如风湿性心肌炎或严重贫血可使左右心同时受累，发生全心衰竭。全心衰竭也可由左、右侧心力衰竭波及另一侧演变而来。

（二）按发生速度分类

1. 急性心力衰竭　起病急，发展迅速，心排出量在短时间内急剧下降，机体代偿机制常来不及发挥作用。常见于急性心肌梗死、严重的心肌炎等。

2. 慢性心力衰竭　起病缓慢，机体有充分时间发挥代偿机制，在疾病后期机体代偿能力丧失，于是心力衰竭的表现逐渐显露，心力衰竭进入失代偿期。常见于高血压病、心瓣膜病和肺动脉高压等。

（三）按心排血量分类

1. 低排血量性心力衰竭　心力衰竭时心排血量低于正常，常见于冠心病、高血压病、心瓣膜病、心肌炎等引起的心力衰竭。

2. 高排血量性心力衰竭　心力衰竭时心排血量较发病前有所下降，但与正常人比较其值仍属正常，甚至高于正常，故称为高排血量性心力衰竭。见于甲状腺功能亢进、严重贫血、妊娠、动静脉瘘、维生素 B_1 缺乏症等。

（四）按发生机制分类

1. 收缩性心力衰竭　因心肌收缩功能障碍而引起的心力衰竭，常见于原发性高血压、冠心病等。

2. 舒张性心力衰竭　因心肌舒张功能障碍而引起的心力衰竭，常见于二尖瓣或三尖瓣狭窄、缩窄性心包炎、肥大性心肌病、心肌缺血等。

第二节　心力衰竭的发生机制

各种致病因素均可通过降低心肌舒缩功能引起心力衰竭发生，这是心力衰竭最基本的发病机制。

一、心肌收缩性减弱

心肌收缩性是决定心排出量的关键性因素，也是血液循环的基本动力。

（一）心肌收缩蛋白破坏

正常完整的心肌结构是实现心肌舒缩功能的物质基础，当严重的心肌缺血缺氧、感染和中毒等因素可使大量的心肌纤维变性、坏死，使心肌收缩蛋白结构严重破坏从而导致心肌收缩性下降。

（二）心肌能量代谢障碍

心肌收缩活动是一个耗能的过程，整个过程都需要消耗 ATP。因此，凡是干扰能量生成、储存或利用的因素，都可影响心肌的收缩性。其中最常见的是能量生成和利用障碍。

1. 能量生成障碍　心脏是绝对需氧器官，心脏活动所需的能量几乎全部来自有氧氧化。心肌在充分供氧的情况下，可利用多种能源物质氧化产生 ATP。能量生成障碍最常见的原因是心肌缺血、缺氧（如缺血性心脏病、严重贫血、心肌过度肥大等）。缺血、缺氧使物质氧化发生障碍，ATP 的产生可迅速减少。此外，维生素 B_1 缺乏可导致丙酮酸氧化脱羧障碍，不能转化为乙酰辅酶 A，可使 ATP 生成减少。

2. 能量利用障碍　最常见的原因是长期心脏负荷过重而引起心肌过度肥大。过度肥大的心肌其肌球蛋白头部 ATP 酶的活性下降，即使心肌 ATP 含量是正常的，该酶也不能正常利用（水解）ATP 来实现心肌的正常收缩功能。

微课：心力衰竭的发病机制

(三)心肌兴奋收缩耦联障碍

心肌的兴奋是电活动,而收缩是机械活动,Ca^{2+} 在把兴奋的电信号转化为收缩的机械活动中发挥极为重要的中介作用,任何影响 Ca^{2+} 转运、分布的因素都会影响心肌的兴奋收缩耦联。

1. 肌浆网摄取、储存和释放 Ca^{2+} 障碍　在心力衰竭或肥大的心肌中,由于 ATP 酶的活性降低导致在心肌复极化时肌质网摄取、储存 Ca^{2+} 减少,如果伴有细胞内酸中毒,肌质网与 Ca^{2+} 的亲和力增加。另外,肥大心肌中的线粒体也可以摄取 Ca^{2+},但在兴奋时又不易释放,上述三方面的因素可以导致在心肌兴奋时细胞内 Ca^{2+} 浓度降低。

2. 细胞外 Ca^{2+} 内流障碍　心肌收缩时胞质中的 Ca^{2+} 除大部分来自肌质网外,尚有一部分 Ca^{2+} 是从细胞外流入胞内的。Ca^{2+} 内流在心肌收缩活动中也起重要作用,它不但可直接升高细胞内 Ca^{2+} 浓度,而且还可诱发肌质网释放 Ca^{2+}。酸中毒时 [H^+] 可降低 β 受体对去甲肾上腺素的敏感性,使 Ca^{2+} 内流受阻。细胞外液中的 K^+ 与 Ca^{2+} 在心肌细胞膜有竞争作用,因此在高钾血症时 K^+ 可阻止 Ca^{2+} 的内流,导致细胞内 Ca^{2+} 浓度降低。

3. 肌钙蛋白与 Ca^{2+} 结合障碍　心肌从兴奋的电活动转为收缩的机械活动,这个转变的关键在 Ca^{2+} 与肌钙蛋白结合,它不但要求胞质的 Ca^{2+} 浓度迅速上升到足以启动收缩的阈值($10\sim5$ mol/L),同时还要求肌钙蛋白有正常活性,能迅速与 Ca^{2+} 结合。如果胞内无足够浓度的 Ca^{2+} 和(或)肌钙蛋白与 Ca^{2+} 结合的活性下降均可导致兴奋收缩耦联障碍。在心肌细胞酸中毒时,由于 H^+ 与肌钙蛋白的亲和力比 Ca^{2+} 大,H^+ 占据了肌钙蛋白上的 Ca^{2+} 结合位点,即使胞质 Ca^{2+} 浓度已上升到"收缩阈值",也无法与肌钙蛋白结合,心肌的兴奋收缩耦联因此受阻。酸中毒使肌质网对 Ca^{2+} 的亲和力增大,最终两者都使肌质网在心肌收缩时不能释放足量 Ca^{2+},此时即使肌钙蛋白的 Ca^{2+} 结合活性是正常的也难以启动正常的收缩。

(四)心肌肥大的不平衡生长

心肌肥大是心脏维持心功能的重要形态代偿方式,但在病因持续存在的情况下过度肥大的心肌(成人心脏重量 ≥ 500 g 或左室重量 ≥ 200 g)可因心肌重量的增加与心功能的增强不成比例即不平衡生长而发生衰竭,其机制如下。

1. 心肌重量的增加超过心脏交感神经元轴突的增长,使单位重量心肌的交感神经分布密度下降。肥大心肌去甲肾上腺素合成减少,消耗增多,使心肌去甲肾上腺素含量减少,导致心肌收缩性减弱。

2. 肥大心肌因毛细血管数量增加不成比例,使心肌常处于供血供氧不足的状态。

3. 心肌线粒体数量不能随心肌肥大成比例地增加,以及肥大心肌的线粒体氧化磷酸化水平下降,导致能量生成不足。

4. 肥大心肌的肌球蛋白 ATP 酶活性下降,心肌能量利用障碍。

5. 肥大心肌的肌质网 Ca^{2+} 处理功能障碍,肌质网 Ca^{2+} 释放量下降及细胞外 Ca^{2+} 内流减少。

二、心室舒张功能障碍

心功能不但取决于心肌的收缩性,还与心室的舒张功能有关。心室收缩后,如果没有足够的心室充盈量,心排出量也会受到影响。因此,心脏的收缩与舒张对保证正常的心排出量是同等重要的。

1. 钙离子复位延缓 心肌收缩结束之后,正常产生舒张的首要因素是细胞质中 Ca^{2+} 浓度要迅速降至"舒张阈值"($10~7$ mol/L),这样 Ca^{2+} 才能与肌钙蛋白分离,肌钙蛋白恢复原来的构型。

在心肌缺血,严重贫血等 ATP 供应不足的情况下,舒张时心肌细胞膜上的 Ca^{2+} ATP 酶活性降低使心肌复位(Ca^{2+} 移至细胞外和被肌质网重新摄取、储存)延缓,胞质中的 Ca^{2+} 浓度不能迅速降低到与肌钙蛋白脱离的水平,从而导致心肌舒张延缓。

2. 肌球肌动蛋白复合体解离障碍 心脏舒张时肌球肌动蛋白复合体的解离同样需氧消耗 ATP 才能完成。因此,凡是能够引起心肌能量代谢障碍的任何因素都可通过该机制而引起心肌舒张功能障碍。

3. 心室舒张势能减少 心室舒张的势能来自心室的收缩。心室收缩末期由于心室几何结构的改变可产生一种促使心室复位的舒张势能。心室收缩越好这种势能就越大,对心室的舒张也越有利。因此,凡是削弱收缩性的病因也同时通过减少舒张势能影响心室的舒张。此外,心室舒张期冠状动脉的充盈、灌流也是促进心室舒张的一个重要因素。当冠状动脉因粥样硬化发生狭窄,或冠脉内血栓形成,或室壁张力过大,心室内压过高(高血压,心肌病)均可造成冠脉灌流不足,影响心室舒张。

4. 心室顺应性降低 心室顺应性是指心室在单位压力变化下所引起的容积改变。引起心室顺应性下降常见的原因如下:心肌肥大引起的室壁增厚、心肌炎症、水肿、纤维化及间质增生等。

由于心室顺应性下降,心室的扩张充盈受到限制,导致排出量减少。当左室舒张末期容积扩大时,左室舒张末期的压力会进一步增大,肺静脉压随之上升,从而出现肺淤血、肺水肿等左侧心力衰竭的临床表现。因此,心室顺应性下降可诱发或加重心力衰竭。

三、心室各部舒缩活动不协调

为保持心功能的稳定,心脏各部,左右心之间,房室之间,心室本身各区域的舒缩活动处于高度协调的工作状态。一旦心脏舒缩活动的协调性被破坏，将导致心排出量下降，从而导致心力衰竭的发生。破坏心脏舒缩活动协调性最常见的原因是各种类型的心律失常。另外，各种引起心力衰竭的病因如心肌炎、甲状腺功能亢进、严重贫血、高血压性心脏病、肺源性心脏病，特别是冠心病、心肌梗死，其病变区和非病变区的心肌在兴奋性、自律性、传导性、收缩性方面发生巨大差异，在此基础上可引起心脏各部舒缩活动不协调，最终导致心排出量下降。

第三节 心力衰竭发生过程中机体的代偿反应

一旦发生心功能不全，机体会发挥各种防止心输出量减少的代偿活动。通过代偿反应，心排出量能满足机体正常活动需要，称为完全代偿；心排出量仅能满足机体在安静状态下的需要，称为不完全代偿；心排出量不能满足机体安静状态下的需要，出现明显的心力衰竭表现，称为失代偿。机体的代偿活动可分为心脏本身的代偿和心脏外的代偿活动。

一、心脏的代偿反应

（一）心率加快

心率加快是一种快速代偿反应，其机制如下：① 心排出量减少引起动脉血压下降，颈动脉窦和主动脉弓上的压力感受器的传入冲动减少，压力感受性反射活动减弱，心迷走神经兴奋性减弱，心交感神经兴奋性增强，心率增快。② 心力衰竭时，心室舒张末期容积增大，心房淤血，压力上升，通过容量感受器引起交感神经兴奋，心率加快。心率加快在一定程度上可提高心排出量，对维持动脉血压，保证脑血管、冠脉的血液灌流有积极意义，但这种代偿也有一定的局限性。其原因如下：① 心率加快引起心肌耗氧量增加，可进一步加重病情。② 心率加快到一定限度（成人>180次/分），由于舒张期缩短影响冠脉灌流，严重时可引起心肌缺血及心室充盈不足，心排出量下降。

（二）心脏扩张

心脏的扩张分两种类型：一种是紧张源性扩张，为发挥代偿作用的扩张；另一种是肌源性扩张，为代偿失调后出现的扩张。

根据 Frank Starling 定律，心肌收缩力和心搏出量在一定范围内随心肌纤维粗细、肌丝相互重叠的状况而定。当肌节长度小于 2.2 μm 时，随着肌节长度增加收缩力逐渐增大,达到 2.2 μm 时,产生的收缩力最大。这种心脏扩张并伴有收缩力增强的心脏扩张称为紧张源性扩张。心肌拉长但不伴有收缩力增强的心脏扩张称为肌源性扩张。

(三) 心肌肥大

心肌肥大是指心肌细胞体积增大,重量增加。分为以下两种类型。

1. 向心性肥大 主要是心脏在长期压力负荷作用下,收缩期室壁张力增加引起心肌纤维呈并联性增生,心肌纤维增粗、室壁增厚,但心腔无明显扩张。

2. 离心性肥大 主要是心脏在长期容量负荷作用下,舒张期室壁张力增加引起心肌纤维呈串联性增生,心肌纤维长度增加,心腔明显扩张。

心肌肥大可在两方面发挥代偿作用:① 可以增加心肌的收缩力,有助于维持心排出量;② 降低室壁张力,降低心肌耗氧量,有助于减轻心脏负担。因此,心肌肥大有积极的代偿作用。但心肌肥大可发生不同程度的缺氧,能量代谢障碍,心肌收缩性减弱等负面影响。

二、心脏外的代偿反应

1. 血容量增加 这是机体对慢性心力衰竭的一种主要的代偿方式。其机制与体液因素作用下的钠水潴留有关。

(1) 交感肾上腺髓质系统兴奋:心功能不全时,有效循环血量减少,交感肾上腺髓质系统兴奋,儿茶酚胺分泌增加,肾血管收缩、肾小球滤过率降低,血容量增加。

(2) 肾素血管紧张素醛固酮系统:当肾脏血流减少时,因肾素的分泌激活肾素血管紧张素醛固酮系统,使醛固酮及抗利尿激素(ADH)分泌增加,促进肾小管对钠水重吸收增加,水钠潴留,使血容量增加。

2. 血液重新分布 心功能不全时,交感肾上腺髓质系统兴奋,儿茶酚胺释放增多,而心、脑、皮肤和腹腔内脏血管的交感纤维的分布密度及受体的类型不同,使皮肤、内脏血管收缩,血流减少;心、脑血流量增加,以保证心、脑重要器官的供血。

3. 红细胞增多 心功能不全时,因缺血缺氧刺激肾脏,使促红细胞生成素合成、释放增多,因此刺激骨髓造血功能,红细胞和血红蛋白生成增多,可增加血量,提高血氧容量和携带运输氧的能力。

4. 组织利用氧的能力增强 心功能不全时,组织、细胞中线粒体数量增多,呼吸酶活性增强,使组织利用氧的能力增强。

第四节 心力衰竭的临床表现及其机制

从血流动力学角度来看,心力衰竭的表现大致可归纳为三个方面:肺淤血、体循环淤血和心输出量不足。

一、肺淤血

当左侧心力衰竭时,可引起不同程度的肺淤血,主要表现为各种形式的呼吸困难和肺水肿。产生这些临床表现的病理生理基础主要是左室收缩功能减弱,引起左室舒张末期压力上升,使左房压升高,肺静脉回流障碍,最终肺循环毛细血管压升高,造成肺淤血、肺水肿。肺淤血的主要表现如下。

微课:心力衰竭的临床表现

(一)呼吸困难

1. 劳力性呼吸困难　这是随着体力活动而发生的呼吸困难,休息后可减轻或消失。劳力性呼吸困难的机制如下:① 体力活动时机体需氧增加,但衰竭的左心不能提供与之相适应的心排出量,机体缺氧加重,CO_2潴留,刺激呼吸中枢产生"气急"的症状。② 体力活动时,心率加快,舒张期缩短,一方面冠脉灌注不足,加剧心肌缺氧,另一方面左室充盈减少加重肺淤血。③ 体力活动时,回心血量增多,肺淤血加重,肺顺应性降低,通气做功增大,患者感到呼吸困难。

2. 端坐呼吸　心力衰竭患者平卧可加重呼吸困难而被迫采取端坐或半卧体位以减轻呼吸困难的状态称为端坐呼吸。出现端坐呼吸提示心力衰竭已引起明显的肺循环充血。端坐体位可减轻肺淤血,从而使患者呼吸困难减轻,这是因为:① 端坐时部分血液因重力关系转移到躯体下半部,使肺淤血减轻。② 端坐时膈肌位置相对下移,胸腔容积增大,肺活量增加,通气改善。③ 平卧时身体下半部的水肿液吸收入血增多,而端坐位则可减少水肿液的吸收,肺淤血减轻。

3. 夜间阵发性呼吸困难　患者夜间入睡后因突感气闷被惊醒,在端坐咳喘后缓解,称为夜间阵发性呼吸困难,这是左侧心力衰竭的典型表现。其发生机制如下:① 患者平卧后,胸腔容积减少,不利于通气。② 入睡后,迷走神经相对兴奋,使支气管收缩,气道阻力增大。③ 入睡后由于中枢神经系统处于相对抑制状态,反射敏感性降低,只有当肺淤血使PaO_2下降到一定程度时,才刺激呼吸中枢,使通气增强,患者也随之被惊醒,并感到气促。

(二) 肺水肿

肺水肿是急性左心衰竭最严重的表现,其发病机制如下。

1. **毛细血管静脉压升高**　当左侧心力衰竭发展到一定程度时,肺毛细血管静压急剧上升超过肺抗水肿的代偿能力肺水肿即会发生。此外,左侧心力衰竭患者由于输液不当,导致肺血容量急剧增加,也可引起肺毛细血管静压上升而加速肺水肿发生。

2. **毛细血管通透性增加**　由于肺淤血,导致肺泡通气/血流失调,PaO_2下降,缺氧使毛细血管通透性加大,血浆渗入肺泡形成肺水肿。

二、体循环淤血

体循环淤血是全心衰竭或右侧心力衰竭的结果,主要表现为体循环静脉系统过度充盈,压力增高,内脏器官充血、水肿等。

1. **静脉淤血和静脉压升高**　由于右侧心力衰竭,静脉回流障碍,使大量血液淤积在体循环静脉系统中,充盈过度,压力上升。临床上表现为颈静脉怒张,臂肺循环时间延长,肝颈静脉反流征(+)等。造成静脉淤血的主要原因如下:① 水钠潴留、血容量扩大;② 右心房压升高,静脉回流受阻。

2. **水肿**　水肿是全心衰竭,特别是右侧心力衰竭的主要表现之一。水钠潴留和毛细血管静压的升高是水肿最主要的发病因素。

3. **肝大压痛和肝功能异常**　肝大是右侧心衰竭的早期表现之一,由于右心房压力升高和静脉系统淤血,使肝静脉压上升,肝小叶中央区淤血,肝窦扩张、出血及周围水肿,导致肝大。肝小叶由于长时间淤血、缺氧,肝细胞可变性坏死,导致肝功能异常。

三、心排出量不足

心力衰竭最具特征性的血流动力学变化是心排出量绝对或相对减少,由此可导致以下表现。

1. **皮肤苍白或发绀**　由于输出量不足,加上交感神经兴奋,皮肤血管收缩,因而皮肤的血液灌流减少,患者皮肤苍白,皮温降低,出冷汗等。严重时,患者肢端皮肤呈现斑片状或网状发绀。

2. **疲乏无力、失眠、嗜睡**　心力衰竭时身体各部肌肉的供血减少,不能为肌肉的活动提供充足的能量;中枢神经系统对缺氧十分敏感,脑血流量下降,供氧不足,必然导致中枢神经系统功能紊乱。患者出现头痛、失眠、烦躁不安、眩晕等症状,严重者发生嗜睡,甚至昏迷。导致上述中枢神经功能紊乱的机制较为复杂,与能量代谢障碍、ATP生成不足、酸中毒、神经细胞膜电位下降、神经递质合成减少、脑细胞水肿及结构破坏有关。

3. 尿量减少　心力衰竭时,由于心排出量下降,加上交感神经兴奋使肾动脉收缩,肾血液灌流减少,肾小球滤过率下降,肾小管重吸收功能增强,尿量减少。

4. 心源性休克　轻度心力衰竭由于血容量扩大,心率增快,外周血管收缩等代偿作用,虽心排出量有所下降,但动脉血压仍可维持相对正常。急性、严重心力衰竭(如大面积急性心肌梗死等)时由于心排出量急剧减少,动脉血压也随之下降,组织血液灌流量显著减少,可引起休克。

第五节　心力衰竭的防治原则

一、防治原发病,消除诱因

要从根本上防治心力衰竭就必须从"源头"来解决问题,必须采取积极措施防治心力衰竭的原发病。与此同时,及时消除各种心力衰竭诱因(如发热,感染等)也可起到减轻症状、控制病情的作用。

二、改善心脏舒缩功能

1. 增强心肌收缩功能　针对心肌收缩性减弱,可采用各类强心药物,如洋地黄制剂(地高辛)等,以增强心肌的收缩性。

2. 改善心肌舒张性能　可改善心肌舒张性不良的药物有钙拮抗剂,β受体拮抗剂,硝酸酯类等。

三、减轻心脏负荷

1. 降低心脏后负荷　合理使用血管扩张剂,如动脉血管扩张剂,如血管紧张转换酶抑制剂(ACEI)、钙拮抗剂等,可降低外周阻力,减轻心脏后负荷。

2. 调整心脏前负荷　使用静脉血管扩张剂,如硝酸甘油,可减少回心血量,减轻心脏的前负荷。

四、控制水肿

水钠潴留是心力衰竭,特别是慢性心力衰竭代偿过度或代偿失调的后果,使用利尿剂可排出多余的水钠,降低血容量,并适当控制钠盐的摄入。

本章小结

1. 心力衰竭是一个全身性的系统的病理生理过程,其本质是心排出量下降以致不能满足机体代谢需要。

2. 许多原因可以导致心力衰竭的发生,另有一些可以诱发其发生,而且有多种分类方法。

3. 心力衰竭的发生主要与心肌收缩性减弱、心室舒张功能障碍和心室各部舒缩活动不协调有关,不同原因所致的心力衰竭其发生机制有所不同。

4. 在发生心力衰竭之前机体就会发挥一定的代偿机制以满足机体的代谢需求,其不同的代偿反应共同发挥作用。

5. 心力衰竭发生后机体的临床表现与其分类有关,类型不同其临床表现就会有所不同。

6. 心力衰竭以防治原发病、切断其恶性循环、对症处理为原则。

练习题

一、思考题及名词解释

1. 论述心力衰竭的发生机制。

2. 论述心力衰竭时机体的代偿反应(可以从三个角度来总结:① 心内、心外的代偿反应;② 机能、形态的代偿反应;③ 快速、慢速的代偿反应)。

3. 比较向心性肥大与离心性肥大的异同。

4. 名词解释:心力衰竭,心功能不全,低排血量性心力衰竭,心肌紧张源性扩张,心肌肌源性扩张,向心性肥大,离心性肥大,劳力性呼吸困难,端坐呼吸,夜间阵发性呼吸困难。

5. 某患者患高血压病20余年,近来出现下肢水肿,试分析所出现的现象。

二、临床病例讨论

患者,男性,50岁,曾患游走性四肢大关节炎数年,一年来心悸、气短,两个月前开始出现双下肢浮肿,体格检查见颈静脉怒张,肝于肋缘下3 cm处可触及,二尖瓣听诊区可闻及双期杂音。

讨论：

(1) 该患者是否发生了心力衰竭？

(2) 分析心功能变化的原因和过程。

（李维山）

第九章　呼吸衰竭

第一节　病因和发病机制
第二节　机体的功能代谢变化
第三节　防治原则

思维导图

学习目标

知识目标

1. 掌握呼吸衰竭的概念、病因和发生机制。
2. 熟悉呼吸衰竭的分类;呼吸衰竭时机体的功能代谢变化。
3. 了解呼吸衰竭的防治原则。

能力目标

1. 能够初步判断不同类型的呼吸衰竭,并说出临床上治疗各型呼吸衰竭采取的不同氧疗原则。
2. 能够说出呼吸衰竭的常见病因并理解其发生机制。
3. 能够理解呼吸衰竭时各个系统的功能代谢变化。

素养目标

1. 学会帮助患者正确认识呼吸衰竭,指导呼吸系统慢性病患者预防呼吸衰竭的发生,进行健康宣教。
2. 培养高尚的职业道德,尊重患者、关爱生命。

呼吸是机体摄取氧并排出二氧化碳的过程,包括外呼吸、气体运输和内呼吸三个环节。外呼吸包括肺通气和肺换气两个过程,肺通气是指肺泡内气体与外界气体交换,肺换气是指肺泡内气体与血液之间的气体交换。内呼吸是指血液或组织液与组织细胞之间的气体交换。

呼吸衰竭(respiratory failure)是指各种原因引起的外呼吸功能严重障碍,以致在海平面、静息呼吸状态下机体不能维持足够的气体交换,使动脉血氧分压降低伴有或不伴有二氧化碳分压升高,并引起一系列损害的临床综合征。明确诊断呼吸衰竭的动脉血气标准是:动脉血氧分压(PaO_2)低于60 mmHg,伴或不伴二氧化碳分压($PaCO_2$)高于50 mmHg,且排除非外呼吸功能障碍的其他因素引起者,可诊断为呼吸衰竭。值得注意的是,若机体无外呼吸功能障碍但有PaO_2低于60 mmHg,只能说明机体缺氧而非发生呼吸衰竭,因此缺氧和呼吸衰竭既有联系又有区别。

呼吸衰竭的分类:① 按血气变化特点分为Ⅰ型呼吸衰竭($PaO_2<60$ mmHg,$PaCO_2$降低或正常,又称为低氧血症型呼吸衰竭)和Ⅱ型呼吸衰竭($PaO_2<60$ mmHg,同时伴有$PaCO_2>50$ mmHg,又称为高碳酸血症型呼吸衰竭)。② 按原发病所在部位分为中枢性和外周性呼吸衰竭。③ 按病程发展快慢分为急性和慢性呼吸衰竭。④ 按发病机制分为通气障碍型呼吸衰竭和换气障碍型呼吸衰竭。

第一节 病因和发病机制

外呼吸包括肺通气和肺换气两个过程,凡能引起机体外呼吸功能障碍的任何因素均可能导致呼吸衰竭,故呼吸衰竭的发生机制主要包括肺通气功能障碍和肺换气功能障碍两个方面。

一、肺通气功能障碍

肺通气是在呼吸中枢的调控下,通过呼吸肌的收缩和松弛,使胸廓和肺做节律性的扩大和缩小,以完成肺与外界气体交换的过程。判断肺通气效率的最佳指标是肺泡通气量,正常成人安静时肺泡通气量约4 L/分。若肺通气动力减弱或弹性阻力增加使肺泡扩张受限制,或呼吸道阻塞使肺通气阻力增大,都可引起肺通气障碍(图2-9-1),导致呼吸衰竭。因此,肺通气功能障碍包括限制性通气不足和阻塞性通气不足。

(一)限制性通气不足

限制性通气不足指吸气时肺泡扩张受限引起肺泡通气不足。常见原因如下。

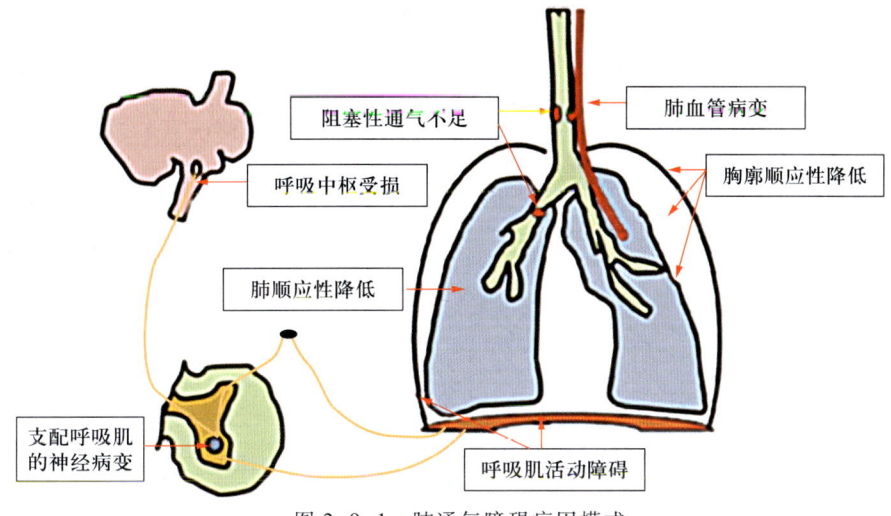

图 2-9-1 肺通气障碍病因模式

1. 呼吸中枢受损　使呼吸活动无法进行。如脑外伤、脑血管意外、脑炎、脑肿瘤、电击等直接损伤呼吸中枢;过量使用中枢镇静剂、麻醉剂、安眠药等抑制呼吸中枢。

2. 呼吸肌活动障碍　因呼吸肌病变或支配呼吸肌的神经病变使呼吸活动不能进行。如重症肌无力、多发性肌炎、肌营养不良、低钾血症、脊髓损伤、多发性神经炎等引起呼吸肌活动障碍。

3. 胸廓顺应性降低　胸廓或胸膜疾病可增加胸廓弹性阻力,使胸廓扩张受限。如胸腔积液、气胸、胸膜粘连或纤维化、胸廓畸形、脊柱畸形、多发性肋骨骨折等均使胸廓顺应性降低。

4. 肺顺应性降低　常见于肺炎、肺纤维化、肺不张等使肺泡扩张受限;肺淤血、肺水肿、肺过度通气使肺泡表面活性物质破坏或消耗,肺泡Ⅱ型上皮细胞受损或发育不全,分泌表面活性物质不足,使肺表面张力增大,弹性阻力增加,顺应性降低。

（二）阻塞性通气不足

阻塞性通气不足指气道狭窄或阻塞使气道阻力增大引起肺泡通气不足。影响气道阻力最主要的因素是气道内径。当呼吸道管壁肿胀、纤维化、痉挛;管腔被黏液栓、异物、肿瘤、渗出物阻塞;或者肺组织弹性降低对管壁的牵引力减弱时,均使气道内径变窄或不规则,气道阻力增加,引起阻塞性通气不足。通常按阻塞部位不同,分为中央气道阻塞和外周气道阻塞。

1. 中央气道阻塞　指气管分叉处以上的气道阻塞。当喉头水肿、喉癌、声带麻痹等疾病引起的气道阻塞时,其阻塞部位常位于胸腔外,吸气时因气道内压低于外界大气压,气道狭窄加重;呼气时气道内压高于外界大气压而使气道狭窄减轻,因此患者表现为吸气性呼吸困难。若阻塞位于胸腔内的中央气道,如气管白喉、异物吸入等,吸气时由于胸膜腔内压降低,气道内压高于胸膜腔内压,阻塞减轻;呼气时气道内压低于胸膜腔内压,气道受压使气道狭窄加重,患者表现为呼气性呼吸困难(图2-9-2)。临床工作中可根据患者呼吸困难的类型判断其气道阻塞的部位,以便及时采取不同的治疗措施。

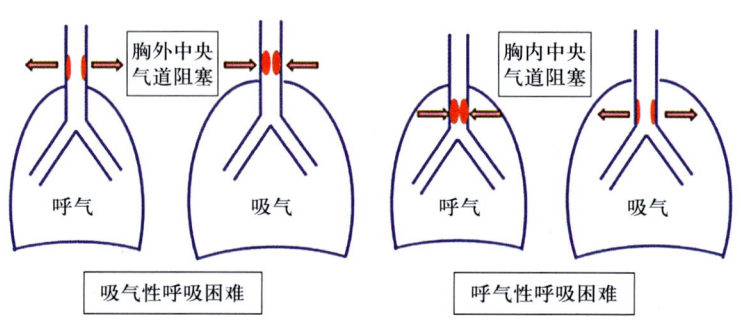

图2-9-2 不同部位中央气道阻塞时呼吸困难的类型

2. 外周气道阻塞 指气道内径小于2 mm的细小支气管阻塞,常见于慢性支气管炎、支气管哮喘等慢性阻塞性肺疾病。因细小支气管管壁薄,支气管软骨不完整,与周围的肺泡紧密相连,其内径可随呼吸运动而扩大和缩小。慢性阻塞性肺疾病可引起细小支气管壁炎性充血水肿、纤维增生使管壁增厚、弹性降低、管壁平滑肌痉挛、管腔黏液栓阻塞等使细小气道不完全阻塞。吸气时随着肺泡扩张,细小支气管受周围弹性组织牵拉,气道口径可稍增大使阻塞有所减轻;呼气时,细小支气管弹性回缩,加上其内黏液栓的阻塞或管壁的增厚,气道狭窄程度加重,气道阻力增加,患者表现为呼气性呼吸困难。此时肺泡内气体排出受阻,残余气逐渐增多,不仅使肺泡有效通气量进一步减少,通气功能障碍,而且肺泡残余气过多也会压迫肺毛细血管床使肺换气功能障碍。

无论是限制性还是阻塞性通气不足,肺泡通气量均减少,导致肺泡内气体不能进行充分交换,PaO_2降低同时伴有$PaCO_2$升高,引起Ⅱ型呼吸衰竭。

二、肺换气功能障碍

肺换气功能障碍是指肺泡内气体与血液之间的气体交换障碍,包括弥散障碍、肺泡通气与血流比例失调以及解剖分流增加。

(一) 弥散障碍

氧与二氧化碳通过呼吸膜进行交换的过程发生障碍称为弥散障碍,与肺泡表面积减少、弥散距离增大、血液流经肺泡隔毛细血管时间过短等因素有密切关系。

1. 肺泡表面积减少　正常成人肺泡总表面积约为 80 m²，储备量大，只有当肺泡表面积减少至 50%以上时，才会发生换气功能障碍。常见于肺叶切除、肺不张、肺实变等。

2. 弥散距离增大　弥散距离是气体交换必须经过的路径，由呼吸膜（即肺泡表面液体层、肺泡上皮细胞和基膜、毛细血管基膜和内皮）以及血管内血浆、红细胞膜共同构成，总厚度 1~4 μm，故正常气体交换很快。肺水肿、肺泡透明膜形成、间质性肺炎、肺纤维化、肺泡毛细血管扩张等可使弥散距离增大。

3. 血液流经肺泡隔毛细血管时间过短　正常静息时，血液流经肺泡隔毛细血管的时间约为 0.75 秒，而血液氧分压和肺泡气氧分压达到平衡的时间只需要 0.25 秒。当肺泡表面积减少或弥散距离增大时，虽然弥散速度减慢，但在静息时气体交换仍可在 0.75 秒内达到血气和肺泡气的平衡，而不至于发生弥散障碍。只有在体力活动、感染、发热时心输出量增加、肺血流加快、血液流经肺泡隔毛细血管时间过短的情况下，才会出现气体交换不充分而发生低氧血症。因此，体力活动、感染、发热、甲状腺功能亢进等也常是呼吸衰竭的诱发因素。

由于 CO_2 在水中的溶解度比 O_2 大，其弥散速度也比 O_2 快，只要患者肺泡通气量正常，就可保持 $PaCO_2$ 正常。故单纯弥散障碍常引起 Ⅰ 型呼吸衰竭，仅有低氧血症，部分患者若代偿性通气过度还可引起 $PaCO_2$ 降低。

（二）肺泡通气与血流比例失调

肺换气功能的效率，除了与气体弥散有关，还与肺泡肺通气量与血流量的比值有关。正常成人在静息状态下，肺泡每分通气量（VA）约为 4 L，每分钟肺血流量（Q）约为 5 L，两者的比例（VA/Q）约为 0.8，此时肺换气效率最高（图 2-9-3A），若肺泡通气量与血流量比例失调，则发生气体交换障碍，引起呼吸衰竭。

1. 部分肺泡通气不足引起功能性分流　各种肺部疾病如中央和外周气道阻塞、肺实变、肺纤维化、肺水肿等引起阻塞性或限制性通气障碍使部分肺泡通气明显减少，而血流未相应减少，使 VA/Q 比值显著降低，以致流经这部分肺泡的静脉血未经充分氧合便掺入动脉血内，导致 PaO_2 降低，这种情况类似于动-静脉短路，故称为功能性分流，又称为静脉血掺杂（图 2-9-3B）。

2. 部分肺泡血流不足引起死腔样通气　各种肺血管疾病如肺动脉栓塞、肺动脉炎、肺血管收缩、肺气肿等使部分肺泡血流不足而通气正常，VA/Q 比值显著增高，病变肺泡内的气体不能充分与血液内气体进行交换，肺泡通气属于无效通气，故称为死腔样通气，此时肺换气效率显著下降，导致 PaO_2 降低（图 2-9-3C）。

肺泡通气与血流比例失调引起的血气变化特点为 PaO_2 降低，而 $PaCO_2$ 可正常、降低或升高，这取决于 PaO_2 降低时反射性引起肺组织代偿通气的程度。若肺代偿性通

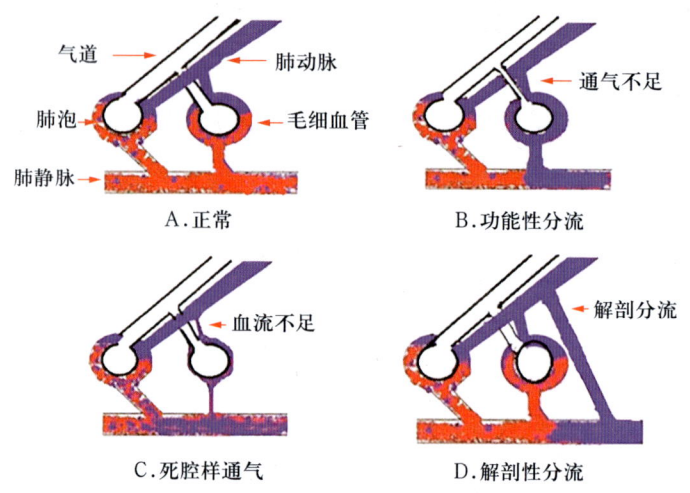

图 2-9-3 肺泡通气与血流比例失调模式

气正常，$PaCO_2$ 则正常；若肺代偿性通气过强，CO_2 排出过多，$PaCO_2$ 则低于正常，此时均为 Ⅰ 型呼吸衰竭；若肺组织病变广泛，肺代偿性通气严重不足，PaO_2 降低的同时伴有 $PaCO_2$ 升高，则为 Ⅱ 型呼吸衰竭。

（三）解剖分流增加

生理情况下，肺内有少量静脉血未经肺泡氧合而直接通过肺动-静脉吻合支或经支气管静脉-肺静脉交通支直接流入肺静脉，这种静脉血掺杂入动脉血，因确实有血管交通支的存在而称为解剖分流，又称为真性分流，以此来区别上述因部分肺泡通气不足引起静脉血掺杂入动脉血的功能性分流。正常情况下，解剖分流的血流量仅占心输出量的 2%~3%，不至于对 PaO_2 产生影响。但严重创伤、休克、肺内 DIC、肺栓塞或肺细小动脉收缩等使肺内动-静脉短路开放，或先天性肺动脉瘘，使解剖分流大量增加，导致 PaO_2 降低（图 2-9-3D）。

此外，肺叶严重病变，如大叶性肺炎红色肝样变、肺不张时，病变肺叶通气完全停止，但血液仍流经病变肺泡，静脉血未经氧合便掺杂入动脉血中，这种情况也类似于解剖分流增加。此类分流一般仅有 PaO_2 降低，属于 Ⅰ 型呼吸衰竭。解剖分流时，吸入纯氧并不能显著提高 PaO_2，但功能性分流时，吸入纯氧可迅速提高 PaO_2，改善缺氧。

在呼吸衰竭的发病机制中，单纯的通气不足、单纯的弥散障碍或单纯的通气血流比例失调均较少见，往往是多种机制同时或相继发生引起的综合结果。

第二节 机体的功能代谢变化

呼吸衰竭所致的低氧血症和高碳酸血症，早期机体可以通过改善组织供氧、调节酸碱平衡和改善组织器官代谢与功能来进行代偿,但病情严重时,机体代偿失调,则出现酸碱平衡失调及电解质紊乱,各系统功能代谢紊乱,甚至危及生命。

一、酸碱平衡失调及电解质代谢紊乱

1. 代谢性酸中毒伴高血钾、高血氯　Ⅰ型和Ⅱ型呼吸衰竭均有低氧血症,均可引起代谢性酸中毒。因严重缺氧,糖无氧酵解增强,导致乳酸等酸性产物生成增多,若患者合并肾功能不全,酸性代谢产物不能随尿排出,大量堆积引起代谢性酸中毒。因细胞内外 H^+-K^+ 交换增强,大量细胞内 K^+ 转移到细胞外,而肾泌 H^+ 增加,排 K^+ 减少,故血 K^+ 增高;同时 HCO_3^- 降低,使肾排 Cl^- 减少,血 Cl^- 增高,故常伴有高血钾和高血氯。

2. 呼吸性酸中毒伴高血钾和低血氯　常见于Ⅱ型呼吸衰竭时,因大量 CO_2 潴留,血浆 H_2CO_3 浓度原发性增高,引起呼吸性酸中毒。因血浆中潴留的 CO_2 可弥散入红细胞内与 H_2O 结合生成 H_2CO_3,解离成 H^+ 和 HCO_3^-,HCO_3^- 与血浆 Cl^- 交换增加,血 Cl^- 降低,同时严重缺氧引起的代谢性酸中毒可使血钾增高,故常伴有高血钾和低血氯。若人工呼吸机使用不当,通气过度,CO_2 排出过多,原来代偿性增多的 HCO_3^- 又不能及时排出,还可出现代谢性碱中毒等混合性酸碱平衡失调。

3. 呼吸性碱中毒伴低血钾　Ⅰ型呼吸衰竭时 PaO_2 降低可刺激化学感受器,反射性兴奋呼吸中枢,使呼吸加深加快,肺代偿性过度通气,CO_2 排出过多使血浆 H_2CO_3 浓度减少,引起呼吸性碱中毒,并伴有低血钾和高血氯。

二、呼吸系统变化

呼吸衰竭时呼吸系统的变化不仅与 PaO_2 降低和(或)$PaCO_2$ 增高对呼吸中枢和化学感受器的刺激有密切关系,还与引起外呼吸功能障碍的原发病有关,常表现出呼吸幅度、频率、节律的变化和呼吸困难。

呼吸衰竭时 PaO_2 降低和(或)$PaCO_2$ 增高也可共同调节呼吸活动,PaO_2 在 30～60 mmHg 时,可刺激颈动脉体和主动脉体外周化学感受器,反射性地兴奋呼吸中枢,使呼吸加深加快,肺通气量增大;但 PaO_2 低于 30 mmHg 时,则抑制呼吸中枢,使呼吸减慢减弱。$PaCO_2$ 增高主要作用于中枢化学感受器,使呼吸中枢兴奋,呼吸加深加快,但当 $PaCO_2$ 超过 80 mmHg 时则抑制呼吸中枢,此时呼吸活动主要靠低 PaO_2 对血管外周化学感受器的刺激得以维持。因此,当 $PaCO_2$ 超过 80 mmHg 时,吸氧浓度以 30% 的氧为宜,不可过高,以免完全纠正缺氧后出现呼吸抑制,使高碳酸血症加重,病情恶化。

中枢性呼吸衰竭常表现为呼吸频率浅而慢,甚至出现潮式呼吸、间歇呼吸、抽泣样呼吸、叹气样呼吸等节律紊乱,其中潮式呼吸最为常见。潮式呼吸是指因呼吸中枢兴奋过低引起呼吸暂停,从而使血中 CO_2 浓度逐渐增多,$PaCO_2$ 升高达到一定程度使呼吸中枢兴奋,恢复呼吸运动,使 CO_2 排出,$PaCO_2$ 浓度降低到一定程度又可导致呼吸暂停,如此形成的周期性呼吸运动。阻塞性通气障碍引起的呼吸衰竭常表现为呼吸频率深而慢,甚至呼吸困难,如胸外气道阻塞表现为吸气性呼吸困难,胸内气道阻塞表现为呼气性呼吸困难。胸廓和肺顺应性降低引起的呼吸衰竭常表现为呼吸频率浅而快。

三、循环系统变化

低氧血症和高碳酸血症对循环系统的影响有协同作用,一定程度的 PaO_2 降低和 $PaCO_2$ 升高可兴奋心血管运动中枢,使心率增快、心肌收缩力增强,外周血管收缩和呼吸运动增强使静脉回流增加,心输出量增加。严重的缺氧和二氧化碳潴留则可直接抑制心血管中枢,导致血压下降、心肌收缩力减弱和心律失常等。

肺部疾病引起的呼吸衰竭常因心肌损害和肺动脉高压而并发肺源性心脏病,甚至右侧心力衰竭。心肌损害主要与缺氧、酸中毒、高钾血症有关。呼吸衰竭引起肺动脉高压的机制主要有:① 缺氧和酸中毒使肺细小动脉收缩。② 肺小动脉长期收缩和缺氧使管壁平滑肌增生肥大,管壁增厚,管腔狭窄。③ 肺小动脉炎、肺动脉栓塞、肺毛细血管床减少等使肺动脉压力增高。④ 长期缺氧引起代偿性红细胞增多,使血液黏稠度增高,肺血流阻力增加。

四、中枢神经系统变化

中枢神经系统对缺氧最敏感,故最易受损。呼吸衰竭引起中枢神经系统功能紊乱,出现一系列精神神经症状的病理过程统称为肺性脑病,主要由缺氧、CO_2 潴留和酸中毒引起。PaO_2 在 60 mmHg 左右时可出现智力和视力减退;PaO_2 在 40~50 mmHg 以下时出现头痛、烦躁不安、定向障碍、嗜睡、抽搐甚至昏迷等一系列神经精神症状;PaO_2 低于 20 mmHg 数分钟内,神经细胞不可逆性损伤。CO_2 潴留引起的中枢神经系统功能障碍又称为二氧化碳麻醉,当 $PaCO_2$ 超过 80 mmHg 时,可出现头痛、头晕、烦躁不安、言语不清、扑翼样震颤、精神错乱、昏迷、抽搐等严重表现。

肺性脑病的发病机制主要有:① 缺氧、酸中毒直接引起神经细胞变性、坏死。② 缺氧使神经细胞 ATP 生成减少,Na^+-K^+-ATP 泵功能障碍,水钠潴留导致神经细胞水肿。③ 缺氧、CO_2 潴留、酸中毒使脑血管扩张、血管损伤通透性增加,使脑间质水肿,颅内压增高。④ CO_2 潴留可使脑脊液 pH 值显著降低,神经细胞酸中毒,细胞内抑制性递质 γ-氨基丁酸生成增多,抑制中枢神经系统。

五、肾功能变化

呼吸衰竭时缺氧和 CO_2 潴留引起交感神经兴奋,肾血管收缩,肾血流量减少,肾小球滤过率降低,可出现不同程度肾功能损害,轻者出现蛋白尿、血尿、管型尿等,重者出现少尿、氮质血症,甚至尿毒症等急性功能性肾衰竭的表现。

六、消化系统变化

缺氧和 CO_2 潴留引起交感神经兴奋使胃肠血管收缩,胃肠黏膜上皮因缺血缺氧而变性坏死,黏膜糜烂、坏死、出血和溃疡形成,患者可出现恶心、呕吐、消化不良、食欲缺乏、腹痛、便血等消化道症状。

第三节 防治原则

1. **防治原发病,去除诱因** 针对引起呼吸衰竭的原发病进行积极防治。对气道异物或胸腔外伤应尽快治疗,对慢性阻塞性肺疾病患者,呼吸道感染是加重或诱发呼吸衰竭的重要因素。因此,预防和控制感染、去除诱因尤为重要。

2. **纠正缺氧,提高 PaO_2** 对于呼吸衰竭的患者应尽快给氧提升 PaO_2,Ⅰ型呼吸衰竭的患者只有缺氧而无 CO_2 潴留,可吸入浓度在 50% 左右的氧;Ⅱ型呼吸衰竭的患者宜吸入浓度在 30% 左右的氧,流速控制在 1~2 L/min,这样既能提升 PaO_2,又能维持一定程度的缺氧对呼吸中枢的刺激,若治疗不当,吸入高浓度氧则可能抑制呼吸中枢,引起呼吸骤停。

3. **改善通气降低 $PaCO_2$** 对于Ⅱ型呼吸衰竭的患者改善通气是首要任务,常用方法如下。① 畅通呼吸道:如清除气道异物、吸痰、解除支气管平滑肌痉挛、气管切开等。② 增强呼吸动力:如使用呼吸中枢兴奋剂、改善呼吸肌的功能。③ 辅助通气:合理使用呼吸机或人工辅助通气,有利于呼吸肌的休息和功能恢复。④ 补充营养:慢性呼吸衰竭患者由于呼吸困难影响进食量和胃肠的消化吸收功能,应及时补充营养来改善呼吸肌功能。

4. **预防并发症** 纠正酸碱平衡和电解质紊乱,防治右侧心力衰竭、肺性脑病和肾衰竭,补充营养和热能,防止呼吸肌疲劳。

本章小结

1. 呼吸衰竭是因外呼吸功能严重障碍,成人动脉血氧分压低于 60 mmHg,伴或不伴二氧化碳分压高于 50 mmHg,并出现一系列损害的临床综合征。若无外呼吸功能障碍而 PaO_2 低于 60 mmHg,则仅能说明缺氧,因此缺氧和呼吸衰竭有联系又有区别。

2. 外呼吸功能障碍包括肺通气障碍和肺换气功能障碍,通气障碍包括限制性和阻塞性通气障碍,常引起Ⅱ型呼吸衰竭,此时宜吸入浓度在 30% 左右的氧,流速控制在 1~2 L/min。换气障碍包括弥散障碍、通气/血流比例失衡、解剖分流增加,常引起Ⅰ型或Ⅱ型呼吸衰竭,此时可吸入浓度在 50% 左右的氧。

3. 呼吸衰竭与缺氧对机体的影响基本近似,可出现酸碱平衡失调及电解质紊乱,呼吸、循环、中枢神经、泌尿、消化等系统损害,严重时可并发右侧心力衰竭、肺性脑病等多器官衰竭。

4. 防治原则为防治原发病,去除诱因,纠正缺氧,提高 PaO_2,改善通气,降低 $PaCO_2$,预防并发症。

练习题

一、思考题及名词解释

1. 简述呼吸衰竭的发生机制。
2. 试比较呼吸衰竭与缺氧对机体功能代谢的影响的异同。
3. 名词解释:Ⅰ型呼吸衰竭,Ⅱ型呼吸衰竭,功能性分流,死腔样通气。

二、临床病例讨论

患者,男性,72 岁,咳嗽、咳痰伴喘息 18 余年,10 多年前诊断为慢性支气管炎、肺气肿。20 多天前感冒后气喘加剧,不能平卧,咳白色泡沫痰,近两日痰呈黄色,黏稠,不易咳出,夜间烦躁,不眠,白天嗜睡。体格检查:体温 36.9℃,心率 110 次/分,呼吸 29 次/分,血压 150/80 mmHg,问诊答话含混不清、答非所问,半卧位,发绀,结膜轻度水肿,桶状胸,肺部叩诊呈过清音,两肺散在哮鸣音,肺底有水泡音,心率 110 次/分,律整,肝脾未及,腹水征(-),下肢水肿。实验室检查:血白细胞计数 $12.0×10^9/L$,血 pH 7.24,PaO_2 40 mmHg,$PaCO_2$ 80 mmHg。

讨论:

(1) 患者发生了哪型呼吸衰竭?
(2) 其发生呼吸衰竭的病因是什么?
(3) 发生机制有哪些?

(周路坦)

第十章 肝性脑病

第一节 肝性脑病的发生机制
第二节 肝性脑病的诱因
第三节 肝性脑病的防治原则

思维导图

学习目标

知识目标

1. 掌握肝性脑病的概念、分类;肝性脑病的常见诱因。
2. 熟悉肝性脑病的原因、分期及主要发病机制。
3. 了解肝性脑病的防治原则。

能力目标

1. 能够说出肝性脑病的发生原因及诱因。
2. 能够运用理论知识解释临床患者的典型表现。
3. 能够通过对肝性脑病诱因的学习,正确指导肝病患者日常治疗及处理。

素养目标

1. 学会帮助患者正确认识肝性脑病,积极开展健康宣教。
2. 培养高尚的职业道德、严谨认真的科学态度、关爱患者的仁爱之心。

继发于严重肝病的神经精神综合征,称为肝性脑病(hepatic encephalopathy)。肝性脑病有两种常见分类方式。

(一) 根据病因分类

1. 内源性肝性脑病　病因常为重型病毒性肝炎,伴广泛肝细胞坏死的中毒或药物性肝炎等。常为急性经过,肝功能障碍明显,没有明显的诱因,血氨可不增高。

2. 外源性肝性脑病　病因常为门脉性肝硬化、血吸虫性肝硬化、晚期肝癌等。常有明显的诱因,血氨往往增高。

(二) 根据发生的速度分类

1. 急性肝性脑病　病因同内源性肝性脑病,发病较急,病情凶险,病程短,预后差。

2. 慢性肝性脑病　病因同外源性肝性脑病,病情进展缓慢,一般要经过较长时间才出现精神症状,常在诱因的作用下反复发作。

第一节　肝性脑病的发生机制

肝性脑病的发病机制尚不完全清楚,目前的几种学说均有各自的根据,虽然每一学说都有一定的局限性,但在临床实践中都有重要的理论意义。一般情况下,肝性脑病时脑内并无明显的特异性形态学变化,多数学者认为,肝性脑病的发生主要是由于脑组织的机能和代谢障碍所引起。

一、氨中毒学说

正常人血氨不超过 59μmol/L,生理情况下血氨的生成和清除之间维持着动态平衡。当血氨的生成增多而清除不足时,可使血氨增高,增多的血氨通过血-脑屏障进入脑内,导致脑机能代谢障碍而发生肝性脑病。

(一) 血氨增高的原因

1. 氨生成增多　① 肝脏功能严重障碍时,门静脉血流受阻,肠黏膜淤血,水肿,肠蠕动减弱以及胆汁分泌减少等,均可使消化吸收功能降低,导致肠道细菌活跃,可使细菌释放的氨基酸氧化酶和尿素酶增多。② 未经消化吸收的蛋白成分在肠道滞留,使肠内氨基酸增多。③ 肝硬化晚期合并肾功能障碍,尿素排出减少,可使弥散入

微课:血氨增高的原因

肠道的尿素增加,可使肠道产氨增加。④ 如果合并上消化道出血,则由于肠道内血液蛋白质的增多,也可经细菌分解产氨增多。⑤ 肝性脑病患者昏迷前,可出现明显的躁动不安,震颤等肌肉活动增强的症状,肌肉中的腺苷酸分解代谢增强,使肌肉产氨增多。⑥ 如果患者由于通气增量,造成呼吸性碱中毒或应用了碳酸酐酶抑制剂利尿,则由于肾小管腔中 H^+ 减少,生成 NH_4^+ 减少,而 NH_3 弥散入血增加可使血氨增高。

2. 氨清除减少　血氨增高的主要原因是由于肝脏鸟氨酸循环障碍。① 鸟氨酸循环障碍:因能量代谢障碍使 ATP 生成不足,另外肝内参与鸟氨酸循环的某些酶类活性降低,两者均使鸟氨酸循环不能正常进行,尿素合成减少,血氨升高。② 侧支循环的建立:肝硬化时,门静脉高压或门体分流,使来自肠道的氨绕过肝脏经侧支循环直接进入体循环,不能经肝脏解毒引起血氨升高。

此外,肠道 pH 对氨的吸收也有类似的作用。肠腔内 pH 降低,可减少从肠道吸收氨。临床上常应用在肠道不易吸收的乳果糖等,使其在肠道内被细菌分解产生乳酸、醋酸,降低肠道 pH,减少氨的吸收,而达到降低血氨的作用。

(二)氨对脑的毒性作用

1. 干扰脑细胞的能量代谢　正常时,脑需要能量较多,其能量来源主要依靠葡萄糖的有氧氧化。脑内贮存的糖原极少,因而主要依赖血糖的供给。

一般认为,进入脑内的氨与 α 酮戊二酸结合,通过还原氨基作用形成谷氨酸,同时使还原辅酶 I (NADH)变成 NAD^+,从而消耗 NADH,使脑细胞产能减少。进而氨又与谷氨酸结合,生成谷氨酰胺,这一过程消耗大量 ATP,因而大量的氨进入脑内最后变成毒性较低的谷氨酰胺可引起如下后果:① 消耗大量 α 酮戊二酸,α 酮戊二酸是三羧酸循环的重要中间产物,故可使 ATP 产生减少。② 消耗大量 NADH,NADH 是呼吸链中完成递氢过程的重要物质,其大量消耗可使 ATP 产生减少。③ 氨还可抑制丙酮酸脱羧酶的活性,妨碍丙酮酸的氧化脱羧过程,使乙酰辅酶 A 生成减少,影响三羧酸循环的正常进行,也可使 ATP 产生减少。④ 大量的氨与谷氨酸合成谷氨酰胺时,消耗大量 ATP。

进入脑内的氨使 ATP 的产生减少和消耗增多,干扰了脑细胞的能量代谢,导致脑细胞完成各种功能所需的能量严重不足,从而不能维持中枢神经系统的兴奋活动而昏迷(图 2-10-1)。

2. 脑内神经递质发生改变　正常情况下,脑内兴奋性神经递质与抑制性神经递质保持平衡,当进入脑内的氨增多,与谷氨酸结合生成谷氨酰胺增多,谷氨酸被消耗,使中枢兴奋性递质——谷氨酸减少;而中枢抑制性递质——谷氨酰胺增多。由于 NH_3 抑制了丙酮酸的氧化脱羧,使乙酰辅酶 A 减少,结果乙酰辅酶 A 与胆碱结合生成的乙酰胆碱减少,乙酰胆碱为中枢兴奋性递质。此外,中枢抑制性递质 γ-氨基丁

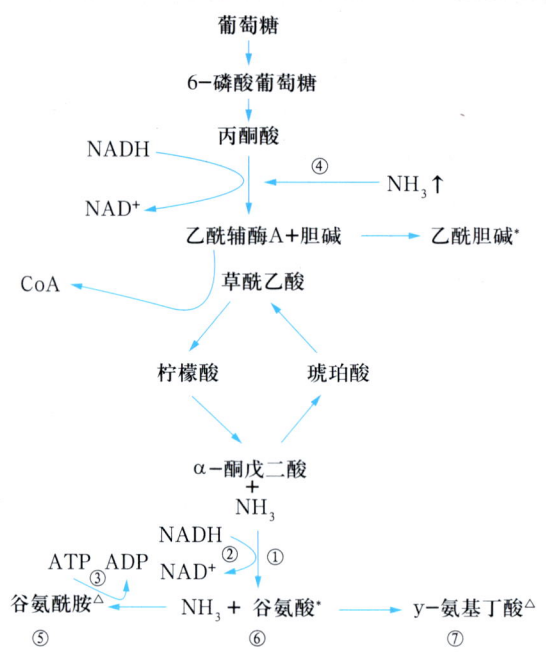

图 2-10-1　氨对脑能量代谢及神经递质的影响

① 消耗 α-酮戊二酸；② 消耗 NADH；③ 消耗 ATP；④ 抑制丙酮酸脱羧酶、乙酰辅酶 A 减少、乙酰胆碱减少；
⑤ 谷氨酰胺生成增多；⑥ 谷氨酸消耗增多；⑦ γ-氨基丁酸生成增多

*为中枢兴奋性递质，△为中枢抑制性递质

酸增多。因此，氨的增多使脑内的神经递质间平衡失调，兴奋性递质减少，而抑制性递质增多，导致中枢神经系统功能紊乱。

3. 氨对神经细胞膜的抑制作用　氨可与钾离子竞争通过细胞膜上的钠泵进入细胞内，造成细胞内的钾离子减少，细胞缺钾；氨也可干扰神经细胞膜 Na^+-K^+-ATP 酶活性，这些可影响细胞内外 Na^+、K^+ 分布，进而影响膜电位和兴奋及传导等电生理活动。

二、假性神经递质学说

1. 脑干网状结构与神经递质　非特异性上行投射系统纤维的终止区域广泛，其主要功能是维持与改变大脑皮质的兴奋状态，即保持清醒状态，说明在脑干网状结构中存在着具有唤醒功能的系统，这一系统称为脑干网状结构上行激动系统。在脑干网状结构上行激动系统的唤醒功能中，作为神经突触间传递信息的神经递质具有十分重要的作用，去甲肾上腺素和多巴胺等神经递质，在维持脑干网状结构上行激动系统的唤醒功能中具有重要作用。当这些真性神经递质被假性神经递质所取代，这一系统的功能活动减弱，大脑皮质将从兴奋转入抑制状态，发生昏睡等表现。

2. 假性神经递质与肝性脑病　食物中的蛋白质在消化道中分解产生氨基酸,其中芳香族氨基酸——苯丙氨酸和酪氨酸,在肠道细菌释放的脱羧酶的作用下,分别被转变为苯乙胺和酪胺。

正常时,苯乙胺和酪胺被吸收后进入肝脏,在肝脏的单胺氧化酶作用下,被氧化分解而解毒。当肝功能严重障碍时,由于其解毒功能低下,或经侧支循环绕过肝脏直接进入体循环,这些均可使它们在血液中浓度增高,尤其是当门静脉高压时,由于肠道淤血,消化功能降低,使肠内蛋白质腐败分解过程增强时,将有大量苯乙胺和酪胺入血。

血中苯乙胺、酪胺的增多,它们进入脑内会增多。在脑干网状结构的神经细胞内,苯乙胺和酪胺分别在 β-羟化酶作用下,生成苯乙醇胺和羟苯乙醇胺,这两种物质在化学结构上与正常神经递质——去甲肾上腺素和多巴胺相似(图 2-10-2)。当其增多时,可取代去甲肾上腺素和多巴胺被肾上腺素能神经元所摄取,但其能够产生的生理效应则远较去甲肾上腺素和多巴胺为弱,脑干网状结构上行激动系统的唤醒功能不能维持,因而发生昏迷。将在结构上与真性神经递质相似,但不能完成真性神经递质的功能的苯乙醇胺和羟苯乙醇胺称为假性神经递质。

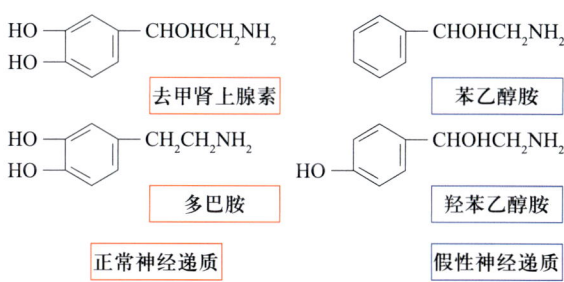

图 2-10-2　正常神经递质和假性神经递质化学结构式

假性神经递质学说也有一定的局限性,还不能完全解释肝性脑病的发生机制,现尚在不断补充和发展。

三、血浆氨基酸失衡学说

1. 血浆氨基酸不平衡的原因　肝脏功能严重障碍时肝细胞灭活胰岛素和胰高血糖素的功能降低,使两者浓度均增高,但以胰高血糖素的增多更显著,使血中胰岛素/胰高血糖素比值降低,使体内的分解代谢增强。

胰高血糖素的增多,使组织的蛋白分解代谢增强,致使大量芳香族氨基酸由肝和肌肉释放入血使其生成增多。肝功能严重障碍时芳香族氨基酸的降解减少;另外,肝脏的糖异生作用障碍,使芳香族氨基酸转为糖的能力降低,这些均可使血中芳香族氨基酸含量增高。

胰岛素可促进肌肉组织摄取和利用支链氨基酸。肝功能严重障碍,血中胰岛素水平增高,支链氨基酸进入肌肉组织增多,因而使其血中含量减少。

2. 芳香族氨基酸与肝性脑病　血中芳香族氨基酸的增多和支链氨基酸的减少,则必然使芳香族氨基酸进入脑细胞增多,其中主要是苯丙氨酸、酪氨酸和色氨酸进入脑内增多,产生大量假性神经递质。增多的色氨酸在色氨酸羟化酶作用下,生成5-羟色胺,它是抑制性神经递质。

由此可见,血中氨基酸失衡使脑内产生大量假性神经递质,最终导致昏迷。因此,氨基酸失衡学说是假性神经递质学说的补充和发展。

四、γ-氨基丁酸学说

γ-氨基丁酸属于抑制性神经递质,它既是突触后抑制递质,又是突触前抑制递质。当肝功能障碍时,γ-氨基丁酸产生增多,血-脑屏障通透性增强,使脑内浓度增加,当突触前神经元兴奋时,它从囊泡中释放,通过突触间隙与突触后神经元胞膜上的γ-氨基丁酸受体结合,使细胞膜对Cl^-通透性增高,由于细胞外的Cl^-浓度比细胞内高,因而,Cl^-由细胞外进入细胞内,产生超极化抑制效应,从而表现出中枢神经系统的功能障碍,发生肝性脑病。

总之,肝性脑病的发生机制较为复杂,并非单一因素所致,随着研究的深入,越来越明确诸多因素间的内在联系及其相互作用,对不同类型的肝性脑病患者要具体分析,结合有效的治疗措施,以提高肝性脑病的治愈率。

第二节　肝性脑病的诱因

微课:肝性脑病的诱因

1. 氮的负荷增加　是诱发肝性脑病的最常见的原因。肝硬化患者常见的上消化道出血、过量蛋白饮食、输血等外源性负荷过度,可使血氨增高而诱发肝性脑病。由于肝肾综合征等所致的氮质血症、低钾性碱中毒或呼吸性碱中毒、便秘、感染等内源性氮负荷过重等,也常诱发肝性脑病发生。

2. 血-脑屏障通透性增强　严重肝病患者合并的高碳酸血症、脂肪酸以及饮酒等可使血-脑屏障通透性增高。一些物质如γ氨基丁酸及某些毒物由于血-脑屏障通透性增高进入脑内,可以诱发肝性脑病的发生。

3. 脑敏感性增高　严重肝病患者,体内各种神经毒质增多,在毒性物质的作用下,脑对药物或氨等毒性物质的敏感性增高,当使用止痛、镇静、麻醉等药物时,则易诱发肝性脑病。感染、缺氧、电解质紊乱等也可增强该作用而诱发肝性脑病。

总之，凡能增加毒性物质的来源，提高脑对毒性物质的敏感性以及使血-脑屏障通透性增高等因素，均可成为肝性脑病的诱因。

第三节　肝性脑病的防治原则

1. 防止诱因

（1）减少氮负荷　严格控制蛋白摄入量以减少氮负荷。以粮为主供给热量，可输注葡萄糖和充足的维生素，以减少组织蛋白质的分解。

（2）避免粗糙质硬的饮食，防止上消化道大出血。

（3）防止便秘，以减少进入体内的有毒物质。

（4）注意预防因利尿、放腹腔积液、低血钾等情况诱发肝性脑病。

（5）要慎用止痛、镇静、麻醉等药物，防止诱发肝性脑病。

2. 降低血氨

（1）口服乳果糖等使肠道 pH 降低，减少肠道产氨和有利于氨的排出。

（2）应用谷氨酸或精氨酸降血氨。

（3）纠正水、电解质紊乱和酸碱平衡失调，特别是要注意纠正碱中毒。

（4）口服新霉素等抑制肠道细菌，减少产氨。

3. 其他治疗措施　可口服或静注以支链氨基酸为主的氨基酸混合液，纠正氨基酸的不平衡。可给予左旋多巴，促进患者清醒。此外，临床上也配合采取一些保护脑细胞功能、维持呼吸道通畅、防止脑水肿等措施。

本章小结

1. 肝性脑病是继发于严重肝病的神经精神综合征。
2. 肝性脑病的发生与血氨升高、假性神经递质增多、氨基酸失衡、γ-氨基丁酸进入脑内增多有关。
3. 肝性脑病的诱因对于防止其发生有重要的临床意义。

练习题

一、思考题及名词解释

1. 论述肝性脑病的氨中毒学说。
2. 论述肝性脑病的假性神经递质学说。

3. 简述肝性脑病的诱因及护理注意事项。

4. 某慢性肝炎患者 20 余年，最后导致肝硬化，近来出现一些神经精神症状如烦躁不安、睡眠障碍，是否可以给予一些镇静药物来减轻症状？为什么？

5. 名词解释：肝性脑病，内源性肝性脑病，外源性肝性脑病，假性神经递质。

二、临床病例讨论

患者，男性，46 岁。便血、意识恍惚 3 天入院。患者 8 年前曾有肝炎病史，反复发作，近 1 年来食欲减退、疲乏、消瘦，感腹部不适、腹胀。4 个月来腹胀、乏力、消瘦，逐渐加重。3 天前发现便血，随后出现意识恍惚。体格检查：消瘦，面色萎黄，皮肤、巩膜黄染。腹部膨隆，有移动性浊音，腹壁浅静脉曲张，肝未触及，脾在肋下 3 cm。双下肢轻度浮肿。辅助检查：红细胞计数 3.0×10^{12}/L，血小板计数 80×10^9/L，血清总蛋白 50 g/L，清蛋白 26 g/L，球蛋白 32 g/L，血清总胆红素 38 μmol/L，谷丙转氨酶 130 u/L。食管造影：食管下段静脉曲张。大便潜血(++)。

讨论：

（1）该患者是否存在肝性脑病？

（2）用相关的知识解释患者的临床表现。

（吴红芳）

第十一章 肾衰竭

第一节 急性肾衰竭
第二节 慢性肾衰竭
第三节 尿毒症

思维导图

学习目标

知识目标

1. 掌握急、慢性肾功能衰竭的概念；急性肾功能衰竭的原因及分类。
2. 熟悉少尿型急性肾功能衰竭和慢性肾功能衰竭的功能代谢改变；尿毒症的概念。
3. 了解急、慢性肾功能衰竭的机制；尿毒症的机制及功能代谢改变；急、慢性肾功能衰竭及尿毒症的防治原则。

能力目标

1. 能够说出引起急、慢性肾功能衰竭的原因。
2. 能够解释急性肾功能衰竭患者少尿期的临床表现。
3. 能够运用正确的防治原则指导肾功能衰竭患者的治疗。

素养目标

1. 学会帮助患者正确认识肾功能衰竭，进行积极的健康宣教。
2. 培养探索问题、综合分析问题的能力。
3. 培养较好的团队协作精神及人际沟通能力。

肾脏是人体的主要排泄器官，又是内分泌器官，与许多物质代谢有关。当各种原因严重损害了肾功能，导致肾小球滤过率下降，各种代谢废物在体内潴留，并引起一系列症状和体征，这种临床综合征就称为肾衰竭（renal failure），进一步发展形成尿毒症（uremia）。根据病因和发病进程可分为急性和慢性肾衰竭。

第一节 急性肾衰竭

急性肾衰竭（acute renal failure，ARF）是指各种原因引起肾脏泌尿功能急剧下降，以致机体内环境出现严重紊乱的病理过程，临床表现有水中毒、氮质血症、高钾血症和代谢性酸中毒。多数患者伴有少尿或无尿，即少尿型 ARF。少数患者尿量并不减少，但肾脏排泄功能障碍，氮质血症明显，称为非少尿型 ARF。

一、急性肾衰竭的分类及其原因

微课：急性肾衰竭的分类

根据 ARF 的病因学，将急性肾衰竭分为肾前性、肾性和肾后性三大类。

（一）肾前性急性肾衰竭

肾前性急性肾衰竭见于失血、脱水、创伤、感染、心力衰竭等。有效循环血容量下降、心排出量减少和肾血管强烈收缩，导致肾血液灌流量和肾小球滤过率显著降低，出现尿量减少和氮质血症等，但肾小管功能正常，肾脏并未发生器质性病变，故又称为功能性急性肾衰竭。

（二）肾性急性肾衰竭

由肾脏器质性病变引起的 ARF 称为肾性急性肾衰竭，临床上以肾缺血和肾毒物引起的急性肾小管坏死最常见。

1. 急性肾小管坏死　见于各类休克未及时抢救而发生持续肾缺血，可引起肾小管坏死。此时，功能性肾衰竭就转变为器质性肾衰竭。另外，肾毒物如重金属（汞、砷、锑、铅等）、抗生素（新霉素、阿米卡星、庆大霉素等）、磺胺类药物，某些有机化合物（四氯化碳、氯仿等）、蛇毒及内毒素等均可直接损害肾小管，引起肾小管上皮细胞变性、坏死。

在许多病理条件下，肾缺血与肾毒物常同时或相继发生作用。例如，肾毒物时，肾内可出现局部血管痉挛而导致肾缺血；肾缺血也常伴毒性代谢产物的堆积。

2. 肾脏本身疾患　如急性肾小球肾炎、狼疮性肾炎、肾盂肾炎等，均可引起弥漫性肾实质损害，导致 ARF。

（三）肾后性急性肾衰竭

肾后性急性肾衰竭是指由于从肾盂到尿道口的堵塞引起的 ARF。常见于双侧尿路结石、盆腔肿瘤和前列腺增生、前列腺癌等引起的尿路梗阻。早期并无肾实质损害，由于肾小球有效滤过压下降导致肾小球滤过率降低，如及时解除梗阻，肾泌尿功能可很快恢复。

二、急性肾衰竭的发生机制

（一）肾小球因素

肾血流减少和肾小球病变，均可使肾小球滤过率下降，导致少尿或无尿。

1. 肾血流减少

（1）肾灌注压下降：当动脉血压低于 50~70 mmHg 时，肾血管失去自身的调节，肾小球滤过率降低。

（2）肾血管收缩：是休克、毒物等引起 ARF 初期的发病机制。① 交感肾上腺髓质系统兴奋，血中儿茶酚胺增多；② 血管紧张素Ⅱ生成增多；③ 激肽和前列腺素合成减少。以上几点共同导致入球小动脉收缩，使有效滤过压和肾小球滤过率降低。

（3）肾血管内皮细胞肿胀：肾缺血使肾血管内皮细胞膜"钠泵"失灵，能造成肾血管内皮细胞肿胀和管腔狭窄。

2. 肾小球病变　急性肾小球肾炎、狼疮性肾炎等，使肾小球膜受累，滤过面积减少，导致肾小球滤过率降低。

微课：急性肾衰竭的发生机制

（二）肾小管因素

1. 肾小管阻塞　肾缺血、肾毒物引起肾小管坏死时的细胞脱落碎片，异型输血时的血红蛋白，挤压综合征时的肌红蛋白，均可在肾小管内形成各种管型，阻塞肾小管管腔，使原尿不易通过，引起少尿。同时，管腔内压升高，有效滤过压降低，导致肾小球滤过率减少。

2. 原尿回漏至肾间质　在持续肾缺血和肾毒物作用下，肾小管上皮细胞变性、坏死、脱落，原尿可经受损的肾小管壁处回漏入周围肾间质，除直接造成尿量减少外，还引起肾间质水肿，压迫肾小管，造成囊内压升高，使肾小球滤过率减少，出现少尿。

一般来说，在多数患者肾血流减少和肾小球滤过率降低是主要的发生机制，肾小管坏死所致的肾小管阻塞和原尿回漏至肾间质则是辅助因素。

三、急性肾衰竭时机能代谢变化

（一）少尿型急性肾衰竭

少尿型急性肾衰竭的发展过程可分为少尿期、多尿期和恢复期3个阶段。

1. 少尿期　少尿期是病程中最危险的阶段，内环境紊乱严重，表现为少尿，甚至无尿，继而出现水、电解质紊乱和酸碱平衡失调，代谢产物和毒物的蓄积。

（1）尿变化：① 少尿或无尿：出现少尿（<400 ml/24 h）或无尿（<100 ml/24 h）。② 低相对密度尿：常固定于1.010~1.015，由于原尿浓缩稀释功能障碍所致。③ 尿钠高：肾小管对钠的重吸收障碍，导致尿钠含量高。④ 血尿、蛋白尿、管型尿：由于肾小球滤过障碍和肾小管受损，尿中可出现红细胞、白细胞、蛋白质等；尿沉渣检查可见透明、颗粒和细胞管型。

（2）水中毒：ARF时，因少尿、分解代谢增强导致内生水增多、摄入水过多等原因，导致体内水潴留、稀释性低钠血症和细胞水肿。严重时可出现心功能不全、肺水肿和脑水肿。

（3）高钾血症：是ARF患者最危险的变化，也是最常见的死亡原因。其主要发生机制如下：① 尿量减少使钾随尿排出减少；② 组织损伤和分解代谢增强，使钾大量释放到细胞外液；③ 酸中毒时，细胞内钾离子外流；④ 低钠血症时远曲小管的钾钠交换减少；⑤ 输入库存血或食入含钾量高的食物或药物等。

（4）代谢性酸中毒：代谢性酸中毒十分常见，并且具有进行性、不易纠正的特点。其发生机制如下：① 肾小球滤过率降低导致酸性代谢产物在体内蓄积；② 肾小管分泌H^+和NH_3能力降低，使碳酸氢钠重吸收减少；③ 分解代谢增强，体内固定酸产生增多。

（5）氮质血症：血中尿素、肌酐、尿酸等非蛋白氮含量显著升高，称为氮质血症。其发生主要是由于肾脏排泄功能障碍和体内蛋白质分解增加所致。在该期氮质血症进行性加重，严重时可出现尿毒症。

2. 多尿期　尿量增加到400 ml/24 h以上时，表示已进入多尿期，说明肾小管上皮细胞已有再生，病情趋向好转。此期尿量可达每天3 000 ml以上。多尿的机制：① 肾血流量和肾小球滤过功能渐恢复正常。② 新生肾小管上皮细胞功能尚不成熟，钠水重吸收功能仍低下。③ 肾间质水肿消退，肾小管内管型被冲走，阻塞解除。④ 少尿期中潴留在血中的尿素等代谢产物经肾小球大量滤出，增加原尿渗透压，产生渗透性利尿。多尿期早期，由于肾功能尚未彻底恢复，氮质血症、高钾血症和酸中毒并不能立即得到改善。后期，由于水、电解质大量排出，易发生脱水、低钾血症和低钠血症。多尿期持续1~2周，可进入恢复期。

3. 恢复期　尿量开始减少并逐渐恢复正常,血中非蛋白氮含量下降,水、电解质紊乱和酸碱平衡失调得到纠正。但肾小管功能需要数月甚至更长时间才能完全恢复。少数患者由于肾小管上皮细胞和基膜破坏严重,出现肾组织纤维化而转变为慢性肾衰竭。

(二) 非少尿型急性肾衰竭

临床上还有一些患者的尿量无明显减少(在 400~1 000 ml/24 h),为非少尿型 ARF。发生的原因和机制与少尿型 ARF 相同,可能是机体的反应性不同所致。肾内病变和临床表现较轻,病程较短,预后较好,其主要特点如下:① 尿量不减少,可在 400~1 000 ml/24 h;② 尿相对密度低而固定,尿钠含量低;③ 存在氮质血症。

四、急性肾衰竭的防治原则

(一) 防治原发病

积极治疗原发病是防治 ARF 的重要措施。如大出血、严重脱水、感染等应及早采取措施,补充血容量,纠正水、电解质紊乱和酸碱平衡失调及抗感染等。

(二) 综合治疗

1. 早期对症处理　① 补充血容量;② 严格控制液体的进入量,防止水中毒;③ 限制蛋白质的摄入以控制氮质血症;④ 纠正酸中毒;⑤ 处理高钾血症;⑥ 防止感染。

2. 晚期处理　透析治疗是 ARF 患者最重要的治疗措施,能有效地纠正内环境紊乱,有利于机体的康复。

第二节　慢性肾衰竭

各种慢性肾脏疾病,随着病情恶化,肾单位进行性破坏,以致残存的肾单位不足以充分排出代谢产物和维持内环境恒定,进而发生泌尿功能障碍和内环境紊乱,包括代谢产物和毒物的潴留,水、电解质紊乱和酸碱平衡失调以及肾脏内分泌功能障碍的病理过程,被称为慢性肾衰竭(chronic renal failure,CRF)。

一、慢性肾衰竭的原因

凡能造成肾实质渐进性破坏的疾病,均可引起 CRF,如慢性肾小球肾炎、肾小动脉硬化症、慢性肾盂肾炎、肾结核、肾肿瘤、多囊肾、系统性红斑狼疮、高血压性肾硬化、结节性动脉周围炎、尿路结石、前列腺增生、糖尿病、淀粉样变性病等。

二、慢性肾衰竭的发展过程

由于肾脏具有强大的功能储备和代偿能力，引起 CRF 的各种疾病并非很快导致肾功能障碍，而是呈现一个缓慢渐进的过程，可将 CRF 的发展过程分为下列四个阶段。

1. 肾储备功能降低期（代偿期）　肾实质破坏尚不严重，肾脏还能维持内环境稳定，无临床症状。内生肌酐清除率在正常值的 30% 以上，血液生化指标无异常。但肾脏储备能力降低，在感染和水、钠、钾负荷突然增加时，会出现内环境紊乱。

2. 肾功能不全期　肾实质进一步受损，肾脏已不能维持内环境稳定，可出现多尿、夜尿，轻度氮质血症和贫血等。内生肌酐清除率降至正常的 25%~30%。

3. 肾衰竭期　内生肌酐清除率降至正常的 20%~25%。临床表现明显，氮质血症、酸中毒、高磷血症、低钙血症、严重贫血、多尿、夜尿等，并伴有部分尿毒症中毒的症状。

4. 尿毒症期　内生肌酐清除率降至正常的 20% 以下，有明显的水、电解质紊乱和酸碱平衡失调以及多系统功能障碍，并出现一系列尿毒症中毒症状。

三、慢性肾衰竭的发生机制

其发生机制目前还不甚清楚，可能与健存肾单位逐步减少、矫枉失衡、肾小球过度滤过及肾小管肾间质损伤有关。

1. 健存肾单位学说　慢性肾脏疾病时，肾单位不断破坏而丧失功能，肾功能只能由那些未受损的残存肾单位（健存肾单位）来承担，随着疾病发展，肾单位不断遭受损害，健存肾单位逐步减少，机体就会出现内环境紊乱。

2. 矫枉失衡学说　当肾功能障碍时，某一溶质（如磷）滤过减少而使血中含量增高。机体产生的适应性反应是血液中有一种相应体液因子（如甲状旁腺素）便会增高，它可抑制健存肾单位对该溶质的重吸收，起"矫正"（代偿）的作用；但是，随病情发展，因健存肾单位过少，不能维持该溶质的充分排出，使血中该溶质浓度进一步升高，相应体液因子也增多，对机体其他生理功能产生不良影响，使内环境进一步紊乱，出现"失衡"。

3. 肾小球过度滤过学说　在 CRF 时，肾单位不断遭受损害，它残存的肾单位出现过度滤过，长期负荷过重而出现肥厚、纤维化和硬化，致使健存肾单位/受损肾单位的比值逐渐变小，即可出现 CRF。

4. 肾小管肾间质损害　肾功能损害的程度与肾小管肾间质的病变程度有关，多种因素的变化，如生长因子增加、钠滤过负荷增加、自由基生成增多等使肾小管处于高代谢状态，导致肾小管肥大、扩张，甚至囊性变、萎缩和纤维化等，所以采取低蛋白、低磷饮食可有效地控制肾小管高代谢，从而减轻健存肾单位肾小管肾间质损害，对延缓肾衰竭的进展有一定的意义。

四、慢性肾衰竭时功能代谢变化

（一）尿的变化

CRF 早期，患者常出现多尿、夜尿（夜间排尿增多）、等渗尿，尿中出现蛋白质、红细胞、白细胞、管型等。但在晚期，由于肾单位大量破坏，肾小球滤过率极度减少，则出现少尿。成人 24 小时尿量超过 2 000 ml 称为多尿。发生多尿的机制如下。① 原尿流速快：肾血流集中在健存肾单位，使其肾小球滤过率增高，原尿生成增多，流经肾小管时流速快，肾小管来不及充分重吸收。② 渗透性利尿：健存肾单位滤出的原尿中溶质（如尿素）含量浓度高，产生渗透性利尿。③ 尿浓缩功能降低：肾小管髓袢血管少，易受损，由于 Cl^- 主动吸收减少，使髓质高渗环境形成障碍。

CRF 早期肾浓缩功能降低而稀释功能正常，因此出现低比重尿或低渗尿。随病情加重，肾脏稀释功能亦障碍，使终尿渗透压接近于血浆，尿比重常固定在 1.008～1.012，称为等渗尿。

（二）水、电解质紊乱和酸碱平衡失调

1. 钠水代谢障碍　CRF 时，肾脏对钠水负荷的调节能力减退。水摄入增加时，可发生水潴留；严格限制水摄入时发生脱水；过多限制钠的摄入，易引起低钠血症，导致细胞外液和血浆容量减少；当钠摄入过多时，易造成水钠潴留，使血压升高，加重心脏负荷。

2. 钾代谢障碍　CRF 早期，由于多尿，血钾浓度多正常。低钾血症见于厌食而摄食不足、呕吐、腹泻使钾丢失过多等。晚期也可发生高钾血症，其机制如下。① 晚期因尿量减少而排钾减少；② 长期应用保钾类利尿剂；③ 酸中毒；④ 感染等使分解代谢增强；⑤ 溶血；⑥ 含钾饮食或药物摄入过多。

3. 钙磷代谢障碍

（1）高磷血症：CRF 早期，由于肾小球滤过率降低，肾脏排磷减少，血磷暂时性升高并引起低钙血症。低钙血症导致甲状旁腺功能亢进，使甲状旁腺素分泌增多，并可抑制健存肾单位肾小管对磷的重吸收，使肾脏排磷增多，血磷可恢复正常。但随病情

进展,健存肾单位太少不能维持磷的充分排出,导致血磷显著升高。甲状旁腺素分泌增多又加强了溶骨过程,使血磷进一步升高,从而引起肾性骨营养不良。

(2) 低钙血症:其原因如下。① 血液中钙磷浓度之间有一定的关系,当血磷浓度升高时,血钙浓度就会降低。② 由于肾实质破坏,$1,25-(OH)_2D_3$ 生成不足,肠钙吸收减少。③ 血磷升高时,磷酸根可在肠内与食物中的钙结合形成难溶解的磷酸钙,从而妨碍肠钙的吸收。④ 肾毒物损伤肠道,影响肠道钙磷吸收。

4. 代谢性酸中毒　CRF 晚期因受损肾单位增多,可出现代谢性酸中毒:① 肾小球滤过率降低使硫酸、磷酸等酸性产物滤过排出减少。② 继发性甲状旁腺素分泌增多,抑制近曲小管上皮细胞碳酸酐酶活性,使近曲小管排氢和重吸收重碳酸盐减少。③ 肾小管上皮细胞产 NH_3 减少,可致 H^+ 排出障碍。

(三) 氮质血症

晚期肾单位大量破坏和肾小球滤过率降低,可出现氮质血症。当患者出现感染、高蛋白饮食时可加重氮质血症的程度。

(四) 肾性高血压

因肾实质病变引起的高血压称为肾性高血压。慢性肾衰竭患者伴发高血压的机制如下。

1. 水钠潴留　CRF 时肾脏排钠水功能降低,水钠潴留,导致血容量和心排出量增多和血压升高,称为钠依赖性高血压。对患者限制钠盐摄入和使用利尿剂,可收到较好的效果。

2. 肾素分泌增多　慢性肾小球肾炎、肾动脉硬化症等引起的 CRF,常伴有血管紧张素Ⅱ产生增多,直接收缩小动脉,使外周阻力升高,醛固酮增多又可导致水钠潴留,因而引起血压升高,称为肾素依赖性高血压。对此类患者限制钠盐摄入和应用利尿剂,不能收到良好的降压效果,甚至适得其反。只有采用药物减少血管紧张素Ⅱ的产生,才有明显的降压作用。

3. 肾脏降压物质生成减少　肾单位大量破坏,其产生激肽和前列腺素 2(PGE2) 等降压物质减少,也是引起肾性高血压的原因之一。

(五) 肾性骨营养不良

肾性骨营养不良是 CRF,尤其是尿毒症的严重并发症,亦称为肾性骨病。儿童为肾性佝偻病,成人为骨质软化、纤维性骨炎、骨质疏松、骨囊性纤维化等,其发病机制如下。

1. 高血磷、低血钙与继发性甲状旁腺功能亢进　由于甲状旁腺素的溶骨作用,增加了骨质脱钙,导致骨质疏松,血钙降低可使骨质钙化障碍。

2. 维生素 D_3 活化障碍　$1,25-(OH)_2D_3$ 具有促进肠钙吸收和骨盐沉积等作用。CRF 时，由于 $25-(OH)D_3$ 活化成 $1,25-(OH)_2D_3$ 能力降低，使活性维生素 D_3 生成减少，导致肠钙吸收减少，胶原蛋白合成减少，导致肾性佝偻病和成人骨质软化的发生。

3. 酸中毒　CRF 时多伴有持续的代谢性酸中毒。酸中毒可使骨动员加强，促进骨盐溶解，引起骨质脱钙。同时，酸中毒可干扰正 $1,25-(OH)_2D_3$ 的合成，抑制肠对钙磷的吸收。

（六）出血倾向

CRF 患者常伴有出血倾向，表现为皮下瘀斑和黏膜出血，如鼻出血、胃肠道出血等。这主要是由于体内蓄积的毒性物质抑制血小板的功能所致。

（七）肾性贫血

CRF 患者大多伴有贫血，且贫血程度与肾功能损害程度往往一致。肾性贫血的发生机制如下：① 促红细胞生成素生成减少，导致骨髓红细胞生成减少。② 体内蓄积的毒性物质对骨髓造血功能的抑制。③ 毒性物质抑制血小板功能所致的出血。④ 毒性物质使红细胞破坏增加引起溶血。⑤ 肾毒物可引起肠道对铁和蛋白等造血原料的吸收减少或利用障碍。

第三节　尿毒症

尿毒症是急慢性肾衰竭的最严重阶段，除水、电解质紊乱和酸碱平衡失调以及肾脏内分泌功能失调外，还出现内源性毒性物质蓄积而引起的一系列自体中毒症状，称为尿毒症。

一、尿毒症毒素

研究发现，尿毒症患者血浆中有 200 多种代谢产物或毒性物质，其中很多可引起尿毒症症状，称为尿毒症毒素。

1. 尿毒症毒素来源　① 正常代谢产物在体内蓄积，如尿素、胍、多胺等。② 外源性毒物未经机体解毒、排泄，如铝的潴留等。③ 毒性物质经机体代谢又产生新的毒性物质。④ 正常生理活性物质浓度持续升高，如甲状旁腺素等。

2. 常见的尿毒症毒素

（1）甲状旁腺素：可引起肾性营养不良、皮肤瘙痒、高脂血症、贫血，刺激促胃液素分泌,破坏血-脑屏障,促进钙进入施万细胞或轴突,增加蛋白质分解等。

（2）胍类化合物:是体内精氨酸的代谢产物。其中,甲基胍毒性最强,可引起体重下降、呕吐、腹泻、肌肉痉挛、嗜睡等。

（3）尿素:可引起头痛、厌食、恶心、呕吐、糖耐量降低和出血倾向等,参与尿毒症诸症状的发生。

（4）多胺:是氨基酸代谢产物,包括精胺、精脒、尸胺和腐胺,可引起厌食、恶心、呕吐和蛋白尿,增加微血管壁通透性,促进肺水肿和脑水肿的发生。

（5）未知中分子量物质:其化学结构不明,推测为多肽类物质。在体外对成纤维细胞增生、白细胞吞噬作用、淋巴细胞增生及细胞对葡萄糖利用等有抑制作用。

二、尿毒症时的机能代谢变化

尿毒症期,除上述水、电解质紊乱和酸碱平衡失调、贫血、出血倾向、高血压等进一步加重外,可出现各器官系统功能障碍及代谢障碍所引起的临床表现。

1. 神经系统　中枢神经系统功能紊乱是尿毒症的主要表现,有头痛、头昏、烦躁不安、理解力和记忆力减退等,严重时出现抑郁、嗜睡甚至昏迷等,称为尿毒症性脑病。周围神经病变的表现有乏力、足部发麻、足反射减弱或消失,最后可发生麻痹。神经系统功能障碍的机制如下:① 某些毒性物质的蓄积引起神经细胞变性。② 电解质紊乱和酸碱平衡失调。③ 肾性高血压所致的脑血管痉挛,缺氧和毛细血管通透性增高,可引起脑神经细胞变性和脑水肿。

2. 消化系统　症状出现最早,有食欲缺乏、厌食、恶心、呕吐或腹泻。这些症状与肠道细菌的尿素酶分解尿素,产氨增多和促胃液素灭活减少,导致胃肠道黏膜发生溃疡有关。恶心、呕吐也与中枢神经系统的功能障碍有关。

3. 心血管系统　主要表现为充血性心力衰竭和心律失常,晚期可出现尿毒症心包炎。心血管功能障碍是由于肾性高血压、酸中毒、高钾血症、水钠潴留、贫血以及毒性物质等作用的结果。尿毒症心包炎多为纤维性心包炎。

4. 呼吸系统　可出现酸中毒固有的深大呼吸(Kussmaul 呼吸)。由于尿素经唾液酶分解生成氨,故呼出气可有氨味。患者严重时可发生尿毒症肺炎、肺水肿、纤维蛋白性胸膜炎或肺钙化等病变。肺水肿与心力衰竭、低蛋白血症、水钠潴留等有关。

5. 免疫系统　常并发免疫功能障碍,以细胞免疫异常为主,可能与毒性物质对淋巴细胞的分化和成熟有抑制作用,或者对淋巴细胞有毒性作用等有关。

6. 皮肤变化　患者常出现皮肤瘙痒、干燥、脱屑和颜色改变等,其中瘙痒可能与毒性物质刺激皮肤感觉神经末梢及继发性甲状旁腺功能亢进所致皮肤钙沉积有关。

7. 代谢障碍

（1）糖代谢：伴有葡萄糖耐量降低，原因可能是尿素、肌酐和中分子量毒物等的毒性作用。

（2）蛋白质代谢：患者常出现消瘦、恶病质、低蛋白血症等负氮平衡的体征。为维持尿毒症患者的氮平衡，其蛋白质摄入量应与正常人没有明显差异。

（3）脂肪代谢：患者血中三酰甘油含量增高，出现高脂血症。这是由于胰岛素拮抗物使肝脏合成三酰甘油增加，周围组织脂蛋白酶活性降低而清除三酰甘油减少所致。

三、慢性肾衰竭和尿毒症的防治原则

1. 治疗原发病　积极治疗原发病，改善肾功能，防止肾实质的进行性破坏。

2. 减轻肾脏负荷　低盐饮食。消除能增加肾脏负担的诱因，如感染、外伤、大手术，避免使用血管收缩药和肾毒性药物，及时纠正水、电解质紊乱及酸碱平衡失调等。

3. 透析疗法　采用腹膜和血液透析（人工肾），可延长患者生命。

4. 肾移植　肾移植是治疗严重慢性肾衰竭和尿毒症最根本的有效的方法。

本章小结

1. 急性肾衰竭大多数为少尿型，其发生机制主要与肾小球和肾小管因素有关。

2. 急性肾衰竭时的机能代谢变化主要是肾脏排泄功能和调节功能障碍的表现。

3. 慢性肾衰竭的发生是一个从轻到重、从代偿到失代偿的逐步发展的过程。

4. 慢性肾衰竭时的机能代谢变化主要是肾脏排泄功能、调节功能和内分泌功能障碍的表现。

5. 尿毒症为急慢性肾衰竭的终末阶段，主要为内源性毒物蓄积后所引起的自体中毒症状。

练习题

一、思考题及名词解释

1. 简述急性肾衰竭的分类和原因。

2. 论述急性肾衰竭的发生机制。

3. 论述急性肾衰竭少尿期的机能代谢变化。

4. 论述慢性肾衰竭的钙磷代谢障碍。

5. 简述肾性高血压的发生机制。

6. 名词解释：急性肾衰竭，慢性肾衰竭，肾性骨营养不良，肾性高血压，尿毒症，尿毒症性脑病。

二、临床病例讨论

患者，男性，44岁，慢性肾炎10余年。近2年来出现高血压、多尿、夜尿。近半年来出现贫血、视力减退、心律失常、乏力等症状。

讨论：

（1）分析患者目前肾功能状态。

（2）分析肾功能的发展变化过程，并解释所出现的表现。

（吴红芳）

参考文献

[1] 邹锦慧,李日伦,张路赢,等.人体解剖学与组织胚胎学.2 版.北京:高等教育出版社,2024.

[2] 高凤兰,王化修.病理学与病理生理学.北京:高等教育出版社,2019.

[3] 丁运良.病理学与病理生理学.4 版.北京:高等教育出版社,2020.

[4] 卞修武,李一雷.病理学.10 版.北京:人民卫生出版社,2024.

[5] 陈军芳,鲜于丽.病理学.4 版.北京:高等教育出版社,2021.

[6] 陈国强,钱睿哲.病理生理学.10 版.北京:人民卫生出版社,2024.

郑重声明

高等教育出版社依法对本书享有专有出版权。任何未经许可的复制、销售行为均违反《中华人民共和国著作权法》，其行为人将承担相应的民事责任和行政责任；构成犯罪的，将被依法追究刑事责任。为了维护市场秩序，保护读者的合法权益，避免读者误用盗版书造成不良后果，我社将配合行政执法部门和司法机关对违法犯罪的单位和个人进行严厉打击。社会各界人士如发现上述侵权行为，希望及时举报，我社将奖励举报有功人员。

反盗版举报电话　（010）58581999　58582371
反盗版举报邮箱　dd@hep.com.cn
通信地址　北京市西城区德外大街 4 号
　　　　　高等教育出版社知识产权与法律事务部
邮政编码　100120

读者意见反馈

为收集对教材的意见建议，进一步完善教材编写并做好服务工作，读者可将对本教材的意见建议通过如下渠道反馈至我社。

咨询电话　400-810-0598
反馈邮箱　gjdzfwb@pub.hep.cn
通信地址　北京市朝阳区惠新东街 4 号富盛大厦 1 座
　　　　　高等教育出版社总编辑办公室
邮政编码　100029

资源服务提示

授课教师如需获取本书配套教辅资源，请登录"高等教育出版社产品信息检索系统"（https://xuanshu.hep.com.cn/）搜索下载，首次使用本系统的用户，请先进行注册并完成教师资格认证。